本教材第9版曾获首届全国教材建设奖全国优秀教材二等奖

国家卫生健康委员会"十四五"规划教材

全 国 高 等 学 校 教 材

供基础、临床、预防、口腔医学类专业用

新形态教材

U0292534

传染病学

Infectious Diseases

第 10 版

主　　编 | 李兰娟

副 主 编 | 高志良　宁　琴　李用国

数 字 主 编 | 李兰娟

数字副主编 | 高志良　宁　琴　李用国

人民卫生出版社

·北 京·

图书在版编目（CIP）数据

传染病学 / 李兰娟主编. -- 10 版. -- 北京：人民卫生出版社，2024. 7. --（全国高等学校五年制本科临床医学专业第十轮规划教材）. -- ISBN 978-7-117-36616-8

I. R51

中国国家版本馆 CIP 数据核字第 2024DW5649 号

| 人卫智网 | www.ipmph.com | 医学教育、学术、考试、健康，购书智慧智能综合服务平台 |
| 人卫官网 | www.pmph.com | 人卫官方资讯发布平台 |

传 染 病 学
Chuanranbingxue
第 10 版

主　　编：李兰娟
出版发行：人民卫生出版社（中继线 010-59780011）
地　　址：北京市朝阳区潘家园南里 19 号
邮　　编：100021
E - mail：pmph @ pmph.com
购书热线：010-59787592　010-59787584　010-65264830
印　　刷：三河市宏达印刷有限公司
经　　销：新华书店
开　　本：850×1168　1/16　　印张：25
字　　数：740 千字
版　　次：1980 年 5 月第 1 版　　2024 年 7 月第 10 版
印　　次：2024 年 8 月第 1 次印刷
标准书号：ISBN 978-7-117-36616-8
定　　价：92.00 元
打击盗版举报电话：010-59787491　E-mail：WQ @ pmph.com
质量问题联系电话：010-59787234　E-mail：zhiliang @ pmph.com
数字融合服务电话：4001118166　E-mail：zengzhi @ pmph.com

编委名单

编 委 （以姓氏笔画为序）

王贵强　北京大学

韦　嘉　云南大学

毛　青　陆军军医大学

宁　琴　华中科技大学

朱传龙　南京医科大学

阮　冰　浙江大学

李　强　山东大学

李用国　重庆医科大学

李兰娟　浙江大学

李家斌　安徽医科大学

李智伟　中国医科大学

肖永红　浙江大学

张　权　贵州医科大学

张文宏　复旦大学

张晓红　中山大学

张缭云　山西医科大学

赵英仁　西安交通大学

党双锁　西安交通大学

高志良　中山大学

唐　红　四川大学

黄　燕　中南大学

谢　青　上海交通大学

蔡大川　重庆医科大学

魏　来　清华大学

编写秘书　阮　冰（兼）

数字编委

新形态教材使用说明

　　新形态教材是充分利用多种形式的数字资源及现代信息技术,通过二维码将纸书内容与数字资源进行深度融合的教材。本套教材全部以新形态教材形式出版,每本教材均配有特色的数字资源和电子教材,读者阅读纸书时可以扫描二维码,获取数字资源、电子教材。

　　电子教材是纸质教材的电子阅读版本,其内容及排版与纸质教材保持一致,支持手机、平板及电脑等多终端浏览,具有目录导航、全文检索功能,方便与纸质教材配合使用,进行随时随地阅读。

获取数字资源与电子教材的步骤

1 扫描封底红标二维码,获取图书"使用说明"。

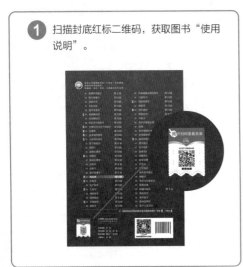

2 揭开红标,扫描绿标激活码,注册/登录人卫账号获取数字资源与电子教材。

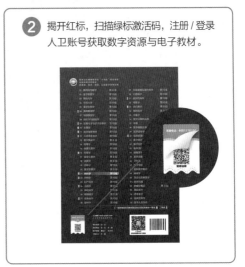

3 扫描书内二维码或封底绿标激活码,随时查看数字资源和电子教材。

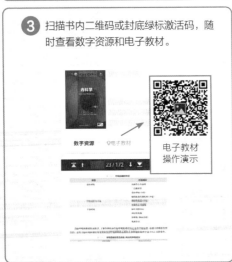

4 登录 zengzhi.ipmph.com 或下载应用体验更多功能和服务。

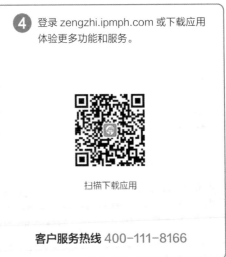

扫描下载应用

客户服务热线 400-111-8166

读者信息反馈方式

人卫e教
medu.pmph.com

　　欢迎登录"人卫e教"平台官网"medu.pmph.com",在首页注册登录后,即可通过输入书名、书号或主编姓名等关键字,查询我社已出版教材,并可对该教材进行读者反馈、图书纠错、撰写书评以及分享资源等。

序言

百年大计，教育为本。教育立德树人，教材培根铸魂。

过去几年，面对突如其来的新冠疫情，习近平同志为核心的党中央坚持人民至上、生命至上，团结带领全党全国各族人民同心抗疫，取得疫情防控重大决定性胜利。在这场抗疫战中，我国广大医务工作者为最大限度保护人民生命安全和身体健康发挥了至关重要的作用。事实证明，我国的医学教育培养出了一代代优秀的医务工作者，我国的医学教材体系发挥了重要的支撑作用。

党的二十大报告提出到 2035 年建成教育强国、健康中国的奋斗目标。我们必须深刻领会党的二十大精神，深刻理解新时代、新征程赋予医学教育的重大使命，立足基本国情，尊重医学教育规律，不断改革创新，加快建设更高质量的医学教育体系，全面提高医学人才培养质量。

尺寸教材，国家事权，国之大者。面对新时代对医学教育改革和医学人才培养的新要求，第十轮教材的修订工作落实习近平总书记的重要指示精神，用心打造培根铸魂、启智增慧、适应时代需求的精品教材，主要体现了以下特点。

1. 进一步落实立德树人根本任务。遵循《习近平新时代中国特色社会主义思想进课程教材指南》要求，努力发掘专业课程蕴含的思想政治教育资源，将课程思政贯穿于医学人才培养过程之中。注重加强医学人文精神培养，在医学院校普遍开设医学伦理学、卫生法以及医患沟通课程基础上，新增蕴含医学温度的《医学人文导论》，培养情系人民、服务人民、医德高尚、医术精湛的仁心医者。

2. 落实"大健康"理念。将保障人民全生命周期健康体现在医学教材中，聚焦人民健康服务需求，努力实现"以治病为中心"转向"以健康为中心"，推动医学教育创新发展。为弥合临床与预防的裂痕作出积极探索，梳理临床医学教材体系中公共卫生与预防医学相关课程，建立更为系统的预防医学知识结构。进一步优化重组《流行病学》《预防医学》等教材内容，撤销内容重复的《卫生学》，推进医防协同、医防融合。

3. 守正创新。传承我国几代医学教育家探索形成的具有中国特色的高等医学教育教材体系和人才培养模式，准确反映学科新进展，把握跟进医学教育改革新趋势新要求，推进医科与理科、工科、文科等学科交叉融合，有机衔接毕业后教育和继续教育，着力提升医学生实践能力和创新能力。

4. 坚持新形态教材的纸数一体化设计。数字内容建设与教材知识内容契合,有效服务于教学应用,拓展教学内容和学习过程;充分体现"人工智能+"在我国医学教育数字化转型升级、融合发展中的促进和引领作用。打造融合新技术、新形式和优质资源的新形态教材,推动重塑医学教育教学新生态。

5. 积极适应社会发展,增设一批新教材。包括:聚焦老年医疗、健康服务需求,新增《老年医学》,维护老年健康和生命尊严,与原有的《妇产科学》《儿科学》等形成较为完整的重点人群医学教材体系;重视营养的基础与一线治疗作用,新增《临床营养学》,更新营养治疗理念,规范营养治疗路径,提升营养治疗技能和全民营养素养;以满足重大疾病临床需求为导向,新增《重症医学》,强化重症医学人才的规范化培养,推进实现重症管理关口前移,提升应对突发重大公共卫生事件的能力。

我相信,第十轮教材的修订,能够传承老一辈医学教育家、医学科学家胸怀祖国、服务人民的爱国精神,勇攀高峰、敢为人先的创新精神,追求真理、严谨治学的求实精神,淡泊名利、潜心研究的奉献精神,集智攻关、团结协作的协同精神。在人民卫生出版社与全体编者的共同努力下,新修订教材将全面体现教材的思想性、科学性、先进性、启发性和适用性,以全套新形态教材的崭新面貌,以数字赋能医学教育现代化、培养医学领域时代新人的强劲动力,为推动健康中国建设作出积极贡献。

教育部医学教育专家委员会主任委员
教育部原副部长

林蕙青

2024 年 5 月

全国高等学校五年制本科临床医学专业
第十轮　规划教材修订说明

　　全国高等学校五年制本科临床医学专业国家卫生健康委员会规划教材自 1978 年第一轮出版至今已有 46 年的历史。近半个世纪以来，在教育部、国家卫生健康委员会的领导和支持下，以吴阶平、裘法祖、吴孟超、陈灏珠等院士为代表的几代德高望重、有丰富的临床和教学经验、有高度责任感和敬业精神的国内外著名院士、专家、医学家、教育家参与了本套教材的创建和每一轮教材的修订工作，使我国的五年制本科临床医学教材从无到有、从少到多、从多到精，不断丰富、完善与创新，形成了课程门类齐全、学科系统优化、内容衔接合理、结构体系科学的由纸质教材与数字教材、在线课程、专业题库、虚拟仿真和人工智能等深度融合的立体化教材格局。这套教材为我国千百万医学生的培养和成才提供了根本保障，为我国培养了一代又一代高水平、高素质的合格医学人才，为推动我国医疗卫生事业的改革和发展作出了历史性巨大贡献，并通过教材的创新建设和高质量发展，推动了我国高等医学本科教育的改革和发展，促进了我国医药学相关学科或领域的教材建设和教育发展，走出了一条适合中国医药学教育和卫生事业发展实际的具有中国特色医药学教材建设和发展的道路，创建了中国特色医药学教育教材建设模式。老一辈医学教育家和科学家们亲切地称这套教材是中国医学教育的"干细胞"教材。

　　本套第十轮教材修订启动之时，正是全党上下深入学习贯彻党的二十大精神之际。党的二十大报告首次提出要"加强教材建设和管理"，表明了教材建设是国家事权的重要属性，体现了以习近平同志为核心的党中央对教材工作的高度重视和对"尺寸课本、国之大者"的殷切期望。第十轮教材的修订始终坚持将贯彻落实习近平新时代中国特色社会主义思想和党的二十大精神进教材作为首要任务。同时以高度的政治责任感、使命感和紧迫感，与全体教材编者共同把打造精品落实到每一本教材、每一幅插图、每一个知识点，与全国院校共同将教材审核把关贯穿到编、审、出、修、选、用的每一个环节。

　　本轮教材修订全面贯彻党的教育方针，全面贯彻落实全国高校思想政治工作会议精神、全国医学教育改革发展工作会议精神、首届全国教材工作会议精神，以及《国务院办公厅关于深化医教协同进一步推进医学教育改革与发展的意见》(国办发〔2017〕63 号)与《国务院办公厅关于加快医学教育创新发展的指导意见》(国办发〔2020〕34 号)对深化医学教育机制体制改革的要求。认真贯彻执行《普通高等学校教材管理办法》，加强教材建设和管理，推进教育数字化，通过第十轮规划教材的全面修订，打造新一轮高质量新形态教材，不断拓展新领域、建设新赛道、激发新动能、形成新优势。

其修订和编写特点如下：

1. 坚持教材立德树人课程思政　认真贯彻落实教育部《高等学校课程思政建设指导纲要》，以教材思政明确培养什么人、怎样培养人、为谁培养人的根本问题，落实立德树人的根本任务，积极推进习近平新时代中国特色社会主义思想进教材进课堂进头脑，坚持不懈用习近平新时代中国特色社会主义思想铸魂育人。在医学教材中注重加强医德医风教育，着力培养学生"敬佑生命、救死扶伤、甘于奉献、大爱无疆"的医者精神，注重加强医者仁心教育，在培养精湛医术的同时，教育引导学生始终把人民群众生命安全和身体健康放在首位，提升综合素养和人文修养，做党和人民信赖的好医生。

2. 坚持教材守正创新提质增效　为了更好地适应新时代卫生健康改革及人才培养需求，进一步优化、完善教材品种。新增《重症医学》《老年医学》《临床营养学》《医学人文导论》，以顺应人民健康迫切需求，提高医学生积极应对突发重大公共卫生事件及人口老龄化的能力，提升医学生营养治疗技能，培养医学生传承中华优秀传统文化、厚植大医精诚医者仁心的人文素养。同时，不再修订第9版《卫生学》，将其内容有机融入《预防医学》《医学统计学》等教材，减轻学生课程负担。教材品种的调整，凸显了教材建设顺应新时代自我革新精神的要求。

3. 坚持教材精品质量铸就经典　教材编写修订工作是在教育部、国家卫生健康委员会的领导和支持下，由全国高等医药教材建设学组规划，临床医学专业教材评审委员会审定，院士专家把关，全国各医学院校知名专家教授编写，人民卫生出版社高质量出版。在首届全国教材建设奖评选过程中，五年制本科临床医学专业第九轮规划教材共有13种教材获奖，其中一等奖5种、二等奖8种，先进个人7人，并助力人卫社荣获先进集体。在全国医学教材中获奖数量与比例之高，独树一帜，足以证明本套教材的精品质量，再造了本套教材经典传承的又一重要里程碑。

4. 坚持教材"三基""五性"编写原则　教材编写立足临床医学专业五年制本科教育，牢牢坚持教材"三基"（基础理论、基本知识、基本技能）和"五性"（思想性、科学性、先进性、启发性、适用性）编写原则。严格控制纸质教材编写字数，主动响应广大师生坚决反对教材"越编越厚"的强烈呼声；提升全套教材印刷质量，在双色印制基础上，全彩教材调整纸张类型，便于书写，不反光。努力为院校提供最优质的内容、最准确的知识、最生动的载体、最满意的体验。

5. 坚持教材数字赋能开辟新赛道　为了进一步满足教育数字化需求，实现教材系统化、立体化建设，同步建设了与纸质教材配套的电子教材、数字资源及在线课程。数字资源在延续第九轮教材的教学课件、案例、视频、动画、英文索引词读音、AR互动等内容基础上，创新提供基于虚拟现实和人工智能等技术打造的数字人案例和三维模型，并在教材中融入思维导图、目标测试、思考题解题思路，拓展数字切片、DICOM等图像内容。力争以教材的数字化开发与使用，全方位服务院校教学，持续推动教育数字化转型。

第十轮教材共有56种，均为国家卫生健康委员会"十四五"规划教材。全套教材将于2024年秋季出版发行，数字内容和电子教材也将同步上线。希望全国广大院校在使用过程中能够多提供宝贵意见，反馈使用信息，以逐步修改和完善教材内容，提高教材质量，为第十一轮教材的修订工作建言献策。

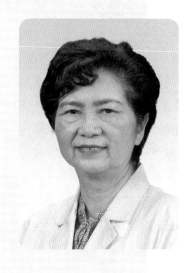

李兰娟

1947年9月生,籍贯浙江。中国工程院院士,教授,主任医师,博士生导师。现为传染病重症诊治全国重点实验室主任,国家感染性疾病临床医学研究中心主任,感染性疾病诊治协同创新中心主任,中国医师协会感染科医师分会主任委员,全国人工肝培训基地主任,国际血液净化学会理事,"传染病学"国家精品资源共享课程负责人,《中华临床感染病杂志》《Infectious Microbes & Diseases》、《中国微生态学杂志》总编等。

从事传染病临床、科研和教学工作40余年,是我国著名的传染病学家。承担国家"863""973""十五"攻关、国家自然科学基金重大项目等课题20余项,在 Nature、Lancet、The New England Journal of Medicine、Cell、Engineering 等国内外知名期刊上发表论文400余篇。曾获国家科技进步奖特等奖1项,国家科技进步奖一等奖和二等奖各2项,联合国教科文组织 - 赤道几内亚国际生命科学研究奖、浙江省科技大奖、光华工程科技奖、谈家桢科学奖临床医学奖,荣获"全国创新争先奖章",获"全国优秀科技工作者""全国杰出专业技术人才""全国优秀共产党员""全国三八红旗手"和"全国抗击新冠肺炎疫情先进个人"等荣誉称号。

主编出版了国家卫生健康委员会全国高等学校临床医学规划教材《传染病学》第8、9版,国家卫生健康委员会全国高等学校长学制规划教材《感染病学》第3版,国家卫生健康委员会全国高等学校医学研究生规划教材《传染病学》第1、2版,国家卫生健康委员会全国高等学校器官 - 系统整合教材《病原与感染性疾病》第2版,教育部全国高等学校医学规划教材《传染病学》第1、2、3版,中国科学院医学英文原版改编双语教材《感染病学》(科学出版社),我国首部《人工肝脏》《感染微生态学》等教材专著共35部。

副主编简介

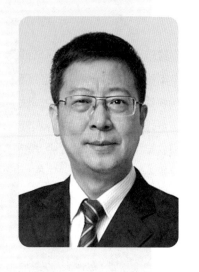

高志良

1962年6月生，籍贯辽宁。医学博士，中山大学名医，二级教授，主任医师，博士生导师。现任中山大学附属第三医院感染性疾病学科带头人、应急救治中心主任，中华预防医学会感染性疾病防控分会主任委员，中国医师协会感染科医师分会副会长。担任传染病学国家精品资源共享课程、双语示范课程、一流本科课程负责人，享受国务院政府特殊津贴；获"宝钢优秀教师奖""国之名医·卓越建树""南粤优秀教师"荣誉，承担国家科技重大专项子课题3项，获广东省教学成果奖二等奖2项，广东省科学技术奖一等奖。担任国家卫生健康委员会全国高等学校医学规划教材《传染病学》第8、9版副主编。

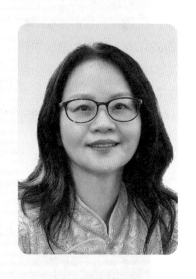

宁 琴

1966年1月生，籍贯江西。医学博士，教授，主任医师，博士生导师，国家杰出青年科学基金获得者，科技部"973"计划首席科学家，传染病重大专项课题负责人，重点研发项目负责人，教育部长江学者特聘教授，"长江学者和创新团队发展计划"创新团队牵头人。现任华中科技大学同济医学院附属同济医院传染病学教研室主任、感染科主任、感染性疾病研究所所长、人畜共患传染病重症诊治全国重点实验室首任主任，兼任中华医学会感染病学分会副主任委员、湖北省医学会肝病学分会主任委员。获湖北省自然科学奖一等奖2项。担任国家卫生健康委员会全国高等学校医学规划教材《传染病学》第9版副主编、长学制规划教材《感染病学》第3版副主编。

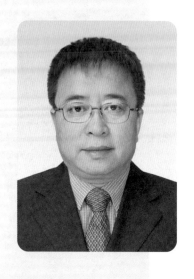

李用国

1966年5月生，籍贯黑龙江。医学博士，一级主任医师，教授，博士生导师。重庆医科大学附属第一医院传染病学教研室主任、感染科主任，兼任中国医师协会感染科医师分会副会长、中国防痨协会结核病与肝病专业分会副主任委员、中华医学会感染病学分会委员、重庆市医师协会感染科医师分会会长、重庆市预防医学会医院感染预防与控制专业委员会主任委员等。对发热待查和感染性疾病的临床诊疗有较深入的研究。完成省部级以上科研项目10余项，发表论文近100篇；担任国家卫生健康委员会全国高等学校医学规划教材《传染病学》第9版副主编。

前言

人民卫生出版社五年制临床医学专业教材是我国医学本科生教育的"干细胞"教材,至今已历经 9 轮,为我国医学人才的培养作出了很大贡献。现代医学日新月异,教育教学不断深化,信息技术飞速发展,全国高等学校五年制本科临床医学专业第十轮规划教材《传染病学》(第 10 版)的再版修订工作也于 2023 年 5 月正式启动。

《传染病学》(第 10 版)传承上一版教材精髓。一方面,继续强调"三个适应":适应我国构建"5+3"为主体的临床医学人才培养体系的需要,适应五年制本科临床医学专业学生的需要,适应我国临床执业医师资格考试分阶段改革需要;另一方面,继续采用广受学生欢迎的融合教材的编写手法,将纸质内容与数字内容一体化设计,互为补充,共同打造立体化新形态教材,以拓展知识的广度和交叉性,提升教材的可读性。

《传染病学》(第 10 版)关注学科进展以及近年来传染病疾病谱变化:调整法定传染病分类;将"新发感染病"单独成章;增补新型冠状病毒感染;吸收最新指南内容,包括《慢性乙型肝炎防治指南(2022 年版)》《丙型肝炎防治指南(2022 年版)》《2022 戊型肝炎防治共识》《人工肝血液净化系统治疗指南(2023 年版)》《流行性感冒诊疗方案(2020 年版)》以及宏基因组高通量测序技术和抗真菌药物等;删减近年少见或罕见的疾病,如回归热、朊粒感染、丝虫病等,以突出学习重点。

《传染病学》(第 10 版)在编写过程中,融入医学人文及课程思政内容,坚持马克思主义的指导地位,体现马克思主义中国化要求,体现中国和中华民族风格,体现党和国家对教育的基本要求,体现国家和民族基本价值观,体现人类文化知识积累和创新成果,谱写新时代中国特色社会主义的绚丽华章。

本书由李兰娟院士担任主编,由高志良教授、宁琴教授和李用国教授担任副主编,由阮冰教授和赵艳红老师担任秘书工作。编写人员均为全国知名传染病学专家教授,大家抱着高度负责的态度,把多年来的临床教学经验总结凝练在字里行间,并经互审定稿。浙江省疾病预防控制中心的吕华坤主任医师、刘社兰主任医师仔细核查了每节疾病的预防内容。在此,对各位编者及众多关心支持本书的读者表示衷心的感谢! 同时,人民卫生出版社的相关工作人员也为本书的出版做了很多工作,在此也对他们表示感谢!

期望本版融合教材能很快成为适教适学、有长久生命力和竞争力的精品教材。如有疏漏或不妥之处,恳请广大专家、教师和读者不吝指正,以便在加印和再版时予以修正。

李兰娟

2024 年 4 月

目录

第一章 | 总 论

传染病（communicable diseases）是指由病原微生物，如朊粒（prion），病毒（virus），衣原体（chlamydia），立克次体（rickettsia），支原体（mycoplasma），细菌（bacteria），真菌（fungus），螺旋体（spirochete），寄生虫（parasite）如原虫（protozoa）、蠕虫（helminth），医学昆虫（medical insect）感染机体后产生的有传染性、在一定条件下可造成流行的疾病。感染性疾病（infectious diseases）是指由病原体感染所致的疾病，包括传染病和非传染性感染性疾病。

传染病学是一门研究各种传染病在机体内外发生、发展、传播、诊断、治疗和预防规律的学科。重点研究各种传染病的发病机制、临床表现、诊断和治疗方法，同时兼顾流行病学和预防措施的研究，做到防治结合。

传染病学与其他学科有密切联系，其基础学科和相关学科包括病原生物学、分子生物学、免疫学、人体寄生虫学、流行病学、病理学、药理学和诊断学等。掌握这些学科的基础理论、基本知识和基本技能对学好传染病学起着非常重要的作用。

在人类历史长河中，传染病不仅威胁着人类的健康和生命，而且影响着人类文明的进程，甚至改写过人类历史。人类在与传染病较量的过程中，取得了许多重大战果：19世纪以来，病原微生物的不断发现及其分子生物学的兴起，推动了生命科学乃至整个医学的发展；疫苗的研究诞生了感染免疫学，奠定了免疫学的理论基础，已将免疫学基本理论用来研究各种疾病的发生机制及防治手段；抗生素的发现和应用被誉为20世纪最伟大的医学成就，已经被广泛应用于各种药物的研究与开发；"Koch法则"明确了传染病与病原微生物之间的因果关系，建立了病原学理论，已被广泛应用到其他许多疾病的研究，奠定了现代医学发展的基石。

正是由于上述辉煌战果，加上社会文明的推进和物质生活水平的提高，人类逐渐在与传染病的斗争中占了上风。20世纪70年代西方医学界一度认为，传染病正在消亡。然而，1981年发现的艾滋病、2003年的发现的严重急性呼吸综合征、2013年发现的人感染H7N9禽流感、2014年发现的埃博拉出血热、2019年发现的新冠病毒感染等新的传染病，不断给人类敲响警钟；与此同时，登革热、结核病、疟疾及性传播疾病等老传染病再度肆虐，严重影响世界经济发展和社会和谐。20世纪90年代国际上提出了，"emerging infectious diseases，EID"的概念，起初被我国学者翻译为"新发传染病"，此后随着人们对感染性疾病认识的不断深入，该定义得到了修订，"新发传染病"逐渐演变为"新发感染病"，不仅包括由新种或新型病原微生物引起的新发现的传染病，而且包括近年来导致地区性或国际性公共卫生问题的再发的老传染病（re-emerging infectious diseases，REID）。新传染病的出现，老传染病的复燃，病原体对抗菌药物耐药性的增加，构成了对人类健康的巨大威胁。目前，世界卫生组织及各国政府均高度重视传染病防控工作，不断推出全球性的疾病诊断和指南，并使得传染病研究工作更容易得到跨地区、跨部门、跨领域的合作，研究成果也能更快地在全球分享。

新中国成立后，在"预防为主、防治结合"的卫生方针指引下，卫生条件明显改善，医药水平大幅提高，围生期保健工作不断加强，免疫接种覆盖率逐年提高，天花得到消灭，脊髓灰质炎已接近被消灭，许多传染病如乙型脑炎、白喉、百日咳和新生儿破伤风等的发病率也明显下降。但是有些传染病如病毒性肝炎、出血热、狂犬病、结核病和感染性腹泻等仍然广泛存在；新发感染病包括变异病原体感染多次出现流行，如人感染禽流感、新冠病毒感染的肆虐，国外流行的传染病亦有可能传入我国；烈性传染病还有可能成为生物恐怖的主要工具。因此，对传染病的防治研究仍须加强。传染病研究一直是国家重大科研项目和药物开发的重点领域,是当前国家的重大科技需求。

祖国医学对传染病的防治有丰富的经验,深入发掘和发展祖国医学研究将对中西医结合防治传染病发挥重要作用。

第一节 | 感染与免疫

一、感染的概念

感染(infection)是病原体和机体之间相互作用、相互斗争的过程。引起感染的病原体有 500 种以上,可来自宿主体外,也可来自宿主体内(包括在黏膜腔内移行移位或潜伏在组织和器官)。来自宿主体外病原体引起的感染称为传染。传染主要指病原体通过一定方式从一个宿主个体到另一个宿主个体的感染。构成传染和感染的过程必须具备三个因素,即病原体、机体和它们所处的环境,三者之间此消彼长。在漫长的生物进化过程中,病原体与宿主形成了相互依存、相互斗争的关系。有些微生物、寄生虫与机体宿主之间达到了互相适应、互不损害对方的共生状态(commensalism),如肠道中的大肠埃希菌和某些真菌。但是,这种平衡是相对的,当某些因素导致宿主的免疫功能受损(如应用大剂量皮质激素或抗肿瘤药物、放射治疗及艾滋病等),或大量应用抗菌药物引起菌群失调(dysbacteriosis),或机械损伤使寄生物离开其固有的寄生部位而到达其他寄生部位(如大肠埃希菌进入泌尿道或呼吸道),平衡就不复存在而引起宿主损伤,这种情况称为机会性感染(opportunistic infection)。这些共生菌在特定条件下可以成为致病菌,称为条件致病菌(conditional pathogen)。在病原体与宿主的相互斗争过程中,宿主逐步形成了特异的免疫防御机制。

20 世纪 70 年代以来,相继出现一些新的病原体,如人类免疫缺陷病毒、新型冠状病毒、H7N9 禽流感病毒、新型布尼亚病毒等,分别引起艾滋病、新型冠状病毒感染、人感染 H7N9 禽流感、严重发热伴血小板减少综合征等新发感染病;一些已经被控制的传染病,如性病、登革热、结核病等,由于种种原因又在局部地区流行。广谱抗生素的滥用诱发葡萄球菌、部分肠杆菌科细菌等病原菌发生耐药基因突变,引起难治性耐药菌株感染。

临床上可碰到多种形式的感染情况。机体初次被某种病原体感染称为首发感染(primary infection)。有些传染病很少出现再次感染,如麻疹、水痘、流行性腮腺炎等。机体在被某种病原体感染的基础上再次被同一种病原体感染称为重复感染(re-infection),较常见于疟疾、血吸虫病和钩虫病等。机体同时被两种或两种以上的病原体感染称为混合感染(co-infection),这种情况临床上较为少见。机体在某种病原体感染的基础上再被另外的病原体感染称为重叠感染(superinfection),这种情况临床上较为多见,如慢性乙型肝炎病毒感染重叠戊型肝炎病毒感染。在重叠感染中,发生于原发感染后的其他病原体感染称为继发性感染(secondary infection),如病毒性肝炎继发细菌、真菌感染。此外,住院患者在医院内获得的感染称为医院获得性感染(hospital acquired infections),即医院内感染(nosocomial infection),这类感染的来源不同,有医院内通过患者或医护人员直接或间接传播引起的交叉感染(cross infection)、患者自己体内正常菌群引发的自身感染或内源性感染(endogenous infection)以及诊疗过程中或因医疗器械消毒不严而发生的医源性感染(iatrogenic infection)等。医院感染包括在住院期间发生的感染和在医院内获得但在出院后发生的感染,但不包括入院前已开始或入院时已存在的感染,后者称为社区获得性感染(community acquired infection),指的是在医院外罹患的感染,包括具有明确潜伏期而在入院后平均潜伏期内发病的感染。

二、感染过程的表现

病原体通过各种途径进入机体后就开始了感染的过程。在一定的环境条件影响下,根据机体防御功能的强弱和病原体数量及毒力的强弱,感染过程可以出现五种不同的结局,即感染谱(infection spectrum）。这些表现可以移行或转化,呈现动态变化。

(一) 病原体被清除

病原体被清除（elimination of pathogen）是通过以下两种机制来实现的。病原体进入机体后,首先可被机体非特异性防御能力所清除,这种防御能力有皮肤和黏膜的屏障作用、胃酸的杀菌作用、正常体液的溶菌作用、组织内细胞的吞噬作用等。这些综合性的能力就是所谓机体的非特异性免疫,是人类在长期进化过程中,不断与病原生物斗争而逐渐形成的,并可遗传给后代。同时,亦可由事先存在于体内的特异性体液免疫与细胞免疫物质(特异性免疫球蛋白与细胞因子)将相应的病原体清除。

(二) 隐性感染

隐性感染（covert infection）又称亚临床感染（sub-clinical infection）,是指病原体侵入机体后,仅诱导机体产生特异性免疫应答,而不引起或只引起轻微的组织损伤,因而在临床上不显出任何症状、体征甚至生化改变,只能通过免疫学检查才能发现。在大多数病毒性传染病中(如脊髓灰质炎和流行性乙型脑炎),隐性感染是最常见的表现,其数量常远远超过显性感染（10 倍以上）。隐性感染过程结束以后,大多数人获得不同程度的特异性免疫,病原体被清除。少数人可转变为病原携带状态,病原体持续存在于体内,成为无症状携带者（asymptomatic carrier）,如伤寒沙门菌、志贺菌和乙型肝炎病毒感染等。隐性感染在传染病流行期间,对防止流行的扩散有积极意义,因为隐性感染者的增多,人群对某一种传染病的易感性就降低,该种传染病的发病率就下降。但另一方面,隐性感染者也可能处于病原携带状态,在传染病流行期间成为重要的传染源。

(三) 显性感染

显性感染（overt infection）又称临床感染（clinical infection）,是指病原体侵入机体后,不但诱导机体发生免疫应答,而且,通过病原体本身的作用或机体的变态反应,导致组织损伤,引起病理改变和临床表现。在大多数传染病中,显性感染只占全部受感染者的小部分,好比海上冰山露出水面的一个小尖峰。但在少数传染病中,如麻疹、水痘等,大多数感染者表现为显性感染。在同一种传染病,由于病原体致病力与机体抗病能力的差异,显性过程又可呈现轻、重型,与急、慢性等各种类型。有些传染病在显性感染过程结束后,病原体可被清除,感染者可获得较为稳固的免疫功能,如麻疹、甲型肝炎和伤寒等,不易再受感染。但另有一些传染病病后的免疫功能并不牢固,可以再受感染而发病,如细菌性痢疾、阿米巴痢疾等。小部分显性感染者亦可成为病原携带者。

(四) 病原携带状态

病原携带状态（carrier state）是指病原体侵入机体后,可以停留在入侵部位,或侵入较远的脏器继续生长、繁殖,而机体不出现任何的疾病状态,但能携带并排出病原体,成为传染病流行的传染源。这是在传染过程中机体防御能力与病原体处于相持状态的表现。按病原体的种类不同,病原携带者可分为带病毒者、带菌者或带虫者等。按其发生和持续时间的长短可分为潜伏期携带者、恢复期携带者或慢性携带者。一般而言,若其携带病原体的持续时间短于 3 个月,称为急性携带者;若长于 3 个月,则称为慢性携带者。对乙型肝炎病毒感染,超过 6 个月才算慢性携带者。所有病原携带者都有一个共同的特点,即无明显临床症状而携带病原体,因而,在许多传染病中,如伤寒、细菌性痢疾、霍乱、白喉、流行性脑脊髓膜炎和乙型肝炎等,病原携带者成为重要的传染源。但并非所有传染病都有慢性病原携带者,如恙虫病、甲型病毒性肝炎、登革热和流行性感冒等,慢性病原携带者极为罕见。

(五) 潜伏性感染

潜伏性感染（latent infection）又称潜在性感染。病原体感染机体后,寄生于某些部位,由于机体免疫功能足以将病原体局限化而不引起显性感染,但又不足以将病原体清除时,病原体便可长期潜伏起来,待机体免疫功能下降时,则可引起显性感染。常见的潜伏性感染有单纯疱疹病毒、水痘病毒、疟原虫和结核分枝杆菌等感染。潜伏性感染期间,病原体一般不排出体外,这是与病原携带状态的不同之处。潜伏性感染并不是在每种传染病中都存在。

除病原体被清除以外,另外四种表现形式在不同传染病中各有侧重。一般来说,隐性感染最常见,病原携带状态次之,显性感染所占比重最低,但一旦出现,则容易识别。而且,上述感染的五种表现形式不是一成不变的,在一定条件下可相互转变,同一种疾病的不同阶段可以有不同的表现形式。

三、感染过程中病原体的作用

病原体侵入机体后能否引起疾病,取决于病原体的致病能力(pathogenicity)和机体的免疫功能这两方面因素。致病能力包括以下几方面。

(一) 侵袭力

侵袭力(invasiveness)是指病原体侵入机体并在机体内生长、繁殖的能力。有些病原体可直接侵入机体,如钩端螺旋体、钩虫丝状蚴和血吸虫尾蚴等。有些病原体则须经消化道或呼吸道进入机体,先黏附于肠或支气管黏膜表面,再进一步侵入组织细胞,产生毒素,引起病变,如志贺菌、结核分枝杆菌等。病毒性病原体常通过与细胞表面的受体结合再进入细胞内。有些细菌的表面成分(如伤寒沙门菌的 Vi 抗原)有抑制吞噬作用的能力而促进病原体的扩散。引起腹泻的大肠埃希菌能表达受体和小肠细胞结合,称为定植因子(colonization factor)。有些病原体的侵袭力较弱,须经伤口进入机体,如破伤风杆菌、狂犬病毒等。

(二) 毒力

毒力(virulence)包括毒素和其他毒力因子。毒素包括外毒素(exotoxin)与内毒素(endotoxin)。前者以白喉杆菌、破伤风杆菌和霍乱弧菌为代表。后者以伤寒沙门菌、志贺菌为代表。外毒素通过与靶细胞的受体结合,进入细胞内而起作用。内毒素则通过激活单核/巨噬细胞系统、释放细胞因子而起作用。其他毒力因子有穿透能力(钩虫丝状蚴)、侵袭能力(志贺菌)、溶组织能力(溶组织内阿米巴)等。许多细菌都能分泌抑制其他细菌生长的细菌素(bacteriocin)以利于本身生长、繁殖。

(三) 数量

在同一种传染病中,入侵病原体的数量(quantity)一般与致病能力成正比。然而,在不同的传染病中,能引起疾病的最低病原体数量可有较大差异,如伤寒需要 10 万个菌体,而细菌性痢疾仅为 10个菌体。

(四) 变异性

病原体可因环境、药物或遗传等因素而出现一定的变异性(variability)。一般来说,在人工培养多次传代的环境下,病原体的致病力减弱,如用于结核病预防的卡介苗(bacillus Calmette-Guérin vaccine,BCG vaccine);在宿主之间反复传播可使致病力增强,如肺鼠疫。病原体的抗原变异可逃逸机体的特异性免疫作用而继续引起疾病或使疾病慢性化,如流行性感冒病毒、丙型肝炎病毒和人类免疫缺陷病毒等。

四、感染过程中免疫应答的作用

机体的免疫应答对感染过程的表现和转归起着重要的作用。免疫应答可分为有利于机体抵抗病原体的保护性免疫应答和促进病理改变的变态反应两大类。保护性免疫应答又分为非特异性免疫(nonspecific immunity)应答和特异性免疫(specific immunity)应答两类,都有可能引起机体保护和病理损伤。变态反应都是特异性免疫应答。

(一) 非特异性免疫

非特异性免疫是机体对侵入病原体的一种清除机制。它不牵涉对抗原的识别和二次免疫应答的增强。

1. **天然屏障**(natural barrier)　包括外部屏障,即皮肤、黏膜及其分泌物,如溶菌酶、气管黏膜上的纤毛等,以及内部屏障,如血脑屏障和胎盘屏障等。

2. **吞噬作用**(phagocytosis)　单核/巨噬细胞系统包括血液中的游走大单核细胞,肝、脾、淋巴结、骨髓中固有的巨噬细胞和各种粒细胞(尤其是中性粒细胞)。它们都具有非特异性吞噬功能,可清除机体内的病原体。

3. 体液因子（humoral factors） 包括存在于体液中的补体、溶菌酶（lysozyme）、纤连蛋白（fibronectin）、各种细胞因子（cytokines）和细胞激素样肽类物质等。细胞因子主要是由单核/巨噬细胞和淋巴细胞被激活后释放的一类有生物活性的肽类物质。这些体液因子能直接或通过免疫调节作用而清除病原体。与非特异性免疫应答有关的细胞因子有白细胞介素（interleukin）、α-肿瘤坏死因子（tumor necrosis factor-α，TNF-α）、γ-干扰素（interferon-γ，IFN-γ）、粒细胞-巨噬细胞集落刺激因子（granulocyte-macrophage colony stimulating factor，GM-CSF）等。

（二）特异性免疫

特异性免疫是指由于对抗原特异性识别而产生的免疫。由于不同病原体所具有的抗原绝大多数是不相同的，故特异性免疫通常只针对一种病原体。感染后免疫都是特异性免疫，而且是主动免疫，通过细胞免疫（cell-mediated immunity）和体液免疫（humoral immunity）的相互作用而产生免疫应答，分别由 T 淋巴细胞与 B 淋巴细胞介导。

1. 细胞免疫 致敏 T 淋巴细胞与相应抗原再次相遇时，通过细胞毒性淋巴因子来杀伤病原体及其所寄生的细胞。对细胞内寄生病原体的清除，细胞免疫起重要作用。T 淋巴细胞还具有调节体液免疫的功能。

2. 体液免疫 致敏 B 淋巴细胞受抗原刺激后，即转化为浆细胞并产生能与相应抗原结合的抗体，即免疫球蛋白（immunoglobulin，Ig）。不同的抗原可诱发不同的免疫应答，因而抗体又可分为抗毒素、抗菌性抗体、中和抗体及调理素（opsonin）等，可促进细胞吞噬功能、清除病原体。抗体主要作用于细胞外的微生物。在化学结构上 Ig 可分为 5 类，即 IgG、IgA、IgM、IgD 和 IgE，各具不同功能。在感染过程中 IgM 首先出现，但持续时间不长，是近期感染的标志。IgG 随后出现，并持续较长时期。IgA 主要是呼吸道和消化道黏膜上的局部抗体。IgE 则主要作用于入侵的原虫和蠕虫。

（李兰娟）

第二节 │ 传染病的发病机制

一、传染病的发生与发展

传染病的发生与发展都有一个共同的特征，就是疾病发展的阶段性。发病机制中的阶段性与临床表现的阶段性大多数是互相吻合的，但有时并不完全一致，例如，在伤寒第一次菌血症时还未出现症状，第 4 周体温下降时肠壁溃疡尚未完全愈合。

（一）入侵部位

病原体的入侵部位（position of invasion）与发病机制有密切关系，入侵部位适当，病原体才能定植、生长、繁殖及引起病变。如志贺菌和霍乱弧菌都必须经口感染，破伤风杆菌必须经伤口感染，才能引起病变。

（二）机体内定位

病原体入侵并定植后，可在入侵部位直接引起病变，如恙虫病的焦痂；也可在入侵部位繁殖，分泌毒素，在远离入侵部位引起病变，如白喉和破伤风；也可进入血液循环，再定位于某一器官（靶器官），引起该器官的病变，如流行性脑脊髓膜炎和病毒性肝炎；还可经过一系列的生活史阶段，最后在某器官中定居，如蠕虫病。各种病原体的机体内定位（location in the body）不同，各种传染病都有其各自的特殊规律性。

（三）排出途径

各种传染病都有其病原体排出途径（route of exclusion），是患者、病原携带者和隐性感染者有传染性的重要因素。有些病原体的排出途径是单一的，如志贺菌只通过粪便排出；有些病原体可有多种排出途径,如脊髓灰质炎病毒既可通过粪便排出又可通过飞沫排出;有些病原体则存在于血液中,当虫媒叮咬或输血时才离开机体(如疟原虫)。病原体排出体外的持续时间有长有短,因而,不同传染病有不同的传染期。

二、组织损伤的发生机制

组织损伤及功能受损是疾病发生的基础。在传染病中,导致组织损伤的发生方式有下列三种。

(一)直接损伤

病原体借助其机械运动及所分泌的酶可直接破坏组织(如溶组织内阿米巴滋养体),或通过细胞病变而使细胞溶解(如脊髓灰质炎病毒),或通过诱发炎症过程而引起组织坏死(如鼠疫)。

(二)毒素作用

有些病原体能分泌毒力很强的外毒素,可选择性损害靶器官(如肉毒杆菌的神经毒素)或引起功能紊乱(如霍乱肠毒素)。革兰氏阴性杆菌裂解后产生的内毒素则可激活单核/巨噬细胞分泌 TNF-α 和其他细胞因子,导致发热、休克及弥散性血管内凝血等现象。

(三)免疫机制

许多传染病的发病机制与免疫应答有关。有些传染病能抑制细胞免疫(如麻疹)或直接破坏 T 淋巴细胞(如艾滋病),更多的病原体则通过变态反应而导致组织损伤,其中,以Ⅲ型(免疫复合物)变态反应(如肾综合征出血热)及Ⅳ型变态(细胞介导)反应(如结核病及血吸虫病)最为常见。

近年有学者深入研究了超强免疫病理反应发生机制,提出了一些新概念,如超抗原(superantigen,SAg)、全身炎症反应综合征(systemic inflammatory response syndrome,SIRS)、细胞因子风暴(cytokine storm)等。细胞因子风暴是指病原微生物感染机体后,激活机体免疫系统,大量快速产生白细胞介素-6(interleukin-6,IL-6)、TNF-a、IFN-γ 等促炎性细胞因子,发生极端的免疫攻击,免疫系统失去控制,可引起急性呼吸窘迫综合征和多器官衰竭。细胞因子风暴是一种求助信号,目的是让免疫系统在短时间内火力全开。但这是一招自杀式的攻击,在清除病毒的同时,严重损伤宿主,破坏血管壁,导致血浆渗出,甚至出血,将血压降到了危险的水平。细胞因子风暴是许多病毒感染最后阶段的夺命杀手,如埃博拉病毒感染、人感染禽流感、新冠病毒感染等。

三、重要的病理生理变化

(一)发热

发热(pyrexia,fever)常见于传染病,但并非传染病所特有。外源性致热原(病原体及其产物、免疫复合物、异性蛋白、大分子化合物或药物等)进入机体后,激活单核/巨噬细胞、内皮细胞和 B 淋巴细胞等,使后者释放内源性致热原,如 IL-1、TNF、IL-6 和 IFN 等。内源性致热原通过血液循环刺激体温调节中枢,释放前列腺素 E2(PGE2)。后者把恒温点调高,使产热超过散热而引起体温上升。

(二)急性期改变

感染、创伤、炎症等过程所引起的一系列急性期机体应答称为急性期改变。它出现于感染发生后几小时至几天,主要的改变如下。

1. **蛋白代谢**　肝脏合成一系列急性期蛋白,其中 C 反应蛋白(CRP)是急性感染的重要标志。红细胞沉降率增快也是血浆内急性期蛋白浓度增高的结果。糖原异生作用加速、能量消耗、肌肉蛋白分解增多、进食减少等均可导致负氮平衡与消瘦。

2. **糖代谢**　葡萄糖生成加速,导致血糖升高,糖耐量短暂下降,这与糖原异生作用加速及内分泌影响有关。在新生儿及营养不良的患者,或肝衰竭患者,糖原异生作用也可减弱,导致血糖下降。

3. **水、电解质代谢**　急性感染时,氯化钠因出汗、呕吐或腹泻而丢失,加上抗利尿激素分泌增加、尿量减少、水分潴留而导致低钠血症,至恢复期才出现利尿。钾的摄入减少和排出增加导致钾的负平衡。吞噬细胞被激活后释出的介质则导致铁和锌由血浆进入单核/巨噬细胞系统,故持续感染可导致贫血。铜蓝蛋白分泌增多可导致高铜血症。

4. 内分泌改变 在急性感染早期,随着发热开始,由促肾上腺皮质激素所介导的糖皮质激素和类固醇在血中浓度升高,其中糖皮质激素水平可高达正常的 5 倍。但败血症并发肾上腺出血则可导致糖皮质激素分泌不足或停止。醛固酮分泌增加可导致氯和钠的潴留。中枢神经系统感染引起的抗利尿激素分泌增加可导致水分潴留。在急性感染早期,胰高血糖素和胰岛素的分泌有所增加,血中甲状腺素水平在感染早期因消耗增多而下降,后期随着垂体反应刺激甲状腺素分泌而升高。

(三)慢性感染导致组织纤维化

纤维化是机体对慢性损伤的修复反应,是组织发生修复反应时,细胞外基质合成、降解与沉积不平衡,过度沉积于组织的病理过程。

机体对病原体的最初反应是炎症,释放以 IFN-γ 为代表的 Th1 细胞因子;如果不能在短期愈合,宿主为避免长期炎症造成的损伤,释放以 IL-4、IL-13 为代表的 Th2 细胞因子,以抑制 Th1 反应,减轻炎症。Th2 细胞因子通常为前纤维化因子,会引导机体进行病理性修复,即纤维化过程。

许多病原生物通过各种巧妙的调节机制来调控机体免疫功能,使病原体能持续存在于宿主体内,造成组织慢性炎症和损伤。如结核分枝杆菌持续感染,可以活化肺泡上皮细胞等结构细胞上的 Toll 样受体(TLRs),有助于免疫过程,但同时也有可能导致病理组织瘢痕。病毒持续感染可以在某些细胞表面表达病毒抗原,促进 Th2 细胞因子持续作用,通过二次损伤引发组织重构,造成纤维化。

(李兰娟)

第三节 | 传染病的流行过程及影响因素

传染病的流行过程就是传染病在人群中发生、发展和转归的过程。流行过程的发生需要三个基本条件,包括传染源、传播途径和人群易感性。这三个环节必须同时存在,若切断任何一个环节,流行即告终止。流行过程本身又受自然因素、社会因素和个人行为因素的影响。

一、流行过程的基本条件

(一)传染源

传染源(source of infection)是指体内有病原体生存、繁殖并能将病原体排出体外的人和动物。传染源包括下列四个方面。

1. 患者 是大多数传染病重要的传染源。不同病期的患者其传染强度可有不同,一般情况下,以发病早期的传染性最大。慢性感染患者可长期排出病原体,可成为长期传染源。

2. 隐性感染者 在某些传染病中,如流行性脑脊髓膜炎、脊髓灰质炎等,隐性感染者在病原体被清除前是重要的传染源。

3. 病原携带者 慢性病原携带者无明显临床症状而长期排出病原体,在某些传染病中,如伤寒、细菌性痢疾等,有重要的流行病学意义。

4. 受感染的动物 以啮齿动物最为常见,其次是家畜、家禽。这些以动物为传染源传播的疾病,称为动物源性传染病。有些动物本身发病,如鼠疫、狂犬病、布鲁菌病等;有些动物不发病,表现为病原携带状态,如地方性斑疹伤寒、恙虫病、流行性乙型脑炎等。以野生动物为传染源传播的疾病,称为自然疫源性传染病,如鼠疫、钩端螺旋体病、肾综合征出血热、森林脑炎等。由于动物传染源受地理、气候等自然因素的影响较大,动物源性传染病常存在于一些特定的地区,并具有严格的季节性。

(二)传播途径

病原体离开传染源到达另一个易感者的途径称为传播途径(route of transmission),同一种传染病可以有多种传播途径。

1. 呼吸道传播 病原体存在于空气中的飞沫或气溶胶(aerosol state)中,易感者吸入时获得感染,如麻疹、白喉、结核病、禽流感和严重急性呼吸综合征等。

2. 消化道传播 病原体污染食物、水源或食具,易感者于进食时获得感染,如伤寒、细菌性痢疾和霍乱等。

3. 接触传播 易感者与被病原体污染的水或土壤接触时获得感染,如钩端螺旋体病、血吸虫病和钩虫病等。伤口被污染,有可能患破伤风。日常生活的密切接触也有可能获得感染,如麻疹、白喉、流行性感冒等。可通过性传播人类免疫缺陷病毒(HIV)、乙型肝炎病毒(HBV)、丙型肝炎病毒(HCV)、梅毒螺旋体、淋病奈瑟菌等。

4. 虫媒传播 被病原体感染的吸血节肢动物,如按蚊、人虱、鼠蚤、白蛉、硬蜱和恙螨等,于叮咬时把病原体传给易感者,可分别引起疟疾、流行性斑疹伤寒、地方性斑疹伤寒、黑热病、莱姆病和恙虫病等。根据节肢动物的生活习性,虫媒传播的传染病往往有严格的季节性,有些病例还与感染者的职业及地区相关。

5. 血液、体液传播 病原体存在于携带者或患者的血液或体液中,通过应用血制品、分娩或性交等传播,如疟疾、乙型肝炎、丙型肝炎和艾滋病等。

6. 医源性感染 指在医疗工作中人为造成的某些传染病的传播。一类是指易感者在接受治疗、预防、检验措施时,由所用器械受医护人员或其他工作人员的手污染而引起的传播,如乙型肝炎、丙型肝炎、艾滋病等;另一类是药品或生物制品受污染而引起的传播,如输注因子Ⅷ引起的艾滋病。

上述途径传播统称为水平传播(horizontal transmission),母婴传播属于垂直传播(vertical transmission)。婴儿出生前已从母亲或父亲处获得的感染称为先天性感染(congenital infection),如梅毒、弓形虫病。

(三) 人群易感性

对某种传染病缺乏特异性免疫功能的人称为易感者(susceptible person),易感者在某一特定人群中的比例决定该人群的易感性(susceptibility of the population)。当易感者在某一特定人群中的比例达到一定水平,又有传染源和合适的传播途径时,则很容易发生该传染病流行。某些病后免疫功能很巩固的传染病(如麻疹、水痘、乙型脑炎),经过一次流行之后,须待几年当易感者比例再次上升至一定水平时,才会发生另一次流行。这种现象称为传染病流行的周期性(periodicity)。普遍推行人工主动免疫可把某种传染病的易感者水平始终保持很低,从而阻止其流行周期性的发生。

二、影响流行过程的因素

(一) 自然因素

自然环境中的各种因素,包括地理、气象和生态等,对传染病流行过程的发生和发展都有重要影响。寄生虫病和由虫媒传播的传染病对自然条件的依赖性尤为明显。传染病的地区性和季节性与自然因素(natural factors)有密切关系,如我国北方有黑热病地方性流行区,南方有血吸虫病地方性流行区,疟疾、乙型脑炎的夏秋季发病率较高等都与自然因素有关。自然因素可直接影响病原体在外环境中的生存能力,如钩虫病少见于干旱地区。自然因素也可通过降低机体的非特异性免疫功能而促进流行过程的发展,如寒冷可减弱呼吸道免疫功能,炎热可减少胃酸的分泌等。某些自然生态环境为传染病在野生动物之间的传播创造了良好条件,如鼠疫、恙虫病和钩端螺旋体病等,人类进入这些地区时亦可受感染,称为自然疫源性传染病或人兽共患病(zoonosis)。

(二) 社会因素

社会因素(social factors)包括社会制度、经济状况、生活条件和文化水平等,对传染病流行过程有重大影响。新中国成立后,社会制度使人民生活、文化水平不断提高,施行计划免疫已使许多传染病的发病率明显下降或接近被消灭。由于改革开放、市场化经济政策的实施,在国民经济日益提高的同时,人口流动,生活方式、饮食习惯的改变和环境污染等,有可能使某些传染病的发病率升高,如结核病、艾滋病等。这应引起我们的重视。

（三）个人行为因素

人类自身不文明、不科学的行为和生活习惯,也有可能造成传染病的发生与传播。这些行为和习惯往往体现在旅游、集会、日常生活、饲养宠物等过程中。因此,个人旅游应有的防病准备、公共场合的卫生防范、居家卫生措施、自身健康教育均显示出其重要性。

（李兰娟）

第四节 ｜ 传染病的特征

一、基本特征

传染病与其他疾病的主要区别在于其具有下列四个基本特征。

（一）病原体

每种传染病都是由特异性病原体(pathogen)引起的。病原体可以是微生物或寄生虫,甚至是某些节肢动物,如螨虫。近年还证实一种缺乏核酸结构的具有感染性的变异蛋白质,称为朊粒,成为人类几种中枢神经系统退行性疾病,如克-雅病、库鲁病及新变异型克-雅病等的病原。对历史上许多传染病,都是先认识其临床和流行病学特征,然后才认识其病原体。随着研究水平的不断提高和深入,对各种传染病病原体的认识也逐渐加深。特定病原体的检出在确定传染病的诊断和流行中有着重大意义。由于新技术的应用,有可能发现新的传染病病原体。

（二）传染性

传染性(infectivity)是传染病与其他感染性疾病的主要区别。例如,耳源性脑膜炎和流行性脑脊髓膜炎,在临床上都表现为化脓性脑膜炎,但前者无传染性,无须隔离,后者则有传染性,必须隔离。传染性意味着病原体能通过某种途径感染他人。传染病患者有传染性的时期称为传染期。它在每一种传染病中都相对固定,可作为隔离患者的依据之一。

（三）流行病学特征

传染病的流行过程在自然和社会因素的影响下,表现出各种流行病学特征(epidemiologic feature)。

1. **流行性**　可分为散发、暴发、流行和大流行。散发(sporadic occurrence)是指某传染病在某地的常年发病情况处于常年一般发病率水平,可能是由于人群对某病的免疫水平较高,或某病的隐性感染率较高,或某病不容易传播等。暴发(outbreak)是指在某一局部地区或集体单位中,短期内突然出现许多同一疾病的患者,大多是同一传染源或同一传播途径,如食物中毒、流行性感冒等。当某病发病率显著超过该病常年发病率水平或为散发发病率的数倍时称为流行(epidemic)。当某病在一定时间内迅速传播,波及全国各地,甚至超出国界或洲境时称为大流行(pandemic)或称世界性流行,如2003年的严重急性呼吸综合征大流行、2019年开始的新型冠状病毒感染大流行。

2. **季节性**　不少传染病的发病率每年都有一定的季节性升高,主要原因为气温的高低和昆虫媒介的有无。如呼吸道传染病常发生在寒冷的冬春季节,肠道传染病及虫媒传染病好发于炎热的夏秋季节。

3. **地方性**　有些传染病或寄生虫病由于中间宿主的存在、地理条件、气温条件、人民生活习惯等,常局限在一定的地理范围内发生,如恙虫病、疟疾、血吸虫病、丝虫病、黑热病等。主要以野生动物为传染源的自然疫源性传染病也属于地方性传染病。

4. **外来性**　指在国内或地区内原来不存在,而从国外或外地通过外来人口或物品传入的传染病,如霍乱。

（四）感染后免疫

感染后免疫(postinfection immunity)指免疫功能正常的机体经显性或隐性感染某种病原体后,都能产生针对该病原体及其产物(如毒素)的特异性免疫。通过血清中特异性抗体的检测可知其是否具有免疫功能。感染后获得的免疫功能和疫苗接种一样都属于主动免疫。通过注射或从母体获得抗体的免疫功能都属于被动免疫。感染后免疫功能的持续时间在不同传染病中有很大差异。有些传染病,如麻疹、脊髓灰质炎和乙型脑炎等,感染后免疫功能持续时间较长,甚至保持终生;但有些传染病则感染后免疫功能持续时间较短,如流行性感冒、细菌性痢疾和阿米巴病等。在临床上,感染后免疫如果持续时间较短,可出现下列现象。

1. 再感染　指同一传染病在痊愈后,经过长短不等间隙再度感染,如感冒、细菌性痢疾。

2. 重复感染　指疾病尚在进行过程中,同一种病原体再度侵袭而又感染,此在蠕虫病(如血吸虫病、并殖吸虫病、丝虫病)中较为常见,是发展为重症的主要原因,因其感染后通常不产生保护性免疫。

二、临床特点

(一) 病程发展的阶段性

急性传染病的发生、发展和转归,通常可以分为以下四个阶段。

1. 潜伏期(incubation period)　从病原体侵入机体起,至开始出现临床症状为止的时期,称为潜伏期。每一个传染病的潜伏期都有一个范围(最短、最长),并呈常态分布,是检疫工作观察、留验接触者的重要依据。潜伏期相当于病原体在体内定位、繁殖和转移,引起组织损伤和功能改变,导致临床症状出现之前的整个过程。其长短不一,随病原体的种类、数量、毒力与机体免疫功能的强弱而定,短的仅数小时(如细菌性食物中毒),大多数在数天内(如白喉、猩红热、细菌性痢疾等),有的可延至数月(如狂犬病),甚或数年以上(如麻风、艾滋病)。潜伏期的长短通常与病原体的感染量成反比。如果主要由毒素引起病理生理改变,则潜伏期与毒素产生和播散所需时间有关。如细菌性食物中毒,毒素在食物中已预先存在,则潜伏期可短至数十分钟。狂犬病的潜伏期取决于狂犬病毒进入机体的部位(伤口),离中枢神经系统越近,则潜伏期越短。由于幼虫的移行,蠕虫病(如血吸虫病、丝虫病、并殖吸虫病等)在潜伏期即可出现症状,所以潜伏期的计算应自病原体入侵机体至虫卵或幼虫出现为止,通常较细菌性疾病的潜伏期要长得多(大多数在数月以上)。潜伏期短的传染病,流行时往往呈暴发。有些传染病在潜伏期末已具传染性。

2. 前驱期(prodromal period)　从起病至症状明显开始为止的时期称为前驱期。在前驱期中的临床表现通常是非特异性的,如头痛、发热、疲乏、食欲缺乏和肌肉酸痛等,与病原体繁殖产生的毒性物质有关,为许多传染病所共有,一般持续1~3天。前驱期已具有传染性。起病急骤者,可无前驱期。

3. 症状明显期(period of apparent manifestation)　急性传染病患者度过前驱期后,某些传染病,如麻疹、水痘患者往往转入症状明显期。在此期间该传染病所特有的症状和体征都通常获得充分的表现,如具有特征性的皮疹、黄疸、肝脾大和脑膜刺激征等。然而,某些传染病,如脊髓灰质炎、乙型脑炎等,大部分患者可随即进入恢复期,临床上称为顿挫型(abortive type),仅少部分患者进入症状明显期。

4. 恢复期(convalescent period)　当机体的免疫功能增长至一定程度,体内病理生理过程基本终止,患者的症状及体征基本消失,临床上称为恢复期。在此期间,体内可能还有残余病理改变(如伤寒)或生化改变(如病毒性肝炎),病原体尚未被完全清除(如霍乱、痢疾),但食欲和体力均逐渐恢复,血清中的抗体效价亦逐渐上升全最高水平。

有些传染病患者在病程中可出现再燃(recrudescence)或复发(relapse)。再燃是指传染病患者在临床症状和体征逐渐减轻,但体温尚未完全恢复正常的缓解阶段,由于潜伏于血液或组织中的病原体再度繁殖,体温再次升高,初发病的症状与体征再度出现的情形。复发是指当患者进入恢复期后,已热退一段时间,由于体内残存的病原体再度繁殖,临床表现再度出现的情形。再燃和复发可见于伤寒、疟疾和细菌性痢疾等传染病。

有些传染病在恢复期结束后,某些器官的功能长期未能恢复正常,留下后遗症(sequela)。后遗症多见于以中枢神经系统病变为主的传染病,如脊髓灰质炎、乙型脑炎和流行性脑脊髓膜炎等。另一些传染病则由于变态反应,出现免疫性疾病,如猩红热后的急性肾小球肾炎。

(二)常见的症状与体征

1. 发热(pyrexia,fever)　大多数传染病都可引起发热,如流行性感冒、恙虫病、结核病和疟疾等。

(1)发热程度:临床上可在口腔舌下、腋下或直肠探测体温。其中,口腔和直肠须探测3分钟,腋下须探测10分钟。以口腔温度为标准,发热的程度可分为:①低热,体温为37.3~38℃;②中度发热,体温为38.1~39℃;③高热,体温为39.1~41℃;④超高热,体温41℃以上。

(2)传染病的发热过程:可分为以下三个阶段。

1)体温上升期(effervescence):是指患者在病程中体温上升的时期。若体温逐渐升高,患者可出现畏寒,可见于伤寒、细菌性痢疾等;若体温急剧上升并超过39℃,则常伴寒战,可见于疟疾、登革热等。

2)极期(fastigium):是指体温上升至一定高度,然后持续数天至数周。

3)体温下降期(defervescence):是指升高的体温缓慢或快速下降的时期。有些传染病,如伤寒、结核病等多需数天才能降至正常水平;有些传染病,如疟疾、败血症等则可于数十分钟内降至正常水平,同时常伴有大量出汗。

(3)热型及其意义:热型是传染病的重要特征之一,具有鉴别诊断意义。较常见的有以下五种热型。

1)稽留热(continued fever):体温升高超过39℃且24小时内相差不超过1℃,可见于伤寒、斑疹伤寒等的极期。

2)弛张热(remittent fever):24小时内体温高低相差超过1℃,但最低点未达正常水平,可见于败血症、伤寒(缓解期)、肾综合征出血热等。

3)间歇热(intermittent fever):24小时内发热期与无热期有规律交替出现,间歇时间较短,体温下限可达到或低于正常水平,可见于疟疾、败血症等。

4)回归热(relapsing fever):是指高热持续数天后自行消退,但数天后又再出现高热,可见于回归热、布鲁菌病等。发热若在病程中多次重复出现并持续数月之久,称为波状热(undulant fever)。

5)不规则热(irregular fever):是指发热患者的体温曲线无一定规律的热型,可见于流行性感冒、败血症等。

2. 发疹(eruption)　许多传染病在发热的同时伴有发疹,称为发疹性传染病(eruptive communicable diseases)。发疹时可出现皮疹(rash),分为外疹(exanthema)和内疹(enanthema,黏膜疹)两大类。出疹时间、部位和先后次序对诊断和鉴别诊断有重要参考价值。如水痘、风疹多于病程的第1天出皮疹,猩红热多于第2天,麻疹多于第3天,斑疹伤寒多于第5天,伤寒多于第6天等。水痘的皮疹主要分布于躯干;麻疹的皮疹先出现于耳后、面部,然后向躯干、四肢蔓延,同时有黏膜疹(科氏斑,Koplik spot)。

皮疹的形态可分为四大类。

(1)斑丘疹:斑疹(macule)呈红色,不凸出皮肤,可见于斑疹伤寒、猩红热等。丘疹(papule)呈红色,凸出皮肤,可见于麻疹、恙虫病和传染性单核细胞增多症等。玫瑰疹(rose spot)属于丘疹,呈粉红色,可见于伤寒、沙门菌感染等。斑丘疹(maculopapule,maculopapular rash)是指斑疹与丘疹同时存在,可见于麻疹、登革热、风疹、伤寒、猩红热及柯萨奇病毒感染等传染病。

(2)出血疹:亦称瘀点(petechia),多见于肾综合征出血热、登革热和流行性脑脊髓膜炎等传染病。出血疹可相互融合形成瘀斑(ecchymosis)。

(3)疱疹(vesicle):多见于水痘、单纯疱疹和带状疱疹等病毒性传染病,亦可见于立克次体痘及金黄色葡萄球菌败血症等。若疱疹液呈脓性,则称为脓疱疹(pustule)。

(4)荨麻疹(urticaria):可见于病毒性肝炎、蠕虫蚴移行症和丝虫病等。

有些疾病,如登革热、流行性脑脊髓膜炎等,可同时出现斑丘疹和出血疹。焦痂(eschar)发生于昆虫传播媒介叮咬处,可见于恙虫病。

3. 毒血症状(toxemic symptoms)　病原体的各种代谢产物,包括细菌毒素在内,可引起除发热以外的多种症状,如疲乏、全身不适、厌食、头痛,肌肉、关节和骨骼疼痛等。严重者可有意识障碍、谵妄、脑膜刺激征、中毒性脑病、呼吸衰竭及休克等表现,有时还可发生肝、肾损害,表现为肝、肾功能的改变。

4. 单核/巨噬细胞系统反应　在病原体及其代谢产物的作用下,单核/巨噬细胞系统可出现充血、增生等反应,临床上表现为肝、脾和淋巴结肿大。

(三) 临床类型

传染病根据临床过程的长短可分为急性(acute)、亚急性(subacute)和慢性(chronic)型;按病情轻重可分为轻型(mild form)、典型(typical form,也称中型或普通型)、重型(severe form)和暴发型(fulminant form)。

(李兰娟)

第五节 │ 传染病的诊断

早期明确传染病的诊断有利于患者的隔离和治疗。传染病的诊断要综合分析下列三个方面的资料。

一、临床资料

全面而准确的临床资料来源于详尽的病史询问和细致的体格检查。发病的诱因和起病的方式对传染病的诊断有重要参考价值,必须加以注意。热型及伴随症状,如腹泻、头痛和黄疸等都要从鉴别诊断的角度来加以描述。进行体格检查时不要忽略有重要诊断意义的体征,如麻疹的口腔黏膜斑,百日咳的痉挛性咳嗽,白喉的假膜,伤寒的玫瑰疹,脊髓灰质炎的肢体弛缓性瘫痪,霍乱的无痛性腹泻、米泔水样粪便,破伤风的严重肌强直、张口困难、牙关紧闭、角弓反张和苦笑面容等。

二、流行病学资料

流行病学资料在传染病的诊断中占重要地位,包括:①传染病的地区分布。有些传染病局限在一定的地区范围,如黑热病、血吸虫病,有些传染病可由一些特定的动物为传染源和传播媒介,在一定条件下才传给人或家畜。②传染病的时间分布。不少传染病的发生有较强的季节性和周期性,如流行性乙型脑炎好发于夏秋季。③传染病的人群分布。许多传染病的发生与年龄、性别、职业有密切关系,如百日咳和猩红热多发于1～5岁儿童,林业工人易被蜱叮咬而感染虫媒传播传染病(如森林脑炎、莱姆病等)。此外,了解传染病的接触史、预防接种史,也有助于建立诊断。

三、实验室及其他检查资料

实验室检查对传染病的诊断具有特殊的意义,因为病原体的检出或分离培养可直接确定诊断,药敏试验可指导临床治疗方案,而免疫学检查亦可提供重要依据。对许多传染病来说,一般实验室检查(ordinary laboratory examination)对早期诊断也有很大帮助。

(一) 一般实验室检查

血液常规检查中以白细胞计数和分类的用途最广。白细胞总数显著增多常见于化脓性细菌感染,如流行性脑脊髓膜炎、败血症和猩红热等。革兰氏阴性杆菌感染时白细胞总数往往升高不明显甚至减少,例如布鲁菌病、伤寒及副伤寒等。病毒性感染时白细胞总数通常减少或正常,如流行性感冒、登革热和病毒性肝炎等,但肾综合征出血热、流行性乙型脑炎患者的白细胞总数往往增加。原虫感染时患者的白细胞总数也常减少,如疟疾、黑热病等。中性粒细胞百分率常随白细胞总数的增减而增减,但在某些传染病中却有所不同,如肾综合征出血热患者在白细胞总数增加的同时,可见中性粒细胞百分率减少而淋巴细胞百分率增加,并有异型淋巴细胞出现。如发现中性粒细胞百分率增加甚至出现幼稚细胞而白细胞总数不高,常提示严重感染。传染性单核细胞增多症患者的淋巴细胞增多并有异型淋巴细胞出现。蠕虫感染,如钩虫、血吸虫和并殖吸虫感染等,患者的嗜酸性粒细胞通常增多。嗜酸性粒细胞减少则常见于伤寒、流行性脑脊髓膜炎等患者。

尿常规检查有助于钩端螺旋体病和肾综合征出血热的诊断,患者尿内常有蛋白、白细胞、红细胞,肾综合征出血热患者的尿内有时还可见到膜状物。粪便常规检查有助于肠道细菌与原虫感染的诊断,如黏液脓血便常出现于细菌性痢疾患者,果浆样便可见于肠阿米巴病患者。

血液生化检查有助于病毒性肝炎、肾综合征出血热等的诊断。

(二)病原学检查

根据病原体的大小和在体内的分布,可做相应的病原学检查(etiologic examination)。

1. 直接检查病原体 许多传染病可通过显微镜或肉眼检出病原体而明确诊断,如:从血液或骨髓涂片中检出疟原虫、利什曼原虫、微丝蚴及回归热螺旋体等;从粪便涂片中检出各种寄生虫卵及阿米巴原虫等;从脑脊液离心沉淀的墨汁涂片中检出新型隐球菌等。可用肉眼观察粪便中的绦虫节片和从粪便孵出的血吸虫毛蚴等。病毒性传染病难以直接检出病原体,但在皮肤病灶中检出多核巨细胞及核内包涵体,可作为水痘带状疱疹病毒感染的辅助诊断。

2. 分离培养病原体 细菌、螺旋体和真菌通常可用人工培养基分离培养,如伤寒沙门菌、志贺菌、霍乱弧菌、钩端螺旋体和新型隐球菌等。立克次体则须经动物接种或细胞培养才能分离出来,如普氏立克次体、恙虫病立克次体等。病毒分离一般须用细胞培养,如登革热、脊髓灰质炎等。用以分离病原体的检材可采用血液、尿、粪、脑脊液、痰、骨髓和皮疹吸出液等。标本的采集应注意无菌操作,尽量于病程的早期阶段及抗病原体药物应用之前进行,尽可能采集病变部位明显的材料,例如对细菌性痢疾患者取其有脓血或黏液的粪便,对肺结核患者取其干酪样痰液等。怀疑败血症时,应在体温上升过程中有明显畏寒、寒战时采血,以提高阳性检出率。疟原虫的最佳检测时间应在体温的高峰期或稍后一点时间。与此同时,应注意标本的正确保存与运送,标本采集后要尽快送检,多数可以冷藏运送,要在标本送检单上注明标本来源和检验目的,使实验室能正确选用相应的培养基和适宜的培养环境。

3. 检测特异性抗原 病原体特异性抗原的检测可较快地提供病原体存在的证据,特别是在病原体分离培养不成功或病原体难以检测的情况下帮助诊断,如乙型肝炎病毒抗原的检出即可提供明确诊断依据,其诊断意义往往较抗体检测更为可靠。常用于检测血清或体液中特异性抗原的免疫学检查方法有凝集试验(agglutination test)、酶联免疫吸附试验(enzyme-linked immunosorbent assay,ELISA)、酶免疫测定(enzyme immunoassay,EIA)、荧光抗体技术(fluorescent antibody technique,FAT)、放射免疫测定(radioimmunoassay,RIA)和流式细胞检测(flow cytometry,FCM)等。

4. 检测特异性核酸 可用分子生物学(molecular biology)检测方法,如用放射性核素或生物素标记的探针做DNA印迹法(Southern blot)或RNA印迹法(Northern blot),或用聚合酶链反应(polymerase chain reaction,PCR)或反转录聚合酶链反应(reverse transcriptase-polymerase chain reaction,RT-PCR)检测病原体的核酸。实时荧光定量PCR(real-time PCR)能定量检测病原体核酸,并可进行序列分析。必要时还可做原位聚合酶链反应(in situ PCR)和基因芯片技术(gene chip technique)等检查。

5. 高通量检测特异性核酸 宏基因组高通量测序技术,又称新一代测序技术(next-generation sequencing,NGS),可同时检测临床样本中的各种微生物或其耐药基因。该技术无须对微生物进行培养,特别适用于检测生长缓慢或不能培养的病原体,如病毒、结核分枝杆菌等。但NGS不能取代常规的病原体检查方法,也不宜用来评估抗感染治疗的效果,要掌握其临床适应证、微生物学适应证、耐药学适应证及流行病学适应证。此外,还要不断提升NGS检测质量,给出推荐强度,并开展持续性评估,科学应用NGS技术诊断各种感染性疾病。

（三）特异性抗体检测

特异性抗体检测（detection of specific antibody）又称血清学检查（serological test）。在传染病早期，特异性抗体在血清中往往尚未出现或滴度很低，而在恢复期或病程后期则抗体滴度有显著升高，故在急性期及恢复期双份血清检测其抗体由阴性转为阳性或滴度升高 4 倍以上有重要诊断意义。特异性IgM 型抗体的检出有助于现存或近期感染的诊断，特异性 IgG 型抗体的检出还可以评价个人及群体的免疫状态。特异性抗体检测方法很多，其中酶标记技术具有特异性强、灵敏度高、操作简便、重复性好等优点，最为常用。蛋白印迹法（Western blot，WB）的特异性和灵敏度都较高，常用于艾滋病的确定性诊断。

（四）其他检查

其他检查包括支气管镜检查（bronchoscopy）、胃镜检查（gastroscopy）和结肠镜检查（colonoscopy）等内镜检查（endoscopy），超声检查（ultrasonography）、磁共振成像（magnetic resonance imaging，MRI）、计算机断层扫描（computerized tomography，CT）和数字减影血管造影（digital subtraction angiography，DSA）等影像学检查，以及活体组织检查（biopsy）等。鲎试验检测血清内毒素有助于革兰氏阴性菌感染的诊断。近年来，各种系统生物学技术包括基因组学（genomics）、蛋白质组学（proteomics）、代谢物组学（metabolomics）、生物芯片（biochip）技术、生物信息学（bioinformatics）技术，以及一些新发展的成像技术和手段，已越来越多地被应用于传染病的研究工作，使病原体检测进一步向高通量、自动化、标准化的方向发展。

（李兰娟）

第六节 | 传染病的治疗

一、治疗原则

治疗传染病的目的不仅在于促进患者康复，而且还在于控制传染源，防止进一步传播。要坚持综合治疗的原则，即治疗与护理、隔离与消毒并重，一般治疗、对症治疗与病原治疗并重的原则。

二、治疗方法

（一）一般治疗及支持治疗

1. 一般治疗（general treatment）

（1）隔离和消毒：按所患传染病的传播途径和病原体的排出方式及时间，隔离可分为呼吸道隔离、消化道隔离、接触隔离等。隔离标识可分为空气隔离（黄色标志）、飞沫隔离（粉色标志）、接触隔离（蓝色标志）等，并应随时做好消毒工作。

（2）护理：保持病室安静清洁，空气流通，光线充沛（破伤风、狂犬病患者除外），温度适宜，使患者保持良好的休息状态。对休克、出血、昏迷、窒息、呼吸衰竭、循环障碍等患者有专项特殊护理。舒适的环境、良好的护理对提高患者的抗病能力，确保各项诊断与治疗措施的正确执行都有非常重要的意义。

（3）心理治疗：医护人员良好的服务态度、工作作风、对患者的关心和鼓励等是心理治疗的重要组成部分，心理治疗有助于提高患者战胜疾病的信心。

2. 支持治疗（supportive treatment）

（1）饮食：保证一定的热量供应，根据不同的病情给予流质、半流质软食等，并补充各种维生素。对进食困难的患者，通过喂食、鼻饲或静脉补给必要的营养品。

（2）补充液体及盐类：适量补充液体及盐类对有发热、吐泻症状的患者甚为重要，可维持患者水、电解质和酸碱平衡。

（3）给氧:危重者如有循环衰竭或呼吸困难,出现发绀时,应及时给氧。这些措施对调节患者机体的防御和免疫功能起着重要的作用。

（二）病原或特异性免疫治疗

病原治疗（etiologic treatment）亦称特异性治疗（specific treatment）,是针对病原体的治疗措施,具有抑杀病原体的作用,达到根治和控制传染源的目的。常用药物有抗生素（antibiotics）、化学治疗制剂和血清免疫制剂等。

1. 抗菌治疗 针对细菌和真菌的药物主要为抗生素及化学制剂。应及早确立病原学诊断,熟悉选用药物的适应证、抗菌活性、药动学特点和不良反应,再结合患者的生理、病理、免疫等状态合理用药。各种抗微生物药物的应用指征和方法可参阅第十章第四节"抗菌药物的临床应用"。危重感染患者采用降阶梯治疗,起始采用经验性广谱治疗,防止患者病情恶化,获得可靠的细菌培养和药敏结果后,如果病情得到初步控制,再及时换用有针对性的相对窄谱的抗菌药物,以减少耐药菌的发生,并优化治疗成本。某些抗生素,特别是青霉素,有可能引起过敏反应,在使用前应详细询问药物过敏史并做好皮肤敏感试验。

2. 抗病毒治疗 目前有效的抗病毒药物尚不多,按病毒类型可分为三类。

（1）广谱抗病毒药物:如利巴韦林（ribavirin）,可用于病毒性呼吸道感染、疱疹性角膜炎、肾综合征出血热以及丙型肝炎的治疗。

（2）抗 RNA 病毒药物:如奥司他韦（oseltamivir）、玛巴洛沙韦,对流感病毒感染有效。近年推出的直接抗病毒药物（directly acting antivirals,DAAs）如索磷布韦/维帕他韦,具有直接抑制病毒蛋白酶或其他位点的作用,可持续抑制病毒复制,治愈丙型肝炎。

（3）抗 DNA 病毒药物:如阿昔洛韦、伐昔洛韦（阿昔洛韦前体）和泛昔洛韦（喷昔洛韦前体）常用于疱疹病毒感染,更昔洛韦、缬更昔洛韦（更昔洛韦前体）对巨细胞病毒感染有效,核苷（酸）类药物（如恩替卡韦、替诺福韦酯等）抑制病毒反转录酶活性,是目前常用的抗乙型肝炎病毒药物。

3. 抗寄生虫治疗 原虫及蠕虫感染的病原治疗常用化学制剂,如甲硝唑、吡喹酮（praziquantel）和伯氨喹等。氯喹是控制疟疾发作的传统药物,自从发现抗氯喹恶性疟原虫以来,青蒿素类药物受到广泛关注。阿苯达唑、甲苯达唑是目前治疗肠道线虫病的有效药物。乙胺嗪及呋喃嘧酮用于治疗丝虫病。吡喹酮是最主要的抗吸虫药物,对血吸虫病有特效。

4. 免疫治疗 特异性免疫治疗（immunotherapy）也是传染病治疗的一个重要方面,因为感染的发生是病原体和机体相互作用的结果,这在缺少病原治疗手段的时候尤为重要。抗毒素用于治疗白喉、破伤风、肉毒中毒等外毒素引起的疾病,治疗前须做皮肤试验,因抗毒素属于动物血清制剂,容易引起过敏反应。对抗毒素过敏者必要时可用小剂量逐渐递增的脱敏方法。干扰素等免疫调节剂可调节宿主免疫功能,用于乙型肝炎、丙型肝炎的治疗。胸腺素作为免疫增强剂也在临床使用。免疫球蛋白作为一种被动免疫制剂,通常用于严重病毒或细菌感染的治疗。恢复期患者血清可试用于某些严重病毒感染病的治疗。清除细胞因子风暴可应用肾上腺糖皮质激素、自由基清除剂、血管活性药物、血液净化技术等,这对于降低重症感染患者的病死率有着重大意义。

（三）对症治疗

对症治疗（symptomatic treatment）主要针对传染病症状明显期出现的复杂的病理生理异常,不但有减轻患者痛苦的作用,而且可通过调节患者各系统的功能,达到减少机体消耗、保护重要器官、使损伤降至最低的目的。例如,在高热时采取的各种降温措施,颅内压升高时采取的脱水疗法,抽搐时采取的镇静措施,昏迷时采取的恢复苏醒措施,心力衰竭时采取的强心措施,休克时采取的改善微循环措施,严重毒血症时采用肾上腺糖皮质激素疗法等,能使患者度过危险期,促进康复。

（四）康复治疗

某些传染病,如脊髓灰质炎、脑炎和脑膜炎等可引起某些后遗症,需要采取针灸治疗（acupuncture and moxibustion therapy）、理疗（physical therapy）、高压氧（high pressure oxygen therapy）等康复治疗

（rehabilitation therapy）措施，以促进机体恢复。

（五）中医药治疗

中医药治疗（traditional Chinese medicine treatment）对调节患者各系统的功能起着相当重要的作用。某些中药，如黄连、大蒜、鱼腥草、板蓝根和山豆根等还有一定的抗微生物作用。

（李兰娟）

第七节 │ 传染病的预防

传染病的预防（prevention）也是传染病工作者的一项重要任务。作为传染源的传染病患者总是由临床工作者首先发现，因而及时报告和隔离患者就成为临床工作者不可推卸的责任。同时，应当针对构成传染病流行过程的三个基本环节采取综合性措施，并且根据各种传染病的特点，针对传播的主导环节，采取适当的措施，防止传染病继续传播。应将经常性的预防措施和在传染病发生后所采取的预防措施相结合，也就是平战结合的原则。

一、管理传染源

早期发现传染源才能及时进行管理，这对感染者个体及未感染的群体均很重要。

传染病报告制度是早期发现、控制传染病的重要措施，可使防疫部门及时掌握疫情，采取必要的流行病学调查和防疫措施。根据《中华人民共和国传染病防治法》以及《突发公共卫生事件与传染病疫情监测信息报告管理办法》，将法定传染病依据其传播方式、速度及对人类危害程度的不同，分为甲类、乙类和丙类，实行分类管理。目前法定传染病共41种。

甲类为强制管理的烈性传染病，包括2种：①鼠疫；②霍乱。要求发现后2小时内通过传染病疫情监测信息系统上报。

乙类为严格管理的传染病，包括28种：严重急性呼吸综合征、艾滋病、病毒性肝炎、脊髓灰质炎、人感染高致病性禽流感、麻疹、肾综合征出血热、狂犬病、流行性乙型脑炎、登革热、炭疽、细菌性和阿米巴痢疾、肺结核、伤寒和副伤寒、流行性脑脊髓膜炎、百日咳、白喉、新生儿破伤风、猩红热、布鲁菌病、淋病、梅毒、钩端螺旋体病、血吸虫病、疟疾；2013年11月增加了人感染H7N9禽流感；2022年12月将新型冠状病毒肺炎改名为新型冠状病毒感染，自2023年1月起实施"乙类乙管"；2023年9月增加了猴痘。目前对乙类传染病中的严重急性呼吸综合征、肺炭疽，实施"乙类甲管"，其他乙类传染病要求在诊断后24小时内通过传染病疫情监测信息系统上报。

丙类为监测管理传染病，包括11种：流行性感冒（含甲型H1N1流感），流行性腮腺炎，风疹，急性出血性结膜炎，麻风病，流行性和地方性斑疹伤寒，黑热病，棘球蚴病，丝虫病，除霍乱、痢疾、伤寒和副伤寒以外的感染性腹泻病；2008年5月增加了手足口病；2014年1月将甲型H1N1流感由乙类调整到丙类（并入流行性感冒）。

对传染病的接触者，应根据该种疾病的潜伏期，分别按具体情况采取检疫措施，密切观察，并适当做药物预防或预防接种。

应尽可能地在人群中检出病原携带者，进行治疗、教育、调整工作岗位和随访观察。特别是对食品制作供销人员、炊事员、保育员，应做定期带菌检查，及时发现，及时治疗或调换工作。

对被传染病病原体污染的场所、物品及医疗废弃物，必须按照法律法规相关规定，实施消毒和无害化处理。

对动物传染源，如属有经济价值的家禽、家畜，应尽可能加以治疗，必要时宰杀后加以消毒处理。

二、切断传播途径

对于各种传染病，尤其是消化道传染病、虫媒传染病和寄生虫病，切断传播途径通常是起主导作用的预防措施。其主要措施包括隔离和消毒。

（一）隔离

隔离是指将患者或病原携带者妥善地安排在指定的隔离单位，暂时与人群隔离，积极进行治疗、护理，并对具有传染性的分泌物、排泄物、用具等进行必要的消毒处理，防止病原体向外扩散的医疗措施。要特别重视医院内的标准预防。隔离包括以下几种。

1. 严密隔离　对传染性强、病死率高的传染病，如霍乱、鼠疫、狂犬病等，应住单人房，严密隔离。

2. 呼吸道隔离　对由患者的飞沫和鼻咽分泌物经呼吸道传播的疾病，如严重急性呼吸综合征、流行性感冒、流行性脑脊髓膜炎、麻疹、白喉、百日咳、肺结核等，应作呼吸道隔离。

3. 消化道隔离　对由患者的排泄物直接或间接污染食物、食具而传播的传染病，如伤寒、菌痢、甲型肝炎、戊型肝炎、阿米巴病等，最好能在一个病房中只收治一个病种，否则应特别注意加强床边隔离。

4. 血液 - 体液隔离　对于直接或间接接触感染的血及体液而发生的传染病，如乙型肝炎、丙型肝炎、艾滋病、钩端螺旋体病等，最好能在一个病房中只收治一个病种，否则应特别注意加强床边隔离。

5. 接触隔离　对病原体经体表或感染部位排出，他人直接或间接与破损皮肤或黏膜接触感染引起的传染病，如破伤风、炭疽、梅毒、淋病和皮肤的真菌感染等，应作接触隔离。

6. 昆虫隔离　对以昆虫作为媒介传播的传染病，如流行性乙型脑炎、疟疾、斑疹伤寒、回归热、丝虫病等，应作昆虫隔离。病室应有纱窗、纱门，做到防蚊、防蝇、防螨、防虱和防蚤等。

7. 保护性隔离　对免疫功能特别低的易感者，如长期大量应用免疫抑制剂者、严重烧伤患者、早产婴儿和器官移植患者等，应作保护性隔离。在诊断、治疗和护理工作中，尤其应注意避免医源性感染。

（二）消毒

消毒是切断传播途径的重要措施。狭义的消毒是指消灭污染环境的病原体。广义的消毒则包括消灭传播媒介在内。消毒有疫源地消毒（包括随时消毒与终末消毒）及预防性消毒两大类。消毒方法包括物理消毒法和化学消毒法等，可根据不同的传染病选择采用。

开展爱国卫生运动、搞好环境卫生是预防传染病的重要措施。

三、保护易感人群

保护易感人群的措施包括特异性和非特异性两个方面。非特异性保护易感人群的措施包括改善营养、锻炼身体和提高生活水平等，可提高机体的非特异性免疫功能。在传染病流行期间，应保护好易感人群，避免与患者接触。对有职业性感染可能的高危人群，及时给予预防性措施，一旦发生职业性接触，立即进行有效的预防接种或服药。

特异性保护易感人群的措施是指采取有重点、有计划的预防接种，提高人群的特异性免疫水平。人工自动免疫是有计划地对易感者进行疫苗、菌苗、类毒素的接种，使机体在 1～4 周内主动产生免疫功能，维持数月至数年，免疫次数 1～3 次，主要用于预防传染病。人工被动免疫采用的是含特异性抗体的免疫血清，包括抗毒血清、人血丙种球蛋白等，给机体注射后免疫立即出现，但持续时间仅 2～3 周，免疫次数多为 1 次，主要用于治疗某些外毒素引起的疾病，或与某些传染病患者接触后的应急措施。预防接种对传染病的控制和消灭起着关键性作用。人类由于普遍接种牛痘，现已在全球范围内消灭了曾对人类危害很大的天花。由于我国在儿童中坚持实行计划免疫，全面推广服食脊髓灰质炎疫苗，目前我国已基本消灭脊髓灰质炎。《国家免疫规划疫苗儿童免疫程序及说明（2021 年版）》更新了新生儿和儿童需要接种的疫苗种类和接种顺序。各种传染病的预防接种方法请参阅附录二"预防接种"。

（李兰娟）

本章目标测试

第二章 | 新发感染病

在人类的历史长河中,感染病不仅威胁着人类的健康和生命,而且深刻并全面影响着人类文明的进程,甚至改写过人类历史。黑死病(鼠疫)、天花、西班牙流感等,无一不是人类历史上的恐怖梦魇。20世纪中期,由于抗菌药物的发展、疫苗的研制成功、社会文明的推进和物质生活水平的提高,多数感染病的发病率较前明显下降,人类才逐渐在与感染病的斗争中稍占上风。当时人们误以为"医学领域中的感染病问题已初步解决,今后人类与疾病斗争的重点,应该转移至位居死因前列的非传染性慢性病方面"。然而,随着时间的推移,感染病的控制并不像这些专家和官员所预期的"初步解决"。由于生态环境的不断恶化、人口的迅速增长与流动、人们的不良生活方式、滥捕乱杀野生动物等,病原微生物进一步由野生、家饲动物向人类转移,促使了严重急性呼吸综合征(SARS)、艾滋病(AIDS)、埃博拉病毒病、新变异型克-雅病、人感染高致病性禽流感、中东呼吸综合征(MERS)、新型冠状病毒感染(COVID-19)等新发感染病的发生,也导致了登革热、结核病、布鲁菌病、疟疾及性传播疾病等老感染病再度肆虐。人们逐渐认识到,感染病仍然是一个重要的公共卫生问题,同感染病的斗争也是21世纪人类的重要任务之一。

一、基本概念和组成

新发感染病的概念最早于1992年由美国国家科学院医学研究所(Institute of Medicine,IOM)提出,当时给出的定义是"新的、刚出现的或呈抗药性的感染病,其在人群中的发生在过去20年中不断增加或者有迹象表明在将来其发病有增加的可能性"。此后该概念不断修订和更新,美国疾病控制与预防中心(Centers for Disease Control and Prevention,CDC)将新发感染病定义为过去20年发病率有上升的感染病或其发病率在不远的将来可能会增加的感染病。这类疾病不受国界限制,包括以下几种情况:现有的病原体进化或者改变所致的感染病;现有的感染病扩展到了新的地区或者人群,由于生态环境改变而出现的新的以前未知的感染病;因对已知的抗菌药物耐药或者突破现有的公共卫生防控体系再度流行的老感染病。目前广为接受的定义是世界卫生组织(WHO)在2003年提出的,即新发感染病(emerging infectious diseases,EID)是指由新种或新型病原微生物引起的感染病,以及近年来导致地区性或国际性公共卫生问题的感染病,后者又称再发的感染病(re-emerging infectious diseases,REID)。目前多数学者习惯上用"新发感染病"指代两者。而新发感染病定义所指的"近年来",一般认为是指从20世纪70年代以来。

(一)新发现的感染病

新发现的感染病是指造成地区性或国际性公共卫生问题的新识别的和以往未知的感染病。新发现的感染病主要包括以下几种类型:①某些疾病过去可能确实不存在,由病原体发生的适应性变异和进化得以感染人类所致的新疾病,包括病原体来自动物的感染病,如艾滋病、严重急性呼吸综合征、人禽流感、新型冠状病毒感染等;②某些疾病早已存在,既往未被认为是感染病,但近年来发现该病的病原体并证实这些疾病为感染性疾病,如T淋巴细胞白血病、消化性溃疡;③某些疾病在人类可能已经存在,既往病因不清楚,但近年来发现该病的病原体并将其定性为感染病,如丙型和戊型病毒性肝炎等。由于部分新发感染病已得到控制,不再大规模流行,表2-1中列出了目前全球流行的主要新发现的感染病。目前在我国流行的主要新发现的感染病有幽门螺杆菌感染、甲型H1N1流感、艾滋病(AIDS)、甲型病毒性肝炎、丙型病毒性肝炎、戊型病毒性肝炎、严重发热伴血小板减少综合征等。

表 2-1　当前全球流行的主要新发现的感染病

	病原体	疾病
病毒	甲型肝炎病毒（hepatitis A virus）	甲型病毒性肝炎
	埃博拉病毒（Ebola virus）	埃博拉出血热
	汉坦病毒（Hantaan virus，HTNV）	肾综合征出血热
	丁型肝炎病毒（hepatitis D virus）	丁型病毒性肝炎
	人类免疫缺陷病毒（human immunodeficiency virus，HIV）	艾滋病（AIDS）
	戊型肝炎病毒（hepatitis E virus）	戊型病毒性肝炎
	丙型肝炎病毒（hepatitis C virus）	丙型病毒性肝炎
	禽流感病毒 H5N1（avian influenza virus H5N1）	人禽流感
	尼帕病毒（Nipah virus）	脑炎、脑膜炎
	SARS 病毒（SARS virus）	严重急性呼吸综合征（SARS）
	甲型 H1N1 流感病毒（H1N1 influenza A virus）	甲型 H1N1 流感
	Lujo 病毒（Lujo virus）	Lujo 病毒感染
	新型布尼亚病毒（new Bunyamwera virus）	严重发热伴血小板减少综合征
	中东呼吸综合征冠状病毒（MERS-CoV）	中东呼吸综合征
	禽流感病毒 H7N9（avian influenza virus H7N9）	人禽流感
	SARS 冠状病毒 -2（SARS coronavirus-2）	新型冠状病毒感染
细菌	嗜肺军团菌（Legionella pneumophila）	军团病
	大肠埃希菌 O157:H7（Escherichia coli O157:H7）	出血性肠炎、溶血尿毒症综合征
	幽门螺杆菌（Helicobacter pylori）	急/慢性胃炎、消化性溃疡
	O139 霍乱弧菌（Vibrio cholerae O139）	霍乱
螺旋体	伯氏疏螺旋体（Borrelia burgdorferi）	莱姆病
无形体	嗜吞噬细胞无形体（Anaplasma phagocytophilum）	人嗜粒细胞无形体病
朊粒	朊粒（prion）	朊粒病

（二）再发感染病

再发感染病是指那些早就为人们所知，并已得到良好控制，发病率已降到极低水平，但现在又重新流行、再度威胁人类健康的感染病，如结核病、疟疾、狂犬病、梅毒等（表 2-2）。目前在我国流行的主要再发感染病有手足口病、结核病、登革热、梅毒、淋病、布鲁菌病、耶氏肺孢子菌病、各种真菌病、抗生素相关性腹泻等。

（三）特殊的新发感染病-多重耐药菌感染

多重耐药菌（multi-drug resistant organisms，MDROs）是指具有多重耐药性的细菌，较为明确的定义为对三类或三类以上抗菌药物同时耐药的细菌。广义的多重耐药菌也包括泛耐药（extensively drug resistant，XDR）细菌和全耐药（pan-drug resistant，PDR）细菌。多重耐药菌具有双重特性：一方面，常见的多重耐药菌是常规的老的病原体，但近年来导致地区性或国际性公共卫生问题，符合再发老感染病病原体的特点；另一方面，多重耐药菌的产生源于基因突变、获得耐药质粒等遗传特性的改变，符合新发现的感染病病原体的特点，目前包括美国疾病控制与预防中心在内的许多国际医学组织和权威学术期刊均已将多重耐药菌感染纳入新发感染病的范畴。为应对日益严峻的细菌对抗菌药物的耐药形势，美国疾病控制与预防中心 2013 年 9 月 16 日发布《美国 2013 年抗生素耐药性威胁》的报告，首次对耐药细菌分出威胁等级，对 18 种对抗生素有耐药性的细菌进行了评估，根据健康影响、经济影

表 2-2 目前全球流行的主要再发感染病

病原体		疾病
病毒	肠道病毒［柯萨奇 A 组 16 型（CoxA16）、肠道病毒 71 型（EV71 等）］	手足口病
	麻疹病毒（measles virus）	麻疹
	登革病毒（dengue virus）	登革热
	寨卡病毒（Zika virus）	寨卡病毒病
	黄热病毒（yellow fever virus）	黄热病
	马尔堡病毒（Marburg virus）	马尔堡出血热
	脊髓灰质炎病毒（poliovirus）	脊髓灰质炎
	流行性腮腺炎病毒	流行性腮腺炎
	猴痘病毒（Mpox virus，MPXV）	猴痘
细菌	结核分枝杆菌（Mycobacterium tuberculosis）	结核病
	布鲁菌（Brucella）	布鲁菌病
	淋病奈瑟菌（Neisseria gonorrhoeae）	淋病
	艰难梭菌（Clostridium difficile）	抗生素相关性腹泻
	霍乱弧菌（Vibrio cholerae）	霍乱
真菌	假丝酵母菌（Candida）	念珠菌病
	隐球菌（Cryptococcus）	隐球菌病
	曲霉菌（Aspergillus）	曲霉病
	耶氏肺孢子菌（Pneumocystis carinii）	耶氏肺孢子菌肺炎
螺旋体	梅毒螺旋体（Treponema Pallidun）	梅毒
寄生虫	疟原虫（Plasmodium）	疟疾
	血吸虫（Schistosoma japomicum）	血吸虫病
	细粒棘球绦虫（Acephalocystis granulosus）	棘球蚴病

响、感染率、预计 10 年后感染率、传播难易度、尚存的有效抗生素、预防难易度等 7 个方面的因素，将它们分为"紧急""严重"和"值得关注" 3 个级别。被列入最高的"紧急"威胁级别的耐药细菌有 3 种，分别是艰难梭菌、耐碳青霉烯类肠杆菌和淋病奈瑟菌。2017 年 2 月 25 日世界卫生组织（WHO）发布了 12 种重要的耐药细菌名单，并根据这些细菌对新型抗菌药物需要的紧急程度将其分为以下三类，见表 2-3。

多重耐药菌的产生是被人类强化的自然现象。细菌的生命周期短，发育迅速，容易通过突变产生新的耐药基因，且不同细菌之间可通过质粒传递耐药基因。抗菌药物和杀虫剂的滥用，在饲养业中使用过多抗菌药物等行为，使得在抗菌药物的选择压力之下，细菌耐药性得以不断积累，耐药谱越来越广。不同于其他新发感染病具有一定的流行时间和地域，多重耐药菌感染是一种世界范围内持续存在的且很可能继续加重的新发感染病。多重耐药菌可导致社区感染及医院感染，但以医院感染更为常见。常见危险因素有住院时间长、多次住院、前期抗菌药物暴露史、机械通气等侵袭性操作、免疫缺陷或者使用免疫抑制剂、年龄大、既往有多重耐药菌携带或感染病史。多重耐药菌感染不仅明显增加患者的痛苦和病死率，同时还造成严重经济损失，影响医疗质量和患者安全。

如何减缓多重耐药菌的产生，阻断多重耐药菌传播，已经引起医学界、政府、社会的高度关注。2011 年世界卫生日，WHO 提出了"抵御耐药性：今天不采取行动，明天就无药可用"的主题，旨在提高公众对防范细菌耐药的认识和应对细菌耐药给人类健康带来的威胁。2012 年，卫生部颁布并实施

表 2-3 WHO 发布的 12 种重要的多重耐药菌

紧急程度	耐药菌
优先 1 级（危急）	耐碳青霉烯类鲍曼不动杆菌、铜绿假单胞菌、肠杆菌
	耐三代头孢菌素肠杆菌
优先 2 级（严重）	耐万古霉素屎肠球菌
	耐万古霉素/甲氧西林金黄色葡萄球菌
	耐克拉霉素幽门螺杆菌
	耐氟喹诺酮类弯曲菌、沙门菌、淋病奈瑟菌
	耐三代头孢淋病奈瑟菌
优先 3 级（中等）	耐青霉素肺炎链球菌
	耐氨苄西林流感嗜血杆菌
	耐氟喹诺酮类志贺菌

了《抗菌药物临床应用管理办法》；2016 年卫计委等 14 个部门联合发布了《遏制细菌耐药国家行动计划（2016—2020 年）》，并切实开展了全国范围内的抗菌药物合理应用专项整治活动。通过整治，很大程度上规范了抗菌药物的使用，并提高了抗菌药物的科学管理水平，对于延缓耐药细菌的出现具有非常积极的作用。

二、流行病学特点

1. **病原体种类复杂** 新发感染病以病毒及细菌为主要病原体，还有真菌、立克次体、衣原体、螺旋体及寄生虫等。

2. **人兽共患性，宿主种类多样** 人兽共患病分布广泛，可源于与人类密切接触的家畜、家禽和宠物，还可源于远离人类的野生动物。其病原包括病毒、细菌、衣原体、支原体、立克次体、螺旋体、真菌和寄生虫等 250 余种。有资料表明 60.3% 的新发感染病为人兽共患病，其中 71.8% 源自野生动物。近年来出现的严重急性呼吸综合征、人感染高致病性禽流感、埃博拉病毒病等重要新发感染病均为人兽共患病（表 2-4）。

表 2-4 危害性较强的主要人兽共患病

疾病类型	疾病举例
病毒性疾病	EB 病毒感染、埃博拉病毒病、马尔堡出血热、汉坦病毒病、淋巴性脉络丛脑膜炎病毒感染、灵长类痘病毒病、麻疹、鸡新城疫、猿猴免疫缺陷病、狂犬病、流行性感冒、流行性乙型脑炎、病毒性肝炎、肾综合征出血热、口蹄疫、尼帕病毒脑炎、严重急性呼吸综合征
衣原体/立克次体病	鹦鹉热、Q 热、猫抓病、恙虫病
细菌性疾病	结核病、鼠咬热、鼠疫、布鲁菌病、沙门菌病、志贺菌病、耶尔森菌病、兔热病、猪链球菌病、炭疽、空肠弯曲菌肠炎、类鼻疽
螺旋体疾病	钩端螺旋体病、莱姆病
寄生虫病	弓形虫病、梨形虫病、隐孢子虫病、阿米巴原虫病、大肠纤毛虫病、血吸虫病、旋毛虫病、囊虫病、棘球蚴病、肉孢子虫病

3. **人群对新发感染病缺乏免疫功能，普遍易感，因此其传播速度快，流行范围广** 严重急性呼吸综合征、甲型 H1N1 流感、新型冠状病毒感染均在较短时间内形成了全球大流行。2014 年 2 月埃博拉出血热疫情首先在几内亚暴发，此后迅速传播至利比里亚、塞拉利昂、尼日利亚、塞内加尔、马里等国，截至 2016 年 3 月共导致 28 616 人患病，11 310 人死亡，引起了全球的广泛关注。2019 年 12 月出现

的新型冠状病毒感染,在短短 3 个月内席卷全球绝大部分国家和地区,时至今日仍极大地影响全球的经济和生活。截至 2024 年 5 月,全球有超过 705 万人死于新型冠状病毒感染。

4. 传播途径多样,传染性较强　如严重急性呼吸综合征和新型冠状病毒感染可通过飞沫或近距离接触传播,传染性极强,给防治带来极大难度。2003 年英国发现了因输血感染新变异型克-雅病的病例,打破了人们认为克-雅病仅经食物传播的认识。

5. 发生、流行深刻地受到社会因素、人类行为的影响　乱砍滥伐森林会迫使野生动物离开生存领地,将病原体直接或间接带到人类社会。1999 年马来西亚尼帕病毒病暴发就是由带有尼帕病毒的果蝠将病毒传染给猪,猪又传给人引起的。

6. 不确定性　由于无法预测会在何时何地发生何种新发感染病,对新发感染病的病原体、发病机制、临床表现与传播规律认识不足,而且缺乏基线资料评估,所以在对新发感染病早期发现、诊断、治疗以及蔓延范围、发展速度、趋势和结局等方面的预测均存在一定程度的不确定性。

三、流行因素

(一)新发感染病发生的生物学因素

遗传和变异是生物体的基本特征之一,病原体可以出现自发的基因突变,或在外界环境的作用下,基因发生改变。此外,原核生物还可以通过接合、转化、转导等途径获得外源性基因。这些均可使原来的病原体出现新的毒力基因或耐药基因,或改头换面成为一种新的病原体,或其感染的宿主改变(如禽流感病毒从感染禽类到感染人类),引起人类疾病。如 1992 年印度和孟加拉国发生的霍乱暴发流行,病原体为新型毒株 O139 群霍乱弧菌,它可能为 O1 群霍乱弧菌基因突变,或是非 O1 群霍乱弧菌获得毒力而来。人类免疫缺陷病毒(human immunodeficiency virus,HIV)与猿猴免疫缺陷病毒(simian immunodeficiency virus,SIV)具有很高的同源性,目前学术界认为 HIV 可能来源于 SIV。新型冠状病毒感染流行后,其病毒株不断发生变异,2019 年底至 2020 年初以原始病毒株流行为主,先后出现数十种变异株及其亚型,2022 年以后则主要以奥密克戎变异株为主。病原体的变异是其适应性生存表现,在相关药物的选择性压力下耐药株、变异株不断涌现,其耐药性不断增强,甚至出现对现有药物全部耐药的超级病原体。

(二)新发感染病发生的自然因素

1. 气候改变　有资料表明,20 世纪全球平均气温比 19 世纪上升了 0.7℃;北半球中、高纬度地区降水量增加了 5%～10%,热带、亚热带地区降水量却减少了 3%。由于气候变化,媒介昆虫及宿主动物栖息环境及迁徙方式随之发生改变,原本以热带或者低海拔地区为主要流行区的感染病会随着气温的升高而向温带或者高海拔地区扩散。如由于温度的限制,伊蚊历来生活在海拔 1 000 米高度以下地区,可由于气候变暖,在哥斯达黎加海拔 1 350 米和哥伦比亚海拔 2 200 米的高度上均已发现伊蚊的活动。此外,由于全球变暖,气温维持在高值的时间延长,所以部分感染病流行的时间延长。

2. 生态环境的破坏　联合国环境规划署的报告曾指出,由于经济开发、开垦荒地、砍伐森林等人类活动,生态环境被破坏,人类与动物接触机会增加,从而导致新的感染病出现。如美国东北部荒芜农田植树后,出现莱姆病。

3. 自然灾害　可造成生态环境的破坏,使人类生产、生活环境质量恶化,卫生设施破坏,机体处于应激状态,免疫功能紊乱,形成感染病易于发生和流行的条件。2003 年 10 月墨西哥连续遭受飓风、热带风暴和暴雨的袭击,其后该地区的病毒性结膜炎和登革热发病率明显上升。

需要指出的是新发感染病发生的自然因素中也存在人类活动的社会因素参与,如全球气候变暖与人类的生产生活所排放的二氧化碳密切相关,生态环境破坏也是人类活动的结果。

(三)新发感染病发生的社会因素

1. 城市化　导致人口居住过度集中,尤其在发展中国家,大量的乡村人口涌向城市,并在城乡之间反复流动,大大促进了感染病的流行和传播。城市化的另一特点是外来人口的大量涌入,降低了城市某些区域的卫生条件,是老鼠、蚊蝇孳生地,成为城市中感染病暴发的温床。

2. 环境污染 使得人类的生产、生活环境恶化,损伤机体的免疫系统和其他器官的功能,并有利于某些病原体及其媒介生物大量生长和繁殖,使得人类发生感染病概率增大。例如饮用水源的污染是导致粪-口传播传染病暴发流行的主要因素。据 WHO 估计 2017 年全球现有近 20 亿人仍在使用受到粪便污染的饮用水源,并因此面临感染霍乱、痢疾和伤寒等疾病风险。

3. 人类生活方式的改变 人类的一些特殊风俗习惯、行为方式,增加了人类与某些病原体接触的可能性,导致了新发感染病的流行。如饲养宠物、滥捕滥吃野生动物等行为,为动物病原感染人类提供了直接的机会。越来越多、越复杂的加工食品、家用电器为感染病流行提供了更多的新载体,如空调的使用可造成嗜肺军团菌的传播,冰箱是李斯特菌繁殖的良好基地等。无保护性行为是导致艾滋病广泛流行的主要原因之一。2022 年 5 月以来猴痘的全球流行与无保护性行为密切相关。而埃博拉病毒病的流行与非洲当地居民食用或接触被感染的果蝠等动物有关。

4. 国际旅行与贸易全球化 随着全球化的发展,国际旅行和贸易急剧发展,旅游和国际劳务人数迅猛增加,感染病也随之"周游列国"。2003 年席卷全球的严重急性呼吸综合征是 21 世纪第一次全球公共卫生突发事件,一度引起各个国家的恐慌。近年来我国确诊的寨卡病毒病患者、锥虫病患者全部为输入性病例,患者均为从国外旅行或务工的归国人员。我国已经消除疟疾,但输入性病例仍时有发生。新型冠状病毒感染难以控制的原因之一是不可能切断国际旅行和贸易。

5. 战争 是感染病的催化剂。在很多时候,军队是被病菌而非敌人打败的。如 20 世纪 50 年代以来,撒哈拉以南的非洲多国战乱不断,卫生设施和卫生行政组织架构被严重破坏,缺乏基本的医疗卫生服务,成为埃博拉病毒病、艾滋病等多种新发感染病的发源地。

6. 生物武器 是以生物战剂杀伤有生力量和破坏植物生长的各种武器、器材的总称。与常规武器、核武器、化学武器相比,生物武器具有成本低、使用简便、杀伤面广等特点,容易引起公众的恐慌,影响社会稳定,危害极大,历来为国际社会所禁用。目前作为国家行为的生物武器使用可能性相对较低,然而近年来生物恐怖主义的出现值得关注和警惕。依据生物武器的致病能力和致死能力、稳定性、是否易于大规模生产及运输、人与人之间的传染性、产生公众恐惧和文明摧毁的可能性以及公共卫生系统的应对能力等,将其分为 A、B、C 类。A 类的特点是传染性强,杀伤力大;B 类传染性及致病力均相对弱于 A 类;C 类则主要指新发病原体,目前虽缺乏大规模生产的条件,但因其有较强的潜在致病性和致死性,且公众对其缺乏足够的认识,故威胁较大(表 2-5)。

表 2-5 可能用作生物武器的生物因子

分类	病原体	疾病
A 类(高危因子)	天花病毒	天花
	炭疽杆菌	炭疽
	鼠疫耶尔森菌	鼠疫
	肉毒梭状芽孢杆菌	肉毒中毒
	土拉热弗朗西丝菌	兔热病
	丝状病毒和梭状病毒(如埃博拉病毒和沙拉病毒)	病毒性出血热
B 类(次高危因子)	伯内特考克斯体	Q 热
	布鲁菌	布鲁菌病
	鼻疽伯克霍尔德菌	鼻疽
	类鼻疽伯克霍尔德菌	类鼻疽
	甲病毒	病毒性脑炎
	普氏立克次体	斑疹伤寒

续表

分类	病原体	疾病
B类(次高危因子)	毒素类(如蓖麻病毒,葡萄球菌肠毒素B)	中毒综合征
	鹦鹉衣原体	鹦鹉热
	威胁食物安全因素(如沙门菌属、O157:H7大肠埃希菌)	
	威胁水安全因素(如霍乱弧菌、隐孢子虫等)	
C类(潜在的危险因子)	尼帕病毒	肺炎、脑膜炎
	汉坦病毒	汉坦病毒肺综合征
	SARS病毒	严重急性呼吸综合征

7. 医源性因素 医学科学技术进步带来的一个副产品是医源性感染的增加。输血和血制品的广泛应用,使经血液传播疾病增多,如艾滋病、丙型病毒性肝炎等。由器官移植而造成某些病毒性疾病的传播亦屡有报道。侵袭性诊疗操作技术和免疫抑制剂使得患者医院感染发病率升高,尤其是真菌感染、多重耐药菌所致的医院感染。此外,医疗机构对重复使用的医疗器械消毒不规范、不彻底,或重复使用一次性医疗用品,可造成医院感染暴发。

8. 不合理使用抗菌药物 抗菌药物在人类与感染病的斗争中起到了举足轻重的作用,但是人类对抗菌药物的使用却并不规范,主要体现在无指征用药、疗程过长、选药不恰当、用法或用量错误、未送病原学检查。由于医疗及畜牧业滥用抗菌药物,在选择性压力下催生了许多多重耐药菌,甚至是对现有抗菌药物全耐药的"超级细菌"。肺炎克雷伯菌原本对碳青霉烯类药物耐药率较低,而由于抗菌药物的不合理使用,医疗机构中肺炎克雷伯菌对碳青霉烯类药物的耐药率呈迅速上升的态势,已经引起了国内外的广泛关注。当今面对众多的多重耐药病原体,抗菌药物已显得越来越力不从心,抗菌药物的耐药问题已成为了一个世界性的大难题。此外长期大量使用抗菌药物还是侵袭性真菌病、抗生素相关性腹泻的主要高危因素之一(表2-6)。

表2-6 新发感染病流行的因素

社会因素	生物学因素	自然因素
城市化	基因突变	气候改变
环境污染	转化	生态环境破坏
人类生活方式的改变	转导	自然灾害
国际旅行与贸易全球化	接合	
战争		
生物武器		
医源性因素		
不合理使用抗菌药物		

四、防治对策

20世纪是人类同感染病进行艰苦斗争并取得巨大胜利的世纪,但进入21世纪以来感染病仍是人类死亡的重要原因,并且人类正面临着与感染病作斗争的新形势。人类与感染病的斗争不仅是一个卫生问题,也是一个社会问题。新发感染病的影响因素复杂多样,往往是在特定的条件下发生或流行。因而,只有很好地掌握其出现、发展规律,全球共同合作,才能彻底有效地控制各种感染病。其主要防治要点有:完善全球各级监控网络,形成全球性的新发感染病早期快速反应能力。加强相关法律法规的制定和落实,以立法的形式保障新发感染病的监测和防控,规范人类相关行为。加强生态的环境保护,搞好环境卫生,禁止乱捕野生动物,控制传播媒介。加强抗菌药物管理和监督,减少临床和畜牧业不合理使用抗菌药物。严格落实计划免疫,提高人群免疫功能。建立和完善感染病防治队伍,重视专业人才的培养,提升感染病防治水平。加强新发感染病研究,掌握其发生发展规律,加快研发新的诊疗方法。加强新发感染病防控知识的宣传教育和人群普及工作,提倡健康的生活方式。

五、展望

在漫长的历史岁月中,人类的生命和健康一直受到感染病的威胁。随着科学技术的发展和对感染病认识的不断深入,特别是 20 世纪中叶以来感染病诊治取得诸多进展,人类才逐渐在与感染病的斗争中稍占上风。然而由于人类对自然的过度开发、城市化、全球化加速发展、不合理使用抗菌药物等,艾滋病、埃博拉病毒病等新发现的感染病层出不穷,结核、性传播疾病等老感染病再度肆虐,使得人们逐渐认识到感染病难以完全消灭,在一定程度上人类和感染病的斗争将贯穿人类历史的始终,感染病的防治仍然任重道远。因而,我们只有加强感染病的研究和监控,掌握其发生、发展规律,全球协作,才能有效地预防、控制、诊断和治疗新发感染病。

(黄　燕)

本章目标测试

第三章 | 病毒性疾病

病毒性疾病是由病毒（virus）引起的急、慢性感染性疾病。病毒是一类特殊的体积很小的微生物，不具有细胞结构，自身不能进行代谢，其基本结构由蛋白衣壳和核酸（RNA 或 DNA）两部分组成，有些病毒还带有包膜。病毒具有很强的进化能力，可以改变致病性和抗药性，甚至引起暴发流行。

病毒性疾病的临床表现多种多样，有些呈急性和自限性经过，病后能产生持久免疫，如甲型病毒性肝炎；有些容易暴发流行，如流感、新型冠状病毒感染；有些可呈潜伏或静止状态，如水痘带状疱疹病毒感染；有些会转为持续性感染，引起严重后果，如艾滋病、乙型肝炎，还有些病毒感染与肿瘤发生密切相关。病毒性疾病的病原学诊断常采用酶联免疫吸附试验，既可检测抗体，又可检测抗原；基因检测常采用聚合酶链反应；近年出现的宏基因组高通量测序技术，能同时检测多种病原微生物或其耐药基因。

目前临床常用的抗病毒药物包括 α-干扰素、核苷（酸）类似物，对治疗乙型及丙型病毒性肝炎、艾滋病取得一定疗效。理想的抗病毒药物是能够进入宿主细胞内，选择性抑制杀灭病毒。疫苗接种是预防病毒性疾病的有效手段，已经控制了天花、脊髓灰质炎等疾病的流行，应加强疫苗研发，同时保障人人享有高质量的免疫预防。

第一节 | 病毒性肝炎

病毒性肝炎（viral hepatitis）是由多种肝炎病毒引起的，以肝脏损害为主的一组全身性传染病。目前按病原学明确分类的有甲型、乙型、丙型、丁型、戊型五种肝炎病毒。各型病毒性肝炎临床表现相似，以疲乏、食欲缺乏、厌油、肝功能异常为主，部分病例出现黄疸。甲型肝炎表现为急性感染，经粪-口途径传播；乙型、丙型、丁型多呈慢性感染，少数病例可发展为肝硬化或肝细胞癌，主要经血液、体液等胃肠外途径传播；戊型肝炎主要表现为急性感染，免疫抑制患者感染后，可进展为慢性，甚至肝硬化。2015 年 9 月第一届世界肝炎峰会，出台病毒性肝炎 WHO 全球卫生领域策略（WHO Global Health Sector Strategy on Viral Hepatitis），设定目标为：到 2030 年，新发慢性乙型和丙型肝炎减少 90%，乙型和丙型肝炎病死率下降 65%，慢性乙型和丙型肝炎治疗覆盖 80% 的患者。2022 年 6 月 WHO 又发布了《2022—2030 年全球卫生部门关于艾滋病、病毒性肝炎和性传播疾病行动计划》，进一步细化了 2015 年设定的目标。

【病原学】

病毒性肝炎的病原体是肝炎病毒，目前已证实甲、乙、丙、丁、戊五型肝炎病毒是病毒性肝炎的主要致病因子。巨细胞病毒、EB 病毒、单纯疱疹病毒、风疹病毒、黄热病毒等感染亦可引起肝脏炎症，但这些病毒所致的肝炎是全身感染的一部分，不包括在"病毒性肝炎"的范畴内。

（一）甲型肝炎病毒

甲型肝炎病毒（hepatitis A virus，HAV）是 1973 年由 Feinstone 等应用免疫电镜方法在急性肝炎患者的粪便中发现的，1987 年获得 HAV 全长核苷酸序列。1981 年 HAV 被归类为肠道病毒属 72 型，但由于其生化、生物物理和分子生物学的特征与肠道病毒有所不同，1993 年又将 HAV 归类于微小 RNA 病毒科（*Picornavirus*）中的嗜肝 RNA 病毒属（*Heparnavirus*），该属仅有 HAV 一个种。

HAV 呈球形，直径 27～32nm（纳米），无包膜，由 32 个亚单位结构（称为壳粒）组成 20 面对称体颗粒。电镜下见实心和空心两种颗粒:实心颗粒为完整的 HAV,有传染性;空心颗粒为未成熟的不含 RNA 的颗粒,具有抗原性,但无传染性。HAV 基因组为单股线状 RNA,全长由 7 478 个核苷酸组成。根据核苷酸序列的同源性,HAV 可分为 7 个基因型,其中 Ⅰ、Ⅱ、Ⅲ、Ⅶ型来自人类,Ⅳ、Ⅴ、Ⅵ型来自猿猴。目前我国已分离的 HAV 均为 Ⅰ 型。在血清型方面,能感染人的血清型只有 1 个,因此只有 1 个抗原-抗体系统。感染后早期产生 IgM 型抗体,是近期感染的标志,一般持续 8～12 周,少数可延续 6 个月左右。IgG 型抗体则是既往感染或免疫接种后的标志,可长期存在。

许多灵长类动物,如黑猩猩、狨猴、狒狒、恒河猴、猕猴、短尾猴等均对 HAV 易感。1979 年 Provost 等在狨猴原代肝细胞中培养 HAV 获得成功。目前体外培养主要用亚历山大(Alexander)肝癌细胞、二倍体成纤维细胞、非洲绿猴肾异倍体细胞(Vero 细胞)等。细胞培养中 HAV 生长复制缓慢,接种后约需 4 周才可检出抗原;滴度低,很少释放到细胞外,一般不引起细胞病变;经多次传代后,HAV 的致病性大大减弱甚至消失,据此已制备出 HAV 减毒活疫苗。

HAV 对外界抵抗力较强,耐酸碱,室温下可生存 1 周,干粪中 25℃ 能生存 30 天,在贝壳类动物、污水、淡水、海水、泥土中能生存数月。HAV 能耐受 60℃ 30 分钟,80℃ 5 分钟或 100℃ 1 分钟才能完全使之灭活;在 −70～−20℃ 数年后仍有感染力,在甘油内 −80℃ 可长期保存;对有机溶剂较为耐受,在 4℃ 20% 乙醚中放置 24 小时仍稳定;对紫外线、氯、甲醛等敏感。

(二)乙型肝炎病毒

乙型肝炎病毒(hepatitis B virus,HBV)1965 年由 Blumberg 等报道,当时命名为"澳大利亚抗原"。1967 年 Krugman 等发现澳大利亚抗原与肝炎有关,故称其为肝炎相关抗原(hepatitis associated antigen,HAA)。1970 年 Dane 等在电镜下发现 HBV 完整颗粒,称为 Dane 颗粒。1972 年世界卫生组织(WHO)将其命名为乙型肝炎表面抗原(hepatitis B surface antigen,HBsAg)。1979 年 Galibert 完成了 HBV 全基因组序列测定。HBV 是嗜肝 DNA 病毒科(Hepadnavirus)正嗜肝 DNA 病毒属(Orthohepadnavirus)的一员,该属其他成员包括土拨鼠肝炎病毒(Woodchuck hepatitis virus,WHV)及地松鼠肝炎病毒(Ground squirrel hepatitis virus,GSHV)。鸭乙型肝炎病毒(Duck hepatitis B virus,DHBV)则是同科中禽嗜肝 DNA 病毒属(Avihepadnavirus)的一员。

1. **形态及生物学特性** 在电镜下观察,HBV 感染者血清中存在三种形式的颗粒:①大球形颗粒,为完整的 HBV 颗粒,又名 Dane 颗粒,直径 42nm,由包膜与核心组成。包膜厚 7nm,内含 HBsAg、糖蛋白与细胞脂质;核心直径 27nm,内含环状双股 DNA、DNA 聚合酶(DNA polymerase,DNAP)、核心抗原(hepatitis B core antigen,HBcAg),是病毒复制的主体。②小球形颗粒,直径 22nm。③丝状或核状颗粒,直径 22nm,长 100～1 000nm。后两种颗粒由 HBsAg 组成,为空心包膜,不含核酸,无感染性。一般情况下,血清中小球形颗粒最多,Dane 颗粒最少。

对 HBV 易感的动物很局限,灵长类动物如黑猩猩是较理想的动物模型。体外培养 HBV 尚未取得满意效果,通过 HBV DNA 转染获得的一些细胞株(如 HepG2 等)可支持完整病毒的复制和病毒蛋白的分泌。

HBV 的抵抗力很强,对热、低温、干燥、紫外线及一般浓度的消毒剂均能耐受;在 37℃ 可存活 7 天,在 30～32℃ 血清中可保存 6 个月,−20℃ 可保存 15 年;100℃ 10 分钟、65℃ 10 小时或高压蒸汽消毒可被灭活,对 0.2% 新洁尔灭及 0.5% 过氧乙酸敏感。

2. **基因组结构及编码蛋白** 见图 3-1。

HBV 基因组结构独特而精密,由不完全的环状双链 DNA 组成。长链(负链)约含 3 200 个碱基(bp),短链(正链)的长度可变,相当于长链的 50%～80%。HBV 基因组中 4 个开放

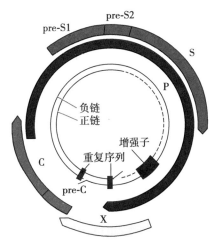

图 3-1 HBV 基因组结构及编码蛋白

读码框(open reading frame,ORF)均位于长链,分别是 S 区、C 区、P 区和 X 区,其中 S 区完全嵌合于 P 区内,C 区和 X 区分别有 23% 和 39% 与 P 区重叠,C 区和 X 区有 4%～5% 重叠,ORF 重叠的结果使 HBV 基因组利用率高达 150%。

S 区又分为前 S1、前 S2 及 S 三个编码区,分别编码前 S1 蛋白(pre-S1),前 S2 蛋白(pre-S2)及 HBsAg。HBsAg 为小分子蛋白或主蛋白;pre-S2 与 HBsAg 合称为中分子蛋白;三者合称为大分子蛋白。前 S 蛋白有很强的免疫原性。HBsAg 的抗原性较复杂,有一个属特异性的共同抗原决定簇 "a" 和至少两个亚型决定簇 "d/y" 和 "w/r",据此将 HBsAg 分为 10 个亚型,其中两个为混合亚型,主要亚型是 adw、adr、ayw 和 ayr。各地区的亚型分布有所不同,我国长江以北以 adr 占优势,长江以南 adr 和 adw 混存。根据 HBV 全基因序列差异≥8% 或 S 区基因序列差异≥4%,将 HBV 分为 A～H 8 个基因型,各基因型又可分为不同基因亚型。A 型主要见于美国和北欧;B、C 型主要在亚洲及远东地区;D 型世界各地均有,主要在地中海地区;E 型仅限于非洲;G、H 型尚不明确。根据 HBsAg 抗原性表现进行的分型与基因分型并不完全一致,分型在流行病学及对治疗的反应上有一定意义。

C 区由前 C 基因和 C 基因组成,编码 HBeAg(hepatitis B e antigen)和 HBcAg(hepatitis B c antigen)。前 C 基因开始编码(含前 C 基因和 C 基因)的蛋白质经加工后分泌到细胞外即为 HBeAg,C 基因开始编码(仅含 C 基因)的蛋白质为 HBcAg。

P 区是最长的读码框,编码多种功能蛋白,包括具有反转录酶活性的 DNA 聚合酶、RNA 酶 H 等,参与 HBV 的复制。

X 基因编码 X 蛋白,即 HBxAg(hepatitis B x antigen)。HBxAg 具有反式激活作用(transactivation),可激活 HBV 本身的、其他病毒或细胞的多种调控基因,促进 HBV 或其他病毒(如 HIV)的复制。另外,HBxAg 在原发性肝细胞癌(hepatocellular carcinoma,HCC)的发生中可能起重要作用。

HBV 基因组易突变,大部分突变为沉默突变,无生物学意义。S 基因突变可引起 HBsAg 亚型改变或 HBsAg 阴性乙型肝炎,HBsAg "a" 决定簇(aa124～aa147)可出现多种变异,其中出现频率最高的是 aa145R 变异株,对乙型肝炎疫苗的预防效果有一定影响。pre-S2 区 5′ 端的缺失变异株,使病毒形态发生明显改变,pre-S 区起始密码子变异株造成 M 蛋白缺失可能与疾病加重有关;前 C 区及 C 区启动子变异可引起 HBeAg 阴性/抗-HBe 阳性乙型肝炎,pre-C 区 1 896 位核苷酸是最常发生变异的位点之一。乙型肝炎病毒基本核心启动子(BCP)变异可使前基因组 RNA 转录增强,病毒复制能力增加。C 区突变可致抗-HBc 阴性乙型肝炎;P 区突变可导致复制缺陷或复制水平的降低,同时,在核苷类药物治疗患者中,P 区突变株与耐药出现有密切关系。HBV 基因组变异除了影响血清学指标的检测外,还可能与疫苗接种失败、肝炎慢性化、抗病毒药物耐药、肝衰竭和肝细胞癌的发生等有关。

在 HBV 复制过程中,病毒 DNA 进入宿主细胞核,在 DNA 聚合酶的作用下,两条链的缺口均被补齐,形成超螺旋的共价闭合环状 DNA(covalently closed circular DNA,cccDNA)。cccDNA 是乙肝病毒前基因组复制的原始模板,虽然基因含量较少,每个肝细胞内 5~50 拷贝,但其存在对病毒复制以及感染状态的建立十分重要,cccDNA 从肝细胞核的清除,意味着 HBV 感染状态的中止。

3. 抗原-抗体检测

(1)HBsAg 与抗-HBs:成人感染 HBV 后最早 1～2 周,最迟 11～12 周血中首先出现 HBsAg。急性自限性 HBV 感染时血中 HBsAg 大多持续 1～6 周,最长可达 20 周。无症状携带者和慢性患者 HBsAg 可持续存在多年,甚至终身。HBsAg 本身只有抗原性,无传染性。抗-HBs 是一种保护性抗体,在急性感染后期,HBsAg 转阴后一段时间开始出现,在 6～12 个月内逐步上升至高峰,可持续多年,但滴度会逐步下降;约半数病例抗-HBs 在 HBsAg 转阴后数月才可检出;少部分病例 HBsAg 转阴后始终不产生抗-HBs。抗-HBs 阳性表示对 HBV 有免疫功能,见于乙型肝炎恢复期、既往感染及乙肝疫苗接种后。

(2)HBeAg 与抗-HBe:HBeAg 是一种可溶性蛋白,一般仅见于 HBsAg 阳性血清。急性 HBV 感染时 HBeAg 的出现时间略晚于 HBsAg。HBeAg 的存在表示患者处于高感染低应答期。HBeAg 消失而抗-HBe 产生称为 e 抗原血清转换（e antigen seroconversion）。每年约有 10% 的病例发生自发血清转换。抗-HBe 阳转后，病毒复制多处于静止状态，传染性降低。部分患者仍有病毒复制，肝炎活动。

（3）HBcAg 与抗-HBc：血液中 HBcAg 主要存在于 Dane 颗粒的核心，游离的 HBcAg 极少，故较少用于临床常规检测。肝组织中 HBcAg 主要存在于受感染的肝细胞核内。HBcAg 有很强的免疫原性，HBV 感染者几乎均可检出抗-HBc，除非 HBV C 基因序列出现极少见的变异或感染者有免疫缺陷。抗-HBc IgM 是 HBV 感染后较早出现的抗体，绝大多数出现在感染第 1 周，多数在 6 个月内消失，抗-HBc IgM 阳性提示急性期或慢性肝炎急性发作。抗-HBc IgG 出现较迟，但可保持多年甚至终身。

（三）丙型肝炎病毒

丙型肝炎病毒（hepatitis C virus，HCV）是 1989 年经分子克隆技术发现的，1991 年国际病毒命名委员会将其归为黄病毒科（Flaviviridae）丙型肝炎病毒属（Hepacivirus）。

1. 形态及生物学特性　HCV 为球形颗粒，直径 30～60nm，外有脂质外壳、囊膜和棘突结构，内有由核心蛋白和核酸组成的核衣壳。

HCV 对有机溶剂敏感，10% 三氯甲烷可杀灭 HCV。煮沸、紫外线等亦可使 HCV 灭活。60℃ 10 小时或 1/1 000 甲醛溶液（福尔马林）37℃ 6 小时可使血清 HCV 传染性丧失。可用干热 80℃ 72 小时或加变性剂使血制品中的 HCV 灭活。

2. 基因组结构及编码蛋白　HCV 基因组为单股正链 RNA，全长约 9.4kb。基因组两侧分别为 5′ 和 3′ 非编码区，中间为 ORF，编码区从 5′ 端依次为核心蛋白区（C）、包膜蛋白区（E1，E2/NS1）、非结构蛋白区（NS2，NS3，NS4a，NS4b，NS5a，NS5b）。核心蛋白与核酸结合组成核衣壳。包膜蛋白为病毒外壳主要成分，可能含有与肝细胞结合的表位。NS3 基因区编码螺旋酶和蛋白酶，NS3 蛋白具有强免疫原性，可刺激机体产生抗体，在临床诊断上有重要价值。NS5 区编码依赖 RNA 的 RNA 多聚酶，在病毒复制中起重要作用。

HCV 基因组具有显著的异质性，同一基因组不同区段变异程度有显著差别。5′ 非编码区最保守，在设计用于诊断 HCV 感染的 PCR 引物时，此区段是首选部位。E2/NS1 区变异程度最大，此区含有两个高变区（HVR_1/HVR_2）。同一病例存在准种（quasispecies），即 HCV 感染后，在感染者体内形成以一个优势株为主的相关突变株病毒群。根据基因序列的差异，以 Simmonds 的分型命名系统，目前可将 HCV 分为 11 个不同的基因型，同一基因型可再分为不同亚型。基因型以阿拉伯数字表示，亚型则在基因型后加英文字母。基因型分布有显著的地区性差异，不同国家或地区的 HCV 基因组序列有所差异。1 型是最常见的基因型，呈世界性分布，中国、日本、美国以 1 型为主，1b 型 IICV RNA 载量高；3 型多见于印度、中国、巴基斯坦、澳大利亚、英国等；4 型见于中东及非洲；5 型常见于南非。

黑猩猩对 HCV 易感，是目前较理想的动物模型。体外细胞培养 HCV 非常困难，尚无较满意结果。

3. 抗原-抗体检测　血清中 HCV Ag 含量很低，检出率不高。抗-HCV 不是保护性抗体，是 HCV 感染的标志。抗-HCV 又分为 IgM 型和 IgG 型。抗-HCV IgM 在发病后即可检测到，一般持续 1～3 个月。如果抗-HCV IgM 持续阳性，提示病毒持续复制，易转为慢性。

4. 病毒核酸检测　感染 HCV 后第 1 周，即可从血液或肝组织中用 RT-PCR 法检出 HCV RNA。HCV RNA 阳性是病毒感染和复制的直接标志。HCV RNA 定量测定有助于了解病毒复制程度、抗病毒治疗方法的选择及疗效评估等。HCV RNA 基因分型在流行病学和抗病毒治疗方面有很大意义。

（四）丁型肝炎病毒

丁型肝炎病毒（hepatitis D virus，HDV）即 1977 年在 HBsAg 阳性肝组织标本中发现的 δ 因子，1983 年命名为 HDV。HDV 呈球形，直径 35～37nm。HDV 是一种缺陷病毒，在血液中由 HBsAg 包被，其复制、表达抗原及引起肝损害须有 HBV 或其他嗜肝 DNA 病毒（如 WHV）的辅佐。但细胞核内的 HDV RNA 无须 HBV 的辅助就能自行复制。HDV 基因组为单股环状闭合负链 RNA，长 1 679bp，其二级结构具有核糖酶（ribozyme）活性，能进行自身切割和连接。黑猩猩和美洲土拨鼠为易感动物。HDV 可与 HBV 同时感染机体，但大部分情况下是在 HBV 感染的基础上引起的重叠感染。当 HBV

感染结束时,HDV 感染亦随之结束。

抗原-抗体检测:HDV 仅有一个血清型。HDAg 最早出现,然后分别是抗-HD IgM 和抗-HD IgG,一般三者不会同时存在。抗-HD 不是保护性抗体。

病毒核酸检测:检测血清或肝组织中 HDV RNA 是诊断 HDV 感染最直接的依据。

(五)戊型肝炎病毒

1983 年采用免疫电镜在患者粪便中观察到戊型肝炎病毒(hepatitis E virus,HEV),1989 年通过分子克隆技术获得 HEV cDNA。现认为 HEV 是 α 病毒亚组的成员。HEV 为二十面对称体圆球形颗粒,无包膜,直径 27~34nm。HEV 基因组为单股正链 RNA,全长 7.2~7.6kb,含 3 个 ORF:ORF1 编码非结构蛋白;ORF2 编码核壳蛋白;ORF3 与 ORF2 部分重叠,可能编码部分核壳蛋白。根据同源性可将 HEV 分为至少 4 个基因型。基因 1 型和 2 型只感染人,其中:基因 1 型主要来自卫生条件较差的中亚、东南亚、中东等地区,包括我国新疆 HEV 原始株,引起水源性流行,主要感染男性青壮年,孕妇感染后病死率高达 20%;基因 2 型分离于墨西哥及少数非洲国家。基因 3 型和 4 型既可感染人,也可感染多种动物,可在人和动物之间传播,引起的戊型肝炎已被认为是一种人兽共患病,其中:基因 3 型广泛分布于欧美和日本;基因 4 型流行于亚洲,是我国饲养的猪及我国人群散发 HEV 感染的优势基因型,容易感染老年及免疫功能低下人群。慢性戊型肝炎多见于基因 3 型和 4 型。

目前已发现黑猩猩、多种猴类、家养乳猪等对 HEV 易感。HEV 可在多种猴类中传代,连续传代后毒力无改变。HEV 在碱性环境下较稳定,对高热、三氯甲烷、氯化铯敏感。

抗原-抗体检测:采用免疫组织化学方法在约 40% 戊型肝炎病例肝组织标本中发现 HEAg,它主要定位于肝细胞质。血液中检测不到 HEAg。抗-HEV IgM 在发病初期产生,多数在 3 个月内阴转,因此,抗-HEV IgM 阳性是近期 HEV 感染的标志。抗-HEV IgG 持续时间在不同病例中差异较大,多数于发病后 6~12 个月阴转,但亦有持续几年甚至十多年者。

病毒核酸检测:戊型肝炎患者发病早期,粪便和血液中存在 HEV,但持续时间不长。

【流行病学】

我国是病毒性肝炎的高发区。甲型肝炎人群流行率(抗-HAV 阳性)约为 80%。全球约 20 亿人曾感染 HBV,其中 2.4 亿人为慢性 HBV 感染者,我国 1~59 岁一般人群 HBAg 携带率为 7.18%,约 9 300 万,其中慢性 HBV 感染患者约 2 000 万,每年约有 65 万人死于 HBV 感染所致肝硬化、肝衰竭和肝细胞癌。全球 HCV 感染率约为 2.8%,估计为 1.85 亿,我国 1~59 岁人群抗-HCV 感染率约 0.43%,约 560 万,如加上高危人群和高发地区,则约为 1 000 万。丁型肝炎人群流行率约为 1%,戊型肝炎约为 20%。

(一)甲型肝炎

1. **传染源** 甲型肝炎无病毒携带状态,传染源为急性期患者和隐性感染者,后者数量远较前者多。粪便排毒期在起病前 2 周至血清丙氨酸转氨酶(alanine aminotransfcrase,ALT)高峰期后 1 周,少数患者可延长至其病后 30 大。当血清抗-HAV 出现时,粪便排毒基本停止。在某些动物如长臂猿、黑猩猩等曾分离到 HAV,但其作为传染源意义不大。

2. **传播途径** HAV 主要由粪-口途径传播。粪便污染饮用水源、食物、蔬菜、玩具等可引起流行。水源或食物污染可致暴发流行,日常生活接触多为散发性发病,输血后甲型肝炎极罕见。

3. **人群易感性** 抗-HAV 阴性者均为易感人群。6 个月以下的婴儿有来自母亲的抗-HAV 抗体而不易感,6 月龄后,血中抗-HAV 逐渐消失而成为易感者。在我国,人群大多在幼儿、儿童、青少年时期获得感染,以隐性感染为主,成人抗-HAV IgG 的检出率达 80%。甲型肝炎的流行率与居住条件、卫生习惯及教育程度有密切关系,农村高于城市,发展中国家高于发达国家。随着社会发展和卫生条件改善,感染年龄有后移的趋向。感染后可产生持久免疫。

(二)乙型肝炎

1. **传染源** 主要是急、慢性乙型肝炎患者和病毒携带者。急性患者在潜伏期末及急性期有传染性。慢性患者和病毒携带者作为传染源的意义最大,其传染性与体液中 HBV DNA 含量成正比。

2. 传播途径 接触带有 HBV 的体液或血液。具体传播途径主要有下列几种。

(1)垂直传播:包括宫内感染、围生期传播、分娩后传播。宫内感染主要经胎盘获得,约占 HBsAg 阳性母亲的 5%,可能与妊娠期胎盘轻微剥离有关。经精子或卵子传播的可能性未被证实。围生期传播或分娩过程是垂直传播的主要方式,婴儿因破损的皮肤或黏膜接触母血、羊水或阴道分泌物而传染。分娩后传播主要由于母婴间密切接触。在我国,垂直传播显得特别重要,人群中 HBsAg 阳性的 HBV 感染者中 30% 以上是由垂直传播积累而成。

(2)血液、体液传播:血液中 HBV 含量很高,微量的污染血进入机体即可造成感染,如输血及血制品、注射、手术、针刺、共用剃刀和牙刷、血液透析、器官移植等均可传播。随着一次性注射用品的普及,医源性传播已明显下降。虽然对供血员进行严格筛选,但不能筛除 HBsAg 阴性的 HBV 感染者。

(3)性传播:与 HBV 阳性者发生无防护的性接触,特别是有多个性伴侣者,其感染 HBV 的危险性增高。

3. 人群易感性 抗-HBs 阴性者均为易感人群。婴幼儿是获得 HBV 感染的最危险时期。新生儿通常不具有来自母体的先天性抗-HBs,因而普遍易感。高危人群包括 HBsAg 阳性母亲的新生儿、HBsAg 阳性者的家属、反复输血及血制品者(如血友病患者)、血液透析患者、多个性伴侣者、静脉药瘾者、接触血液的医务工作者等。感染后或疫苗接种后出现抗-HBs 者有免疫功能。

4. 流行特征 ①有地区性差异。按流行的严重程度分为低、中、高度三种流行区。低度流行区 HBsAg 携带率为 0.2%～0.5%,以北美、西欧、澳大利亚为代表。中度流行区 HBsAg 携带率为 2%～7%,以东欧、地中海、日本、俄罗斯为代表。高度流行区 HBsAg 携带率为 8%～20%,以热带非洲、东南亚和中国为代表。②有性别差异。男性高于女性,男女比例约为 1.4∶1。③无明显季节性。④以散发为主。⑤有家庭聚集现象。此现象与垂直传播及日常生活接触传播有关。⑥婴幼儿感染多见。

(三)丙型肝炎

1. 传染源 包括急、慢性患者,慢性患者有更重要的传染源意义。

2. 传播途径 类似乙型肝炎,由于体液中 HCV 含量较少,且为 RNA 病毒,外界抵抗力较低,其传播较乙型肝炎局限,主要通过肠道外途径传播。

(1)输血及血制品:曾是最主要的传播途径,输血后肝炎 70% 以上是丙型肝炎。随着筛查方法的改善,此传播方式已得到明显控制,但抗-HCV 阴性的 HCV 携带供血员尚不能筛除,输血仍有传播丙型肝炎的可能,特别是反复输注血液制品者。

(2)注射、针刺、器官移植、骨髓移植、血液透析:如静脉注射毒品、使用非一次性注射器和针头等。器官移植、骨髓移植及血液透析患者亦是高危人群。

(3)性传播:多个性伴侣及同性恋者属高危人群,容易在无保护性行为后发生感染。

3. 人群易感性 人类对 HCV 普遍易感。抗-HCV 并非保护性抗体,感染后对不同株无保护性免疫。

(四)丁型肝炎

丁型肝炎传染源和传播途径与乙型肝炎相似,与 HBV 以重叠感染或同时感染形式存在。我国西南地区感染率较高,在 HBsAg 阳性人群中超过 3%。人类对 HDV 普遍易感。抗-HDV 不是保护性抗体。

(五)戊型肝炎

急、慢性 HEV 感染者是主要传染源,猪也可以成为传染源。HEV 主要经粪-口途径传播,也可经血液、垂直和密切接触等途径传播,有如下特点:①暴发流行均由粪便污染水源所致,散发多由不洁食物或饮品所引起;②隐性感染多见,显性感染主要发生于成年;③原有慢性 HBV 感染者或晚期孕妇感染 HEV 后病死率高;④有春冬季高峰;⑤抗-HEV 多在短期内消失,少数可持续 1 年以上。

【发病机制与病理】

（一）发病机制

1. **甲型肝炎**　HAV 经口进入体内后,由肠道进入血流,引起短暂的病毒血症,约 1 周后进入肝细胞内复制,2 周后由胆汁排出体外。HAV 引起肝细胞损伤的机制尚未完全明了,目前认为在感染早期,HAV 大量增殖,使肝细胞轻微破坏。随后细胞免疫起了重要作用,由于 HAV 抗原性较强,容易激活特异性 CD8$^+$T 淋巴细胞,通过直接作用和分泌细胞因子(如 γ 干扰素)使肝细胞变性、坏死。在感染后期体液免疫亦参与其中,抗-HAV 产生后可能通过免疫复合物机制使肝细胞破坏。

2. **乙型肝炎**　HBV 感染自然史:HBV 感染的自然病程是复杂和多变的,同时受到很多因素影响,包括感染的年龄、病毒因素(HBV 基因型、病毒变异和病毒复制水平)、宿主因素(性别、年龄和免疫状态)和其他外源性因素(如同时感染其他嗜肝病毒和嗜酒等)。慢性 HBV 感染的自然病程一般可分为四个期(表 3-1)。第一为免疫耐受期:其特点是 HBV 复制活跃,血清 HBsAg 水平高和 HBeAg 阳性,HBV DNA 滴度很高,血清丙氨酸转氨酶(ALT)正常,肝组织无明显坏死和纤维化。第二为免疫清除期:表现为 HBV DNA、HBsAg 和 HBeAg 阳性,ALT 持续或反复升高,肝组织有明显炎症坏死和/或纤维化。第三为免疫控制期:表现为 HBsAg 水平低,HBeAg 阴性,HBV DNA 检测不到,ALT 正常,肝细胞无或仅有轻微炎症。第四为再活动期:免疫控制期可以持续终身,但也有部分患者可能随后出现自发的或免疫抑制等导致 HBV DNA 复制,伴或不伴 HBeAg 血清转换,HBV DNA 载量升高和 ALT 持续或反复异常。并非所有 HBV 感染者都经过以上四个期,青少年或成年期感染 HBV,多无免疫耐受期而直接进入免疫清除期。

表 3-1　HBV 感染自然史分期

临床诊断	自然病程分期	HBV 血清学标志物				肝脏病理学
		HBsAg/(IU/ml)	HBeAg	HBV DNA/(IU/ml)	ALT	
HBeAg 阳性慢性 HBV 感染	免疫耐受期	$>1\times10^4$	+	$>2\times10^6$	正常	无明显炎症坏死和纤维化
HBeAg 阳性 CHB	免疫清除期	+	+	+	持续或反复升高	有明显炎症坏死和/或纤维化
HBeAg 阴性慢性 HBV 感染	免疫控制期	$<1\times10^3$	−	+/−	正常	无或仅有轻度炎症,可有不同程度的纤维化
HBeAg 阴性 CHB	再活动期	+	−	+/+	持续或反复升高	有明显炎症坏死和/或纤维化

乙型肝炎的发病机制目前尚未完全明了。HBV 侵入机体后,未被单核/巨噬细胞系统清除的病毒到达肝脏或肝外组织,如胰腺、胆管、脾、肾、淋巴结、骨髓等。HBV 通过肝细胞膜上的钠离子-牛磺胆酸-协同转运蛋白(sodium taurocholate cotransporting polypeptide,NTCP)作为受体进入肝细胞。HBV DNA 进入细胞核形成 cccDNA,难以彻底清除,是导致慢性感染的重要机制之一。以 cccDNA 为模板合成前基因组 mRNA(pregenome RNA,pgRNA);前基因组 mRNA 进入胞质作为模板合成负链 DNA,再以负链 DNA 为模板合成正链 DNA,两者形成完整的 HBV DNA。前基因组 RNA 可释放入外周血,血清 HBV RNA 被认为与肝细胞内 cccDNA 转录活性直接相关。

肝细胞病变主要取决于机体的免疫应答,尤其是细胞免疫应答。免疫应答既可清除病毒,亦可导致肝细胞损伤,甚至诱导病毒变异。各种原因导致 HBV 复制增加均可启动机体免疫对 HBV 的应答反应。机体免疫反应不同,导致临床表现各异。当机体处于免疫耐受状态时,不发生免疫应答,患者多成为无症状携带者;当机体免疫功能正常时,多表现为急性肝炎,成年感染 HBV 者常属于这种情况,大部分患者可彻底清除病毒;在机体免疫功能低下、不完全免疫耐受、自身免疫反应产生、HBV 基因突变逃避免疫清除等情况下,可发生慢性肝炎;肝衰竭的发生是基于机体处于变态反应,产生大量抗原-抗体复合物并激活补体系统,释放超量炎症因子如肿瘤坏死因子(TNF)、IL-1、IL6 等,形成炎症风暴,使肝细胞遭受强烈免疫损伤打击(第一重打击),导致大片肝细胞坏死,发生肝衰竭;继之由炎症所致肝细胞肿胀,血管改变导致肝细胞缺血、缺氧、形成第二重打击,大量肝细胞变性、坏死;导致肝脏解毒功能下降,肠菌异位,形成腹腔、胆道系统及肺部等感染,内毒素释放,引起第三重打击。免疫损伤、缺血/缺氧及内毒素损伤等"三重打击"是 HBV 所致肝衰竭的主要机制。

乙型肝炎的肝外损伤主要由免疫复合物引起。急性乙型肝炎患者早期偶尔出现的血清病样表现很可能是循环免疫复合物沉积在血管壁和关节腔滑膜并激活补体所致,此时血清补体滴度通常显著下降;慢性乙型肝炎时循环免疫复合物可沉积在血管壁,导致膜性肾小球肾炎伴发肾病综合征,在肾小球基底膜上可检出 HBsAg、免疫球蛋白和补体 C3;免疫复合物也可导致结节性多动脉炎。这些免疫复合物多是抗原过剩的免疫复合物。

HBV 与 HCC 的关系密切。现在认为其发生机制如下:首先由于 HBV 在肝细胞内与人体染色体整合,这是癌变的启动因素;整合后的肝细胞易于受到一系列的刺激而发生转化;HBV 的 X 蛋白和截断的前 S2/S 多肽作为增强子可反式激活各种细胞促进因子,后者与各种生长因子的共同作用促进已整合的肝细胞转化。此外,某些原癌基因如 *N-ras* 基因可被激活,某些抑癌基因如 *p53* 基因可能产生突变,均可促进癌变的发生。大部分肝癌发生在 HBV 感染晚期,尤以肝硬化基础上发生多见,且与家系遗传背景有一定关系。

3. 丙型肝炎 由于大多数 HCV 感染者在急性期及慢性感染早期症状隐匿,所以,确切的 HCV 感染后自然史很难评估。急性 HCV 感染一般临床表现较轻,也可能出现较重的临床表现,但很少出现肝衰竭,且往往几周后随着 ALT 的降低症状更加隐匿。丙型肝炎的慢性化率为 60%～85%。一旦慢性丙型肝炎发生后,HCV RNA 滴度开始稳定,自发痊愈的病例很少见。除非进行有效的抗病毒治疗,否则 HCV RNA 很少发生自发清除。女性 HCV 感染者慢性化率低,特别是年轻女性。在感染 17～20 年后,只有 2%～4% 发展为肝硬化。HCV 相关肝细胞癌发生率在感染 30 年后平均为 1%～3%,主要见于肝硬化和进展性肝纤维化患者。一旦发展成为肝硬化,肝癌的年发生率约为 1%～7%。

HCV 进入体内后,首先引起病毒血症,病毒血症间断地出现于整个病程。第 1 周即可从血液或肝组织中用 PCR 法检出 HCV RNA。第 2 周开始,可检出抗-HCV。少部分病例感染 3 个月后才检测到抗-HCV。目前认为 HCV 致肝细胞损伤有下列因素的参与:①HCV 直接杀伤作用。HCV 在肝细胞内复制干扰细胞内大分子的合成,增加溶酶体膜的通透性引起细胞病变;另外,HCV 表达产物(蛋白)对肝细胞有毒性作用。②宿主免疫因素。肝组织内存在 HCV 特异性细胞毒性 T 淋巴细胞(CD8⁺T 淋巴细胞),可攻击 HCV 感染的肝细胞。另外,CD4⁺ T 淋巴细胞被致敏后分泌的细胞因子,在协助清除 HCV 的同时,也导致了免疫损伤。③自身免疫。HCV 感染者常伴有自身免疫改变,如胆管病理损伤与自身免疫性肝炎相似;常合并自身免疫性疾病,血清中可检出多种自身抗体,如抗核抗体、抗平滑肌抗体、抗单链 DNA 抗体、抗线粒体抗体等,均提示自身免疫机制的参与。④细胞凋亡。正常人肝组织无 Fas 分子的表达,HCV 感染肝细胞内有较大量 Fas 表达,同时,HCV 可激活细胞毒性 T 淋巴细胞(CTL)表达 FasL,Fas 和 FasL 是一对诱导细胞凋亡的膜蛋白分子,二者结合导致细胞凋亡。

HCV 感染后,50%～80% 患者转为慢性。慢性化的可能机制主要有:①HCV 的高度变异性。HCV 在复制过程中由于依赖 RNA 的 RNA 聚合酶缺乏校正功能,复制过程容易出错;同时机体免疫压力使 HCV 不断发生变异,甚至在同一个体出现准种毒株,来逃避机体的免疫监视,导致慢性化。②HCV 对肝外细胞的泛嗜性。特别是存在于外周血单核细胞中的 HCV,可能成为反复感染肝细胞的来源。③HCV 在血液中滴度低,免疫原性弱,机体对其免疫应答水平低下,甚至产生免疫耐受,造成病毒持续感染。

HCV 与 HCC 的关系也很密切。HCV 与 HBV 不同,它不经过与肝细胞染色体整合的过程。从

HCV 感染到 HCC 的发生通常要经过慢性肝炎和肝硬化的阶段。现在认为,慢性炎症导致肝细胞不断地破坏和再生是 HCC 发生的重要因素。

4. 丁型肝炎　HDV 的复制效率高,感染的肝细胞内含大量 HDV。丁型肝炎的发病机制还未完全阐明,目前认为 HDV 本身及其表达产物对肝细胞有直接作用,但尚缺乏确切证据。另外,HDAg 的抗原性较强,有资料显示 HDAg 是特异性 CD8[+]T 淋巴细胞攻击的靶抗原,因此,宿主免疫反应参与了肝细胞的损伤。

5. 戊型肝炎　发病机制尚不清楚,可能与甲型肝炎相似。细胞免疫是引起肝细胞损伤的主要原因。HEV 经消化道侵入机体后,在肝脏复制,从潜伏期后半段开始,HEV 开始在胆汁中出现,随粪便排出体外,并持续至起病后 1 周左右。同时病毒进入血流导致病毒血症。

(二)病理解剖

1. 基本病变　病毒性肝炎以肝损害为主,肝外器官也可有一定损害。各型肝炎的基本病理改变表现为肝细胞变性、坏死,同时伴有不同程度的炎性细胞浸润、间质增生和肝细胞再生。

肝细胞变性通常表现为气球样变和嗜酸性变。病变早期以气球样变(ballooning degeneration)为主,表现为肝细胞肿胀,胞核浓缩,胞质颜色变浅、透亮,状如气球。一些肝细胞体积缩小,胞核固缩甚至消失,由于核酸含量减少,胞质嗜酸性染色增强,成伊红色圆形小体,称嗜酸性小体(eosinophilic body),此为嗜酸性变(acidophilic degeneration)。

根据坏死的形态、范围,肝细胞坏死可分为单细胞坏死、点状坏死(spotty necrosis,肝小叶内数个肝细胞坏死)、灶状坏死(focal necrosis,肝小叶内小群肝细胞坏死)、碎屑状坏死(piecemeal necrosis,PN,肝实质与间质之间肝细胞的坏死)、桥接坏死(bridging necrosis,BN)。小叶中央静脉之间,或中央静脉与汇管区之间,或汇管区之间形成条索状肝细胞坏死、融合坏死(confluent necrosis,多个小叶范围融合的坏死)。

炎性细胞浸润是判断炎症活动度的一个重要指标。浸润细胞主要为淋巴细胞,以 CD8[+] 或 CD4[+] 的 T 淋巴细胞为主,其他尚有单核细胞、浆细胞和组织细胞。

间质增生包括库普弗(Kupffer)细胞增生,间叶细胞和成纤维细胞增生,细胞外基质(extracellular matrix,ECM)增多和纤维化形成。

再生的肝细胞体积较大,沿网状支架生长,当网状支架塌陷时,再生肝细胞可排列成结节状,导致肝小叶结构紊乱。

最近发现骨髓干细胞可诱导分化为肝细胞,其中间细胞可能为肝细胞索上的卵圆细胞。肝脏出现病变时卵圆细胞被激活并增殖。骨髓干细胞—卵圆细胞—肝细胞的演进关系还有待阐明。

2. 各临床型肝炎的病理特点

(1)急性肝炎(acute hepatitis):肝大,肝细胞气球样变和嗜酸性变,形成点、灶状坏死,汇管区炎性细胞浸润,坏死区肝细胞增生,网状支架和胆小管结构正常。黄疸型病变较非黄疸型重,有明显的肝细胞内胆汁淤积。急性肝炎者如出现碎屑状坏死,提示极可能转为慢性。甲型和戊型肝炎,在汇管区可见较多的浆细胞;乙型肝炎汇管区炎症不明显;丙型肝炎有滤泡样淋巴细胞聚集和较明显的脂肪变性。

(2)慢性肝炎(chronic hepatitis):病理诊断主要按炎症活动度和纤维化程度进行分级(G)和分期(S),见表 3-2。

病理诊断与临床分型的关系:轻度慢性肝炎,G1~2,S0~2 期;中度慢性肝炎,G3,S1~3;重度慢性肝炎,G4,S2~4。

(3)重型肝炎(severe hepatitis):即肝衰竭。①急性重型肝炎。发病初肝脏无明显缩小,约 1 周后肝细胞大块坏死或亚大块坏死或桥接坏死,坏死肝细胞占 2/3 以上,周围有中性粒细胞浸润,无纤维组织增生,亦无明显的肝细胞再生。肉眼观肝体积明显缩小,由于坏死区充满大量红细胞而呈红色,残余肝组织胆汁淤积而呈黄绿色,故称之为红色或黄色肝萎缩。②亚急性重型肝炎。肝细胞呈亚大

表 3-2 慢性肝炎分级、分期标准

炎症活动度（G）分级			纤维化程度（S）分期	
分级	汇管区及周围	小叶	分期	纤维化程序
0	无炎症	无炎症	0	无纤维化
1	汇管区炎症	变性及少数点、灶状坏死灶	1	汇管区纤维化,局限窦周及小叶内纤维化
2	轻度 PN	变性,点、灶状坏死或嗜酸性小体	2	汇管区纤维化扩大至周围,纤维间隔形成,小叶结构保留
3	中度 PN	变性、融合坏死或见 BN	3	纤维间隔伴小叶结构紊乱,无肝硬化
4	重度 PN	BN 范围广,多小叶坏死	4	早期肝硬化

块坏死,坏死面积小于 1/2。肝小叶周边可见肝细胞再生,形成再生结节,周围被增生胶原纤维包绕,伴小胆管增生,胆汁淤积明显。肉眼肝脏表面见大小不等的小结节。③慢性重型肝炎。在慢性肝炎或肝硬化病变基础上出现亚大块或大块坏死,大部分病例尚可见桥接及碎屑状坏死。

（4）肝炎肝硬化（hepatic cirrhosis）:①活动性肝硬化。肝硬化伴明显炎症,假小叶边界不清。②静止性肝硬化。肝硬化结节内炎症轻,假小叶边界清楚。

（5）淤胆型肝炎（cholestatic hepatitis）:除有轻度急性肝炎变化外,还有毛细胆管内胆栓形成,肝细胞内胆色素滞留,出现小点状色素颗粒。严重者肝细胞呈腺管状排列,吞噬细胞肿胀并吞噬胆色素。汇管区水肿和小胆管扩张,中性粒细胞浸润。

（6）慢性无症状携带者（chronic asymptomatic carrier,AsC）:约 10% 携带者肝组织正常,称为非活动性携带者（inactive carrier）;其余称为活动性携带者（active carrier）,部分表现为轻微病变,部分则表现为慢性肝炎甚至肝硬化病理改变。由于病变分布不均匀,取材部位对无症状携带者的病理诊断有一定影响。

病理改变与临床诊断符合率为 40%～80%。

【病理生理】

（一）黄疸

黄疸以肝细胞性黄疸为主。肝细胞膜通透性增加及胆红素的摄取、结合、排泄等功能障碍可引起黄疸,大多数病例有不同程度的肝内梗阻性黄疸。

（二）肝性脑病

肝性脑病（hepatic encephalopathy,HE）产生的原因有以下几个方面。

1. 血氨及其他毒性物质的贮积 目前认为是肝性脑病产生的主要原因。大量肝细胞坏死时,肝脏解毒功能降低;肝硬化时门-腔静脉短路,均可引起血氨及其他有毒物质,如短链脂肪酸、硫醇、某些有毒氨基酸（如色氨酸、甲硫氨酸、苯丙氨酸等）的潴积,导致肝性脑病。

2. 支链氨基酸/芳香氨基酸比例失调 肝衰竭时芳香氨基酸（苯丙氨酸、酪氨酸等）显著升高,而支链氨基酸（缬氨酸、亮氨酸、异亮氨酸等）正常或轻度减少;肝硬化则芳香氨基酸升高和支链氨基酸减少。

3. 假性神经递质假说 肝衰竭时,某些胺类物质（如奥克巴胺）不能被清除,通过血脑屏障取代正常的神经递质,导致肝性脑病。

肝性脑病的诱因有:大量利尿引起低钾和低钠血症;消化道大出血;高蛋白饮食;合并感染;使用镇静剂;大量放腹水等。

（三）出血

肝衰竭肝细胞坏死时凝血因子合成减少,肝硬化脾功能亢进致血小板减少,弥散性血管内凝血（DIC）导致凝血因子和血小板消耗,少数并发血小板减少性紫癜或再生障碍性贫血等因素都可引起出血。

（四）肝肾综合征

肝肾综合征（hepato-renal syndrome）又称功能性肾衰竭。肝衰竭或肝硬化等终末期肝病,由于内毒素血症、肾血管收缩、肾缺血、前列腺素 E2 减少、有效血容量下降等因素,导致肾小球滤过率和肾血浆流量降低,引起功能性肾衰竭。

（五）肝肺综合征

肝衰竭和肝硬化患者可出现肺水肿、间质性肺炎、盘状肺不张、胸腔积液和低氧血症等改变,统称为肝肺综合征（hepatopulmonary syndrome）,表现为低氧血症和高动力循环症,临床上可出现胸闷、气促、呼吸困难、胸痛、发绀、头晕等症状,严重者可出现晕厥与昏迷。产生的根本原因是肺内毛细血管扩张,出现动静脉分流,严重影响气体交换功能。肝衰竭导致门脉循环受阻、门-腔静脉分流,使肠道细菌进入肺循环释放内毒素也可能是原因之一。

（六）腹水

肝衰竭和肝硬化时,醛固酮分泌过多和利钠激素的减少导致钠潴留。钠潴留是早期腹水产生的主要原因。门静脉高压、低蛋白血症和肝淋巴液生成增多是后期腹水的主要原因。

【临床表现】

不同类型病毒引起的肝炎潜伏期不同:甲型肝炎 2～6 周,平均 4 周;乙型肝炎 1～6 个月,平均 3 个月;丙型肝炎 2 周～6 个月,平均 40 天;丁型肝炎 4～20 周;戊型肝炎 2～9 周,平均 6 周。

1. **急性肝炎** 包括急性黄疸型肝炎和急性无黄疸型肝炎。各型肝炎病毒均可引起急性肝炎。甲型肝炎不转为慢性,成年急性乙型肝炎约 10% 转慢性,丙型肝炎超过 50%、丁型肝炎约 70% 转为慢性,免疫抑制者感染戊肝病毒后可进展为慢性。

（1）急性黄疸型肝炎:临床经过的阶段性较为明显,可分为三期。黄疸前期:甲、戊型肝炎起病较急,约 80% 患者有发热,伴畏寒。乙、丙、丁型肝炎起病相对较缓,仅少数有发热。此期主要症状有全身乏力、食欲缺乏、恶心、呕吐、厌油、腹胀、肝区痛、尿色加深等,肝功能改变主要为丙氨酸转氨酶（ALT）、天冬氨酸转氨酶（AST）升高,本期持续 5～7 天。黄疸期:尿黄加深,巩膜和皮肤出现黄疸,1～3 周内黄疸达高峰。部分患者可有一过性粪色变浅、皮肤瘙痒、心动徐缓等梗阻性黄疸表现。肝大,质软,边缘锐利,有压痛及叩痛。部分病例有轻度脾大。肝功能检查 ALT 和胆红素升高,尿胆红素阳性,本期持续 2～6 周。恢复期:症状逐渐消失,黄疸消退,肝、脾回缩,肝功能逐渐恢复正常,本期持续 1～2 个月。总病程 2～4 个月。

（2）急性无黄疸型肝炎:除无黄疸外,其他临床表现与急性黄疸型肝炎相似。无黄疸型肝炎发病率远高于黄疸型。无黄疸型通常起病较缓慢,症状较轻,主要表现为全身乏力,食欲缺乏,恶心,腹胀,肝区痛,肝大,有轻压痛及叩痛等。恢复较快,病程多在 3 个月内。有些病例无明显症状,易被忽视。

急性丙型肝炎的临床表现一般较轻,多无明显症状,少数病例有低热,血清 ALT 轻、中度升高。无黄疸型肝炎占 2/3 以上,即使是急性黄疸型肝炎病例,黄疸亦属轻度。

急性丁型肝炎可与 HBV 感染同时发生（同时感染,coinfection）或继发于 HBV 感染者中（重叠感染）,其临床表现部分取决于 HBV 感染状态。同时感染者临床表现与急性乙型肝炎相似,大多数表现为黄疸型,有时可见双峰型 ALT 升高,分别表示 HBV 和 HDV 感染,预后良好,极少数可发展为肝衰竭。重叠感染者病情常较重,ALT 升高可达数月之久,部分可进展为急性肝衰竭,此种类型大多会向慢性化发展。

戊型肝炎与甲型肝炎相似,但黄疸前期较长,平均为 10 天,症状较重,自觉症状至黄疸出现后 4～5 天才开始缓解,病程较长,尤其已有基础肝病、老年患者,其肝内胆汁淤积时间更长,病情更重。晚期妊娠妇女患戊型肝炎时,容易发生肝衰竭。HBV 慢性感染者重叠戊型肝炎时病情较重,病死率增高。老年患者通常病情较重,病程较长,病死率较高。

2. **慢性肝炎** 指急性肝炎病程超过半年,或原有乙、丙、丁型肝炎急性发作再次出现肝炎症状、体征及肝功能异常者。戊型肝炎也可导致慢性肝炎,往往见于免疫抑制患者如器官移植受者、人类免疫缺陷病毒(HIV)阳性者感染 HEV 后,其体内的 HEV RNA 可持续阳性 3 个月以上。乙型肝炎发病日期不明确或无肝炎病史,但根据肝组织病理学或症状、体征、化验及 B 超检查,综合分析符合慢性肝炎表现者,也可做出慢性肝炎的诊断。慢性肝炎依据病情轻重可分为轻、中、重三度,依据 HBeAg 阳性与否可分为 HBeAg 阳性或阴性慢性乙型肝炎。分型有助于判断预后及指导抗病毒治疗。

(1)轻度:病情较轻,可反复出现乏力、头晕、食欲缺乏、厌油、尿黄、肝区不适、睡眠欠佳、肝稍大而有轻触痛,可有轻度脾大。部分病例症状、体征缺如。肝功能指标仅 1 或 2 项轻度异常。

(2)中度:症状、体征、实验室检查居于轻度和重度之间。

(3)重度:有明显或持续的肝炎症状,如乏力、食欲缺乏、腹胀、尿黄、便溏等,伴肝病面容、肝掌、蜘蛛痣、脾大、ALT 和/或 AST 反复或持续升高,白蛋白降低,免疫球蛋白明显升高。如发生 ALT 和 AST 大幅升高,血清总胆红素超出正常值,提示重症倾向,疾病可迅速向肝衰竭发展。

3. 肝衰竭 病因及诱因复杂,包括重叠感染(如乙型肝炎重叠其他肝炎病毒感染)、机体免疫状况、妊娠、HBV 前 C 区突变、过度疲劳、精神刺激、饮酒、应用肝损伤药物、合并细菌感染、有其他合并症(如甲状腺功能亢进、糖尿病)等。表现为一系列肝衰竭综合征:极度乏力;严重消化道症状;神经、精神症状(嗜睡、性格改变、烦躁不安、昏迷等);有明显出血现象,凝血酶原时间显著延长[国际标准化比值(INR)>1.5]及凝血酶原活动度(PTA)<40%。黄疸进行性加深,胆红素上升大于正常值 10 倍。可出现中毒性鼓肠、肝臭、肝肾综合征等。可见扑翼样震颤及病理反射,肝浊音界进行性缩小。出现胆酶分离、血氨升高等。

(1)分类:根据病理组织学特征和病情发展速度,肝衰竭可分为四类。

1)急性肝衰竭(acute liver failure,ALF):又称暴发型肝炎(fulminant hepatitis),特征是起病急,发病 2 周内出现以Ⅱ度以上肝性脑病为特征的肝衰竭综合征。发病多有诱因。本型病死率高,病程不超过 3 周。

2)亚急性肝衰竭(subacute liver failure,SALF):又称亚急性肝坏死。起病较急,发病 15 天～26 周内出现肝衰竭综合征。首先出现Ⅱ度以上肝性脑病者,称脑病型;首先出现腹水和/或胸腔积液者,称为腹水型。晚期可有难治性并发症,如脑水肿、消化道大出血、严重感染、电解质紊乱及酸碱平衡失调。白细胞升高,血红蛋白下降,低血糖,低胆固醇,低胆碱酯酶。一旦出现肝肾综合征,预后极差。本型病程较长,常超过 3 周至数月,容易转化为慢性肝炎或肝硬化。

3)慢加急性(亚急性)肝衰竭(acute-on-chronic liver failure,ACLF):是在慢性肝病基础上出现的急性或亚急性肝功能失代偿。

4)慢性肝衰竭(chronic liver failure,CLF):是在肝硬化基础上,肝功能进行性减退导致的以腹水或门静脉高压、凝血功能障碍和肝性脑病等为主要表现的慢性肝功能失代偿。

(2)时相分期:各种类型肝衰竭的发病过程大致可以分为早期、中期、晚期三个时相。

1)早期:①极度乏力,并有明显厌食、呕吐和腹胀等严重消化道症状;②ALT 和/或 AST 大幅升高,黄疸进行性加深(血清总胆红素≥171μmol/L 或每天上升≥17.1μmol/L);③有出血倾向,凝血酶原活动度 30%<PTA≤40%(或 1.5<INR≤1.9);④未出现肝性脑病或明显腹水。

2)中期:肝衰竭早期表现基础上,病情进一步发展,ALT 和/或 AST 快速下降,总胆红素持续上升(胆酶分离现象),并出现以下两条之一者。①出现Ⅱ度以下肝性脑病和/或明显腹水;②出血倾向明显(出血点或瘀斑),且 20%<PTA≤30%(或 1.9<INR≤2.6)。

3)晚期:在肝衰竭中期表现基础上,病情进一步加重,出现以下三条之一者①有难治性并发症,如肝肾综合征、上消化道大出血、严重感染和难以纠正的电解质紊乱等;②出现Ⅲ度以上肝性脑病;③有严重出血倾向,PTA≤20%(或 INR≥2.6)。

肝衰竭的临床时相划分实际上是连贯发展的,依诱因和个体体质不同,时间长短不一,与疾病发生机制密切相关。如得到及时、有效的治疗,疾病可进入相对稳定的“平台期”或“缓解期”,症状逐渐好转,生命体征逐渐稳定,各项生化指标改善。

4. 淤胆型肝炎(cholestatic hepatitis) 以肝内胆汁淤积为主要表现的一种特殊临床类型,又称为毛细胆管炎型肝炎。急性淤胆型肝炎起病类似急性黄疸型肝炎,大多数患者可恢复。在慢性肝炎或肝硬化基础上发生上述表现者,为慢性淤胆型肝炎。有梗阻性黄疸临床表现:皮肤瘙痒,粪便颜色变浅,肝大。肝功能检查:血清总胆红素明显升高,以直接胆红素为主,γ-谷氨酰转移酶 γ-glutamyl transferase,γ-GT 或 GGT)、碱性磷酸酶(alkaline phosphatase,ALP 或 AKP)、总胆汁酸(total bile acid,TBA)、胆固醇(cholesterol,CHO)等升高。黄疸深,消化道症状较轻,ALT、AST 升高不明显,PT 无明显延长,PTA>60%。

5. 肝炎肝硬化 根据肝脏炎症情况分为活动性与静止性两型:①活动性肝硬化。有慢性肝炎活动的表现,乏力及消化道症状明显,ALT 升高,黄疸,白蛋白下降,伴有腹壁、食管静脉曲张,腹水,肝缩小、质地变硬,脾进行性增大,门静脉、脾静脉增宽等门静脉高压表现。②静止性肝硬化。无肝脏炎症活动的表现,症状轻或无特异性,可有上述体征。

根据肝组织病理及临床表现,肝炎肝硬化分为代偿性肝硬化和失代偿性肝硬化:①代偿性肝硬化指早期肝硬化,属 Child-Pugh A 级。白蛋白(ALB)≥35g/L,总胆红素(Tbil)<35μmol/L,PTA>60%。可有门静脉高压征,但无腹水、肝性脑病或上消化道大出血。②失代偿性肝硬化指中晚期肝硬化,属 Child-Pugh B、C 级。有明显肝功能异常及失代偿征象,如 ALB<35g/L,白/球蛋白比例(A/G)<1.0,TBil>35μmol/L,PTA<60%。可有腹水、肝性脑病或门静脉高压引起的食管、胃底静脉明显曲张或破裂出血。

未达到肝硬化诊断标准,但肝纤维化表现较明显者,称肝炎肝纤维化,主要根据组织病理学作出诊断。瞬时弹性成像技术无创伤性,便于临床应用。血清学指标,如透明质酸(hyaluronic acid,HA)、Ⅲ型前胶原肽(procollagen Ⅲ peptide,PⅢP)、Ⅳ型胶原(collagen Ⅳ,C-Ⅳ)、层粘连蛋白(laminin,LN)及壳多糖酶 3 样蛋白 1 等可供参考。

几种特殊人群的肝炎:①小儿病毒性肝炎。小儿急性肝炎多为黄疸型,以甲型肝炎为主。一般起病较急,黄疸前期较短,消化道症状和呼吸道症状较明显,早期易误诊为上呼吸道感染或消化道疾病。婴儿肝炎病情常较重,可发展为急性肝衰竭。小儿慢性肝炎以乙型和丙型多见,病情大多较轻。因小儿免疫系统发育不成熟,感染 HBV 后易形成免疫耐受状态,多无症状而成为隐性感染,或成为无症状HBV 携带者。②老年病毒性肝炎。老年急性病毒性肝炎以戊型肝炎较多见,以黄疸型为主。老年慢性肝炎较急性者为多,特点是黄疸较深,持续时间较长,易发生胆汁淤积,合并症较多,肝衰竭发生率高,预后较差。③妊娠期合并肝炎。病情常较重,尤其以妊娠后期为严重,产后大出血多见,较易发展为肝衰竭,病死率较高。妊娠合并戊型肝炎时病死率可高达 30% 以上。

【实验室及其他检查】

(一)血常规

急性肝炎初期白细胞总数正常或略高,黄疸期白细胞总数正常或稍低,淋巴细胞相对增多,偶可见异型淋巴细胞。肝衰竭时白细胞可升高,红细胞及血红蛋白可下降。肝炎肝硬化伴脾功能亢进者可有血小板、红细胞、白细胞减少的"三少"现象。

(二)尿常规

尿胆红素和尿胆原的检测有助于黄疸的鉴别诊断。肝细胞性黄疸时两者均为阳性,溶血性黄疸以尿胆原为主,梗阻性黄疸以尿胆红素为主。

(三)肝功能检查

1. 血清酶测定

(1)丙氨酸转氨酶(ALT):在肝细胞损伤时释放入血,是目前临床上反映肝功能的最常用指标。ALT 对肝病诊断的特异性比天冬氨酸转氨酶(AST)高。急性肝炎时 ALT 明显升高,AST/ALT 常小于1,黄疸出现后 ALT 开始下降。慢性肝炎和肝硬化时 ALT 轻度或中度升高或反复异常,AST/ALT 常大于 1。肝衰竭患者可出现 ALT 快速下降,胆红素不断升高的"胆酶分离"现象,提示肝细胞大量坏死。

（2）天冬氨酸转氨酶（AST）：在心肌中含量最高，依次为心、肝、骨骼肌、肾、胰。在肝脏，AST 80% 存在于肝细胞线粒体中，仅 20% 在胞质。肝病时血清 AST 升高，提示线粒体损伤，病情易持久且较严重，通常与肝病严重程度呈正相关。急性肝炎时如果 AST 持续在高水平，有转为慢性肝炎的可能。

（3）乳酸脱氢酶（LDH）：肝病时可显著升高，但肌病时亦可升高，须配合临床加以鉴别。LDH 升高在肝衰竭时亦提示肝细胞缺血、缺氧。

（4）γ-谷氨酰转移酶（γ-GT）：肝炎和肝癌患者可显著升高，在胆管炎症、阻塞的情况下更明显。

（5）胆碱酯酶：由肝细胞合成，其活性降低提示肝细胞已有较明显损伤，其值愈低，提示病情愈重。

（6）碱性磷酸酶（ALP）：正常人血清中 ALP 主要来源于肝和骨组织，ALP 测定主要用于肝病和骨病的临床诊断。当肝内或肝外胆汁排泄受阻时，肝组织表达的 ALP 不能排出体外而回流入血，导致血清 ALP 活性升高。儿童生长发育期 ALP 可明显增加。

2. **血清蛋白**　主要由白蛋白（A）及 α_1、α_2、β、γ 球蛋白（G）组成。前 4 种主要由肝细胞合成，γ 球蛋白主要由浆细胞合成。白蛋白半衰期较长，约为 21 天。急性肝炎时，血清蛋白质和量可在正常范围内。慢性肝炎中度以上、肝硬化、肝衰竭时白蛋白下降，γ 球蛋白升高，白/球（A/G）比例下降甚至倒置。

3. **胆红素**　急性或慢性黄疸型肝炎时血清胆红素升高，活动性肝硬化时亦可升高且消退缓慢，肝衰竭者常超过 171μmol/L。胆红素含量是反映肝细胞损伤严重程度的重要指标。直接胆红素在总胆红素中的比例尚可反映胆汁淤积的程度。

4. **凝血酶原时间（PT）、凝血酶原活动度（PTA）、国际标准化比值（INR）**　PT 延长或 PTA 下降与肝损害严重程度密切相关。PTA≤40% 是诊断肝衰竭的重要依据。INR（international normalized ratio）是根据 PT 与国际敏感度指数（ISI）的比值计算而得出。健康成年人 INR 大约为 1.0，INR 值越大表示凝血功能越差。

5. **血氨**　肝衰竭时清除氨的能力减退或丧失，导致血氨升高，可以出现肝性脑病。

6. **血糖**　超过 40% 的肝衰竭患者有血糖降低。临床上应注意低血糖昏迷与肝性脑病的鉴别。

7. **血浆胆固醇**　60%～80% 的血浆胆固醇来自肝脏。肝细胞严重损伤时，胆固醇在肝内合成减少，故血浆胆固醇明显下降，胆固醇愈低，预后愈差。梗阻性黄疸时胆固醇升高。

8. **补体**　当肝细胞严重损害时，补体合成减少。临床检测 CH50 和 C3 补体对预后有评估作用。

9. **胆汁酸**　血清中胆汁酸含量很低，当肝炎活动时胆汁酸升高。由于肝脏对胆红素和胆汁酸的运转系统不同，检测胆汁酸有助于鉴别胆汁淤积和高胆红素血症。

10. **吲哚菁绿（ICG）清除试验**　以上肝功能测定为静态检测，ICG 清除试验属动态检测。它是在一定时间内通过分析肝功能特定指示物 ICG 在受试者体内的动态变化检测，可评估受试者肝脏摄取、代谢、合成、生物转化和排泌等生理功能的有效状态（又称有效肝功能或肝储备功能），主要影响因素为功能性肝细胞量和有效肝脏血流量（effective hepatic blood flow，EHBF），对肝硬化肝衰竭、肝叶切除和肝移植预后评估有重要价值。

（四）甲胎蛋白

甲胎蛋白（alpha-fetoprotein，AFP）含量的检测是筛选和早期诊断 HCC 的常规方法，但应注意有假阴性的情况。肝炎活动和肝细胞修复时 AFP 不同程度地升高，应动态观察。

（五）肝脏硬度值测定

肝脏硬度值测定（liver stiffness measurements，LSM）主要包括基于超声技术的瞬时弹性成像（transient elastography，TE）、点剪切波弹性成像（point shear wave elastography，p-SWE）和二维剪切波弹性成像（2D shear wave elastography，2D-SWE），以及磁共振弹性成像（magnetic resonance elastography，MRE）。MRE 可更全面地评估肝纤维化程度，但由于其需要特殊人员、设备，价格较高，临床未常规开

展。TE应用最为广泛,能够比较准确地识别进展期肝纤维化和早期肝硬化,但测定值受肝脏炎症坏死、胆汁淤积和重度脂肪变等多种因素影响,TE结果判读须结合患者ALT及胆红素水平等指标。

(六) 病原学检查

1. 甲型肝炎

(1) 抗-HAV IgM:是新近感染的证据,是早期诊断甲型肝炎最简便而可靠的血清学标志。在发病后数天抗-HAV IgM即可阳性,3~6个月转阴。临床上多采用ELISA检测。

(2) 抗-HAV IgG:出现稍晚,于2~3个月达到高峰,持续多年或终身,属于保护性抗体,具有免疫功能的标志。单份抗-HAV IgG阳性表示受过HAV感染或疫苗接种后反应。如果急性期及恢复期双份血清抗-HAV IgG滴度有4倍以上增长,亦是诊断甲型肝炎的依据。

其他检测方法如免疫电镜观察和鉴定HAV颗粒、体外细胞培养分离病毒、cDNA-RNA分子杂交法检测HAV RNA、RT-PCR检测HAV RNA等,临床少用,只用于实验研究。

2. 乙型肝炎

(1) HBsAg与抗-HBs:HBsAg在感染HBV 2周后即可阳性。HBsAg阳性反映现症HBV感染,阴性不能排除HBV感染。抗-HBs为保护性抗体,阳性表示对HBV有免疫功能。少部分病例始终不产生抗-HBs。HBsAg和抗-HBs同时阳性可出现在HBV感染恢复期,此时HBsAg尚未消失,抗-HBs已产生;另一情形是S基因发生变异,原型抗-HBs不能将其清除,或抗-HBs阳性者感染了免疫逃避株等。

(2) HBeAg与抗-HBe:急性HBV感染时HBeAg的出现时间略晚于HBsAg。HBeAg与HBV DNA有良好的相关性,因此,HBeAg的存在表示病毒复制活跃且有较强的传染性。HBeAg消失而抗-HBe产生称为血清转换。抗-HBe阳转后,病毒复制多处于静止状态,传染性降低。长期抗-HBe阳性者并不代表病毒复制停止或无传染性,研究显示20%~50%的患者仍可检测到HBV DNA,部分可能由于前C区基因变异,所以不能形成HBeAg。

(3) HBcAg与抗-HBc:血清中HBcAg主要存在于HBV完整颗粒(Dane颗粒)的核心,游离的极少,常规方法不能检出。HBcAg与HBV DNA呈正相关,HBcAg阳性表示HBV处于复制状态,有传染性。

抗-HBc IgM是HBV感染后较早出现的抗体,在发病第1周即可出现,持续时间差异较大,多数在6个月内消失。高滴度的抗-HBc IgM对诊断急性乙型肝炎或慢性乙型肝炎急性发作有帮助。抗-HBc IgM的检测受类风湿因子(RF)的影响较大,低滴度的抗-HBc IgM应注意假阳性。抗-HBc IgG在血清中可长期存在。高滴度的抗-HBc IgG表示现症感染,常与HBsAg并存;低滴度的抗-HBc IgG表示过去感染,常与抗-HBs并存。单一抗-HBc IgG阳性者可以是过去感染,因其可长期存在,亦可以是低水平感染,特别是高滴度者。

(4) HBV DNA:是病毒复制和传染性的直接标志。定量测定对于判断病毒复制程度、传染性人小、抗病毒药物疗效等有重要意义。HBV DNA检测方面,还有前C区变异、基因分型及基因耐药变异位点等检测。前C区变异可能与肝衰竭发生有关,我国主要基因型为B和C型,基因分型对预后判断及抗病毒药物疗效等有一定意义,而基因耐药变异位点检测对核苷类似物抗病毒治疗有重要意义。

(5) 组织中HBV标志物的检测:可用免疫组织化学方法检测肝组织中HBsAg、HBcAg的存在及分布,原位杂交或原位PCR方法可检测组织中HBV DNA的存在及分布。肝组织中cccDNA检测对诊断、治疗及预后有较大意义。

3. 丙型肝炎

(1) 抗-HCV IgM和抗-HCV IgG:HCV抗体不是保护性抗体,是HCV感染的标志。抗-HCV IgM在发病后即可检测到,一般持续1~3个月,因此抗-HCV IgM阳性提示现症HCV感染。抗-HCV IgM的检测受较多因素的影响,如球蛋白、RF等,稳定性不如抗-HCV IgG。抗-HCV IgG阳性提示现症感染或既往感染。

（2）HCV RNA：阳性是病毒感染和复制的直接标志。HCV RNA 定量方法包括 DNA 探针技术、竞争 PCR 法、RT-PCR 法等，定量测定有助于了解病毒复制程度、抗病毒治疗的选择及疗效评估等。

（3）血清丙型肝炎抗原（HCAg）：也是 HCV 现症感染的标志，只在没有条件做 HCV RNA 检测时，用于协助诊断。

（4）HCV 基因分型：HCV RNA 基因分型方法较多，国内外在抗病毒疗效考核研究中，应用 Simmonds 等 1～6 型分型法最为广泛。HCV RNA 基因分型结果有助于判定治疗的应答及制订抗病毒治疗的个体化方案。

4. 丁型肝炎

（1）HDAg、抗 -HD IgM 及抗 -HD IgG：HDAg 是 HDV 颗粒内部成分，阳性是诊断急性 HDV 感染的直接证据。HDAg 在病程早期出现，持续时间平均为 21 天，随着抗 -HD 的产生，HDAg 多以免疫复合物形式存在，此时检测 HDAg 为阴性。在慢性 HDV 感染中，由于有高滴度的抗 -HD，HDAg 多为阴性。抗 -HD IgM 阳性是现症感染的标志，当感染处于 HDAg 和抗 -HD IgG 之间的窗口期时，可仅有抗 -HD IgM 阳性。抗 -HD IgG 不是保护性抗体，高滴度抗 -HD IgG 提示感染的持续存在，低滴度提示感染静止或终止。

（2）HDV RNA：血清或肝组织中 HDV RNA 是诊断 HDV 感染最直接的依据。可采用分子杂交和 RT-PCR 方法检测。

5. 戊型肝炎

（1）抗 -HEV IgM 和抗 -HEV IgG：抗 -HEV IgM 在发病初期产生，是近期 HEV 感染的标志，大多数在 3 个月内阴转。抗 -HEV IgG 在急性期滴度较高，恢复期则明显下降。如果抗 -HEV IgG 滴度较高，或由阴性转为阳性，或由低滴度升为高滴度，或由高滴度降至低滴度甚至阴转，均可诊断为 HEV 感染。抗 -HEV IgG 持续时间报道不一，较多认为于发病后 6～12 个月阴转，亦有报道持续几年甚至十多年。少数戊型肝炎患者始终不产生抗 -HEV IgM 和抗 -HEV IgG，两者均阴性时不能完全排除戊型肝炎。

（2）HEV RNA：采用 RT-PCR 法在粪便和血液标本中检测到 HEV RNA，可明确诊断。感染 HEV 后，约 3 周即可在血中检测到 HEV RNA，粪便排出 HEV 可长达约 4～6 周。在出现戊型肝炎临床症状后 1～2 周内，70%～80% 患者的粪便和血清中可检测到 HEV RNA，随后阳性率显著下降。HEV RNA 阳性是 HEV 现症感染的直接证据。约 20%～30% 患者在发病时体内 HEV 已基本被清除，因此，HEV RNA 阴性并不能排除 HEV 急性感染。

（七）影像学检查

腹部超声（US）、计算机断层扫描（CT）、磁共振（MRI 或 MR）有助于鉴别阻塞性黄疸、脂肪肝及肝内占位性病变，能反映肝脏表面变化，门静脉、脾静脉直径，脾脏大小，胆囊异常变化，腹水等。彩色超声尚可观察到血流变化。CT、MRI 对肝脏组织结构变化，如出血坏死、脂肪变性及鉴别肝内占位病变优于 US。

（八）肝组织病理检查

对明确诊断、衡量炎症活动度、纤维化程度及评估疗效具有重要价值。

【并发症】

肝内并发症多发生于 HBV 和 / 或 HCV 感染，主要有肝硬化、肝细胞癌、脂肪肝。肝外并发症包括胆道炎症、胰腺炎、糖尿病、甲状腺功能亢进、再生障碍性贫血、溶血性贫血、心肌炎、肾小球肾炎、肾小管性酸中毒等。

不同病原所致肝衰竭均可发生严重并发症，主要有以下几种。

1. 肝性脑病 是肝功能不全所引起的神经精神综合征，可发生于肝衰竭和肝硬化。常见诱因有上消化道出血、高蛋白饮食、感染、大量排钾利尿、大量放腹水、使用镇静剂等，其发生可能是多因素综合作用的结果。

肝性脑病根据临床症状、体征及脑电波异常程度分为四度:Ⅰ度,轻型肝性脑病,以精神症状为主,有性格行为改变,定时、定向、计算力等异常;Ⅱ度,中型肝性脑病,以神经症状为主,扑翼样震颤可引出,肌张力增强,腱反射亢进,嗜睡,脑电图有异常θ波,性格行为异常,属昏迷前期;Ⅲ度,重度肝性脑病,昏睡状态,对刺激尚有反应,脑电图见异常θ波和三相慢波,属昏迷期;Ⅳ度,深昏迷状态,对刺激无反应,腱反射消失。未达到Ⅰ度,但有智力下降、反应时间延长、操作能力减退等表现者,称为亚临床型肝性脑病。

2. **上消化道出血**　病因主要有:①凝血因子、血小板减少;②胃黏膜广泛糜烂和溃疡;③门静脉高压。上消化道出血可诱发肝性脑病、腹水、感染、肝肾综合征等。

3. **肝肾综合征**　往往是严重肝病的终末期表现。约半数病例有出血、放腹水、大量利尿、严重感染等诱因。主要表现为少尿或无尿、氮质血症、电解质平衡失调。

4. **感染**　肝衰竭患者易发生难于控制的感染,以胆道、腹膜、肺多见,病原体以革兰氏阴性杆菌为主。细菌主要来源于肠道,且肠道中微生态失衡与内源性感染的出现密切相关,应用广谱抗生素后,也可出现真菌感染。

【诊断】

(一) 流行病学资料

甲型肝炎:病前是否在甲肝流行区,有无进食未煮熟海产如毛蚶、蛤蜊及饮用污染水。乙型肝炎:输血、不洁注射史,家庭成员有无 HBV 感染者,特别是婴儿母亲是否 HBsAg 阳性等有助于乙型肝炎的诊断。丙型肝炎:有输血及血制品、静脉吸毒、血液透析、多个性伴侣不洁注射及文身等病史。丁型肝炎:同乙型肝炎,我国以西南部感染率较高。戊型肝炎:基本同甲型肝炎,暴发以水传播为多见,多见于成年人。

(二) 临床诊断

1. **急性肝炎**　起病较急,常有畏寒、发热、乏力、食欲缺乏、恶心、呕吐等急性感染症状。肝大,质偏软,ALT 显著升高。黄疸型肝炎血清胆红素正常或 >17.1μmol/L,尿胆红素阳性。黄疸型肝炎可有黄疸前期、黄疸期、恢复期三期经过,病程不超过 6 个月。

2. **慢性肝炎**　病程超过半年或发病日期不明确而有慢性肝炎症状、体征、实验室检查改变者。常有乏力、厌油、肝区不适等症状,可有肝病面容、肝掌、蜘蛛痣、胸前毛细血管扩张、肝大而质偏硬、脾大等体征。根据病情轻重、实验室指标改变等综合评定为轻、中、重三度。

3. **肝衰竭**　急性黄疸型肝炎病情迅速恶化,2 周内出现Ⅱ度以上肝性脑病或其他肝衰竭表现者,为急性肝衰竭;15 天至 26 周出现上述表现者为亚急性肝衰竭;在慢性肝病基础上出现的急性肝功能失代偿为慢加急性(亚急性)肝衰竭。在慢性肝炎或肝硬化基础上出现的肝衰竭为慢性肝衰竭。

4. **淤胆型肝炎**　起病类似急性黄疸型肝炎,黄疸持续时间长,症状轻,有肝内梗阻的表现。

5. **肝炎肝硬化**　多有慢性肝炎病史,有乏力、腹胀、尿少、肝掌、蜘蛛痣、脾大、腹水、双下肢水肿、胃底食管下段静脉曲张、白蛋白下降、A/G 倒置等肝功能受损和门静脉高压表现。

(三) 病原学诊断

1. **甲型肝炎**　有急性肝炎临床表现,并具备下列任何一项均可确诊为甲型肝炎:抗-HAV IgM 阳性;抗-HAV IgG 急性期阴性,恢复期阳性;粪便中检出 HAV 颗粒或抗原或 HAV RNA。

2. **乙型肝炎**　急性乙型肝炎现已少见。慢性 HBV 感染可分为以下几型。

(1) 慢性乙型肝炎

1) HBeAg 阳性慢性乙型肝炎:血清 HBsAg、HBeAg 阳性和 HBV DNA 阳性,抗-HBe 阴性,血清 ALT 持续或反复升高,或肝组织学检查有肝炎病变。

2) HBeAg 阴性慢性乙型肝炎:血清 HBsAg 和 HBV DNA 阳性,HBeAg 持续阴性,抗-HBe 阳性或阴性,血清 ALT 持续或反复异常,或肝组织学检查有肝炎病变。

根据生化学试验及其他临床和辅助检查结果,上述两型慢性乙型肝炎可进一步分为轻度、中度和重度。

（2）慢性 HBV 感染

1）HBeAg 阳性慢性 HBV 感染者:血清 HBsAg 和 HBV DNA 阳性,HBeAg 阳性,但 1 年内连续随访 3 次以上,血清 ALT 和 AST 均在正常范围,肝组织学检查一般无明显异常或轻度异常。

2）HBeAg 阴性慢性 HBV 携带感染者:血清 HBsAg 低滴度阳性,HBeAg 阴性,抗-HBe 阳性或阴性,HBV DNA 检测不到（PCR 法）或低于最低检测限,1 年内连续随访 3 次以上,ALT 均在正常范围。肝组织学检查显示无或仅有轻度炎症,可有不同程度的纤维化。

（3）隐匿性慢性乙型肝炎:血清 HBsAg 阴性,但血清和/或肝组织中 HBV DNA 阳性,并有慢性乙型肝炎的临床表现。患者可伴有血清抗-HBs、抗-HBe 和/或抗-HBc 阳性。另有约 20% 隐匿性慢性乙型肝炎患者除 HBV DNA 阳性外,其余 HBV 血清学标志均为阴性。诊断须排除其他病毒及非病毒因素引起的肝损伤。

3. 丙型肝炎 抗-HCV IgM 和/或 IgG 阳性,HCV RNA 阳性,可诊断为丙型肝炎。

4. 丁型肝炎 有现症 HBV 感染,同时血清 HDAg 或抗-HD IgM 或高滴度抗-HD IgG 或 HDV RNA 阳性,或肝内 HDAg 或 HDV RNA 阳性,可诊断为丁型肝炎。低滴度抗-HD IgG 有可能为过去感染。不具备临床表现,仅血清 HBsAg 和 HDV 血清标志物阳性时,可诊断为无症状 HDV 携带者。

5. 戊型肝炎 急性肝炎患者抗-HEV IgM 阳性,或抗-HEV IgG 由阴性转为阳性,或由低滴度到高滴度,或由高滴度到低滴度甚至阴转,或血 HEV RNA 阳性,或粪便 HEV RNA 阳性或检出 HEV 颗粒,均可诊断为戊型肝炎。抗-HEV IgM 阳性可作为诊断参考,但须排除假阳性。免疫抑制患者如出现 ALT 异常,且血清和/或粪便 HEV RNA 持续阳性 3 个月以上,可诊断为慢性戊型肝炎。

【鉴别诊断】

(一) 其他原因引起的黄疸

1. 溶血性黄疸 常有药物或感染等诱因,表现为贫血、腰痛、发热、血红蛋白尿、网织红细胞升高,黄疸大多较轻,主要为间接胆红素升高。

2. 肝外梗阻性黄疸 常见病因有胆囊炎、胆石症,胰头癌,壶腹周围癌,肝癌,胆管癌,阿米巴脓肿等。有原发病症状、体征,肝功能损害轻,以直接胆红素为主。肝内外胆管扩张。

(二) 其他原因引起的肝炎

1. 其他病毒所致的肝炎 如巨细胞病毒（CMV）感染、传染性单核细胞增多症等,可根据原发病的临床特点和病原学、血清学检查结果进行鉴别。

2. 感染中毒性肝炎 如肾综合征出血热、恙虫病、伤寒、钩端螺旋体病、阿米巴肝病、急性血吸虫病、华支睾吸虫病等,主要根据原发病的临床特点和实验室检查加以鉴别。

3. 药物性肝损害 有使用肝损害药物的历史,停药后肝功能可逐渐恢复。肝炎病毒标志物阴性。

4. 酒精性肝病 有长期大量饮酒的历史。

5. 自身免疫性肝炎 主要有原发性胆汁性肝硬化（PBC）和自身免疫性肝病（AIH）。PBC 主要累及肝内胆管,自身免疫性肝病主要破坏肝细胞。诊断主要依靠自身抗体的检测和病理组织检查。

6. 脂肪肝及妊娠急性脂肪肝 脂肪肝大多继发于肝炎后或身体肥胖者。血中甘油三酯多增高,B 超有较特异的表现。妊娠急性脂肪肝多以急性腹痛起病或并发急性胰腺炎,黄疸深,肝缩小,严重低血糖及低蛋白血症,尿胆红素阴性。

7. 肝豆状核变性（Wilson disease） 血清铜及铜蓝蛋白降低,眼角膜边缘可发现凯-弗环（Kayser-Fleischer ring）。

【预后】

(一) 急性肝炎

多数患者在3个月内临床康复。甲型肝炎预后良好,病死率约为0.01%;急性乙型肝炎60%～90%可完全康复,10%～40%转为慢性或病毒携带;急性丙型肝炎易转为慢性或病毒携带;急性丁型肝炎重叠HBV感染时约70%转为慢性;戊型肝炎多为急性经过,病情较甲型肝炎重,病死率为1%～5%,妊娠晚期合并戊型肝炎病死率为10%～40%。

(二) 慢性肝炎

轻度慢性肝炎患者一般预后良好;重度慢性肝炎患者预后较差,约80% 5年内发展成肝硬化,少部分可转为肝细胞癌(HCC)。中度慢性肝炎预后居于轻度和重度之间。

(三) 肝衰竭

肝衰竭患者预后不良,病死率为50%～70%。年龄较小、治疗及时、无并发症者病死率较低。急性肝衰竭存活者,远期预后较好,多不发展为慢性肝炎和肝硬化;亚急性肝衰竭存活者多数转为慢性肝炎或肝炎肝硬化;慢性肝衰竭病死率最高,可达80%以上。

(四) 淤胆型肝炎

急性淤胆型肝炎患者预后较好,一般都能康复。慢性者预后较差,容易发展成胆汁性肝硬化。

(五) 肝炎肝硬化

代偿性肝硬化患者可较长时间维持生命。失代偿性肝硬化患者预后不良。

【治疗】

病毒性肝炎的治疗应根据不同病原、不同临床类型及组织学损害区别对待。各型肝炎的治疗原则均为足够的休息、合理饮食,辅以适当药物,避免饮酒、过劳和应用损害肝脏药物。

(一) 急性肝炎

急性肝炎一般为自限性,多可完全康复,以一般治疗及对症支持治疗为主。急性期应进行隔离,症状明显及有黄疸者应卧床休息,恢复期可逐渐增加活动量,但要避免过劳。饮食宜清淡、易消化,适当补充维生素,热量不足者应静脉补充葡萄糖。避免饮酒和应用损害肝脏药物,辅以药物对症及恢复肝功能。药物不宜太多,以免加重肝脏负担。

一般不采用抗病毒治疗,急性丙型肝炎则例外,只要检查HCV RNA阳性,尽快开始抗病毒治疗可获得治愈。

(二) 慢性肝炎

根据慢性肝炎患者具体情况采用综合性治疗方案,总体治疗原则是:①积极抗病毒治疗;②适当休息、合理营养等对症支持治疗;③积极治疗肝衰竭、肝硬化失代偿及各种并发症,包括人工肝治疗、肝移植等;④避免饮酒及使用对肝脏有害的药物。

1. 一般治疗

(1) 适当休息:症状明显或病情较重者应强调卧床休息。病情轻者以活动后不觉疲乏为度。

(2) 合理饮食:适当的高蛋白、高热量、高维生素的易消化食物有利于肝脏修复,避免饮酒。

(3) 心理平衡:使患者有正确的疾病观,对肝炎治疗应有耐心和信心。

2. 抗病毒治疗

(1) 抗病毒治疗目标:①乙型肝炎。最大限度地长期抑制或消除病毒,减轻肝细胞炎症、坏死及肝纤维化,延缓和阻止疾病进展,减少和防止肝脏失代偿、肝硬化、HCC及其并发症的发生,从而改善生活质量并延长生存时间。对部分适合患者应追求临床治愈。②丙型肝炎。清除HCV,获得治愈,阻止其进展为肝硬化、失代偿期肝硬化、肝衰竭或HCC,改善患者的长期生存率,提高患者的生活质量,预防HCV传播。

(2) 抗病毒治疗的一般适应证

1) 乙型肝炎:血清HBV DNA阳性、ALT持续异常且排除其他原因所致者,应进行抗病毒治疗。

临床确诊为代偿期和失代偿期乙型肝炎肝硬化患者,无论其 ALT 和 HBV DNA 水平高低及 HBeAg 阳性与否,均应进行抗病毒治疗。血清 HBV DNA 阳性者,无论 ALT 水平高低,只要符合下列情况之一,应进行抗病毒治疗:①有乙型肝炎肝硬化家族史或 HCC 家族史;②年龄>30 岁;③无创指标或肝组织学检查,提示肝脏存在明显炎症(G≥2)或纤维化(F≥2);④HBV 相关肝外表现。

2)丙型肝炎:只要 HCV RNA 或 HCAg 阳性,就应进行抗病毒治疗。

3)戊型肝炎:部分慢性 HEV 感染者可进行抗病毒治疗。

(3)抗病毒治疗的疗效判断

1)乙型肝炎:①病毒学应答(virological response)指血清 HBV DNA 检测不到或低于检测下限,或较基线下降≥2lg;②血清学应答(serological response)指血清 HBeAg 转阴或 HBeAg 血清学转换或 HBsAg 转阴或 HBsAg 血清学转换;③生化学应答(biochemical response)指血清 ALT 和 AST 恢复正常;④组织学应答(histological response)指肝脏组织学炎症坏死或纤维化程度改善达到某一规定值。

2)丙型肝炎:治疗结束后 12 周时获得持续病毒学应答(sustained virological response,SVR),即敏感检测方法无法检出 HCV RNA(<15IU/ml),相当于临床治愈。

(4)抗 HBV 药物及应用:目前临床应用的主要有核苷(酸)类似物(nucleoside/nucleotide analogues,NAs)及聚乙二醇干扰素 -α(polyethylene glycol interferon α,Peg-IFN-α)两大类。两类药物的特点、疗程及疗效比较见表 3-3。

表 3-3 干扰素与核苷(酸)类似物治疗慢性乙型肝炎比较

药物	作用机制	给药途径	疗程	抗病毒疗效	耐受性
聚乙二醇干扰素 -α	兼具抗病毒与免疫调节作用	皮下注射	有限疗程,通常为 48~96 周	对 HBsAg 抑制较为明显	耐受性差,不良反应常见
核苷(酸)类似物	直接抗病毒作用	口服给药	疗程不固定,需要长期服药	对 HBV DNA 抑制较为明显	耐受性好,不良反应少见

1)核苷(酸)类似物治疗:核苷(酸)类似物直接靶向 HBV 的 DNA 聚合酶,抑制病毒复制,长期服用耐受性好。

药物选择:在抗 HBV 治疗史上共有 6 种核苷(酸)类似物。按照上市的时间顺序分别是拉米夫定(lamivudine,LAM)、阿德福韦酯(aadefovir dipivoxil,ADV)、替比夫定(telbivudine,LdT)、恩替卡韦(entecavir,ETV)、替诺福韦酯(tenofovir,TDF)和丙酚替诺福韦(tenofovir alafenamide fumarate,TAF)。由于早期核苷(酸)类似物 LAM、ADV 和 LdT 因耐药率高或不良反应多,目前已很少用于 HBV 感染者的抗病毒治疗。

目前作为临床一线用药的主要有 ETV、TDF 和 TAF 三种:①恩替卡韦,是环戊酰鸟苷类似物。成人每天口服(空腹服用)0.5mg 能有效抑制 HBV DNA 复制;对曾经使用过其他核苷类似物(如拉米夫定)并发生酪氨酸 - 蛋氨酸 - 天门冬氨酸 - 天门冬氨酸(YMDD)变异者,将剂量提高至每天 1mg。②替诺福韦酯,是一种核苷酸类似物,结构与阿德福韦酯相似。每天 300mg,耐药率低,与 ETV、LAM 及 LdT 等无交叉耐药,可用于乙型肝炎患者的初始治疗,亦可作为这些药物治疗失败后的挽救治疗。TDF 的肾毒性比 ADV 小,妊娠安全性上与 LdT 同属 B 类药物。③丙酚替诺福韦,属于核苷酸类似物,是替诺福韦新型前体药物,作用机制与 TDF 类似,均具有强效抑制病毒、低耐药率的特点。TAF 血浆稳定性更高,具有靶向肝脏的特性,可用于治疗成人和青少年慢性乙型肝炎,每天 25mg,随餐服用。较 TDF 而言,TAF 骨、肾安全性更佳及 ALT 复常率更高。

疗程:乙型肝炎患者核苷(酸)类似物治疗不能预测具体疗程。HBeAg 阳性乙型肝炎患者大多需要长期用药,最好至 HBsAg 消失再停药。HBeAg 阴性乙型肝炎患者,治疗到 HBsAg 消失和/或出现抗 -HBs,且 HBV DNA 检测不到,巩固治疗 6 个月仍检测不到,可停药随访。停药后仍须定期随访监测。停止抗病毒治疗后不能获得持久病毒学和血清学应答的患者,以及肝硬化或肝功能失代偿患者,均应长期治疗。

监测和随访:治疗前及治疗期间应每3～6个月进行1次血常规、肝脏生物化学指标、HBV DNA定量和HBV血清学标志物、肝脏硬度值测定,检查腹部超声和甲胎蛋白等(无肝硬化者每6个月1次,肝硬化者每3个月1次),必要时做增强CT或增强MRI以早期发现HCC。

2)Peg-IFN-α治疗:可通过诱导多种抗病毒蛋白直接抗病毒,同时通过增强T淋巴细胞和自然杀伤淋巴细胞的活性,对感染HBV的肝细胞产生细胞免疫应答。其主要优点是通过有限的治疗疗程获得持久应答,治疗结束时部分患者有机会得到持久病毒学应答以及HBsAg消失。

Peg-IFN-α治疗应答的情况受患者HBV传播方式、年龄、性别、感染时长、肝脏炎症活动程度(血清ALT水平)、HBV基因型、HBV DNA载量、有无肝硬化、既往抗HBV治疗史等因素的影响。临床确定Peg-IFN-α治疗适应证及预测疗效时应充分考虑这些因素。初治乙型肝炎患者治疗前HBV DNA<$2×10^8$IU/ml、ALT高水平(2×ULN～10×ULN)或肝组织炎症坏死G2及以上、A或B基因型、基线低HBsAg水平(<25 000IU/ml)、基线抗-HBc定量高水平,提示干扰素疗效较好。对NAs经治乙型肝炎患者中符合条件的优势人群,联合Peg-IFN-α可使部分患者获得临床治愈。干扰素治疗前HBsAg低水平(<1 500IU/ml)且HBeAg阴性,治疗中HBsAg快速下降的患者,联合治疗后HBsAg清除率较高。

药物、剂量和疗程:聚乙二醇化干扰素-α(Peg-IFN-α)成人推荐治疗剂量为180μg,每周1次,皮下注射。剂量应在治疗过程中根据患者耐受性等因素进行调整。疗程多为48～96周,应根据患者对治疗的应答情况进行调整。

Peg-IFN-α禁忌证:①绝对禁忌证,包括妊娠或短期内有妊娠计划,精神病史,未能控制的癫痫,失代偿期肝硬化,未控制的自身免疫病及严重感染、视网膜疾病、心力衰竭、慢性阻塞性肺疾病等基础疾病;②相对禁忌证,包括甲状腺疾病,既往抑郁症史,未控制的糖尿病、高血压、心脏病。

治疗监测:治疗过程中应按照需要监测全血细胞计数和血清ALT、TBil水平。每12周监测病毒学和血清学指标评估应答情况。治疗第1个月,每1～2周进行1次血常规检查,稳定后每个月进行1次血常规、肝脏生物化学指标检查;每3个月进行1次甲状腺功能、血糖、HBV DNA、HBsAg、HBeAg和抗-HBe检查;每6个月进行1次腹部超声和甲胎蛋白检测(肝硬化者每3个月1次,必要时做增强CT或增强MRI以早期发现HCC)。

不良反应及处理:Peg-IFN-α治疗导致的不良反应包括流感样症状、骨髓抑制、失眠、抑郁、自身免疫性疾病、甲状腺功能异常等,其中大部分为轻度或自限性,少数为严重不良反应,应定期监测,及时给予对症处理,减少药物剂量或者停药。

3)NAs联合Peg-IFN-α治疗:在一些符合条件的患者中,如NAs治疗后HBV DNA定量<检测下限、HBeAg阴转,且HBsAg<1 500IU/ml时,结合患者意愿可考虑加用Peg-IFN-α治疗,以追求临床治愈。

4)特殊人群的抗病毒治疗

①儿童:对于活动性乙型肝炎或肝硬化患儿,应及时进行抗病毒治疗。可选用有限疗程的普通α-干扰素或Peg-IFN-α-2a治疗,也可选用ETV、TDF或TAF治疗。

②妊娠女性:妊娠期间首次诊断乙型肝炎的患者,治疗适应证同普通乙型肝炎患者,可使用TDF抗病毒治疗。妊娠前或妊娠期间开始服用抗病毒药物的乙型肝炎患者,产后应继续进行抗病毒治疗。血清HBV DNA高水平是垂直传播的高危因素,妊娠中后期如果HBV DNA定量>$2×10^5$IU/ml,可在知情同意的基础上,于妊娠第24～28周开始服用TDF抗病毒治疗,可以有效阻断垂直传播。

③化学治疗、靶向治疗和免疫抑制剂治疗的患者:慢性HBV感染者接受肿瘤化学治疗、靶向药物或免疫抑制剂治疗可能导致HBV再激活,重者可发生肝衰竭甚至死亡。所有接受化学治疗、靶向药物及免疫抑制剂治疗的患者,开始治疗前均应检查HBsAg、抗-HBc和/或HBV DNA。对于HBsAg和/或HBV DNA阳性者,应在开始使用免疫抑制剂、靶向药物及化学治疗药物之前至少1周应用

NAs 抗病毒治疗,至少应该同时应用。HBsAg 阴性、抗-HBc 阳性患者,若使用 B 淋巴细胞单克隆抗体或进行造血干细胞移植,或伴进展期肝纤维化/肝硬化,也应进行预防性抗病毒治疗。化学治疗、靶向药物和/或免疫抑制剂治疗停止后,根据患者病情决定 NAs 的停药时间。

（5）抗 HCV 药物及应用:主要是直接抗病毒药物（DAAs）,包括非结构蛋白（NS）3/4a 蛋白酶抑制剂、NS5a 抑制剂和 NS5b 聚合酶抑制剂等。NS3/4a 蛋白酶抑制剂包括格拉瑞韦（grazoprevir）、达诺瑞韦（danoprevir）、伏西瑞韦（voxilaprevir）;NS5a 抑制剂包括维帕他韦（velpatasvir）、来迪派韦（ledipasvir）、艾尔巴韦（elbasvir）、可洛派韦（coblopasvir）、拉维达韦（ravidasvir）、依米他韦（emitasvir）。NS5b 聚合酶核苷类似物抑制剂有索磷布韦（sofosbuvir）。以上不同类型的 DAA 药物组合成不同的治疗方案。目前常用的泛基因型治疗方案有:索磷布韦/维帕他韦、洛派韦联合索磷布韦;基因特异型方案有:艾尔巴韦/格拉瑞韦治疗基因 1b 型,来迪派韦/索磷布韦治疗基因 1、2、4、5、6 型患者。索磷布韦/维帕他韦/伏西瑞韦用于 DAAs 治疗失败的基因 1~6 型患者的挽救治疗。DAAs 方案均可用于代偿期肝硬化患者治疗。含蛋白酶抑制剂的方案不能用于失代偿期肝硬化。使用 DAAs 应注意与其他药物的相互作用（drug-drug interaction,DDI）。

（6）抗 HEV 药物及应用:诊断为慢性戊肝的患者,如果肝功能异常且病情较重,或者原来有慢性肝病病史,有免疫抑制或免疫障碍,应及早考虑利巴韦林治疗 3 个月;若病毒未清除,可继续利巴韦林单药治疗 6 个月;HEV RNA 仍持续阳性者,或者利巴韦林无应答或不耐受患者、血液疾病、血液透析、HIV 感染、接受肝或肾移植患者可选用 Peg-IFN-α 治疗 3 个月,其他器官移植患者无替代治疗方案。

3. 抗炎保肝治疗　HBV 感染导致肝细胞炎症坏死是疾病进展的重要病理生理过程。甘草酸制剂、水飞蓟素制剂、多不饱和卵磷脂制剂和双环醇等具有抗炎、抗氧化和保护肝细胞等作用,有望减轻肝脏炎症损伤。对肝组织炎症明显或 ALT 水平明显升高的患者,可以酌情使用。利胆类药物 S-腺苷蛋氨酸（SAMe）及熊脱氧胆酸（UDCA）有助于肝细胞功能恢复,促进肝内淤积胆汁的排泄,从而达到退黄、降酶及减轻症状的作用,可用于伴有肝内胆汁淤积的患者。

（三）肝衰竭

肝衰竭因病情发展快、病死率高（50%~70%）,应积极抢救。

肝衰竭治疗原则:依据病情发展的不同时相,以支持、对症、抗病毒等内科综合治疗为基础,早期免疫控制,中、后期以预防并发症及免疫调节为主,辅以人工肝支持系统疗法,争取适当时期进行肝移植治疗。

1. 支持和对症治疗　患者应卧床休息,实施重症监护,密切观察病情,防止医院感染。饮食方面要避免油腻,宜清淡、易消化。由于重症肝炎患者食欲极差,肝脏合成能力低下,热量摄入不足,应给予以碳水化合物为主的营养支持治疗,以减少脂肪和蛋白质的分解。补液量约 1 500~2 000ml/d,注意出入量的平衡,尿量多时可适当多补。注意维持电解质及酸碱平衡。供给足量的白蛋白,尽可能减少饮食中的蛋白质,以控制肠内氨的来源,维持正氮平衡、血容量和胶体渗透压,减少脑水肿和腹水的发生。补充足量维生素 B、C 及 K。输注新鲜血浆、白蛋白或免疫球蛋白以加强支持治疗。禁用对肝、肾有损害的药物。

2. 抗病毒治疗　乙型肝炎肝衰竭患者应尽早使用核苷类药物抗病毒治疗,禁用干扰素。抗病毒治疗对降低病死率及长期预后有重要意义。

3. 免疫调节　肝衰竭发生、发展过程中,机体免疫功能变化明显。早期多以免疫亢进为主,后期以免疫抑制为主,故早期适当使用激素,后期使用免疫增强药是有益的。激素使用要慎重,必须严格掌握适应证,对发病时间较早、ALT 水平较高、无肝硬化及其他激素禁忌证患者,可短程使用。

4. 护肝治疗　适当选用抗炎护肝药、肝细胞膜保护剂、解毒保肝药物以及利胆药物,分别通过抑制炎症反应、解毒、免疫调节、清除活性氧、调节能量代谢、改善肝细胞膜稳定性、完整性及流动性等途径,减轻肝脏组织损害,促进肝细胞修复和再生,减少肝内胆汁淤积,改善肝功能。

5. 并发症的防治

（1）肝性脑病：①去除诱因，如严重感染、出血及电解质紊乱等。②减少肠道来源的氨和其他有毒因子。包括：调整蛋白质摄入及营养支持，一般情况下蛋白质摄入量维持在 1.2～1.5g/（kg·d）；保持排便通畅，口服乳果糖；口服诺氟沙星等药物抑制肠道细菌等，以减少氨的产生和吸收；采用乳果糖或弱酸溶液保留灌肠，及时清除肠内含氨物质，使肠内 pH 保持在 5～6，减少氨的形成和吸收，达到降低血氨的目的；在规范应用抗生素的基础上，及时应用微生态制剂，调节肠道微环境，以减少肠道细菌易位或内毒素血症。③降低血氨。静脉用乙酰谷酰胺、谷氨酸钠、精氨酸、门冬氨酸钾镁有一定的降血氨作用。④纠正假性神经递质可用左旋多巴，静脉滴注 0.2～0.6g/d，左旋多巴在大脑转变为多巴胺后可取代羟苯乙醇胺等假性神经递质；维持支链/芳香氨基酸平衡可用氨基酸制剂。⑤治疗脑水肿。用 20% 甘露醇和呋塞米快速滴注，并注意水、电解质平衡。治疗肝性脑病的同时，应积极消除其诱因。

（2）上消化道出血：主要治疗措施有①给予质子泵抑制剂或 H2 受体阻滞剂；②静脉使用生长抑素（somatostatin）；③对弥散性血管内凝血患者，可给予新鲜血浆、凝血酶原复合物和纤维蛋白原等补充凝血因子，血小板显著减少者可输注血小板；④在明确维生素 K_1 缺乏后可短期使用维生素 K_1；⑤必要时在内镜下直接止血（血管套扎、电凝止血、注射组织黏合剂或硬化剂等）；⑥肝硬化门静脉高压引起出血时还可用介入及手术治疗。

（3）继发感染：肝衰竭患者极易合并感染，加重病情，因此须加强护理，严格消毒隔离。感染多发生于胆道、腹腔、呼吸道、泌尿道等。一旦出现感染征象，积极进行血液和体液的病原学检测，应首先根据经验选择抗感染药物，并及时根据病原学检测及药敏试验结果调整用药。在应用广谱抗感染药物，联合应用多个抗感染药物以及应用糖皮质激素类药物等治疗时，应注意防治继发真菌感染。出现真菌感染时，应用抗真菌药物。

（4）急性肾损伤及肝肾综合征：急性肾损伤（acute kidney injury，AKI）预防措施包括纠正低血容量，积极控制感染，避免肾毒性药物，须权衡利弊后再选择是否使用静脉造影剂。AKI 早期治疗：①减少或停用利尿治疗，停用可能引起肾损伤的药物、血管扩张剂或非甾体消炎药；②扩充血容量可使用晶体或白蛋白或血浆；③怀疑细菌感染时应早期控制感染。后期治疗：停用利尿剂或静脉使用白蛋白扩充血容量，无效者须考虑是否有肝肾综合征。

肝肾综合征治疗：①特利加压素（1mg/4～6h）联合白蛋白（20～40g/d），治疗 3 天，如血肌酐下降至小于 25%，特利加压素可逐步增加至 2mg/4h。若有效，疗程为 7～14 天。②去甲肾上腺素（0.5～3.0mg/h）联合白蛋白（10～20g/d）对 1 型或 2 型肝肾综合征有与特利加压素类似的结果。③人工肝系统或透析可延长生存时间，条件允许时尽早行肝脏移植，对于既往无肾脏基础疾病者，肝移植后肾功能多能恢复正常。

6. 人工肝支持治疗 非生物型人工肝支持系统主要有血浆置换、选择性血浆置换、血浆（血液）灌流、特异性胆红素吸附、血液滤过和血液透析等。主要清除患者血液中的毒性物质及补充生物活性物质，可使血胆红素下降，凝血酶原活动度升高。目前非生物型人工肝不断迭代更新，已进入把 3 种基础血液净化方法联合使用的人工肝 3.0 阶段，能够节省血浆用量，取得更好的疗效。人工肝支持系统对早期肝衰竭有较好疗效，对于晚期肝衰竭亦有助于争取时间让肝细胞再生或为肝移植做准备。生物型人工肝研究进展缓慢，尚不能用于临床。

7. 肝移植 技术成熟，移植后的近期及远期存活率显著提高。在应用 NAs 充分抑制 HBV 复制的情况下，通过同种异体肝移植治疗肝衰竭能显著提高存活率。术后应用高效价乙型肝炎免疫球蛋白（HBIG）联合 NAs 可有效预防 HBV 再感染和乙型肝炎再发。

8. 肝细胞及肝干细胞移植 肝衰竭患者能否存活，主要取决于肝细胞再生情况。外源性补充肝细胞或干细胞可以促进肝细胞新生，但有效性和安全性有待进一步证实。

（四）淤胆型肝炎

淤胆型肝炎早期治疗同急性黄疸型肝炎。黄疸持续不退时，可加用泼尼松 40～60mg/d 口服或静脉滴注地塞米松 10～20mg/d，2 周后如血清胆红素显著下降，则逐步减量。

（五）肝炎肝硬化

肝炎肝硬化参照慢性肝炎和肝衰竭治疗。有脾功能亢进或门静脉高压明显时，可根据食管-胃底静脉曲张出血的风险选用非选择性 β 受体阻滞剂或内镜下治疗或介入及手术治疗。

（六）慢性乙型肝炎病毒感染者

慢性乙型肝炎病毒感染者可照常工作，但应定期检查，随访观察，并动员其做肝穿刺活检，以便进一步确诊和进行相应治疗。

【预防】

（一）管理传染源

由于 HBV 感染者广泛存在，传染源管理极为困难。血清 HBV 感染标志阳性者不能献血、捐献器官和捐献精子等，并应定期接受医学随访；其家庭成员或性伴侣如未感染，应尽早接种乙型肝炎疫苗。对 HBV 感染的育龄期及妊娠女性患者的管理如下。

（1）有生育要求的乙型肝炎患者，若有抗病毒治疗适应证，应尽量在孕前应用 Peg-IFN-α 或 NAs 治疗，如意外怀孕，应用 Peg-IFN-α 者应终止妊娠，应用 NAs 者，应选择 TDF 或 LdT 抗病毒治疗。

（2）妊娠中、后期，如果母亲 HBV DNA 载量＞$2×10^6$IU/ml，在与患者充分沟通、知情同意基础上，于妊娠 24～28 周开始服用 TDF、LdT，产后评估是否停药，可母乳喂养。

（二）切断传播途径

1. **甲型和戊型肝炎** 搞好环境卫生和个人卫生，加强粪便、水源管理，做好食品卫生、食具消毒等工作，防止"病从口入"。

2. **乙、丙、丁型肝炎** 加强托幼保育单位及其他服务行业的监督管理，严格执行餐具、食具消毒制度。理发、美容、洗浴等用具应按规定进行消毒处理。接触患者后规范洗手。提倡使用一次性注射用具，各种非一次性医疗器械及用具实行一用一消毒。对带血及体液污染物应严格消毒处理。加强血制品管理，严格筛选献血员。阻断垂直传播。远离毒品，避免无保护的性接触。

（三）保护易感人群

1. **甲型肝炎** 抗-HAV IgG 阴性者可通过接种甲型肝炎疫苗以获得主动免疫，主要用于幼儿、学龄前儿童及其他高危人群。目前市场上有甲肝灭活疫苗、甲肝减毒活疫苗以及甲乙肝联合疫苗。

2. **乙型肝炎**

（1）乙型肝炎疫苗：接种乙型肝炎疫苗（hepatitis B vaccine）是我国预防和控制乙型肝炎流行的最关键措施。易感者均可接种，新生儿进行普种，与 HBV 感染者密切接触者、医务工作者、药瘾者等高危人群及从事托幼保育、食品加工、饮食服务等职业人群亦是主要的接种对象。现使用基因工程疫苗，采用 0、1、6 个月的接种程序，每次注射 10～20μg，抗-HBs 阳转率可达 90% 以上。接种后随着时间的推移，部分人抗-HBs 水平会逐渐下降，宜加强接种。HBV 慢性感染母亲的新生儿出生后 12 小时内尽早注射乙型肝炎免疫球蛋白（hepatitis B immunoglobulin，HBIG）100IU，同时接种第一剂乙肝疫苗，完成全程三剂疫苗接种的，保护率可达 95% 以上。

（2）乙型肝炎免疫球蛋白（HBIG）：属于被动免疫，用人血液制备，主要用于 HBV 感染母亲的新生儿及暴露于 HBV 的易感者，暴露后应及早注射，保护期约 3 个月。

3. **戊型肝炎** 2012 年我国在全球率先批准上市戊型肝炎疫苗，这个重组疫苗是由基因工程大肠埃希菌中表达的 HEV 结构蛋白，经纯化、颗粒组装并加铝佐剂混合后制成，是世界上唯一用于预防戊型肝炎的疫苗，适用于 16 岁及以上易感人群。戊型肝炎疫苗全程须接种 3 针，按照 0、1、6 个月的程序，即接种第 1 剂疫苗后，分别在 1 个月、6 个月时接种第 2 剂、第 3 剂，每剂 30μg 抗原，可刺激机体产生抗戊型肝炎病毒的免疫功能。3 剂次免疫可产生较高的保护率，且具有较好的长期保护效果。

HEV 感染风险高的人群，如畜牧养殖者、疫区旅行者、餐饮业人员、集体生活人群等，以及感染

HEV 后可能病情较重的慢性肝病患者、育龄期妇女、老年人等人群,应接种戊型肝炎疫苗。

目前对丙型和丁型肝炎尚缺乏特异性免疫预防措施。

(高志良)

第二节 │ 肠道病毒感染

一、脊髓灰质炎

脊髓灰质炎(poliomyelitis)是由脊髓灰质炎病毒(poliovirus)所致的急性消化道传染病,好发于 6 个月至 5 岁儿童,经粪-口途径传播。感染后多无症状。有症状者临床主要表现为发热、上呼吸道症状、全身不适,严重时肢体疼痛,部分患者可发生弛缓性瘫痪,留下后遗症,严重者因呼吸麻痹而死亡,俗称"小儿麻痹症"。

【病原学】

脊髓灰质炎病毒为小核糖核酸病毒科(*Picornaviridae*),肠道病毒属(*Enterovirus*),直径 27～30nm,核衣壳为立体对称 20 面体,含 60 个壳微粒,无包膜,属单股正链 RNA。根据抗原性不同可分为 Ⅰ、Ⅱ、Ⅲ 三个血清型,各型间很少交叉免疫,分别可用相应的免疫血清做中和试验定型,3 型基因组核苷酸序列存在 36%～52% 的差异。脊髓灰质炎病毒在外界环境中有较强的生存力,在污水和粪便中可存活数月,冰冻条件下(-70℃)可保存数年,在酸性环境中较稳定,不易被胃酸和胆汁灭活,耐乙醚和乙醇,但加热至 56℃ 30 分钟以上、紫外线照射 1 小时或在含氯 0.05mg/L 的水中 10 分钟以及甲醛、2% 碘酊、各种氧化剂如过氧化氢溶液、含氯石灰、高锰酸钾等均能使之灭活。可用人胚肾、人胚肺、猴肾、HeLa、Vero 等多种细胞培养分离病毒及制备疫苗。

【流行病学】

(一) 传染源

人是脊髓灰质炎病毒的唯一自然宿主,隐性感染和无瘫痪型患者是本病的主要传染源,其中隐性感染者即无症状病毒携带者占 90% 以上,携带病毒时长一般为数周。此类人群难以被及时发现和隔离,在传播过程中具有重要作用。瘫痪型在传播上意义不大。

(二) 传播途径

脊髓灰质炎主要通过粪-口途径传播。感染初期主要通过患者鼻咽排出病毒,随着病程进展病毒随之由粪便排出,粪便带毒时间可长达数月之久,通过污染的水、食物以及日常用品可使病播散。此外,口服的减毒活疫苗在通过粪便排出体外后,在外界环境中有可能恢复毒力,从而感染其他易感者。本病亦可通过空气飞沫传播,但时间短暂。

(三) 人群易感性

人群普遍易感,感染后获持久免疫功能并具有型特异性。血清中最早出现特异性 IgM,2 周后出现 IgG 和 IgA。特异性 IgG 可通过胎盘、分泌型 IgA 通过母乳由母体传给新生儿,这种被动免疫在出生后 6 个月中逐渐消失。年长儿大多经过隐性感染获得免疫功能,抗体水平再度增长,故 6 个月以上小儿发病率逐渐增高,至 5 岁后又降低,到成人时多具一定免疫功能。

(四) 流行特征

脊髓灰质炎遍及全球,多见于温带地区,但在普种疫苗地区发病率明显降低,也少有流行。我国自 20 世纪 50 年代开始广泛推广减毒活疫苗,发病率迅速下降。2000 年 10 月,世界卫生组织(WHO)宣布西太平洋地区成为无脊髓灰质炎区域,标志着我国已达到无脊髓灰质炎目标。2003 年,全球消灭脊髓灰质炎的进度减缓,个别区域仍存在一定的发病率,甚至出现反弹现象,例如阿富汗因社会安全问题,东南部不能开展疫苗接种,尼日利亚北部地区和巴基斯坦接种率较低(<50%),因此阿富汗、尼日利亚和巴基斯坦等国脊髓灰质炎的发病率仍较高。

近年来,脊髓灰质炎有"死灰复燃"之势。全球多个已宣布无脊髓灰质炎病例的地区再次报告确诊病例,如多米尼加、海地和西太区的菲律宾发生了由脊髓灰质炎疫苗衍生病毒引起的脊髓灰质炎流行。我国也发现了脊髓灰质炎疫苗变异为病毒导致的病例。由此可见,脊髓灰质炎病毒输入我国并引起流行的危险性依然存在。这对于保持无脊髓灰质炎目标以及全球消灭脊髓灰质炎工作提出了新的挑战。2021年,全球消灭脊髓灰质炎行动发布了《2022—2026年消灭脊髓灰质炎战略:履行承诺》,提出在2026年消灭最后残存的I型野生脊髓灰质炎病毒并根除循环疫苗衍生的脊髓灰质炎病毒。

【发病机制与病理】

发病机制分为两个阶段。第一阶段病毒经口咽或消化道进入体内,先在鼻咽部及胃肠道内复制,然后逐渐侵犯相关淋巴组织,此时多无症状,可刺激机体产生特异性抗体,形成隐性感染。若机体免疫功能低下,病毒入血先引起较轻的病毒血症(第一次病毒血症),若病毒未侵犯神经系统,机体免疫系统又能清除病毒,患者可不出现神经系统症状,为顿挫型;少部分患者因病毒毒力强或血中抗体不足,病毒随血流扩散至全身淋巴组织或其他组织中进一步增殖,大量复制并再度入血形成较为严重的病毒血症(第二次病毒血症)。典型病例可进入发病机制的第二阶段,病毒通过血脑屏障,侵入中枢神经系统,在脊髓前角运动神经细胞中增殖,引起细胞死亡,轻者不引起瘫痪(无瘫痪型),重者可因运动神经元受损严重,出现肌肉瘫痪,引起瘫痪期症状(瘫痪型)。引起瘫痪的高危因素包括过度疲劳、剧烈运动、肌内注射、扁桃体摘除术和遗传因素等。除神经系统病变之外,肠壁及其他淋巴组织亦可发生退行性或增生性病变,偶见局灶性心肌炎、间质性肺炎及肝、肾等其他器官病变。

脊髓灰质炎病毒属嗜神经病毒,引起中枢神经系统广泛受损,以脊髓损害最严重,脑干次之。病灶呈散在、不对称及多发的特点。脊髓病变以前角运动神经元受损最显著,可引起运动神经元性麻痹;病变以颈段和腰段受损最重,尤其是腰段受损导致下肢瘫痪多见。病变可波及脊髓灰质、后角和背根神经节。病变严重时可累及大脑、中脑、延髓、小脑及脑干,引起相应症状。交感神经和周围神经亦可受累,大脑皮质运动区病变轻微,软脑膜可有病变。

早期镜检可见神经细胞内染色体溶解,尼氏体(Nissl body)消失,出现嗜酸性包涵体,伴周围组织充血、水肿和血管周围单核细胞浸润。严重者细胞核浓缩,细胞坏死,最后为吞噬细胞所清除。瘫痪主要由神经细胞不可逆性严重病变所致。临床上是否瘫痪、瘫痪轻重及其恢复程度主要由神经细胞病变的程度和部位决定,并非所有受累神经元都坏死,且损伤是可逆性的。起病后3~4周,水肿、炎症消退,神经细胞功能可逐渐恢复。

【临床表现】

脊髓灰质炎潜伏期为5~35天,一般9~12天,临床上可表现多种类型:无症状型(隐性感染)、顿挫型、无瘫痪型、瘫痪型。

（一）无症状型（隐性感染）

无症状型多见,达90%以上。由于该型患者不出现临床症状,所以无法通过临床表现诊断。但从咽部分泌物及粪便中可分离出病毒,间隔2~4周的血清中检测出特异性中和抗体增长4倍以上方可确诊。

（二）顿挫型

顿挫型占4%~8%,临床症状缺乏特异性,表现为:上呼吸道症状,如发热、咽部不适等;胃肠功能紊乱,如恶心、呕吐、腹泻、腹部不适等。上述症状持续1~3天后可逐渐恢复。该型经病毒分离及血清中的特异性抗体变化方可诊断。一般不伴神经系统症状、体征。

（三）无瘫痪型

无瘫痪型与顿挫型相比,主要区别为脑膜刺激征的出现,脑膜刺激征阳性,脑脊液呈病毒性脑膜炎性改变。患者可表现为头痛、背痛、呕吐和颈背部强直,凯尔尼格征(Kernig sign)和布鲁津斯基征(Brudzinski sign)阳性。但其临床表现与其他肠道病毒引起的脑膜炎难以鉴别,须经病毒学和血清学确诊。此外,全身症状也较顿挫型为重。

（四）瘫痪型

瘫痪型约占感染者的1%,其特征为在无瘫痪型临床表现基础上,出现瘫痪。按病变部位可分为脊髓型、延髓型、脑炎型和混合型,以脊髓型最常见。其临床过程可分为5期。

1. **前驱期** 主要表现为发热、乏力、多汗,可伴咽痛、咳嗽等呼吸道症状或食欲缺乏、恶心、呕吐、腹痛等消化道症状。

2. **瘫痪前期** 可由前驱期直接进入,或在症状消失后1～6天出现体温再次上升,伴有头痛,恶心、呕吐、烦躁或嗜睡,感觉过敏,肢体强直、灼痛。查体可有颈抵抗或凯尔尼格征、布鲁津斯基征阳性。三脚架征,即患儿坐起时因颈背强直不能屈曲,坐起时须双手后撑床上而呈"三脚架"样。吻膝试验阳性,即患者坐起、弯颈时不能以下颌抵膝。可伴交感神经功能紊乱而出现面色潮红、多汗、括约肌功能障碍等表现。后期可有腱反射减弱或消失。

3. **瘫痪期** 通常于起病后3～10天出现肢体瘫痪,多于体温开始下降时出现,热退后瘫痪不再进展。根据病变部位可分以下几型。

（1）脊髓型:最常见,因病变多在颈、腰部脊髓,故四肢瘫痪,尤以下肢瘫痪居多。表现为弛缓性瘫痪,不对称,腱反射消失,肌张力减退,近端肌群较远端肌群受累重、出现早。躯干肌群瘫痪时头不能直立,颈背无力,不能坐起和翻身。颈胸部脊髓病变严重时可累及呼吸肌而影响呼吸运动,表现为呼吸浅速、咳嗽无力等。

（2）延髓型:延髓性麻痹型,系延髓和脑桥受损所致。呼吸中枢受损时出现呼吸不规则,呼吸暂停,严重时发生呼吸衰竭。血管运动中枢受损时可有血压和脉率变化,乃至循环衰竭。脑神经受损时则出现相应的症状和体征,面神经及第 X 对脑神经损伤多见。

（3）脑炎型:少见。表现为高热、头痛、烦躁、惊厥或嗜睡,可有神志改变。

（4）混合型:以上几型同时存在为混合型。

4. **恢复期** 瘫痪通常从远端肌群开始恢复,持续数周至数月。轻型病例1～3个月内可基本恢复,重者需6～18个月或更长时间。

5. **后遗症期** 瘫痪后1～2年仍不恢复为后遗症。若不积极治疗,则长期瘫痪的肢体可发生肌肉萎缩、肢体畸形。部分瘫痪型病例在感染后25～35年,发生进行性神经肌肉软弱,肌肉萎缩、疼痛,受累肢体瘫痪加重,称为脊髓灰质炎后综合征(post-poliomyelitis syndrome)。

【实验室及其他检查】

（一）血常规

白细胞多正常,早期及继发感染时可增高,以中性粒细胞为主。急性期 1/3～1/2 的患者红细胞沉降率增快。

（二）脑脊液

顿挫型患者脑脊液通常正常,无瘫痪型或瘫痪型患者脑脊液改变类似于其他病毒所致的脑膜炎。颅内压可略高,细胞数稍增,早期以中性粒细胞为主,后期以淋巴细胞为主。热退后细胞数迅速降至正常,蛋白可略高,呈蛋白-细胞分离现象。少数患者脑脊液可始终正常。

（三）病毒分离

起病1周内鼻咽部分泌物及粪便中可分离出病毒,也可从血液或脑脊液中分离病毒,多次送检可增加阳性率。早期从血液或脑脊液中检出病毒意义更大。

（四）血清学检查

用 ELISA 方法检测血及脑脊液中特异性 IgM 抗体,阳性率高,在第 1～2 周即可阳性,4 周内阳性率达 95%,可作早期诊断。用 ELISA 或放射免疫技术检测特异性 IgG 抗体,双份血清抗体滴度呈 4 倍及 4 倍以上增高有诊断意义,阳性率和特异性均较高。

【并发症】

脊髓灰质炎最主要的并发症为呼吸系统并发症,多见于延髓型呼吸麻痹患者,可继发肺炎、肺不张、急性肺水肿等。部分患者尸检可发现心肌病变,多由病毒直接引起,但仅根据临床表现较难诊断。消化系统并发症为消化道出血、肠麻痹、急性胃扩张等。其他并发症还包括:尿潴留所致的尿路感染;长期卧床导致的压疮;氮、钙负平衡,表现为骨质疏松、尿路结石和肾衰竭等。病毒亦可侵犯心肌,导致心电图 T 波、ST 段和 P-R 间期改变,见于 10%～20% 的患者。

【诊断与鉴别诊断】

根据当地流行病学资料及流行病学史、临床表现等进行诊断,未服用疫苗者接触患者后出现多汗,烦躁,感觉过敏,颈背疼痛、强直、腱反射消失等现象,应怀疑为脊髓灰质炎。弛缓性瘫痪的出现有助于诊断。流行病学资料对诊断起重要作用,病毒分离和血清特异性抗体检测可确诊。

前驱期须和上呼吸道感染、流行性感冒、胃肠炎等鉴别。瘫痪前期患者可与各种病毒性脑炎、化脓性脑膜炎、结核性脑膜炎及流行性乙型脑炎相鉴别。瘫痪患者还应和感染性多发性神经根炎(吉兰-巴雷综合征)、急性脊髓炎、家族性周期性瘫痪、假性瘫痪以及其他肠道病毒感染和骨关节病变引起的病变相鉴别。

【治疗】

目前尚无特效抗病毒治疗方法。治疗原则主要是对症治疗,促进恢复,预防及处理并发症,康复治疗。

(一)前驱期及瘫痪前期

1. 一般治疗 卧床至热退后 1 周,避免各种引起瘫痪发生的因素,如剧烈活动、肌内注射、手术等。保证补液量及热量的供给。

2. 对症治疗 必要时可使用退热药物、肌松药物缓解全身肌肉痉挛和疼痛;适量的被动运动可减少肌肉萎缩、畸形发生。

(二)瘫痪期

1. 保持功能体位 卧床时保持身体成一直线,膝部略弯曲,髋部及脊柱用板或重物使之挺直,踝关节成 90°。疼痛消失后应积极做主动和被动锻炼,以防止骨骼肌肉萎缩、畸形。

2. 营养补充 予以充足的营养及充足的水分,维持电解质平衡。

3. 药物促进功能恢复 使用神经细胞的营养药物如维生素 B_1、B_{12} 及促神经传导药物地巴唑;增进肌肉张力药物,如加兰他敏等,一般在急性期后使用。

4. 延髓型瘫痪 ①保持气道通畅:采用头低位,避免误吸,最初几天可使用静脉途径补充营养。若气管内分泌物较多,应及时吸出,防止气道梗阻。②监测血气、电解质、血压等,发现问题须及时处理。③声带麻痹、呼吸肌瘫痪者,须行气管切开术,必要时使用呼吸机辅助通气。

(三)恢复期及后遗症期

体温恢复正常、肌肉疼痛消失和瘫痪停止发展后应进行积极康复治疗。若畸形较严重,可行外科矫形治疗。此外还可通过中医按摩、针灸、康复锻炼及其他理疗措施促进功能恢复。

【预防】

(一)管理传染源

早期发现患者,及时报告疫情,进行详细的流行病学调查。患者自起病日起至少隔离 40 天,最初 1 周强调呼吸道和胃肠道隔离。密切接触者应医学观察 20 天,对于病毒携带者应按患者的要求隔离。

(二)切断传播途径

急性期患者粪便用 20% 含氯石灰乳剂浸泡消毒 1～2 小时或用含氯消毒剂浸泡消毒后再排放;沾有粪便的尿布、衣裤应煮沸消毒;被服应日光暴晒。加强水、粪便和食品卫生管理。

(三)保护易感人群

1. 非特异性预防 脊髓灰质炎如果发生流行,儿童应少去人群众多场所,避免过分疲劳和受凉;患者应推迟各种预防注射和不急需的手术,以免促使无瘫痪型变成瘫痪型。由于我国已维持无脊髓灰质炎状态多年,密切接触本病患者的可能性很低。

2. 免疫预防 是预防脊髓灰质炎的主要而有效的措施。我国从 1960 年开始大规模生产减毒活疫苗供全国儿童服用,使本病发病率逐年降低,目前已无新病例报告。常用的疫苗有口服脊髓灰质炎疫苗(oral polio vaccine,OPV)、灭活脊髓灰质炎疫苗(inactivated polio vaccine,IPV),均具有很好的免疫原性。OPV 在全球消灭脊髓灰质炎进程中发挥了重要作用,尤其是在经济落后的发展中国家。

(1)口服脊髓灰质炎疫苗(OPV):口服,使用方便,95% 以上接种者可产生长期免疫,但由于是活病毒,故不可用于免疫功能缺陷者或免疫抑制剂治疗者。目前使用的是二价口服脊髓灰质炎疫苗(bivalent oral polio vaccine,bOPV),为Ⅰ、Ⅲ型混合物。我国脊髓灰质炎疫苗免疫策略为先后接种 IPV 和 bOPV,免疫程序为 2、3 月龄接种 IPV,4 月龄、4 岁时接种 bOPV。

(2)注射灭活脊髓灰质炎疫苗(IPV):是脊髓灰质炎病毒Ⅰ、Ⅱ、Ⅲ型混合物,较为安全,可用于免疫功能缺陷者及接受免疫抑制剂治疗者,但价格相对昂贵,免疫维持时间短,需重复注射。2015 年我国自主研发的 Sabin 株脊髓灰质炎灭活疫苗上市,并纳入国家免疫规划疫苗免费给适龄儿童接种。部分省市实施 4 剂次 IPV 免疫策略,免疫程序为 2、3、4 月龄各接种 1 剂次,18 月龄加强免疫 1 剂次。

(3)吸附无细胞百白破灭活脊髓灰质炎和 b 型流感嗜血杆菌(结合)联合疫苗:又称为五联苗,预防百日咳、白喉、破伤风、b 型流感嗜血杆菌、脊髓灰质炎,为国外进口。我国批准的免疫程序为:在 2、3、4 月龄,或 3、4、5 月龄进行三剂基础免疫;在 18 月龄进行一剂加强免疫。

二、柯萨奇病毒感染

柯萨奇病毒感染(Coxsackievirus infection)是由柯萨奇病毒(Coxsackievirus,Cox)经呼吸道和消化道感染,不同年龄均可发病,15 岁以下儿童更为多见。柯萨奇病毒感染后临床表现多样化,可引起急性上呼吸道感染、咽峡炎、心包炎、非化脓性脑膜脑炎、急性眼结膜炎、手足口病等疾病,大多为轻型。妊娠期感染可引起非麻痹性脊髓灰质炎性病变,并致胎儿宫内感染和致畸。本病在世界流行,发展中国家发病率高。

【病原学】

柯萨奇病毒为微小 RNA 病毒科,肠道病毒属,为二十面体球形颗粒状,直径 23~30nm,由核酸和蛋白质组成,核衣壳裸露,无包膜,属单股正链 RNA 病毒。柯萨奇病毒根据对乳鼠的致病特点及对细胞敏感性的不同,分为 A 组和 B 组两大类,其中 A 组病毒有 24 个血清型,即 A1~A24,B 组病毒有 6 个血清型,即 B1~B6,各病毒组和各型间很少交叉免疫。柯萨奇病毒耐乙醚、乙醇等一般消毒剂;耐低温,在 −70℃至 −20℃中仍可长期存活;能耐胃酸和肠液。56℃ 30 分钟以上、紫外线照射 0.5~1 小时、各种氧化剂如高锰酸钾等均能使之灭活。

【流行病学】

(一)传染源

人是柯萨奇病毒的唯一宿主,患者及隐性感染者是主要传染源。在感染后第 2 天至第 28 天可从粪便或鼻腔排出病毒,在第 6 天达高峰。感染后的 2~8 天为病毒血症期。血液、脑脊液、胸腔积液、骨髓、唾液、皮疹疱浆中均可分离出病毒。

(二)传播途径

柯萨奇病毒主要通过消化道和呼吸道传播,亦可通过人与人之间直接接触或间接接触被病毒污染的食品、衣物、用具而传播。饮用水、游泳池污染可引起暴发流行,海水或河水中蛤类生物亦可携带病毒导致食源性暴发流行。孕妇感染后可通过胎盘传染给胎儿,导致胎儿畸形甚至死胎。

(三)人群易感性

人群普遍易感,但儿童较成人更易出现显性感染。5 岁以下儿童症状更明显,主要为散居及托幼机构儿童,而孕妇和老年人易受感染且并发症的发生率较高。柯萨奇病毒感染后产生的中和抗体可透过胎盘传给胎儿,故 6 个月内新生儿很少患病。由于柯萨奇病毒各血清型之间缺乏交叉免疫,所以同一患儿仍可感染不同血清型的病毒导致重复的感染发病。

（四）流行特征

柯萨奇病毒感染遍及全球,但其发生率与季节、地区、社会经济及卫生状况均有关。在热带和亚热带,且气候较为温暖、湿润的地区易流行。由于居住条件差、卫生状况不佳,所以柯萨奇病毒感染主要发生在发展中国家。一年四季均可发病,但高峰一般出现在温暖、湿润的季节,以夏秋季为主。50%～80% 的成人感染后无临床症状,因此隐性感染较显性感染更多见。此外,柯萨奇病毒感染还存在家庭聚集现象。

【发病机制与病理】

病毒自咽部或肠道进入体内,在局部淋巴结繁殖并进入血液循环形成第一次病毒血症。病毒经血液循环入侵体内网状内皮组织、深部淋巴结、肝、脾、骨髓等部位,再次大量繁殖并入血形成第二次病毒血症。病毒随血流广泛侵入全身各个器官,如脑、心脏、肺脏、肝脏、肌肉、皮肤黏膜等,在相应的组织器官内繁殖并引起病变。

不同病毒株对组织的亲嗜性不同,宿主易感性亦不同,可导致广泛的病理损害。中枢神经系统病变多以脑膜炎为主,脑灰质、白质和脑干可发生变性和萎缩,有单核细胞浸润及退行性变。心肌炎多为间质性心肌炎,心肌组织有单核细胞浸润及心肌纤维水肿、变性、坏死,心包炎性浸润,甚至出现渗出性心包炎等。柯萨奇病毒还可引起肝炎、胰腺炎、胆囊炎、肾炎、膀胱炎,甚至侵及胰岛细胞引起 1 型糖尿病,可能与病毒的直接损伤和变态反应有关。

【临床表现】

柯萨奇病毒感染潜伏期为 1～14 天,一般为 3～5 天,隐性感染多见,临床表现极具多样化,以急性上呼吸道症状为多见。因柯萨奇病毒有不同血清型,同型病毒可引起不同的临床综合征,而不同型的病毒又可引起相似的临床表现,所以呈现系列疾病谱。显性感染或重症病例主要与宿主的年龄、性别、免疫状态以及病毒分组、血清型等有关。

（一）中枢神经系统疾病

1. 急性病毒性脑膜炎　常由柯萨奇病毒 A7、A9、B2～B5 引起,夏秋季多发,14 岁以下儿童多见。临床表现与其他病毒感染类似,可出现轻度发热,伴畏寒等前驱症状。头痛是突出且主要的症状,伴呕吐、肌痛,约 1/3 患者出现脑膜刺激征,表现为凯尔尼格征、布鲁津斯基征阳性,多有咽炎或其他上呼吸道症状。严重者可并发高热性惊厥、运动障碍、昏睡、昏迷。病程多在 5～10 天,多数不发生瘫痪,成人较儿童症状重,病程更长。

2. 脑炎　柯萨奇病毒 A2、A5、A7、A9、B2、B3、B4 均可导致,以小儿多见,较少发生。临床表现与其他病毒性脑炎相同,多为轻度发热、呕吐、头痛等,严重者表现为惊厥、麻痹性痴呆及不同程度的意识障碍。儿童发生局灶性脑炎表现为部分运动型癫痫发作、偏侧舞蹈症及急性小脑共济失调。尤其是 B 组病毒可在新生儿及婴儿中引起严重广泛性的脑炎,起病急,病情危重,易发生中枢性的呼吸衰竭而致死。MRI 和脑电图的异常信号可显示脑部病变的严重程度和范围。

3. 瘫痪性疾病　柯萨奇病毒 A4、A5、A7、A9、A10、B1～B5 均可引起类似脊髓灰质炎症状,但一般症状轻,很快恢复,极少留后遗症。肌无力较弛缓性瘫痪多,累及脑神经偶可引起单侧动眼神经麻痹,亦有引起吉兰 - 巴雷综合征(Guillain-Barré syndrome)、横贯性脊髓炎(transverse myelitis)、瑞氏综合征(Reye syndrome)等疾病的报道。

（二）心肌炎和心包炎

心肌炎和心包炎主要由柯萨奇病毒 B1～B6 引起,A4 和 A16 亦可引起,主要侵犯心肌和心包,很少侵犯心内膜。临床表现轻重不一,主要以心肌炎或心包炎的表现或体征为主,轻者无症状,重者可表现为难治性心力衰竭,甚至死亡。心肌炎常发生于新生儿及婴幼儿,近年来成人及年长儿童发病率有所增加。起病急,先出现短暂的发热、呼吸道症状、食欲缺乏,新生儿更易出现呼吸困难、口唇发绀、面色苍白、心动过速、各种心律异常、心脏扩大、心音低钝等急性心力衰竭表现。个别患儿可出现期前收缩、心动过速、各类传导阻滞等心律失常。心包可同时受累，心内膜亦可受累，出现心包摩擦音，心脏超声可发现心包积液。少数可引起慢性心肌病、缩窄性心包炎等。

(三) 出疹性疾病

柯萨奇病毒 A 组 2、4、9、16 及 B 组 1、3、5 感染均可出现皮疹(exanthems)。初期表现发热及呼吸道症状，起病后 3~6 天出疹，皮疹呈多形性，可为斑疹、斑丘疹、疱疹、风疹样或麻疹样皮疹、蔷薇疹及瘀点样皮疹等。口腔黏膜初为疱疹，破溃后形成溃疡，多在 2~4 天消退，不留痕迹。

(四) 手足口病

手足口病(hand,foot and mouth disease,HFMD)主要由柯萨奇病毒(Cox)A 组 4~7、9、10、16 型和 B 组 1~3、5 型及肠道病毒(EV)71 型等引起，尤其以 Cox A16 和 EV71 最多见，其中又以 EV71 最常导致重症和死亡。5 岁以下的儿童约占 91%，5~7 月发病较多。表现为发热，体温 38~39℃，伴咽痛及口腔疼痛，小儿常拒食，尤以手、足、口腔、臀部出现疱疹为特征。口腔黏膜初为小疱疹，溃破后形成溃疡，多位于舌、颊黏膜及硬腭处。同时四肢，尤以手足(手心、指间)部可见斑丘疹或小疱疹，直径 3~7mm，质稍硬，偶见腿、臂和躯干，离心性分布，皮疹一般无痛感或痒感，多在 2~3 天自行吸收，不留痂。预后一般较好，多自愈。近年来部分地区出现 Cox A6、Cox A10 大规模流行，有可能逐渐取代 EV71 和 Cox A16 成为手足口病主要致病病原，且 Cox A16 和 EV71 混合感染的趋势上升，混合感染所致手足口病病情更重、病程更长，危重型的发生率较高。

(五) 急性呼吸道感染

柯萨奇病毒 A21、A24、A16、B2~B5 可导致上呼吸道感染，类似于感冒，也可引起婴儿肺炎和毛细支气管炎等下呼吸道感染。

(六) 疱疹性咽峡炎

疱疹性咽峡炎(herpangina)主要由柯萨奇病毒 A 组和 EV71 引起，以 Cox A2、4、5、6、8、10、16 多见，Cox B1~B5 型感染偶见。春夏季常见，好发于 5 岁以下儿童，以喉部和软腭疱疹伴有发热、咽痛和肿胀为特征。在鼻咽部、扁桃体、软腭部出现散在数枚灰白色小疱疹，直径 1~2mm，周边有红晕，逐步破溃呈黄色溃疡，通常 4~6 天可自愈，少数至 2 周。

(七) 急性流行性出血性结膜炎

急性流行性出血性结膜炎即急性出血性结膜炎(acute hemorrhagic conjunctivitis,AHC)，主要由柯萨奇病毒 A24 和肠道病毒 70 型感染引起，在世界各地均有流行。本病传染性强，主要经手或直接接触眼睛的污染物品而感染，儿童与成人均易感，尤其在家庭中传染性强。眼科器械消毒不彻底或医务人员忽视手卫生，可引起医院内传播。

多数患者感染后潜伏 1 天左右即出现急性眼结膜炎，表现为突然眼睑红肿、结膜充血、流泪、眼痛、畏光，可有脓性分泌物，可伴有结膜下出血及角膜炎，多数 1~2 周自愈。

(八) 感染性腹泻

柯萨奇病毒 A9、A17、A18、A20~24、B2、B3 均可引起婴幼儿腹泻，四季可见，尤以夏秋季为多，为婴幼儿腹泻的常见病因。临床症状与一般婴儿腹泻相似，粪便多为黄色或黄绿色稀便，每天 5 或 6 次，无脓及黏液，较少出现脱水。多数为轻症，在 1~2 天恢复。

(九) 新生儿全身感染

新生儿全身感染主要通过垂直传播感染，大部分通过出生时接触母体具有感染性的血液、生殖道分泌物、羊水和粪便而感染，少数可在孕期经胎盘血行感染或吞咽带有病毒颗粒的羊水而感染。临床症状多在出生后 3~10 天内出现，亦可在 2 天内出现，早期症状轻且无特征性。急骤起病，常见临床表现包括精神萎靡，拒食，呕吐，惊厥，可有或无发热。累及心脏可表现为呼吸困难、发绀、心律失常，常伴有急性肝衰竭或脑炎。急性肝衰竭表现以低血压、穿刺部位出血不止、内出血、黄疸及多器官衰竭为特征，多由柯萨奇病毒 B 型感染所致，致死率极高。尸检可见脑炎、心肌炎、肝炎、胰腺炎及肾上腺病变等。柯萨奇病毒 A3 型感染可引起新生儿肺炎。

【实验室及其他检查】

(一) 血常规

白细胞计数多在正常范围,部分病例白细胞计数、中性粒细胞百分率可升高,但无特异性。

(二) 脑脊液检查

脑膜炎、脑炎的脑脊液呈非化脓性炎症改变。脑脊液外观清亮,压力轻度增高,白细胞计数轻度增多,多为 $(100\sim500)\times10^6/L$,初期以多核为主,2 天后则淋巴细胞占 90% 左右。糖和氯化物无变化,蛋白正常或轻度增加。

(三) 病原学检查

1. **病毒分离**　是实验室诊断"金标准"。在发病初期(1~4 天)从采集的血液、咽拭子、肛拭子、脑脊液、心包液、疱疹液及组织中分离病毒,可作为确诊依据。如从粪便及呼吸道分泌物中分离出病毒则须结合血清学检查加以判断,以排除咽部和肠道无症状带毒者。该方法费时、费力,对样品要求高,敏感性差,不适宜在流行期间同时处理大量临床标本。

2. **血清学检查**　ELISA 法可以定量检测体液中的抗原或抗体成分。检测血清中柯萨奇病毒的特异性抗体 IgM 和 IgG,是诊断的重要指标。该方法灵敏度高、特异性强。特异性 IgM 抗体阳性可作早期诊断。采集急性期与恢复期双份血清测定特异性抗体 IgG 水平,若抗体效价呈 4 倍以上升高,则具有较大诊断意义。

3. **分子生物学检查**　常采用 real-time PCR 技术,有较高的敏感性和特异性,能实时定量检测病毒水平,并可对病毒进行序列分析。

【诊断与鉴别诊断】

(一) 诊断

婴幼儿出现疱疹性咽峡炎、急性心肌炎、无菌性脑膜炎、急性流行性眼结膜炎、流行性肌痛等感染性疾病时要想到柯萨奇病毒感染的可能。同时询问流行病学史,结合必要的实验室检查可考虑临床诊断。确诊依赖于病毒学检查,血清学检查有助于诊断。恢复期血清中抗体效价较急性期有 4 倍以上升高及 IgM 抗体阳性有早期诊断的价值。脑脊液中检出柯萨奇病毒特异性 IgM 抗体亦有早期诊断意义。

(二) 鉴别诊断

1. **无菌性脑膜炎**　须与流行性腮腺炎伴脑膜脑炎、流行性乙型脑炎、结核性脑膜炎相鉴别。

2. **急性心肌炎、心包炎**　新生儿及小儿出现心肌炎、心包炎须与其他急性感染、肺炎、败血症等鉴别,如快速进展伴有皮疹、脑脊液改变或出现心力衰竭、心律失常等表现,应注意肠道病毒感染可能。确诊依赖于病原学检查。

3. **疱疹性咽峡炎、手足口病**　须与单纯性疱疹鉴别,后者多为散发,无流行性及季节性,疱疹多出现在皮肤黏膜交界处,但口腔任何部位都可发生。

【治疗】

柯萨奇病毒感染目前尚无特效疗法,以对症治疗为主。

(一) 对症处理

对急性期患者,尤其新生儿,应加强护理,卧床休息,保证营养。呕吐、腹泻者应及时补充水和电解质,维持酸碱平衡。颅内感染者注意观察神志、球结膜水肿情况、脑膜刺激征等,出现颅内高压表现时,及时用 20% 甘露醇脱水治疗。对急性心肌炎伴心力衰竭者,应及时给予强心、利尿以减轻心脏负荷,吸氧及预防继发感染。对病情危重者加强重症监护及营养支持治疗。

(二) 抗病毒治疗

目前尚缺乏特效抗病毒药。免疫球蛋白中存在多种肠道病毒的中和抗体,对高危患儿(母亲在围生期疑有肠道病毒感染,或新生儿期曾有肠道病毒感染患儿)肌内注射人血丙种球蛋白 3~6ml,可减少发病及减轻病情。干扰素 -α 喷雾或雾化早期使用有一定效果。

【预防】

预防重点以切断传播途径为主。对柯萨奇病毒感染者应采取消化道及呼吸道隔离措施。流行期间注意环境卫生消毒及个人卫生,养成良好个人卫生习惯。加强饮食、饮水卫生,做好粪便管理。医院和诊室医务人员做好手卫生,医疗器械及病室做好随时消毒和终末消毒,防止医院感染。目前尚无可用的疫苗。

三、手足口病

手足口病(HFMD)是由肠道病毒感染引起的急性传染性疾病,其中以柯萨奇病毒 A 组 16 型(*Coxsackievirus A16*,Cox A16)和肠道病毒 71 型(*Enterovirus 71*,EV71)感染最常见。近年部分地区CoxA6、CoxA10 有增多趋势,肠道病毒各型之间无交叉免疫功能。手足口病主要通过消化道、呼吸道和密切接触传播,一年四季均可发病,以夏秋季节最多,多发生于学龄前儿童,尤其以 3 岁以下儿童发病率最高。临床表现以手、足、口腔等部位皮肤黏膜的皮疹、疱疹、溃疡为典型表现,多数临床症状轻,病程呈自限性,1 周左右自愈,部分 EV71 感染者可出现无菌性脑膜炎、脑干脑炎、脑脊髓炎、神经源性肺水肿、心肌炎、循环障碍等严重并发症而导致死亡。目前 EV71 灭活疫苗已经应用于临床,但治疗上仍缺乏特效治疗药物,以对症治疗为主。本病传染性强,易引起暴发或流行,我国卫生部于 2008 年5 月 2 日起,将其列为丙类传染病管理。

【病原学】

手足口病病原体多样,均为单股正链 RNA 病毒,小 RNA 病毒科,肠病毒属。引起手足口病的肠道病毒有 EV71、柯萨奇病毒(Cox)和埃可病毒的某些血清型,如 Cox A16、A4、A5、A6、A9、A10、B2、B5、B13 和埃可病毒 11 型等,其中 EV71 和 Cox A16 为引起手足口病最常见的病原体。病毒颗粒呈立体对称的二十面体球形结构,无包膜,直径 20～30nm,其衣壳由 VP1、VP2、VP3、VP4 蛋白拼装而成,VP1、VP2、VP3 位于病毒外壳表面,VP4 位于病毒衣壳内部,其基因组为单股正链 RNA,长 7.4～7.5kb。

手足口病病毒对外界环境抵抗力较强,室温下可存活数日,污水和粪便中可存活数月,在 pH 3～9 的环境中稳定,不易被胃酸和胆汁灭活。病毒对乙醚、脱氧胆酸盐、去污剂、弱酸等有抵抗力,能抵抗 70% 乙醇和 5% 甲酚皂溶液;对紫外线及干燥敏感,对多种氧化剂(1% 高锰酸钾、1% 过氧化氢溶液、含氯消毒剂等)、甲醛和碘酒等也都比较敏感。病毒在 50℃可被迅速灭活,在 4℃中可存活 1 年,–20℃时可长期存活。

【流行病学】

(一)传染源

手足口病的传染源包括患者和隐性感染者。流行期间,患者为主要传染源,无明显前驱期,病毒主要存在于血液、唾液、疱疹液、鼻咽分泌物及粪便中,其中粪便中病毒排毒时间为 4～8 周,一般以发病后 1 周内传染性最强;散发期间,隐性感染者为主要传染源。

(二)传播途径

手足口病主要通过粪-口途径传播,其次是呼吸道飞沫传播和密切接触传播(口鼻分泌物、疱疹液及被污染的手和物品)。本病传染性强,患者和病毒携带者的粪便、呼吸道分泌物及患者的黏膜疱疹液中含有大量病毒,接触由其污染的手、日常用具、衣物及医疗器具等均可感染。其中,污染的手是传播中的关键媒介。在流行地区,苍蝇、蟑螂亦可携带病毒,在传播中起一定作用。1998 年中国台湾地区报道发生的 EV71 流行中,家庭内传播和幼儿园内传播是 EV71 最主要的传播方式,且儿童传播病毒能力比成人患者强。

(三)人群易感性

人群对引起手足口病的肠道病毒普遍易感,隐性感染与显性感染之比约为 100∶1,显性及隐性感染后可获得一定免疫功能,持续时间不明确。婴幼儿和儿童(5 岁以下儿童为主,3 岁以下发病率最高)最为易感,成人大部分为隐性感染。感染后可诱生具有型和亚组特异性的中和抗体及肠道局部抗体,各型之间鲜有交叉免疫保护,也可发生再次感染(3%),因此机体可先后或同时感染多种不同血清型或亚组病毒。由于肠道病毒分布广泛、传染性强,多数人在婴幼儿时期已经感染当地流行的几种肠道病毒,到青少年和成年时期,多数已通过感染获得相应的免疫。

(四)流行特征

手足口病流行形式多样,无明显地区性,世界各地广泛分布,热带和亚热带地区一年四季均可发生,温带地区冬季感染较少,夏秋季 5~7 月可有一明显的感染高峰。引起本病的肠道病毒型别众多,传染性强,感染者排毒期较长,传播途径复杂,传播速度快,控制难度大,故在流行期间,常可发生幼儿园和托儿所集体感染和家庭聚集发病,有时可在短时间内造成较大范围的流行。EV71 和 Cox A16 为主要病原体,重症及死亡病例中 EV71 占大多数。EV71 短期内易造成暴发流行,因为其传染性强、传播快及隐性感染比例大。大规模流行多发生于暴发后,周期为 2~4 年。

【发病机制与病理】

(一)发病机制

人肠道病毒从呼吸道或消化道侵入,在局部黏膜上皮细胞或淋巴组织中复制,并由此从口咽部分泌物或粪便中排出。继而病毒又侵入局部淋巴结,由此进入血液循环引起第一次病毒血症。随后,病毒经血液循环侵入带有病毒受体的靶组织,如网状内皮组织、深层淋巴结、肝、脾、骨髓等处大量复制,并再次进入血液循环导致第二次病毒血症。最终病毒可随血流播散至全身各器官,如皮肤黏膜、中枢神经系统、心脏、肺、肝、脾等处,在这些部位进一步复制并引起病变。肠道病毒在人体内具有广泛的受体,病毒感染人体后可与不同靶组织的受体相结合,在各个组织和器官的细胞中复制并引起一系列组织病理改变和应激反应,从而可出现不同的临床表现。

EV71 具有高度的嗜神经性,侵入中枢神经系统后常导致大脑、中脑、小脑及脑干损伤,引起无菌性脑膜炎(aseptic meningitis)、脑脊髓膜炎、急性弛缓性瘫痪(acute flaccid paralysis,AFP)以及感染后神经系统综合征,其中脑干脑炎(brainstem encephalitis)引起的临床症状较重,以肌阵挛、共济失调、眼球震颤、动眼神经麻痹和延髓性麻痹,伴有或无影像学改变为特征。

一般情况下柯萨奇病毒 A 组不引起细胞病变,故临床症状多较轻,而柯萨奇病毒 B 组、肠道病毒71 型、埃可病毒引起细胞病变,可表现为重症。

(二)病理解剖

皮疹或疱疹是手足口病特征性组织学病变。光镜下表现为表皮内水疱,水疱内有中性粒细胞和嗜酸性粒细胞碎片;水疱周围上皮有细胞间和细胞内水肿;水疱下真皮有多种白细胞的混合型浸润。电镜下可见上皮细胞内有嗜酸性包涵体。

脑膜脑炎、心肌炎和肺水肿是手足口病的严重并发症。少数危重患者有脑组织水肿或脑疝形成。组织学改变以中枢神经系统炎症为主,其中以脑干脑炎及脊髓灰质炎症最明显,神经元变性、坏死或消失,中性粒细胞浸润,脑及脊髓内小血管内皮细胞变性、坏死、血栓形成,血管周围可见单核细胞和淋巴细胞呈套袖样浸润。脑膜脑炎表现为淋巴细胞性软脑膜炎,脑灰质和白质血管周围淋巴细胞和浆细胞浸润,局灶性出血和局灶性神经细胞坏死以及胶质反应性增生。心脏受累表现为心肌肥大,局灶性心肌细胞坏死,偶见间质淋巴细胞和浆细胞浸润,无病毒包涵体。肺部受累表现为多灶性出血的水肿和局部透明膜形成,可见肺细胞脱落和增生及片状肺不张,一般无明显炎性细胞浸润及弥漫性肺泡损伤,无病毒包涵体。

【临床表现】

手足口病潜伏期多为 2~10 天,平均 3~5 天。

(一)普通病例

急性起病,发热,口腔黏膜出现散在疱疹,手、足和臀部出现斑丘疹、丘疹、疱疹,皮疹周围可有炎性红晕,疱疹内液体较少,不痛不痒,皮疹恢复时不结痂、不留疤。Cox A6、Cox A10 所致皮损较为严重,皮疹可表现为大疱样改变,伴疼痛,且不限于手、足、口等部位,可伴有咳嗽、流涕、食欲缺乏等症状。

部分病例仅表现为皮疹或疱疹性咽峡炎。少数病例皮疹表现不典型,如单一部位或仅表现为斑丘疹,且个别病例可无皮疹。普通型手足口病多在 1 周内痊愈,预后良好。值得注意的是,部分肠道病毒如 Cox A6、Cox A5、Cox A10 等引起的手足口病患儿在病后 2～4 周内可出现脱甲的症状,这种指甲变化可自行缓解,新甲多于 1～2 个月长出。

(二) 重症病例

少数病例(尤其是小于 3 岁者)病情进展迅速,在发病 1～5 天出现脑膜炎、脑炎(以脑干脑炎最为凶险)、脑脊髓炎、肺水肿、循环障碍等,极少数病例病情危重,可致死亡,存活病例可留有后遗症。

1. **神经系统表现**　包括:精神差,嗜睡,易惊,头痛,呕吐,谵妄,甚至昏迷;肢体抖动,肌阵挛,眼球震颤,共济失调,眼球运动障碍,无力或急性弛缓性瘫痪,惊厥。查体可见脑膜刺激征,腱反射减弱或消失,巴宾斯基征等病理征阳性。

2. **呼吸系统表现**　包括:呼吸浅促、呼吸困难或节律改变,口唇发绀,咳嗽,咳白色、粉红色或血性泡沫样痰液;肺部听诊可闻及湿啰音或痰鸣音。

3. **循环系统表现**　包括面色苍灰,皮肤发花和四肢发凉,指/趾发绀,出冷汗,毛细血管再充盈时间延长,心率增快或减慢,脉搏浅速或减弱甚至消失,血压升高或下降,甚至休克。

【实验室及其他检查】

(一) 血常规

轻症病例血常规一般无明显改变,或白细胞计数轻度增高,以淋巴细胞增多为主。重症病例白细胞计数可明显升高($>15\times10^9/L$)或显著降低($<2\times10^9/L$),恢复期逐渐恢复正常。

(二) 血生化检查

部分病例可有轻度丙氨酸转氨酶(ALT)、天冬氨酸转氨酶(AST)、肌酸激酶同工酶(CK-MB)升高,恢复期逐渐降至正常;若此时仍升高,可能与免疫损伤有关。并发多器官功能损害者还可出现血氨、血肌酐、尿素氮等升高。病情危重者可有肌钙蛋白、血糖、乳酸升高。

(三) 脑脊液检查

中枢神经系统受累时,脑脊液符合病毒性脑膜炎和/或脑炎改变,脑脊液外观清亮,压力增高,白细胞计数增多,以单核细胞为主(危重病例多核细胞可多于单核细胞),蛋白正常或轻度增高,糖和氯化物正常。

(四) 血气分析

轻症患儿血气分析在正常范围。重症患儿并发肺炎、肺水肿,在呼吸频率增快时可表现为呼吸性碱中毒,随病情加重会出现低氧血症、代谢性酸中毒;并发脑炎、脑水肿引起中枢性呼吸功能不全时还可出现呼吸性酸中毒、代谢性酸中毒。

(五) 病原学检查

临床样本(咽拭子、粪便或肛拭子、血液等标本)肠道病毒特异性核酸阳性或分离到肠道病毒。急性期与恢复期血清 Cox A16、EV71 或其他可引起手足口病的肠道病毒中和抗体有 4 倍及以上升高。

(六) 影像学

1. **胸部 X 线检查**　手足口病轻症患儿肺部无明显异常,重症患儿早期常无明显异常或仅有双肺纹理增粗、模糊。重症及危重症患儿并发神经源性肺水肿时,可表现为两肺野透亮度减低,磨玻璃样改变,局限或广泛分布的斑片状、大片状阴影,影像进展迅速。极少数病例并发气胸、纵隔气肿,个别病例迅速发展为白肺,预后极差。

2. **胸部 CT 检查**　手足口病患儿胸部 CT 检查早期无明显特异性,可见肺纹理明显增强或斑片状阴影。出现神经源性肺水肿时,CT 扫描可见磨砂玻璃样改变、小结节样影、小片状实变等。肺水肿进展到中后期,出现高密度结节,逐渐发展到团絮状或斑片状大片实变边界模糊的密度增高影。少量肺出血时 CT 表现为肺泡密度增高影,大量出血时 CT 表现为斑片状、大片状的云絮样改变,比一般炎症密度增高。随着病情进展,CT 表现为实变,密度较炎性渗出性改变增高。恢复期患儿间质纤维化,

CT 表现为网格状阴影。

3. 颅脑磁共振检查 神经系统受累者可有异常改变,以脑干、脊髓灰质损害为主,受累部位多表现为 T_1W1 增强扫描显示强化,而 T_2W1 序列可无明显强化信号。

(七) 脑电图

脑电图可表现为弥漫性慢波,少数可出现棘(尖)慢波。

(八) 心电图

心电图无特异性改变。少数病例可见窦性心动过速或过缓,Q-T 间期延长,ST-T 改变。

(九) 超声心动图

重症患儿可出现心肌收缩和/或舒张功能减退,节段性室壁运动异常,射血分数降低等。

【并发症和后遗症】

手足口病并发症根据受累器官不同而表现不一,常见的呼吸系统、循环系统和神经系统并发症详见"临床表现"部分。神经系统并发症以脑干脑炎最严重。脑干脑炎又分为三级:Ⅰ级表现为肌震颤、无力或两者皆有;Ⅱ级表现为肌震颤及脑神经受累,导致 20% 的儿童留下后遗症;Ⅲ级患者迅速出现心肺衰竭,80% 的儿童死亡,存活者都留下严重后遗症。

【诊断与鉴别诊断】

(一) 临床诊断

1. 流行病学资料 ①好发于 5～7 月份;②常见于学龄前儿童,婴幼儿多见;③常在婴幼儿聚集场所发生,发病前有直接或间接接触史。

2. 临床表现 典型病例表现为:口痛、厌食、发热;口腔、手、足皮肤斑丘疹及疱疹样损害,臀部也可有类似表现。同一患者皮肤黏膜病损不一定全部出现,可仅出现皮疹或疱疹性咽峡炎。病程短,多在 1 周内痊愈。

手足口病或疱疹性咽峡炎表现加上下列并发症一项以上者为重症病例。

(1) 脑炎:有意识障碍,严重病例可表现为频繁抽搐、昏迷、脑水肿及脑疝,脑干脑炎者可因呼吸、心搏骤停,迅速死亡。

(2) 无菌性脑膜炎:有头痛、脑膜刺激征,脑脊液有核细胞 $>10\times10^6$/L,脑脊液细菌培养阴性。

(3) 弛缓性瘫痪:急性发作,一个或多个肢体的一群或多群骨骼肌麻痹或瘫痪。

(4) 肺水肿或肺出血:有呼吸困难、呼吸节律不稳、心动过速、粉红色泡沫痰,胸部 X 线摄片可见进行性肺实变、肺充血。

(5) 心肌炎:心律失常,心肌收缩力下降,心脏增大,心肌损伤指标增高。

具有以下临床特征,年龄<3 岁,低体重儿,非母乳喂养的患儿可能在短期内发展为危重病例:①持续高热不退,体温>39℃(腋温),常规退热效果不佳;②神经系统表现,如精神萎靡、眼球震颤或上翻、呕吐、易惊、肢体抖动、吸吮无力、站立或坐立不稳;③呼吸异常,如呼吸增快,安静状态下呼吸频率超过 30 次/min 或出现呼吸减慢、节律不整等;④循环功能障碍,如心率增快(>160 次/min),出冷汗、四肢末梢发凉,皮肤发花,血压升高,毛细血管再充盈时间延长(>2s);⑤外周血白细胞计数明显增高(≥15×10^9/L);⑥应激性高血糖(>8.3mmol/L);⑦循环障碍时出现血乳酸升高(≥2.0mmol/L)。

(二) 实验室确诊

临床诊断病例符合下列条件之一,即为实验室确诊病例。

1. 病毒分离 自咽拭子或咽喉洗液、粪便或肛拭子、脑脊液、疱疹液或血清以及脑、肺、脾、淋巴结等组织标本中分离到肠道病毒。

2. 血清学检测 血清中特异性 IgM 抗体阳性,或急性期与恢复期血清 IgG 抗体有 4 倍以上的升高。

3. 核酸检测 自咽拭子或咽喉洗液、粪便或肛拭子、脑脊液、疱疹液或血清以及脑、肺、脾、淋巴结等组织标本中检测到病毒核酸。

（三）临床分类

手足口病临床可分为普通病例和重症病例两种临床类型,其中重症病例根据病情严重程度有重型和危重型两种临床分型。

1. 普通病例　手、足、口、臀部出现皮疹,伴或不伴发热。

2. 重症病例

（1）重型。患者出现神经系统受累表现,如:精神差,嗜睡,易惊,谵妄;头痛,呕吐;肢体抖动,肌阵挛,眼球震颤,共济失调,眼球运动障碍;无力或急性弛缓性瘫痪;惊厥。体征可见脑膜刺激征,腱反射减弱或消失。

（2）危重型。患者出现下列情况之一:①频繁抽搐,昏迷,脑疝;②呼吸困难,发绀,血性泡沫痰,肺部啰音等;③休克等循环功能不全表现。

（四）临床分期

根据发病机制和临床表现,将手足口病分为5期。

第1期(手足口出疹期),即普通病例,病程多在1周,绝大多数病例在此期痊愈;第2期(神经系统受累期),即重症病例的重型,可持续数天,至此大多数病例仍可治愈;第3期(心肺衰竭前期),即重症病例的危重型,及早识别和干预可阻止病情发展至第4期,降低病死率;第4期(心肺衰竭期),可出现脑疝、神经源性肺水肿、肺出血,迅速死亡;第5期(恢复期),体温逐渐恢复正常,对血管活性药物的依赖逐渐减少,神经系统受累症状和心肺功能逐渐恢复,少数可遗留神经系统后遗症。

（五）鉴别诊断

1. 普通病例　须与其他儿童发疹性疾病鉴别,如疱疹性荨麻疹、水痘、不典型麻疹、幼儿急疹以及风疹等。流行病学特点,皮疹形态、部位、出疹时间以及有无淋巴结肿大等可资鉴别,以皮疹形态及部位最为重要。最终可依据病原学和血清学检测进行鉴别。

2. 重症病例　常表现为高热、惊厥、昏迷、弛缓性瘫痪及心肺衰竭,可无手足口病的典型表现,须与中毒性菌痢、乙型脑炎、化脓性脑膜炎、结核性脑膜炎、瑞氏综合征、急性呼吸窘迫综合征等疾病鉴别。以弛缓性瘫痪为主要症状者应该与脊髓灰质炎鉴别。发生神经源性肺水肿者,还应与重症肺炎鉴别。循环障碍为主要表现者应与暴发性心肌炎、感染性休克等鉴别。

3. 散发或不典型病例鉴别　应与以下疾病鉴别:①口蹄疫。一般发生于畜牧区,主要通过接触病畜,经皮肤黏膜感染,成人牧民多见,四季散发。皮疹特征为口、咽、掌等部位出现大而清亮的水疱,疱疹易溃破,继发感染成脓疱,然后结痂、脱落。②疱疹性口炎。由单纯疱疹病毒感染引起,多发于3岁以下。典型表现为口腔黏膜多个针头大小、壁薄透明、成簇分布的小水疱,常累及齿龈,一般无皮疹,常伴颏下或颌下淋巴结肿痛。③脓疱疮。多发生于夏秋季节,儿童多见。传染性强,常在托儿所、幼儿园中引起流行。皮疹好发于颜面、颈、四肢等暴露部位;形态初起时为红斑、丘疹或水疱,迅速变成脓疱,疱壁薄,易破,瘙痒。重者可伴有高热、淋巴结肿大或引起败血症。实验室检查示白细胞总数及中性粒细胞百分率增高,脓液细菌培养为金黄色葡萄球菌或溶血性链球菌。

【预后】

绝大多数手足口病患者仅表现为发热及手、足、口部位皮疹,无严重器官系统功能损害,预后良好,一般在1周内痊愈,无后遗症。少数患者表现为重症手足口病,发病后迅速累及神经系统,表现为脑干脑炎、脑脊髓炎、脑脊髓膜炎等,尤其是脑干脑炎患者可能发展为循环衰竭、神经源性肺水肿,甚至危及生命,导致死亡。

【治疗】

（一）一般治疗

1. 消毒隔离,避免交叉感染　应隔离至体温正常、皮疹消退,一般需2周。患儿所用物品应彻底消毒,一般用含氯消毒液浸泡及煮沸消毒。不宜蒸煮或浸泡的物品可置于日光下暴晒。患儿粪便须经含氯的消毒剂消毒2小时后倾倒。

2. 休息及饮食 注意休息,多饮温开水。饮食宜清淡、易消化、富含维生素。口腔有糜烂时进流质食物,禁食刺激性食物。

3. 口咽部疱疹治疗 每次餐后应用温水漱口,口腔有糜烂时可涂金霉素、鱼肝油。选西瓜霜、冰硼散、珠黄散等任一种吹敷口腔患处,每天 2 或 3 次。

4. 手足皮肤疱疹治疗 患儿衣服、被褥保持清洁干燥。剪短患儿指甲,必要时包裹双手,防止其抓破皮疹,破溃感染。选冰硼散、金黄散、青黛散等任一种用蒸馏水稀释溶化后用消毒棉签蘸涂患处,每天 3 或 4 次。疱疹破裂者,局部涂擦 1% 甲紫或抗生素软膏。

(二) 对症治疗

低热或中度发热,可让患儿多饮水,如体温超过 38.5℃,可采用物理降温如温水擦浴、头部冷敷等,或口服解热镇痛药物如布洛芬、对乙酰氨基酚治疗。有咳嗽、咳痰者给予镇咳、祛痰药。呕吐、腹泻者予补液,纠正水、电解质、酸碱平衡的紊乱。

出现惊厥者须及时止惊。如无静脉通路,可首选咪达唑仑肌内注射,0.1～0.3mg/(kg·次)。也可应用地西泮缓慢静脉注射、水合氯醛灌肠抗惊厥治疗,须保证呼吸道通畅,清除口周分泌物,予吸氧改善氧合治疗。

注意保护心、肝、肺、脑等重要器官的功能;维持内环境稳定。监测血糖变化,严重高血糖时可使用胰岛素。应用西咪替丁、奥美拉唑等抑制胃酸分泌。应用抗生素防治继发肺部细菌感染。

(三) 病原治疗

手足口病目前还缺乏特异、高效的抗病毒药物,早期可采用广谱抗病毒药物进行治疗,如干扰素 -α 喷雾或雾化、利巴韦林口服或静脉滴注。若使用利巴韦林,应关注其不良反应和生殖毒性,不应使用阿昔洛韦、更昔洛韦、单磷酸阿糖腺苷等药物治疗。

(四) 重症病例的治疗

除上述治疗外,应根据重症病例器官受累情况采取相应的对症治疗,并严密观察病情变化。

1. 神经系统受累

（1）控制颅内高压:限制入量,给予 20% 甘露醇 250ml,隔 4～8 小时 1 次,每次静脉注射 20～30 分钟,据病情调整给药间隔时间及剂量。

（2）有脑脊髓炎和持续高热等表现者以及危重病例可酌情使用免疫球蛋白,剂量 1.0g/(kg·d),连用 2 天。

（3）有脑脊髓炎和持续高热等表现者以及危重病例应酌情使用糖皮质激素:甲泼尼龙 1～2mg/(kg·d);氢化可的松 3～5mg/(kg·d);地塞米松 0.2～0.5mg/(kg·d),一般疗程 3～5 天。是否应用大剂量糖皮质激素冲击治疗还存在争议。

（4）其他对症治疗包括降温、镇静、止惊,必要时应用促进脑细胞恢复的药物,如神经节苷脂 20mg/d,静脉滴注。

2. 呼吸、循环衰竭

（1）保持呼吸道通畅,吸氧。呼吸功能障碍时,及时行气管插管,使用正压机械通气。

（2）在维持血压稳定的情况下,限制液体入量。

（3）根据血压、循环的变化选用米力农、多巴胺、多巴酚丁胺等血管活性药物。

【预防】

目前 EV71 灭活疫苗已应用于临床,可用于 6 月龄～5 岁儿童,基础免疫程序为 2 剂次,间隔 1 个月,应在 12 月龄前完成接种。但 EV71 灭活疫苗仅能预防 EV71 所致手足口病,并不能预防其他肠道病毒所致手足口病的流行。手足口病传播途径多,婴幼儿和儿童普遍易感。搞好儿童个人、家庭和托幼机构的卫生是预防本病感染的关键。在本病流行期间,尽量不带婴幼儿和儿童到人群聚集、空气流通差的公共场所。同时,根据儿童生活环境中是否有手足口病发生,以及与手足口病发病患儿接触的密切程度,采取不同的预防措施。

四、病毒感染性腹泻

病毒感染性腹泻是一组由多种病毒引起的,以呕吐、腹泻、水样便为主要临床特征的急性肠道传染病,故又被称为病毒性胃肠炎(viral gastroenteritis)。可发生在各年龄组,婴幼儿多见;临床上可出现发热、恶心、厌食、腹痛等中毒症状,免疫功能正常者病程多呈自限性。轮状病毒(Rotavirus)、诺如病毒(Norovirus)和肠腺病毒(Entertadenovirus,EAV)是引起病毒性腹泻最常见的病原体。

【病原学】

(一) 轮状病毒

人类轮状病毒为双股 RNA 病毒,属于呼肠病毒科,呈球形,直径 70~75nm,有双层衣壳,从内向外呈放射状排列,似车轮状,故称为轮状病毒。具有双层衣壳结构的完整病毒颗粒(光滑型)有传染性。轮状病毒基因组长约 18 550bp,为分子量不一的 11 个 RNA 基因片段,编码 6 种结构蛋白(VP1~VP4、VP6 和 VP7)和 5 种非结构蛋白(NSP1~NSP5)。VP1 编码核糖核酸聚合酶。VP2 是病毒骨架蛋白,位于病毒的核心。VP3 为鸟苷酸转移酶,也称为加帽酶(capping enzyme),参与病毒的复制。VP4 为外壳蛋白,构成轮状病毒表面的棘突,与宿主细胞表面的受体分子连接,是病毒附着宿主细胞的主要蛋白,故与病毒的感染性和宿主特异性密切相关,根据其抗原性不同可将轮状病毒进行血清学分型。VP6 为病毒内衣壳蛋白,根据其抗原性不同可将轮状病毒分为 A~G 7 个组,仅 A 组、B 组和 C 组与人类感染有关,其中:A 组主要感染婴幼儿;B 组主要感染成人,还可感染猪、牛、羊、大鼠等动物,该型迄今仅限于中国流行;C 组主要引起散发病例,其余主要引起动物疾病。VP7 是病毒表面的糖蛋白。VP4 和 VP7 决定人轮状病毒的血清型:VP4 决定的血清型为 P 型,至少有 20 个血清型(P1~P20),各型之间无交叉免疫保护作用;VP7 决定的血清型为 G 型,现已证实 G 型至少有 14 个血清型(G1~G14),其中 G1~G4 血清型对人类致病而被用于制备疫苗。另外 VP4 和 VP7 可激发宿主产生中和抗体。

非结构蛋白中 NSP1 和 NSP2 是核糖核酸结合蛋白,而 NSP3 可与宿主细胞的 eIF4G 结合,抑制宿主细胞的蛋白质合成功能。NSP4 具有肠毒素的作用,可诱导宿主细胞处于分泌状态,是轮状病毒导致腹泻的重要致病机制之一。NSP5 和 NSP6 与 NSP2 一起调节病毒转录。轮状病毒侵入宿主细胞需要肠道胰蛋白酶的参与,并与宿主细胞膜上的受体结合,经细胞膜融合后以内吞方式进入细胞质内形成内涵体(endosome)开始复制。

轮状病毒在外界环境中比较稳定,对理化因子的作用有较强的抵抗力,在粪便中可存活数天或数周,耐酸、耐碱、耐乙醚,在室温中可存活 7 个月。95% 乙醇、酚、漂白粉等对轮状病毒有较强的灭活作用,56℃ 30 分钟可灭活病毒。组织培养尚不成功。

目前已从人和动物中分离到多种轮状病毒,其中能造成人类腹泻的只有 A、B 和 C 三个组。A 组即人们比较熟悉的婴幼儿腹泻轮状病毒;B 组即成人腹泻轮状病毒,由我国科学家 1983 年首先发现,至今只在我国有流行报道,感染对象没有年龄限制;C 组只在国内外有个别报道,还不能确定其重要性。有迹象表明,轮状病毒很有可能引起人兽共患病。

(二) 诺如病毒

诺如病毒为无包膜的单链 RNA 病毒,属于嵌杯病毒科(Caliciviridae),诺沃克样病毒属,表面粗糙,呈对称的二十面体球形,直径 27~30nm。基因组长约 7.5kb,有 3 个开放读码区(ORF1~ORF3)。ORF1 编码 194kD 的非结构多聚蛋白,含有 RNA 多聚酶等酶类。ORF2 编码 60kD 的衣壳蛋白(也称VP1)。ORF3 则编码 23kD 的碱性蛋白(VP2)。诺如病毒易变异,可因变异或重组形成新的病毒株。诺如病毒目前还不能体外培养,无法进行血清学分型。根据 ORF2 的氨基酸序列,将其分为 5 个基因群(分别称为 GⅠ、GⅡ、GⅢ、GⅣ和 GⅤ)和至少 31 个基因型。GⅠ 和 GⅡ 是引起人类急性胃肠炎的两个主要基因群,GⅣ也可感染人,但很少被检出。诺如病毒引起的暴发性胃肠炎 70% 是 GⅡ4 型感染所致。

诺如病毒感染性强,半数感染量(median infective dose,ID50)不足 20 个病毒颗粒,而患者粪便排病毒量多($10^8 \sim 10^{10}$ 病毒颗粒/g),持续时间长达 2 周,在免疫功能低下的感染者甚至长达 8 个月。诺如病毒耐热、耐酸,对乙醚和常用消毒剂抵抗力较强,加热至 60℃ 30 分钟仍有传染性,含氯消毒液如漂白粉 10mg/L 30 分钟方可灭活。诺如病毒常温下在物体表面可存活数天,冷冻数年仍有感染性,因此,诺如病毒被美国疾病控制与预防中心(CDC)列为需要防范的 B 类生物恐怖病原体。

(三)肠腺病毒

肠腺病毒是双链线形 DNA 病毒,呈球形,无包膜,其形态与普通腺病毒相同,呈 20 面体对称,直径 70~90nm,核心 40~45nm。根据其血凝素特性分为 6 个亚群(A~F),根据其中和抗体特点分为 51 个血清型。F 亚群的 40 型、41 型和 30 型可侵袭小肠而引起腹泻,故称肠腺病毒。肠腺病毒是继轮状病毒后无论在发达国家还是在发展中国家引起婴幼儿病毒性胃肠炎的第二个重要病原体。

肠腺病毒耐酸、耐碱,4℃可存活 70 天,36℃可存活 7 天,在室温、pH 6.0~9.5 时可保持最强感染力,但加热至 56℃ 2~5 分钟即可灭活,紫外线照射 30 分钟也可灭活,对甲醛敏感。由于不含脂质,肠腺病毒对脂溶剂如胆盐等也有较强的抵抗力,可在肠道中存活。

【流行病学】

病毒性腹泻的传染源有人和动物,传播途径以粪-口传播和人-人的接触感染为主,人群普遍易感,主要引起旅行者腹泻和各年龄段病毒性胃肠炎。由于病原体不同,流行病学特征有些差异。

(一)轮状病毒性胃肠炎

1. **传染源**　患者及无症状带毒者是主要的传染源。许多家畜、家禽可携带轮状病毒,是人类潜在的传染源。急性期患者的粪便中有大量病毒颗粒,病后可持续排毒 4~8 天,极少数可长达 18~42 天。患病婴儿的母亲带病毒率高达 70%。

2. **传播途径**　主要为粪-口途径传播,也有通过水源污染或呼吸道传播的可能性。成人轮状病毒胃肠炎常呈水型暴发流行。家庭密切接触也是传播的一种方式。轮状病毒是造成医院感染的重要病原体。

3. **人群易感性**　儿童较成人易感,病后免疫功能短暂,可反复感染。A 组轮状病毒主要感染婴幼儿,以 6~24 月龄发病率最高。6 月龄以下婴儿由于有来自母体的抗体,所以较少发病。新生儿和成人也可感染,成人感染后多无明显症状或仅有轻症表现。B 组轮状病毒成人普遍易感,主要感染青壮年,以 20~40 岁人群最多。C 组轮状病毒主要感染儿童,成人偶有发病。感染后均可产生抗体,特异性 IgG 持续时间较长,有无保护性尚未肯定。有再次感染而发病的报道。不同血清型的病毒之间缺乏交叉免疫反应。

4. **流行特征**　轮状病毒性胃肠炎秋冬季多见,是发达国家住院婴幼儿急性感染性腹泻的主要原因,也是发展中国家婴幼儿秋冬季腹泻的主要原因。A 组轮状病毒感染婴幼儿,呈世界性分布,全年均可发病。在温带和亚热带地区以秋冬季为多见,在热带地区无明显季节性。B 组轮状病毒可感染各年龄组包括成人,目前只在中国报道,以暴发性流行为主,有明显季节性,多发生于 4~7 月份。C 组轮状病毒感染多为散发,偶有小规模流行。

(二)诺如病毒性胃肠炎

1. **传染源**　主要为患者、隐性感染者和病毒携带者。病后 3~4 天内从粪便排出病毒,其传染性持续到症状消失后 2 天,免疫功能低下的感染者排毒时间可长达 8 个月。

2. **传播途径**　主要传播方式为粪-口途径,可散发,也可通过污染的水、食物传播,引起暴发流行,而人与人接触及含病毒气溶胶也可传播。

3. **人群易感性**　人群普遍易感,发病者以成人和大龄儿童多见。在人群中有基因易感性差异,GⅠ群诺如病毒性胃肠炎多见于学龄儿童和成人,GⅡ群胃肠炎主要见于儿童和婴幼儿,尤以 5 岁以下儿童发病为主。感染后患者血清中抗体水平很快上升,通常感染后第 3 周达高峰,但仅维持到第 6 周左右即下降。儿童期诺如病毒的特异性抗体水平不高,而成人血清特异性抗体的阳性率可达 50%~

90%。诺如病毒抗体无明显保护性作用,故可反复感染。

4. 流行特征　全球广泛流行,全年均可发病,秋冬季流行较多,常出现暴发流行。诺如病毒引起的腹泻占急性非细菌性腹泻的 1/3 以上。

(三) 肠腺病毒性胃肠炎

1. 传染源　患者和隐性感染者是唯一传染源。

2. 传播途径　消化道传播和人-人接触为主要传播途径,亦可通过呼吸道而感染。水及食物传播未见报道。

3. 人群易感性　人群普遍易感。绝大多数患儿在 3 岁以下,以 6～12 月龄幼儿多见。成人很少发病。感染后可获得一定的免疫功能,持续时间尚不清楚。

4. 流行特征　呈世界性分布,全年均可发病,夏秋季发病率较高,多为散发或地方流行。在我国婴幼儿腹泻病因中,肠腺病毒的患病率居第二位,仅次于轮状病毒,也是医院感染导致的病毒性腹泻的主要病原体。

【发病机制与病理】

病毒性腹泻的发生机制与细菌引起腹泻的发生机制有所不同。有些病毒具有肠毒素样作用,使肠黏膜细胞内腺苷酸环化酶(adenylate cyclase)被激活,提高环腺苷酸(cAMP)水平,导致肠黏膜对水、电解质的过度分泌。但大多数与腹泻有关的病毒通过其他途径引起腹泻。因此,在诊断急性胃肠炎时,首先必须明确是侵袭性腹泻还是水样泻。

(一) 轮状病毒性胃肠炎

目前认为轮状病毒感染人体后,通过肠上皮刷状缘的乳糖酶脱去衣壳进入上皮细胞,乳糖酶因此被认为是轮状病毒的受体。婴儿肠黏膜上皮细胞含大量乳糖酶,故易感染轮状病毒。乳糖酶的含量随年龄增长而减少,易感性亦下降。某些人种的乳糖酶不随年龄增长而发生变化,这些人群中的成人也易发生轮状病毒感染。轮状病毒感染部位主要为十二指肠及空肠,致使上皮细胞变性、坏死,肠黏膜微绒毛变短,固有层有单核细胞浸润。轮状病毒在上皮细胞内复制,致肠绒毛上皮细胞受损,乳糖酶等二糖酶减少,乳糖转化为单糖减少,因此乳糖在肠腔内积造成肠腔内高渗透压,水分进入肠腔,导致腹泻和呕吐。此外,轮状病毒的非结构蛋白 NSP4 类似于肠毒素,可引起肠道上皮细胞分泌增加,也是导致腹泻的重要机制之一。频繁吐泻可丢失大量的水和电解质,导致脱水、酸中毒和电解质紊乱。动物研究发现,胃肠道神经系统在轮状病毒性胃肠炎的发病中也起一定作用。

感染轮状病毒后,是否发病取决于侵入病毒的数量和机体的免疫状态,也取决于患者的生理特征。轮状病毒特异性血清 IgA 和粪便中的 IgA 与保护性免疫有关,而血清中和抗体不能完全阻止再次感染。循环及肠道局部的细胞毒性 T 淋巴细胞在清除侵入肠道的轮状病毒机制起着重要的作用。当机体免疫功能低下时,容易感染病毒并发病。

(二) 诺如病毒性胃肠炎

诺如病毒主要在肠道黏膜细胞质中复制,可引起十二指肠及空肠黏膜的可逆性病变,空肠黏膜保持完整,肠黏膜上皮细胞绒毛变短、变钝,线粒体受损,未见细胞坏死。肠固有层有单核细胞浸润。病变在 2 周左右完全恢复。诺如病毒感染的致病机制不详,可能是病毒感染致上皮细胞刷状缘上多种酶的活力下降而引起空肠对脂肪、D-木糖和乳糖等双糖的一过性吸收障碍,引起肠腔内渗透压上升,液体进入肠道,引起腹泻和呕吐症状。肠黏膜上皮细胞内酶活性异常致使胃的排空时间延长,加重恶心和呕吐等临床症状。

(三) 肠腺病毒性胃肠炎

肠腺病毒主要感染空肠和回肠。病毒感染致肠黏膜绒毛变短、变小,细胞变性、溶解,小肠吸收功能障碍而引起渗透性腹泻。肠固有层有单核细胞浸润,隐窝肥大。

【临床表现】

不同病毒引起腹泻的临床表现十分相似,无明显特征性,故临床上难以区分。本节仅介绍轮状病毒、诺如病毒和肠腺病毒性胃肠炎。

(一) 轮状病毒性胃肠炎

轮状病毒引起腹泻的临床类型多样,从亚临床感染和轻型腹泻至严重的脱水、电解质紊乱。

1. **婴幼儿轮状病毒性胃肠炎** 婴幼儿感染轮状病毒后潜伏期为1～3天。其中6～24月龄患儿症状较重,大龄儿童或成人多为轻型。临床特征为急性起病,伴有低热和恶心、呕吐,继而腹泻,粪便多为水样或黄绿色稀便,无黏液及脓血便,每天十次至数十次不等。严重者可出现脱水及代谢性酸中毒、电解质紊乱,甚至导致死亡。部分患儿可伴有咳嗽、流涕等上呼吸道症状,严重者有支气管炎或肺炎表现。本病为自限性,一般呕吐与发热持续2天左右消失,普通患者症状轻微,多数患者腹泻持续3～5天,总病程约1周。免疫功能低下的患儿可出现肠道外症状及慢性腹泻,甚至引起呼吸道感染、坏死性肠炎、肝脓肿、心肌炎、脑膜炎等。

2. **成人轮状病毒性胃肠炎** 成人感染轮状病毒多无症状,少数患者出现急性胃肠炎表现,与婴幼儿感染的表现相似,以腹泻、腹痛、腹胀为主要症状。多无发热或低热,重者症状明显。病程多为3～6天,偶可长达10天以上。使用免疫抑制剂者或艾滋病患者亦可出现严重症状。

(二) 诺如病毒性胃肠炎

潜伏期一般为1～2天,约30%的感染者可无症状。临床特征为急性起病,以恶心、呕吐、腹痛、腹泻为主要症状,粪便多为黄色稀水便或水样便,无黏液或脓血,每天数次至十数次,有时腹痛呈绞痛。部分患者可伴有轻度发热、头痛、寒战或肌肉痛等症状,严重者出现脱水,死亡罕见。一般1～3天自愈。成人以腹泻为主,儿童患者先出现呕吐,而后出现腹泻。体弱、老年人及免疫功能低下者症状多较重。

(三) 肠腺病毒性胃肠炎

潜伏期为3～10天,平均7天。大多数感染者无症状,但可从粪便中分离出腺病毒40型或41型。发病者多为5岁以下儿童,腹泻为主要临床表现,多为稀水样便,每天十数次,伴低热及呕吐。部分患者由腹泻、呕吐导致脱水,个别严重者可因水、电解质紊乱而死亡。少数患者还伴有咽痛、咳嗽等呼吸道感染的症状。肠腺病毒感染可引起肠系膜淋巴结炎,表现类似于阑尾炎,亦可引起婴幼儿肠套叠。22%～61%的婴幼儿肠套叠病例有肠腺病毒感染的证据。发热通常持续2～3天而恢复正常。少数患者腹泻延至3～4周,平均病程8～12天,极少数患儿发展为慢性腹泻,以致引起营养不良,影响正常发育。

【实验室及其他检查】

(一) 血常规

外周血白细胞总数多为正常,少数可稍升高。

(二) 粪便常规

粪便外观多为黄色水样,无脓细胞及红细胞,有时可有少量白细胞。

(三) 病原学检查

1. **电镜或免疫电镜检查** 根据病毒的生物学特征以及排毒时间可从粪便提取液中检出致病的病毒颗粒,但诺如病毒常因病毒量少而难以发现。

2. **病原学检查** 补体结合(CF)、免疫荧光(IF)、放射免疫试验(RIA)、ELISA检测粪便中特异性病毒抗原,如轮状病毒、肠腺病毒、诺如病毒、嵌杯病毒和星状病毒。

3. **分子生物学检测** PCR或RT-PCR可以特异性地检测出粪便病毒DNA或RNA,具有很高的敏感性,可进行肠腺病毒测序、定量及分型。

4. **凝胶电泳分析** 从粪便提取液中提取的病毒RNA进行聚丙烯酰胺凝胶电泳(PAGE),可根据A、B、C三组轮状病毒11个基因片段特殊分布图进行分析和判断,来进行轮状病毒感染诊断。

5. **粪便培养** 无致病菌生长。

(四) 血清抗体的检测

通过ELISA法检测发病初期和恢复期双份血清特异性抗体,若抗体效价呈4倍以上增高则有诊断意义。血清特异性抗体通常在感染后第 3 周达峰值,延续至第 6 周,随后抗体水平下降,其中轮状病毒 IgA 抗体检测的临床价值大。

【诊断与鉴别诊断】

(一)诊断

综合流行季节、发病年龄、临床表现及粪便检查可诊断该病。在我国秋冬季节,往往有集体发病的特征。患者突然出现呕吐、腹泻、腹痛等临床症状或住院过程中突发原因不明的腹泻,病程短暂,而末梢血白细胞无明显变化,粪常规仅发现少量白细胞时应怀疑本病,但须在电镜下找到病毒颗粒,或检出粪便中特异性抗原,或血清检出特异性抗体方可确诊,抗体效价呈 4 倍以上增高有诊断意义。

(二)鉴别诊断

本病必须与细菌、真菌、寄生虫感染引起的腹泻鉴别,也应与婴儿喂养不当及其他疾病导致的水样泻进行鉴别。和其他病毒性腹泻的鉴别依赖于特异性病原学检测,对鉴别不同病因及确定诊断有重要意义。

【治疗】

目前无特效治疗药物,主要是针对腹泻及脱水的对症和支持治疗,抗菌药物无效。重症患者须纠正酸中毒和电解质紊乱。

由于多数患者病情轻,病程短且多为自限性,所以绝大多数可在门诊治疗,3%～10% 的婴幼儿腹泻患者因脱水严重而须住院治疗。

轻度脱水及电解质紊乱者可口服加盐的米汤、糖盐水或口服补液盐(oral rehydration salts,ORS)。严重脱水者应接受静脉补液,注意补钾,酸中毒时予以碳酸氢钠纠正。情况改善后应改为口服。

WHO 推荐蒙脱石散剂作为腹泻的辅助治疗,对各种腹泻及新生儿腹泻有良好疗效,尤其在治疗轮状病毒腹泻疗效显著,不良反应小。消旋卡多曲是近年上市的新型止泻剂,对水样泻有较好疗效。中医中药等也可用于止泻。

吐泻较重者,可予以止吐剂及镇静剂。有明显的痉挛性腹痛者,可口服山莨菪碱(654-2)或次水杨酸铋制剂以减轻症状。

由于小肠受损害,其吸收功能下降,故应给予富含水分的清淡饮食。吐泻频繁者应禁食 8～12 小时,然后逐步恢复正常饮食。可应用肠黏膜保护剂。

【预防】

1. **管理传染源** 早发现,早诊断,早隔离患者及隐性感染者;积极治疗感染者。减少与腹泻患者的接触。对密切接触者及疑似患者实行严密的观察。

2. **切断传播途径** 是预防该病的最重要而有效的措施。加强饮水和食品卫生,保护水源不被粪便污染。对环境和分泌物及时消毒,注意加强手卫生,保持良好的个人卫生习惯,不吃生冷变质食物。

3. **保护易感人群** 6～24 月龄婴幼儿口服减毒轮状病毒疫苗是目前预防轮状病毒性胃肠炎的最有效方法,其有效率达 80% 以上。免疫功能低下以及急性胃肠炎者为接种禁忌证。诺如病毒的重组疫苗尚未获得批准。肠腺病毒尚无疫苗可供推广应用。

(党双锁)

第三节 │ 流行性感冒病毒感染

一、流行性感冒

流行性感冒(influenza)简称流感,是由流感病毒(influenza virus)引起的急性呼吸道传染病,其潜伏期短、传染性强,主要表现为发热、头痛、乏力、肌肉酸痛等症状,而上呼吸道卡他症状轻微。

【病原学】

（一）结构及分型

流感病毒属为单链、负链、分节段 RNA 病毒,属于正黏病毒科,病毒颗粒呈球形或丝状,直径 80～120nm,由外膜与核衣壳组成。外膜由脂质双层膜、基质蛋白(matrixprotein,M)和糖蛋白突起组成。基质蛋白分为 M1、M2 两型,M1 蛋白为外膜内层,M2 蛋白为外膜上的氢离子通道。糖蛋白突起由植物血凝素(hemagglutinin,H 或 HA)和神经氨酸酶(neuraminidase,N 或 NA)构成,二者均具有抗原性,是甲型流感病毒分亚型的主要依据。核衣壳由核蛋白(NP)、多聚酶和核糖核酸(RNA)组成,其中核蛋白和病毒核酸共同组成核糖核蛋白复合体(ribonucleoprotein,RNP)。

根据核蛋白和基质蛋白的不同,流感病毒分为甲(A)型、乙(B)型、丙(C)型、丁(D)型,其中:甲型流感病毒宿主广泛;乙型、丙型主要感染人类;丁型主要影响牛,是否可导致人感染或发病并不清楚。基于 HA 和 NA 抗原性的不同,将甲型流感分为 18 个 H 亚型(H1～H18)和 11 个 N 亚型(N1～N11)。人类流感主要与 H1、H2、H3 和 N1、N2 亚型相关。乙型流感病毒无亚型之分,分为乙型 Yamagata 系或乙型 Victoria 系。甲型和乙型流感病毒可造成流感季节性流行;丙型流感病毒检出率较低,通常导致轻度感染,因此对公共卫生影响较小。

病毒具体结构可见图 3-2 及表 3-4。

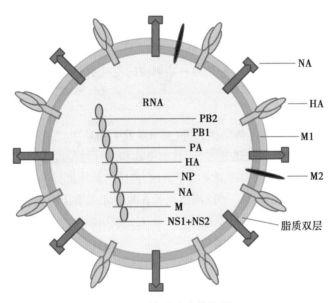

图 3-2 流感病毒结构图

表 3-4 流感病毒结构及其功能特点

结构	次级结构	功能特点
外膜	脂质双分子层	磷脂细胞骨架,与胞膜流动性有关
	血凝素	协助病毒吸附于宿主细胞表面,抗 HA 抗体具有保护性作用,可中和病毒
	神经氨酸酶	协助子代病毒释放,抗 NA 抗体无中和作用
	基质蛋白	型特异性,又可分为 M1 及 M2:M1 蛋白为外膜内层,M2 蛋白为外膜上的氢离子通道
核衣壳	核衣壳核蛋白	型特异性
	多聚酶	由 PB1、PB2 及 PA 蛋白共同构成,与转录有关
	单股负链 RNA	甲、乙两型病毒包含八个基因片段;丙型仅包含 7 个片段,其基因编码的血凝素(HA)可行使 NA 功能

（二）变异性

流感病毒易于发生变异，其中甲型流感尤甚，主要是血凝素（HA）和神经氨酸酶（NA）的变异。抗原变异的形式主要有抗原漂移（antigenic drift）与抗原转换（antigenic shift）两种。抗原漂移是由基因组发生突变导致抗原发生小幅度变异，不产生新的亚型，属于亚型内变异，其出现频率较高，有累积效应，当达到一定程度后可引起中小型的流感流行。而抗原转换是由于编码基因变异幅度大，往往产生强致病株，人体原免疫功能对变异产生的新亚型可完全或部分无效，可引起大流行。不过发生抗原转换的频率较低，发生过程缓慢。

（三）理化性质

流感病毒不耐热、酸和乙醚，100℃ 1分钟或56℃ 30分钟灭活，对常用消毒剂（1%甲醛、过氧乙酸、含氯消毒剂、碘伏等）和紫外线敏感，耐低温和干燥，真空干燥或 −20℃以下仍可存活。

【流行病学】

（一）传染源

患者和隐性感染者为主要传染源。从潜伏期末到急性期都有传染性，病毒在人呼吸道分泌物中一般持续排毒3～7天，儿童、免疫功能受损及危重患者病毒排毒时间可超过1周。

（二）传播途径

流感病毒主要通过飞沫传播，患者呼吸道排出的飞沫播散到周围空气，被健康人群吸入感染。也可以经气溶胶传播。还可以通过直接或间接接触被病毒污染的手、物品等接触传播。

（三）人群易感性

人群普遍易感，感染后对同一亚型会获得一定程度的免疫功能，但不同亚型间无交叉免疫，故人体可反复患病。

（四）流行特征

流感病毒传入人群后，具有较强传染性，且抗原极易发生变异，加之以呼吸道传播为主，极易引起流行和大流行。流行往往突然发生，迅速蔓延，发病率高和流行过程持续时间短是流感的流行特征。流感大流行无明显季节性。在我国温带或寒温带地区，流感的散发流行一般多发生于冬春季，在亚热带地区或热带地区，则更多是在夏季。一般流感流行在我国北方重于南方。流感在人群中蔓延的速度和广度与人口密度有关。流行后人群重新获得一定的免疫功能。

【发病机制与病理】

（一）发病机制

流感病毒通过血凝素（HA）与呼吸道上皮细胞表面的唾液酸受体结合启动感染。流感病毒通过细胞内吞作用进入宿主细胞，病毒基因组在细胞核内进行转录和复制，复制出大量新的子代病毒并感染其他细胞，引起细胞变性坏死和脱落，从而发生局部炎症，进而出现全身毒性反应。单纯型流感主要损害呼吸道的上部和中部。变性脱落的细胞随呼吸道分泌物排出体外引起传播流行，同时病毒亦可向下侵犯气管、支气管，直至肺泡，导致流感病毒肺炎。当病毒在呼吸道上皮增殖时，也会感染单核巨噬细胞及粒细胞。受感染细胞产生会引起炎症性的细胞因子、趋化因子、黏附分子等的表达与活化，引起机体对病毒的特异免疫反应，严重者可诱发细胞因子风暴，导致急性呼吸窘迫综合征（ARDS）、休克、脑病及多器官功能不全，甚至死亡。

（二）病理改变

病理改变主要表现为呼吸道纤毛上皮细胞呈簇状脱落、上皮细胞化生、固有层黏膜细胞充血、水肿伴单核细胞浸润等病理变化。重症病例可出现肺炎的改变；危重症患者可合并弥漫性肺泡损害；合并脑病时出现脑组织弥漫性充血、水肿、坏死，急性坏死性脑病表现为丘脑为主的对称性坏死性病变；合并心脏损害时出现间质出血、淋巴细胞浸润、心肌细胞肿胀和坏死等心肌炎表现。

【临床表现】

典型流感起病急，潜伏期一般为1～3天。在临床上可分为单纯型、肺炎型、胃肠型和中毒型四种表现类型。

(一) 单纯型

单纯型流感主要表现为急性起病,高热、寒战、头痛、乏力、食欲缺乏、全身肌肉酸痛等症状明显,咳嗽、流涕、鼻塞、咽痛等呼吸道症状较轻,体温1~2天达高峰,3~4天后逐渐下降,热退后全身症状好转,乏力可持续1~2周,上呼吸道症状持续数日后消失。此型最为常见,预后良好。

(二) 肺炎型

肺炎型流感表现为高热持续不退、剧烈咳嗽、咳血性痰、呼吸急促、发绀,极度疲乏等症状,双肺呼吸音低,布满湿啰音,影像学有肺阴影等肺炎表现。病初与单纯型流感相似,1~2天后病情加重,可引起呼吸、循环衰竭而死亡。此型少见,主要发生于婴幼儿、老年人、孕妇、慢性心肺疾病患者和免疫功能低下者。

(三) 胃肠型

胃肠型流感主要症状为恶心、呕吐、腹泻、腹痛、食欲缺乏等,多见于儿童,较少见。

(四) 中毒型

中毒型流感有全身毒血症表现,可有高热或明显的神经系统和心血管系统受损表现,晚期亦可出现中毒型心肌损害,严重者可出现休克、弥散性血管内凝血、循环衰竭等,病死率较高,预后不良,极少见。

【并发症】

肺炎是最常见的并发症,流感病毒可引起原发性病毒性肺炎,也可并发细菌、真菌等病原体感染。儿童流感并发喉炎、中耳炎、支气管炎较成人多见。神经系统损伤包括脑膜炎、脑炎、脊髓炎、脑病、吉兰-巴雷综合征等,其中急性坏死性脑病多见于儿童。心脏损伤主要有心肌炎、心包炎,严重者可出现心力衰竭。此外,感染流感病毒后,心肌梗死、缺血性心脏病相关住院和死亡的风险明显增加。肌炎和横纹肌溶解主要表现为肌痛、肌无力、血清肌酸激酶、肌红蛋白升高,严重者可引起急性肾损伤。

【实验室及其他检查】

(一) 一般检查

血常规中外周血白细胞总数正常或降低,重症病例淋巴细胞计数明显降低。若继发或合并细菌感染,白细胞及中性粒细胞百分率可增多;血生化可有天门冬氨酸转氨酶、丙氨酸转氨酶、乳酸脱氢酶、肌酐等升高,少数病例肌酸磷酸激酶升高;部分病例出现低钾血症等电解质紊乱。休克病例血乳酸可升高。动脉血气分析可提示氧分压、血氧饱和度、氧合指数下降,酸碱失衡。若有中枢神经系统受累,脑脊液细胞数和蛋白可正常或升高。

(二) 病原学检查

1. 病毒分离　在疾病的第2~3天,可从鼻咽部、气管分泌物中直接分离流感病毒。上呼吸道标本应在发病3天内留取,下呼吸道标本可随时留取。

2. 病毒抗原检测　可采用胶体金法和荧光抗体技术检测病毒抗原。抗原检测速度快,但敏感性低于核酸检测。病毒抗原检测阳性支持诊断,但阴性不能排除流感。

3. 病毒核酸检测　敏感性和特异性高,并且能区分病毒类型和亚型,目前主要包括RT-PCR和快速多重PCR。

(三) 血清学检查

患者IgG抗体水平恢复期比急性期呈4倍或以上升高,有回顾性诊断意义,但灵敏度、特异性均较低,一般用于流行病学调查。

(四) 影像学检查

原发性病毒性肺炎者影像学表现为肺内斑片状、磨玻璃影、多叶段渗出性病灶;进展迅速者可发展为两肺弥漫的渗出性病变或实变,个别病例可见胸腔积液。急性坏死性脑病者CT和MRI可见对称性、多灶性脑损伤,包括双侧丘脑、脑室周围白质、内囊、壳核、脑干被盖上部和小脑髓质等。

【诊断】

主要结合流行病学史、临床表现和病原学检查进行诊断。当未出现流感流行时,散发病例不易诊断,甚至在有典型流感样症状时,亦难确诊。流感流行时,临床较易诊断。特别是短时间出现较多数量的相似患者,呼吸道症状轻微而全身中毒症状较重,再结合发病季节等流行病学资料,可基本判定流感。确诊需要病原学或血清学检查。

【鉴别诊断】

从临床表现看,轻型流感及散发流感很难与普通感冒鉴别,与其他呼吸道病毒感染亦难区分,通过病原学或血清学检测才能进行鉴别。另外,钩端螺旋体病早期的感染中毒症状酷似流感,故被称为"流感伤寒型"。流行病学资料、病原学及血清学检测对两者的鉴别诊断具有重要价值。

【治疗】

临床诊断病例和确诊病例应当尽早隔离,根据病情居家或住院治疗。

(一) 一般治疗、支持治疗

卧床休息,适宜饮食,多饮水,高热与中毒症状重者应补充液体。根据缺氧程度采用适当的方式进行氧疗。

(二) 对症治疗

对症治疗包括解热、镇痛、止咳、祛痰及支持治疗,但儿童患者应避免应用阿司匹林,以免诱发致命的瑞氏综合征。

(三) 抗病毒治疗

金刚烷胺和金刚乙胺为 M2 离子通道阻滞剂,有抑制甲型流感病毒的作用,但目前流行的流感病毒株耐药,不推荐单药使用。

1. **神经氨酸酶抑制剂**　主要为奥司他韦、扎那米韦、帕拉米韦等,其活性代谢物能竞争性与流感病毒 NA 位点结合,从而干扰病毒释放。奥司他韦用法:成人每次 75mg,口服,每天 2 次,疗程 5 天,重症患者疗程可适当延长。扎那米韦(吸入喷雾剂)用法:成人每次 10mg,吸入,每天 2 次,疗程 5 天。帕拉米韦用法:成人 300~600mg,静脉滴注,每天 1 次,1~5 天,重症患者疗程可适当延长。

2. **病毒 RNA 聚合酶抑制剂**　以玛巴洛沙韦为代表,是一类新型抗病毒药物,在病毒复制的早期阶段发挥"抢帽"(cap-snatching)机制:抑制病毒从宿主细胞中获得宿主 mRNA 5′ 端的帽状(cap)结构,从而早期阻断病毒 RNA 复制,使得宿主细胞基本不产生子代病毒。玛巴洛沙韦可用于 12 岁及以上的甲型、乙型流感患者;顿服 40mg,是目前流感治疗的单次、单剂量给药方案。

(四) 抗菌治疗

仅当继发细菌感染时,可根据送检标本培养结果合理使用抗菌药物。

【预防】

(一) 控制传染源

隔离患者,可在病后 1 周或热退后 2 天解除隔离,疑似患者应进行适当隔离与治疗。

(二) 切断传播途径

流行期间,尽量减少集会或集体娱乐活动,特别是免疫低下的老幼病残易感者,注意保持室内空气流通,加强对公共场所消毒;医护人员戴口罩,洗手,防止交叉感染;患者用具及分泌物要彻底消毒。

(三) 保护易感人群

接近患者时应当戴口罩,避免密切接触,注意个人卫生。对易感人群及尚未发病者,可给予疫苗及药物预防。药物预防主要为口服奥司他韦,但预防流感最有效的方法仍是疫苗接种,根据现行流行株更新疫苗组合,在每年流感流行前接种 1 次。目前流感疫苗有 3 价和 4 价,以及甲 1 型、甲 3 型、乙型 By、乙型 Bv,还有注射型和鼻喷(减毒活疫苗),注射型有裂解灭活疫苗和亚单位疫苗。

二、甲型 H1N1 流感

甲型 H1N1 流感在 2009 年出现全球暴发,它是由变异后的新型甲型流感病毒 H1N1 亚型所引起的急性呼吸道传染病,原称人感染猪流感(swine influenza),之后在 2009 年 4 月世界卫生组织(WHO)建议用"甲型 H1N1 流感"替代"猪流感",并沿用至今。甲型 H1N1 流感主要通过呼吸道传播,多数患者病情温和,少数病例病情重,进展迅速,甚至出现死亡。

【病原学】

甲型 H1N1 流感病毒属于正黏病毒科(Orthomyxoviridae),甲型流感病毒属(Influenza A virus),遗传物质为单股负链 RNA,包含有 8 个基因片段。其病毒结构与其他甲型流感病毒相似。甲型 H1N1 流感病毒与以往流行的季节性流感病毒不同,该病毒是一个新变种的病毒,包含有禽、猪、人流感三种流感病毒的基因片段,是人流感病毒、猪流感病毒、禽流感病毒通过感染猪后发生基因重组而形成的"混合体"。

【流行病学】

(一) 传染源

甲型 H1N1 流感病毒在人与人之间传播,患者和无症状感染者为传染源,人可传染给猪,但目前尚无动物传染人类的证据。

(二) 传播途径

甲型 H1N1 流感病毒主要通过飞沫经呼吸道传播,也可通过呼吸道分泌物、体液和被病毒污染的物品直接或间接接触传播;不会通过猪肉类产品传播,也不会通过食物传播。通过气溶胶经呼吸道传播的途径有待进一步确证。

(三) 人群易感性

人群普遍易感。新型甲型 H1N1 流感重症患者主要以青年人居多,肥胖者或病态肥胖者更易发展为重症。

(四) 流行特征

2009 年 3~4 月份,墨西哥和美国出现了甲型 H1N1 流感病毒引起的暴发流行。全球大多数人对此新病毒没有免疫功能,随后疫情很快在全球蔓延,2009 年 5 月 11 日我国也发现首例病例。2009 年 6 月 11 日,WHO 将流感大流行的警告级别宣布为最高级 6 级,即正式宣告新的流感大流行已经在全球开始。到 2010 年 8 月 10 日,WHO 宣布甲型 H1N1 流感大流行已经结束,步入后流感大流行时代。此后,病毒的活动回归于季节性水平。

【临床表现】

潜伏期一般为 1~7 天。起病急,突起高热、寒战、头痛、肌痛和全身不适。部分病例出现呕吐和/或腹泻、疲倦、球结膜充血等。轻型患者临床症状较轻,仅有轻微的上呼吸道症状。部分患者病情可迅速进展,持续高热,继发严重肺炎、急性呼吸窘迫综合征、肺出血、胸腔积液、全血细胞减少、肾衰竭、败血症、休克、瑞氏综合征、呼吸衰竭及多器官损伤,导致死亡。患者原有的基础疾病亦可加重。

【实验室及其他检查】

(一) 一般检查

甲型 H1N1 流感患者血常规、生化等指标与其他人流感表现相似,详见"流行性感冒"。

(二) 病原学检查

1. **病毒核酸检测** 以 RT-PCR(最好采用 real-time RT-PCR)法检测呼吸道标本(咽拭子、鼻拭子、鼻咽或气管抽取物、痰)中的甲型 H1N1 流感病毒核酸,结果可呈阳性。

2. **病毒分离** 呼吸道标本中可分离出甲型 H1N1 流感病毒。

3. **动态检测** 双份血清甲型 H1N1 流感病毒特异性抗体水平呈 4 倍或 4 倍以上升高。

(三) 胸部影像学检查

影像学上主要表现为磨玻璃影,单发或多发的斑片状实变影,病灶多分布在中下肺野中外带,气道较少受累。合并肺炎时肺内可见片状阴影,多表现为全肺叶、肺段或亚肺段实变影。

【诊断与鉴别诊断】

(一) 诊断

在甲型 H1N1 流感流行时,有发病 7 天内曾到过疫点,与感染者有密切接触者等流行病学史,并结合临床表现和病原学检查易于诊断。从患者呼吸道标本中分离出甲型 H1N1 流感病毒或检测到甲型 H1N1 流感病毒核酸,或双份血清甲型 H1N1 流感病毒的特异性抗体水平有 4 倍或以上升高是本病确诊的重要依据。早发现、早诊断是防控与有效治疗的关键。

(二) 鉴别诊断

甲型 H1N1 流感应与普通流感、禽流感、上呼吸道感染、肺炎、传染性单核细胞增多症、巨细胞病毒感染、军团菌肺炎、支原体肺炎、严重急性呼吸综合征等鉴别。

【预后】

轻症患者一般预后较好。若出现并发症,如流感病毒肺炎或继发性细菌性肺炎,尤其是老年人和慢性病患者,则预后较差,甚至出现死亡。

【治疗】

一般治疗、支持治疗、对症治疗方法同流行性感冒。在抗病毒治疗方面,对于临床症状较轻且无合并症、病情趋于自限的甲型 H1N1 流感病例,无须积极应用神经氨酸酶抑制剂。对于发病时即病情严重、发病后病情呈动态恶化的病例,应及时给予神经氨酸酶抑制剂进行抗病毒治疗。开始给药时间应尽可能在发病 48 小时以内。对于较易成为重症病例的高危人群,一旦出现流感样症状,不一定等待病毒核酸检测结果,即可开始抗病毒治疗。孕妇在出现流感样症状之后,宜尽早给予神经氨酸酶抑制剂治疗。

【预防】

(一) 监测传染源

对患者和疑似病例应当进行呼吸道隔离,确诊的住院病例可多人同室。在病例居家休息和隔离治疗期间,应密切监控陪护及其他家庭成员的健康状况。家庭成员一旦出现继发的发热和急性呼吸道感染等异常症状,应及时就诊并远离公共场所。

(二) 切断传播途径

应当及时消毒处理可能被患者使用或污染的用品。接触病例污染的衣物、日用品等后必须用肥皂洗手。

(三) 保护易感人群

甲型 H1N1 流感已转为季节性流感,预防同"流行性感冒"。

三、人感染禽流感

禽流感病毒某些亚型毒株可跨越物种感染人类,引起呼吸道传染病,称为人感染禽流感(human infection with avian influenza),简称人禽流感(human avian influenza)。人禽流感的临床表现随感染亚型不同而异,轻者似普通感冒,严重者可出现肺出血、脓毒症、休克、瑞氏综合征甚至多器官功能衰竭等并发症。

【病原学】

禽流感病毒属正黏病毒科甲型流感病毒属,具有宿主特异性。根据对禽的致病性的强弱,禽流感病毒可分为高致病性禽流感病毒(high pathogenicity avian influenza,HPAI)和低致病性禽流感病毒(low pathogenicity avian influenza,LPAI),其中 H5 和 H7 亚型毒株(以 H5N1 和 H7N7 为代表)能引起严重的禽类疾病,属于高致病性禽流感病毒。并不是所有的禽流感病毒都能引起人类患病,目前,已证实可感染人的禽流感病毒亚型主要有 H3、H5、H6、H7、H9 和 H10 等,其中感染 H5N1 亚型的患者病情重,病死率高。

【流行病学】

(一) 传染源

传染源主要为患禽流感或携带禽流感病毒的家禽类,野禽是禽流感病毒的宿主,在禽流感的自然传播中发挥了重要作用。目前尚无人传人的确切证据。

(二) 传播途径

人禽流感可经呼吸道传播,也可通过密切接触病禽的分泌物和排泄物、受病毒污染的物品和水等而被感染。有些禽流感病毒亚株,如H7N7、H7N3亚型毒株可通过眼结膜、胃肠道或皮肤损伤感染。

(三) 人群易感性

人群对禽流感病毒普遍缺乏免疫功能。儿童病例居多,病情较重,无明显性别差异。与不明原因病死家禽或感染、疑似感染禽流感家禽密切接触人员为高危人群。

(四) 流行特征

禽流感一年四季均可发生,但多发于冬春季节。根据流行病学资料显示,人的禽流感病毒感染与鸡的禽流感流行地区一致,通常呈散发性。

【发病机制与病理】

禽流感病毒的受体特异性是限制禽流感病毒直接感染人类的首要因素,禽流感病毒主要识别 α-2,3唾液酸受体,而人流感主要识别 α-2,6唾液酸受体。禽流感病毒可以经过不断的抗原漂移、抗原转换突破种间屏障,逐渐获得感染人的能力。宿主细胞中有枯草杆菌蛋白酶类,该酶只能裂解高致病性毒株的HA蛋白,并且在体内广泛存在,使得高致病性毒株能在大部分组织和细胞内复制,从而引起广泛的组织和器官损伤。禽流感病毒介导呼吸道黏膜上皮细胞和免疫细胞迅速产生多种细胞因子(如IL-6、IL-8、IL-10、TNF-α、IFN-α、IFN-β、IFN-γ)及多种趋化因子(如CXCL-10、CXCL-9、CCL-2),造成"细胞因子风暴",这是禽流感重症化的重要机制。

人禽流感患者被感染的靶细胞主要是II型肺泡上皮细胞。病理解剖显示:支气管黏膜严重坏死;肺泡内大量淋巴细胞浸润,可见散在的出血灶和肺不张;肺透明膜形成。细胞因子风暴可造成肺外器官的严重病理改变,包括广泛肝小叶中心坏死、急性肾小管坏死。

【临床表现】

人禽流感潜伏期一般在7天以内,一般为2～4天。

急性起病,初始表现为眼结膜炎和高热,热程一般1～7天不等,常伴有咽痛、流涕、鼻塞、咳嗽、咳痰、呼吸困难、头痛、肌肉酸痛和全身不适,部分患者可有恶心、腹痛、腹泻等消化道症状,个别患者可出现精神神经症状,如烦躁、谵妄。轻症病例预后良好,但重症患者病情发展迅速,出现肺炎表现,可进展为呼吸窘迫综合征或肺出血,胸片或肺部CT检查显示肺部实质炎性变及胸腔积液,亦可并发心力衰竭、肝衰竭、肾衰竭等多器官功能衰竭表现,甚至出现死亡。

【并发症和后遗症】

轻症病例预后良好,且不留后遗症。H5N1禽流感患者容易出现重症肺炎,可出现急性呼吸窘迫综合征、胸腔积液、肺出血、全血细胞减少、脓毒症、休克、瑞氏综合征及多器官功能衰竭等多种并发症,甚至死亡。

【实验室及其他检查】

(一) 血常规

外周血白细胞总数一般不高或降低,重症患者多有白细胞总数及淋巴细胞下降;血小板出现轻到中度下降。

(二) 生化检查

丙氨酸转氨酶(ALT)、天冬氨酸转氨酶(AST)、磷酸肌酸激酶、乳酸脱氢酶等升高。

(三) 病原学及血清学检查

病毒核酸检测、病毒分离及血清学检测同"甲型H1N1流感"。病毒抗原检测:取患者呼吸道样本,采用免疫荧光法(或酶联免疫法)检测甲型流感病毒核蛋白抗原(NP)及禽流感病毒 H 亚型抗原。

(四) 影像学检查

胸片或肺部 CT 可见肺内斑片状、弥漫性或多灶性浸润,少数可伴有胸腔积液。

【诊断与鉴别诊断】

(一) 诊断

在禽流感流行时,发病前 1 周内曾到过疫点,有明确的病、死禽及其分泌物、排泄物接触史,结合临床表现、实验室检查、病毒学和血清学抗体检测易于诊断。应注意从患者呼吸道分泌物中分离出特定病毒或采用 RT-PCR 检测到禽流感 H 亚型病毒基因,且双份血清抗禽流感病毒抗体滴度恢复期较发病初期有 4 倍或以上升高是本病确诊的重要依据。

(二) 鉴别诊断

临床上应注意与其他型和亚型流感鉴别,尚需与其他非流感疾病,如普通感冒、其他呼吸道病毒、肠道病毒感染、支原体肺炎、衣原体肺炎、严重急性呼吸综合征、细菌性肺炎、伤寒等疾病进行鉴别诊断。鉴别诊断主要依靠病原学检查。

【预后】

人禽流感的预后与感染的病毒亚型、患者的年龄、是否有基础性疾病等相关,其中感染 H5N1 亚型者预后相对较差,感染 H9N2、H7N7 亚型者预后大多良好。

【治疗】

(一) 一般治疗、支持治疗、对症治疗

一般治疗、支持治疗、对症治疗方法见"流行性感冒"。

(二) 抗流感病毒治疗

应在发病 48 小时内应用抗流感病毒药物,方法见"流行性感冒"。

(三) 重症患者治疗

注意营养支持,加强血氧监测和呼吸支持,防治继发细菌感染及其他并发症。不推荐常规应用糖皮质激素类药物治疗流感病毒肺炎,但当出现以下情况时,可短期考虑使用糖皮质激素:①短期内肺病变进展迅速,氧合指数<300mmHg(1mmHg=0.133kPa),并有迅速下降趋势;②合并脓毒血症伴肾上腺皮质功能不全。对发病 2 周内的重症人禽流感患者,及时给予人禽流感患者恢复期血浆有可能提高救治的成功率。

【预防】

(一) 监测及控制传染源

加强禽类疾病的监测,立即销毁受感染动物,封锁并彻底消毒疫源地,对易感禽类进行强制性疫苗紧急接种。加强对密切接触禽类人员的监测,一旦出现流感样症状,应立即进行流行病学调查,采集标本并送至指定实验室检测,以明确病原,同时采取相应的防治措施。患者应隔离治疗,转运时戴口罩。要加强检测标本和实验室禽流感病毒毒株的管理,严格执行操作规范,防止医院感染和实验室的感染及传播。

(二) 切断传播途径

一旦发生人禽流感疫情,应对病鸡群进行严格隔离、封锁、扑杀、销毁并对场地进行全面清扫、清洗、彻底消毒。医院收治患者的门诊和病房要做好隔离消毒。避免接触禽类,接触时应戴手套和口罩。医护人员要做好个人防护。

(三) 保护易感人群

平时应养成良好的个人习惯,勤洗手,注意卫生。目前,尚无人用禽流感疫苗,对于密切接触者或高危人群,可以试用口服抗流感病毒药物进行预防。

四、人感染 H7N9 禽流感

人感染 H7N9 禽流感是由 H7N9 禽流感病毒引起的急性呼吸道传染病,2013 年 3 月被首次报道,

随后在我国陆续出现感染病例。这种病毒是一种新的甲型流感病毒,属于新型三重重配体病毒。大部分病例曾直接或间接暴露于受感染活禽或带毒禽类污染的环境。肺炎为主要临床表现,患者病情发展迅速,常快速进展为急性呼吸窘迫综合征、感染性休克和多器官功能障碍综合征,仅少数患者表现为轻症。H7N9 病例早期发病无特异性表现,后期重症病例治疗效果差,病死率高。

【病原学】

H7N9 亚型禽流感病毒属正黏病毒科甲(A)型流感病毒属,呈多形性,其中球形直径 80～120nm,平均为 100nm,有包膜。新分离的或传代不多的毒株多为丝状体,长短不一,最长可达 4 000nm。其他结构与其他甲型流感病毒类似。现有证据表明新型 H7N9 病毒可能至少有三种起源,均来源于禽流感病毒,不含任何人流感病毒的基因片段。HA 和 NA 片段分别与浙江鸭 H7N3 和韩国野鸟 H7N9 病毒高度同源,其余六个片段从同源性比较中发现,与从鸡分离出来的至少两种 H9N2 病毒的序列高度同源,是一种三源重配的新型禽流感病毒。H7N9 禽流感病毒受体结合位点的某些关键氨基酸已发生突变,如 G186V 及 Q226L 突变等,这些突变增强了禽流感病毒与人上呼吸道上皮细胞 SAα-2、6 Gal 受体的结合能力,促使病毒能直接从禽类传播到人,并在较大范围内传播。另外,PB2 片段中出现 E627K、K526R 等,使病毒能够更有效地复制及生长。

【流行病学】

(一) 传染源

受 H7N9 禽流感病毒感染的禽类为疾病传染源,病毒主要存在于受感染禽类的体液、分泌物、排泄物和组织中。目前,大部分为散发病例,有数起家庭聚集性发病,尚无持续人际间传播的证据。

(二) 传播途径

人主要通过直接或间接暴露于感染的家禽或被病毒污染的环境而感染。但从家庭聚集性疫情来看,不排除有限的人与人密切接触传播,目前尚无人与人之间传播的确切证据。是否存在空气传播(飞沫传播或气溶胶传播)途径,尚未证实。

(三) 人群易感性

人群对禽流感病毒并不易感,但人群普遍缺乏免疫功能。直接接触禽类的职业人群,老年男性及基础病患者,接触禽流感病毒感染材料的实验室工作人员,与病、死禽及禽流感患者的密切接触者等是感染的高危人群。其他宿主因素如吸烟和肥胖是发生重症流感的高危因素。

(四) 流行特征

2013 年 3 月,全球首次发现人感染 H7N9 病例。截至 2019 年,全球共报道 1 500 多例病例,其发病特征与人感染 H5N1 禽流感以及季节性流感类似,主要发生在冬春季,存在明显的季节性。我国疫情的地区分布呈现从东部逐渐往南部再往北部发展的趋势,主要聚集在我国的长三角和珠江三角洲地区。

【发病机制与病理】

(一) 发病机制

H7N9 禽流感病毒可以同时结合唾液酸 α-2,3 型受体和唾液酸 α-2,6 型受体,获得了"双受体"结合能力,易于入侵下呼吸道的黏膜上皮细胞以及Ⅱ型肺泡上皮细胞。病毒 HA 蛋白裂解为 HA1 和 HA2 是病毒感染宿主细胞的先决条件。HA2 亚基的 N 末端有一个融合肽,介导病毒包膜与溶酶体膜的融合。该病毒较 H5N1 禽流感病毒更易与人上呼吸道上皮细胞(唾液酸 α-2,6 型受体为主)结合。H7N9 禽流感病毒感染人体后,可以诱发呼吸道黏膜上皮细胞和免疫细胞迅速产生各种细胞因子(如 IL-6、IL-8、IL-10、TNF-α、IFN-α 等),造成细胞因子风暴,导致全身炎症反应,可出现急性呼吸窘迫综合征、休克及多器官功能衰竭。

(二) 病理解剖

疾病早期,肺部弥漫性肺泡上皮损伤,伴肺泡内出血、透明膜形成;晚期可见纤维组织增生(图 3-3)。除引起弥漫性肺损伤外,病毒感染患者后,还可引起多系统损伤,如心脏、肝脏、肾脏等组织和器官损伤(图 3-4)。

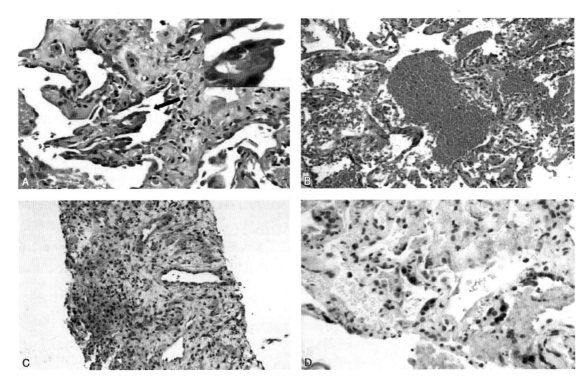

图 3-3　H7N9 感染引起肺组织损害（HE 染色）

A. 急性弥漫性肺泡损伤和巨大化肺泡细胞；B. 肺泡间隙出血；C. 弥漫性肺泡损伤后期纤维化增生；D. 免疫组化显示甲型流感病毒核蛋白在肺泡Ⅱ型上皮细胞胞质及细胞核沉积。

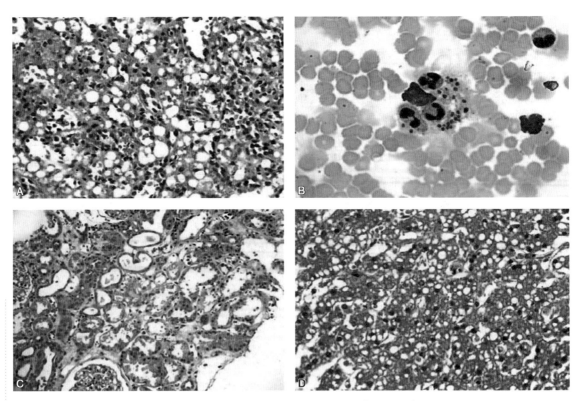

图 3-4　H7N9 感染引起肺外组织损害（HE 染色）

A. 脾组织可见淋巴组织萎缩；B. 骨髓象可见嗜血细胞现象；C. 肾组织可见肾小管变形、坏死；D. 肝组织可见大小不等的空泡状脂肪变性。

【临床表现】

潜伏期为 1~7 天,个别病例长达 2 周。

患者一般表现为下呼吸道感染症状,如发热、咳嗽、咳痰,可伴有头痛、肌肉酸痛、腹泻等全身不适症状。重症患者病情发展迅速,多在发病 5~7 天出现重症肺炎,表现为持续 39℃以上高热,呼吸困难,或伴有咯血,并可快速进展为急性呼吸窘迫综合征、脓毒症、感染性休克,甚至多器官功能障碍,严重者可死亡。

受累肺段有实变体征,包括叩诊实音、语颤和语音传导增强,可出现吸气末细湿啰音及支气管呼吸音等。病变在病程初期常出现在一侧肺的局部,但随病情进展可扩展至两肺的多个部位。

【并发症和后遗症】

重症患者病情进展迅速,来势凶猛,出现严重肺炎,继而迅速进展为急性呼吸窘迫综合征、感染性休克、呼吸衰竭、多器官损伤,最后死亡。

【实验室及其他检查】

(一) 一般检查

外周血白细胞总数一般不高,重症患者多有白细胞总数及淋巴细胞数下降。血小板计数出现轻到中度下降,发生 DIC 时,血小板可重度下降。骨髓细胞学检查显示细胞增生活跃,反应性组织细胞增生伴出血性吞噬现象。大部分病例会出现肌酸激酶(CK)、乳酸脱氢酶、天冬氨酸转氨酶、丙氨酸转氨酶升高,C 反应蛋白升高,部分患者会出现肌酐、肌红蛋白或血糖升高。在 H7N9 禽流感病毒感染患者的急性血清中,可出现多种细胞因子水平增高。

(二) 病毒学及血清学检查

呼吸道分泌物标本中分离出 H7N9 禽流感病毒,或 H7N9 禽流感病毒核酸检测阳性,或动态检测双份血清 H7N9 禽流感病毒特异性抗体水平呈 4 倍或以上升高。

(三) 影像学检查

胸部影像学表现具有肺炎的基本特点。重症患者病变进展迅速,呈双肺多发磨玻璃影及肺实变影像,可合并少量胸腔积液。发生急性呼吸窘迫综合征时,病变分布广泛。不同病程阶段影像学的表现有所不同,具体见图 3-5。

【诊断与鉴别诊断】

(一) 流行病学史

患者发病前 10 天内,接触禽类及其分泌物、排泄物或者到过活禽市场,或与人感染 H7N9 禽流感病例有流行病学联系。

(二) 诊断标准

疑似病例:符合上述流行病学史和临床表现,尚无病原学检测结果。

确诊病例:符合上述临床表现和病原学检测阳性。

重症病例:符合下列 1 项主要标准或≥3 项次要标准者可诊断为重症病例。

主要标准:①需要气管插管行机械通气治疗;②感染性休克经积极液体复苏后仍需要血管活性药物治疗。

次要标准:①呼吸频率≥30 次/min;②氧合指数≤250mmHg(1mmHg=0.133kPa);③多肺叶浸润;④意识障碍和/或定向障碍;⑤血尿素氮≥7.14mmol/L;⑥收缩压<90mmHg,需要积极的液体复苏。

有下列征象的患者极易发展为重症甚至死亡,临床上应当高度重视:年龄大于 65 岁,或合并严重基础疾病或特殊临床状况的人群,如患心脏、肺部基础疾病,高血压,糖尿病,肥胖,肿瘤,免疫抑制状态及孕产妇;发病后持续高热(体温>39℃),淋巴细胞计数持续降低,C 反应蛋白、乳酸脱氢酶及肌酸激酶持续升高,影像学提示肺炎快速进展。

(三) 鉴别诊断

应注意与人感染高致病性 H5N1 禽流感、季节性流感(含甲型 H1N1 流感)、细菌性肺炎、严重急性

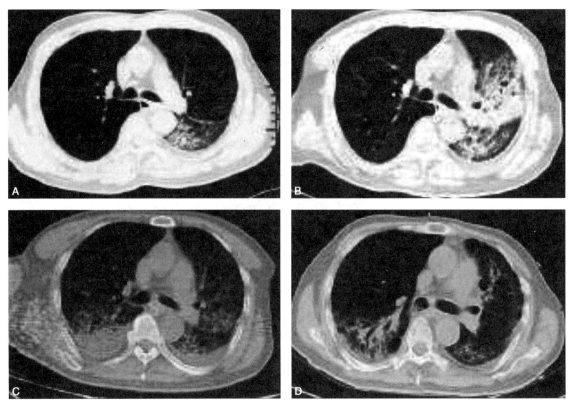

图 3-5　H7N9 患者影像学表现

A. 起病第 7 天, 左肺下叶呈片状磨玻璃样改变, 部分肺实变; B. 起病第 9 天, 左肺下叶病灶肺实变快速进展, 右肺下叶背段开始呈现淡薄低密度增高影; C. 起病第 14 天, 病变加重, 范围扩大, 实变区可见支气管充气征象; D. 起病第 42 天, 实变, 磨玻璃样改变, 支气管充气征象, 网格样改变同时存在, 以网格样改变为主。

呼吸综合征、新型冠状病毒感染、腺病毒肺炎、衣原体肺炎、支原体肺炎等疾病进行鉴别诊断。鉴别诊断主要依靠病原学检查。

【预后】

重症患者预后差。影响预后的因素包括: 年龄 > 65 岁; 有基础疾病, 如肺气肿、肺间质纤维化、糖尿病等; 存在肥胖、免疫抑制状态、肿瘤、妊娠等临床情况; 抗病毒治疗是否及时; 有无并发症等。

【治疗】

早发现、早诊断、早治疗, 对疑似和确诊患者进行隔离治疗, 加强重症病例救治, 是提高治愈率、降低病死率的关键。

（一）一般治疗、支持治疗、对症治疗

卧床休息, 注意营养及饮水, 密切观察病情变化。根据缺氧程度可采用鼻导管、普通面罩及储氧面罩进行氧疗。对高热者给予退热治疗。对咳嗽、咳痰严重者可给予复方甘草片、盐酸氨溴索等止咳祛痰药物。类固醇治疗不推荐常规使用, 当患者出现感染性休克经液体复苏、血管活性药物治疗无效时可使用。

（二）抗病毒治疗

早期抗病毒可去除"细胞因子风暴"的始动因素, 是人感染 H7N9 禽流感治疗的关键。在发病 48 小时内应用神经氨酸酶抑制剂, 如奥司他韦、扎那米韦(喷雾剂), 帕拉米韦(针剂), 重点在以下人群中及时使用: 人感染 H7N9 禽流感确诊、疑诊病例, 聚集性流感样病例, 有慢性心肺疾病、高龄、妊娠等情况的流感样病例, 病情快速进展及临床上认为需要使用抗病毒药物的流感样病例, 其他不明原因肺炎病例。

（三）重症病例的治疗

针对重症化和死亡的关键因素, 在一般治疗基础上, 采用抗病毒、抗低氧血症和多器官功能衰竭、抗休克、抗继发感染("四抗"),维持水、电解质平衡和微生态平衡("二平衡")的"四抗二平衡"原则开展临床救治。在有条件开展血液净化治疗的单位,应早期给予人工肝血液净化系统清除细胞因子,调整容量负荷,维持内环境的稳定,纠正多器官功能衰竭。目前临床应用较多的人工肝血液净化系统为"李氏人工肝"系统。

【预防】

(一) 监测外环境,控制传染源

禽类感染 H7N9 病毒后临床症状轻微,故无法通过监测禽类发病来控制人感染 H7N9 禽流感,所以各部门应当加强合作,构建完整的外环境监测体系,从而开展有针对性的防控措施。关闭活禽市场是降低人感染 H7N9 禽流感病例发病率的重要防控手段。一旦发生疫情,应当对病禽严格隔离、封锁、扑杀、销毁,对鸡场进行全面清扫、清洗、彻底消毒。对死禽及禽类废弃物应销毁或深埋。虽然目前无病毒持续人传人的依据,但对于疑诊、确诊病例仍应给予单间隔离,密切监测患者陪护及其家庭成员的健康状况。

(二) 切断传播途径

医院收治患者的门诊和病房要做好隔离消毒;医护人员要做好个人防护。

(三) 保护易感人群

注意良好个人卫生习惯及提倡健康的生活方式。避免接触病死禽畜,避免去活禽市场。因职业因素而必须接触活禽者,工作期间应戴口罩,穿工作服。密切接触者或高危人群,可以试用口服抗流感病毒药物进行预防。

(李兰娟)

第四节 | 冠状病毒感染

一、严重急性呼吸综合征

严重急性呼吸综合征(severe acute respiratory syndrome,SARS)又称传染性非典型肺炎(infectious atypical pneumonia),是由 SARS 冠状病毒(SARS coronavirus,SARS-CoV)引起的急性呼吸道传染病,主要通过短距离飞沫、接触患者呼吸道分泌物及密切接触传播。起病急,以发热、头痛、肌肉酸痛、乏力、干咳少痰、腹泻等为主要临床表现,严重者出现气促或呼吸窘迫。

【病原学】

SARS-CoV 很可能是一种来源于动物的病毒,由于生态环境的变化、人类与动物接触的增加及病毒的适应性改变,跨越种系屏障而传染给人类,并实现了人与人之间的传播。在狸猫、果子狸、家猫等动物中发现了类似 SARS-CoV 的病毒。果子狸与 SARS-CoV 的传播密切相关,但果子狸很可能只是病毒的中间宿主。2005 年在菊头蝠中分离出的 SARS 样冠状病毒与人类或果子狸中的 SARS-CoV 有88%~92% 的同源性。SARS-CoV 的全部基因组组分都可在云南携带 SARS 样病毒的菊头蝠中找到。据此推测,造成当年疫情的 SARS-CoV 的直接祖先可能通过这些蝙蝠 SARS 样冠状病毒的祖先株之间发生的一连串的重组事件而产生。蝙蝠很可能是 SARS-CoV 祖先株的自然储存宿主。

SARS-CoV 是一种单股正链 RNA 病毒,属于巢状病毒目、冠状病毒科、冠状病毒属。与已知人类和动物冠状病毒相比,其核苷酸序列的同源性不超过 50%,氨基酸的同源性约为 70%。SARS-CoV 基因组全长 29 206~29 736 个核苷酸。基因组两侧为 5′ 和 3′ 端非编码区,中间为开放读码框架(ORF),编码膜蛋白(M)、突起蛋白(S)、核衣壳蛋白(N)等结构蛋白和 RNA 依赖的 RNA 聚合酶等非结构蛋白。

SARS-CoV 能在多种细胞系中培养繁殖。常利用 Vero 细胞分离病毒,在 37℃时生长良好,培养 5 天可出现细胞病变。电镜下病毒颗粒直径为 80~140nm,周围有鼓槌状冠状突起,突起之间的间隙较宽,病毒外形呈日冕状。病毒颗粒内含由 RNA 和蛋白质组成的核心,外有脂质双层膜。将 SARS-CoV

接种猴子,可出现与人类相同的临床表现和病理改变。

SARS-CoV 的抵抗力和稳定性要强于其他人类冠状病毒。在干燥塑料表面最长可活 4 天,尿液中至少 1 天,腹泻患者粪便中至少 4 天。在 4℃培养中存活 21 天,−80℃时保存稳定性佳。56℃ 90 分钟或 75℃ 30 分钟可灭活病毒。SARS-CoV 对乙醚、三氯甲烷、甲醛和紫外线等敏感。

【流行病学】

(一) 传染源

患者是主要传染源。急性期患者体内病毒含量高,症状明显,易经呼吸道分泌物排出病毒。部分重型患者因频繁咳嗽或需要气管插管、呼吸机辅助呼吸等,呼吸道分泌物多,传染性强,个别患者可造成数十甚至上百人感染,被称为"超级传播者"(super-spreader)。有调查表明,症状不典型的轻型患者不是重要传染源。本病未发现慢性患者。

从果子狸、貉、蝙蝠等动物体内可分离出与 SARS-CoV 基因序列高度同源的冠状病毒,提示这些动物可能是寄生宿主和传染源,但有待证实。

(二) 传播途径

1. **呼吸道传播**　短距离的飞沫传播是本病的主要传播途径。飞沫在空气中停留的时间短,移动距离约 2 米,仅造成近距离传播。气溶胶传播是另一种方式,易感者吸入悬浮在空气中含有 SARS-CoV 的气溶胶而感染。

2. **接触传播**　直接接触患者的排泄物和体液,或间接接触被污染的物品,亦可导致感染。

3. **实验室传播**　实验室工作人员在处理含 SARS-CoV 的标本时,未遵循严格的生物安全操作规程,可造成实验室感染。

4. **其他**　患者粪便中的病毒经污水排放和排气系统造成环境污染,可能造成局部流行。病房通风不良、患者病情危重、医护或探访人员防护不当可增加感染风险。另外如飞机、电梯等相对密闭的环境都是可能发生传播的场所。

(三) 易感性和免疫功能

人群普遍易感。发病者以青壮年居多,男女比例约为 1∶0.87。患者家庭成员和医务人员属高危人群。患病后可获得一定程度的免疫功能,尚无再次发病的报告。

(四) 流行特征

严重急性呼吸综合征于 2002 年开始流行,并迅速波及我国各地、越南、新加坡等东南亚国家,此后相继在全球多个国家被陆续报告。本次流行终止后,2003 年 8 月我国卫生部公布:我国共 266 个县、市有本病病例报告,全国 5 327 例,死亡 349 例。全球约 32 个国家和地区出现疫情,全球累计 8 422 例,死亡 916 例。医务人员发病 1 725 例,约占 20%。该次流行发生于冬末春初,有明显的家庭和医院聚集发病现象,主要流行于人口密集的大都市。

【发病机制与病理】

发病机制尚不清楚。发病早期可出现病毒血症。病理解剖和电子显微镜发现 SARS-CoV 对肺组织细胞和淋巴细胞有直接的侵犯作用。临床上发现,患者发病期间淋巴细胞减少,CD4+ 和 CD8+ T 淋巴细胞均明显下降。另外临床上应用肾上腺皮质激素可以改善肺部炎症反应,减轻临床症状。因此,免疫损伤可能是本病发病的主要原因。

肺部的病理改变最为突出,双肺明显肿胀,镜下可见弥漫性肺泡病变、肺水肿及透明膜形成。病程 3 周后可见肺间质纤维化,造成肺泡纤维闭塞。显微镜下还可见小血管内微血栓和肺出血、散在的小叶性肺炎、肺泡上皮脱落、增生等病理改变。肺门淋巴结多充血、出血及淋巴组织减少。

【临床表现】

潜伏期 1~16 天,常为 3~5 天。典型患者通常分为三期。

(一) 早期

一般为病初的 1~7 天。起病急,以发热为首发症状,94.4%~100% 的患者有发热,体温一般>

38℃,偶有畏寒;可伴有头痛、关节、肌肉酸痛、乏力、干咳、胸痛、腹泻等症状;常无上呼吸道卡他症状。发病后3～7天出现下呼吸道症状,可有咳嗽,多为干咳、少痰,偶有血丝痰;可有胸闷,肺部体征不明显,部分患者可闻及少许湿啰音,或有肺实变体征。

(二) 进展期

病情于10～14天达到高峰,发热、乏力等感染中毒症状加重,并出现频繁咳嗽,气促和呼吸困难,略有活动则气喘、心悸、胸闷,肺实变体征进一步加重,被迫卧床休息。这个时期易发生呼吸道的继发性感染。少数患者(10%～15%)出现急性呼吸窘迫综合征(ARDS)而危及生命。

(三) 恢复期

病程进入2～3周,发热渐退,其他症状与体征减轻或消失。肺部炎症改变的吸收和恢复较为缓慢,体温正常后仍需要2周左右才能完全吸收恢复正常。

轻型患者临床症状轻,病程短。重型患者病情重,进展快,易出现急性呼吸窘迫综合征。儿童患者的病情较成人轻。孕妇患者在妊娠的早期易流产,妊娠晚期孕妇的病死率增加。

老年患者症状常不典型,例如不伴发热或同时合并细菌性肺炎等。有少数患者不以发热为首发症状,尤其是有近期手术史或有基础疾病的患者。

【实验室及其他检查】

(一) 血常规

病程初期到中期白细胞计数正常或降低,淋巴细胞计数绝对值常减少,部分病例血小板计数减少。T淋巴细胞亚群中CD3+、CD4+及CD8+T淋巴细胞均减少,尤以CD4+亚群减少明显。疾病后期多能恢复正常。

(二) 血液生化检查

丙氨酸转氨酶(ALT)、乳酸脱氢酶(LDH)及其同工酶等均有不同程度升高。血气分析可发现血氧饱和度降低。

(三) 血清学检查

常用酶联免疫吸附法(ELISA)和免疫荧光法(IFA)检测血清中的SARS-CoV抗体。IgM抗体起病1周出现,在急性期和恢复早期达高峰,3个月后消失。IgG抗体在起病后第1周检出率低或检测不到,第2周末检出率为80%以上,第3周末95%以上,且效价持续升高,在病后第6个月仍保持高滴度。

(四) 分子生物学检测

以RT-PCR检测患者呼吸道分泌物、血液、粪便等标本中SARS-CoV的RNA。

(五) 细胞培养分离病毒

将标本接种到Vero细胞中进行培养,分离到病毒后用RT-PCR或IFA法进行鉴定。

(六) 影像学检查

X线和CT检查主要表现为肺实变和磨玻璃样影像。多数患者早期即可异常,多呈斑片状或网状改变。起病初期常呈单灶改变,短期内病灶迅速增多。部分患者进展迅速,呈大片状阴影,心影轮廓消失,仅在肺尖及肋膈角有少量透光阴影,称为"白肺"。肺部阴影吸收、消散较慢,阴影改变程度范围可与临床症状体征不相平行。胸腔积液、空洞形成、肺门淋巴结增大等表现少见。

【并发症】

常见并发症包括肺部继发感染,肺间质改变,纵隔气肿、皮下气肿和气胸,胸膜病变,心肌病变,骨质缺血性改变等。

【诊断】

(一) 流行病学资料

流行病学资料包括:①与SARS患者有密切接触史,或属受传染的群体发病者之一,或有明确传染他人的证据;②发病前2周内曾前往或居住于严重急性呼吸综合征流行区。

（二）临床表现

起病急,以发热为首发症状,体温一般>38℃,偶有畏寒;可伴有头痛、关节酸痛、肌肉酸痛、乏力、腹泻;常无上呼吸道卡他症状;可有咳嗽,多为干咳、少痰,偶有血丝痰;可有胸闷,严重者出现呼吸加速、气促,或明显呼吸窘迫。肺部体征不明显,部分患者可闻及少许湿啰音,或有肺实变体征。

（三）实验室及其他检查

外周血白细胞计数正常或降低;常有淋巴细胞计数减少;部分患者血小板计数减少。从标本中分离到 SARS-CoV 是感染的可靠证据。RT-PCR 法可检测病毒核酸,敏感性尚需提高。ELISA 法检测患者血清特异性抗体,IgM 抗体阳性或 IgG 抗体急性期和恢复期抗体滴度升高 4 倍或以上,可作为确定诊断的依据;阴性结果不能作为排除本病诊断的依据。

肺部有不同程度的片状、斑片状浸润性阴影或呈网状改变。部分患者进展迅速,呈大片状阴影;肺部阴影消散吸收较慢,与症状体征可不一致。

【鉴别诊断】

临床上要注意排除上呼吸道感染、流行性感冒、细菌性或真菌性肺炎、艾滋病合并肺部感染、军团菌病、肺结核、流行性出血热、肺部肿瘤、非感染性肺间质性疾病、肺水肿、肺不张、肺栓塞、肺嗜酸性粒细胞浸润症、肺血管炎等临床表现类似的呼吸系统疾病。

【预后】

严重急性呼吸综合征呈自限性,大部分患者治疗后痊愈,少数患者可进展至急性呼吸窘迫综合征,甚至死亡。根据我国原卫生部公布的资料,我国患者的病死率约为 6.55%;根据 WHO 公布的材料,全球平均病死率为 10.88%。重型患者及患有其他严重基础疾病的患者病死率明显升高。少数重型病例出院后随访发现肺部有不同程度的纤维化。

【治疗】

严重急性呼吸综合征目前还缺乏特异性治疗手段。以综合疗法为主,强调在疾病的整个治疗中,针对疾病发生的病理生理异常加以纠正,进行对症治疗,以促进疾病的恢复;在疾病早期可以采取适当的抗病毒治疗。

治疗总原则为:早期发现、早期隔离、早期治疗。所有的患者应集中隔离治疗,疑似病例与临床诊断病例分开收治。重型患者治疗中要注意防治急性呼吸窘迫综合征和多器官功能障碍综合征(multiple organ disfunction syndrome,MODS)。做好护理工作和心理治疗在治疗中具有很重要的作用。

（一）监测病情变化

多数患者在发病后 14 天内都可能属于进展期,必须密切观察病情变化,监测症状,体温,呼吸频率,血氧饱和度(SpO_2)或动脉血气分析,血象,胸片(早期复查间隔时间不超过 3 天),心、肝、肾功能等。

（二）一般、支持和对症治疗

患者卧床休息,避免劳累、用力。避免用力咳嗽,酌情应用镇咳、祛痰药。发热超过 38.5℃者,可用物理降温或解热镇痛药。儿童忌用水杨酸类药物。对心、肝、肾等器官功能损害者,作相应处理。提供营养支持,维持水、电解质、酸碱平衡。早期给予持续鼻导管或面罩吸氧(氧浓度一般为 1~3L/min)。

糖皮质激素的早期应用指征,涉及以下任一条:①严重中毒症状,高热 3 天不退;②48 小时内肺部阴影进展超过 50% 且占双肺总面积 1/4 以上;③出现急性肺损伤或急性呼吸窘迫综合征。成人推荐剂量为甲泼尼龙每天 80~320mg,必要时可适当增加剂量,大剂量应用时间不宜过长。具体剂量及疗程根据病情来调整,待病情缓解或胸片上阴影有所吸收后逐渐减量停用。一般每 3~5 天减量 1/3,通常静脉给药 1~2 周后可改为口服泼尼松或泼尼松龙,一般不超过 4 周。

应用激素的目的在于抑制异常的免疫病理反应,减轻全身炎症反应,改善机体的一般状况,减轻肺的渗出、损伤,防止和减轻后期的肺纤维化。建议采用半衰期短的激素。注意激素的不良反应,可同时给予制酸剂与胃黏膜保护剂,警惕继发感染。在严重急性呼吸综合征的治疗中,激素的应用没有绝对禁忌证,儿童应慎用;其他相对禁忌证包括中度以上的糖尿病、重型高血压、活动性胃炎、十二指肠溃疡、精神病、癫痫以及妊娠。

(三)病原或特异性免疫治疗

1. **早期抗病毒治疗**　早期可试用蛋白酶抑制剂类药物,如洛匹那韦(lopinavir)及利托那韦(ritonavir,RTV)等。

2. **预防和治疗继发细菌感染**　根据临床情况选择适当的抗菌药物,治疗和控制继发细菌或真菌感染。

3. **增强免疫功能治疗**　重型患者可试用增强免疫的药物,如胸腺肽、免疫球蛋白等,但是,其疗效尚未肯定,不推荐常规使用。恢复期患者血清的临床疗效和风险尚有待评估。

(四)中药辅助治疗

严重急性呼吸综合征属于中医学瘟疫、热病的范畴,根据病情和病期辨证施治。

(五)重型病例的处理

对重型病例,必须严密动态观察,加强监护,及时给予呼吸支持,合理使用糖皮质激素,加强营养支持和器官功能保护,注意水、电解质和酸碱平衡,预防和治疗继发感染,及时处理合并症。

通常需要较高的吸氧流量,维持 $SpO_2 \geqslant 93\%$,必要时可面罩吸氧。若在氧流量 $\geqslant 5L/min$ 的条件下,$SpO_2 < 93\%$,或经充分氧疗后,虽然 $SpO_2 \geqslant 93\%$,但呼吸频率仍 $\geqslant 30$ 次/min,应考虑无创人工通气。氧合改善不满意者,须考虑有创正压人工通气。使用呼吸机通气,极易导致医务人员感染,务必注意个人防护。

对出现细胞因子风暴导致休克或多器官功能障碍综合征者,予人工肝血液净化系统支持治疗。在多器官功能障碍综合征中,肺、肾衰竭,消化道出血和弥散性血管内凝血发生率较高。器官损害越多,病死率越高,2 个或 2 个以上器官衰竭者病死率约为 69%。早期防治,中断恶性循环,是提高治愈率的重要环节。

【预防】

(一)控制传染源

1. **疫情报告**　2003 年 4 月我国将严重急性呼吸综合征纳入法定传染病管理范畴,列为乙类传染病,但采取甲类预防、控制措施。发现或怀疑本病时应尽快向卫生防疫机构报告。做到早发现、早报告、早隔离、早治疗。

2. **隔离治疗患者**　对疑似和临床诊断病例,应在指定医院按呼吸道传染病分别进行隔离和治疗。同时符合下列条件可考虑出院:①体温正常 7 天以上;②呼吸系统症状明显改善;③X 线阴影有明显吸收。

3. **隔离观察密切接触者**　医学观察病例和密切接触者,应在指定地点接受 14 天隔离观察。在家中接受隔离观察时应注意通风,避免与家人密切接触。

(二)切断传播途径

1. **社区综合性预防**　加强科普宣传,流行期间减少大型集会或活动,保持公共场所通风换气;注意空气、水源、下水道系统的消毒。

2. **保持良好的个人卫生习惯**　不随地吐痰,流行期间避免去人多或相对密闭的场所。有咳嗽、咽痛等呼吸道症状时及时就诊,注意戴口罩;避免与患者近距离接触。

3. **严格隔离患者**　医院应设立发热门诊,体温 $\geqslant 38^\circ\text{C}$ 的患者应戴口罩。疑似与临床诊断患者分开收治。住院患者应戴口罩,不得离开病房,不设陪护,不得探视。病区地面及物体表面、患者用过的物品、诊疗用品及患者的排泄物均须进行充分有效的消毒。医护人员或工作人员进入病区时,须做好个人防护,穿隔离衣、戴 N95 口罩、眼防护罩及帽子、手套、鞋套等,确保无体表暴露于空气中。接触过患者或被污染物品后,应洗手。

4. **实验室条件要求**　必须在具备生物安全防护条件的实验室,才能开展严重急性呼吸综合征患者人体标本或病毒株的检测或研究工作,以防病毒泄漏。同时实验室研究人员必须采取足够的个人防护措施。

(三) 保护易感人群

尚无效果肯定的预防药物。灭活疫苗已进入临床实验阶段。医护人员及其他人员进入病区时,应注意做好个人防护工作。

二、新型冠状病毒感染

新型冠状病毒感染(novel coronavirus infection),是由严重急性呼吸综合征冠状病毒2(severe acute respiratory syndrome coronavirus 2,SARS-CoV-2)引起的一种以肺炎为主要临床表现,并可累及多个器官、系统的具有明显传染性的急性呼吸道传染病。新型冠状病毒主要通过飞沫传播及密切接触传播,临床上以发热、干咳少痰、头痛、乏力、腹泻、肌肉酸痛等为主要表现。大多数患者预后良好,少数患者病情危重,严重者病情进展迅速,可出现呼吸窘迫、多器官功能衰竭,甚至死亡。

【病原学】

严重急性呼吸综合征冠状病毒2(SARS-CoV-2)最初被WHO称为新型冠状病毒(2019-nCov),简称新冠病毒,属于冠状病毒科。SARS-CoV-2为单股正链RNA病毒,全长约29.9kb,系β属冠状病毒,有包膜,颗粒呈圆形或椭圆形。电镜下病毒颗粒直径为60～140nm,其病毒结构与其他冠状病毒相似。目前,新冠病毒出现了许多变异株。WHO将SARS-CoV-2变异分为两种类型:关注变异(VOC)和兴趣变异(VOI)。VOC具有更高的传染性,对疫苗或先前感染获得性免疫存在免疫逃逸。截至2023年9月,α、β、γ、δ、Omicron毒株已经被指定为VOC。

新冠病毒对紫外线和热敏感。56℃ 30分钟,乙醚、75%乙醇、含氯消毒剂、过氧乙酸和三氯甲烷等脂溶剂均可有效灭活病毒。氯己定不能有效灭活病毒。

【流行病学】

(一) 传染源

具有临床症状的新冠病毒感染患者是明确的传染源。急性期患者体内病毒含量高,症状明显,易通过打喷嚏、咳嗽等行为经呼吸道分泌物排出病毒。目前已在非呼吸道样本中检出新冠病毒,包括粪便、血液和眼部分泌物,但这些传染源在病毒传播中的作用尚未明确。

潜伏期患者具有传染性,发病后3天内传染性最强;隐性感染者也可能成为传染源。部分患者在单次感染核酸转阴后核酸复阳,但并未从这类患者样本中培养出完整的有传染性的病毒,因此推测该类患者传染的风险相对较小。

有研究证明SARS-CoV-2可以感染动物,包括猫、狗、雪貂、鹿、猩猩、老虎、狮子和河狸等,但目前还没有明确证据证明动物可以将病毒传播至人类。

(二) 传播途径

1. **呼吸道传播**　短距离飞沫传播是本病的主要传播途径。急性期患者咽拭子、痰标本中可以检测出新冠病毒。气溶胶传播是呼吸道传播的另一种重要方式,易感者吸入悬浮在空气中含有新冠病毒的气溶胶而感染。

2. **接触传播**　可以通过直接接触患者的呼吸道分泌物、消化道排泄物或其他体液,或者间接接触被污染的物品而感染。

3. **其他**　患者粪便、尿液中的病毒可存在于建筑物的污水排放系统和排气系统,可能存在一定传播性,但目前尚未被证实。

(三) 易感性和免疫功能

人群普遍易感。在患病后或者接种疫苗后,机体可获得一定程度的免疫功能。由于病毒变异性强,患者仍可重复感染及感染不同毒株。老年人及伴有严重基础疾病患者感染后重症率、病死率高于一般人群。接种疫苗可降低重症及死亡风险。

（四）流行特征

截至 2024 年 5 月，全球报告的新冠病毒感染确诊病例已超过 7.7 亿例，死亡超过 705 万例。

【发病机制与病理】

发病机制主要为 SARS-CoV-2 通过其表面的刺突蛋白上的受体结合域（RBD）识别并结合宿主细胞表面的血管紧张素转化酶 2（ACE2），随后细胞表面的跨膜丝氨酸蛋白酶 2（TMPRSS2）切割 ACE2 并且活化刺突蛋白，从而促使病毒进入并感染宿主细胞。除了病毒的直接致病作用外，机体的过度免疫反应也是 SARA-CoV-2 重要的致病机制。

呼吸系统是新冠病毒感染的主要受累系统。肺脏呈不同程度的实变，实变区可见弥漫性肺泡损伤和渗出性肺泡炎。不同区域肺病变复杂多样，新旧交错。肺泡腔内见浆液、纤维蛋白性渗出物及透明膜形成。肺泡隔可见充血水肿。肺内各级支气管黏膜部分上皮脱落，腔内可见渗出物和黏液。小支气管和细支气管易见黏液栓形成。可见肺血管炎、血栓形成和血栓栓塞。肺组织易见灶性出血，可见出血性梗死、细菌和/或真菌感染。

【临床表现】

潜伏期为 1～14 天，多为 2～4 天。

现新冠病毒感染大多数以轻型和中型为主，发热、干咳、咽干、咽痛、乏力为其主要表现，可伴有肌肉酸痛、嗅觉或味觉减退或丧失、鼻塞、流涕、腹泻、结膜炎等症状。轻型患者仅表现为低热、轻微乏力等，无肺炎表现。少数患者进展为重型、危重型，发热持续，病程中可为中低热，甚至无明显发热，多在发病 1 周后出现呼吸困难和/或低氧血症。严重者可快速进展为急性呼吸窘迫综合征（ARDS）、感染性休克、难以纠正的代谢性酸中毒、凝血功能障碍及多器官功能衰竭等。儿童病例症状相对较轻，部分儿童及新生儿病例症状可不典型，表现为呕吐、腹泻等消化道症状或仅表现为精神弱、呼吸急促。患有新冠病毒感染的孕产妇临床过程与同龄患者相近。

【实验室及其他检查】

（一）一般检查

发病早期外周血白细胞总数正常或减少，可见淋巴细胞计数减少，部分患者可出现转氨酶、乳酸脱氢酶、肌酶、肌红蛋白、肌钙蛋白和铁蛋白升高。部分患者 C 反应蛋白（CRP）和红细胞沉降率升高，降钙素原正常。重型、危重型患者可见 D-二聚体升高，外周血淋巴细胞进行性减少，炎症因子升高。

（二）血清学检查

新型冠状病毒特异性 IgM 抗体、IgG 抗体在发病 1 周内阳性率均较低。一般不单独以血清学检测作为诊断依据，须结合流行病学史、临床表现和基础疾病等情况进行综合判断。恢复期 IgG 抗体水平为急性期 4 倍或以上升高有回顾性诊断意义。

（三）病原学检查

1. **核酸检测** 采用 RT-PCR 和/或高通量测序技术等方法检测呼吸道标本或其他标本中的新冠病毒核酸。检测下呼吸道标本（痰或气道抽取物）更加准确。

2. **抗原检测** 采用胶体金法和免疫荧光法检测呼吸道标本中的病毒抗原，检测速度快，其敏感性与感染者病毒载量呈正相关。病毒抗原检测阳性支持诊断，但阴性不能排除诊断。

3. **病毒培养分离** 从呼吸道标本、粪便标本等可培养分离获得新冠病毒。

（四）影像学检查

轻型患者病毒主要侵犯上呼吸道，一般无肺部影像表现。中型患者的肺部影像表现以片状磨玻璃影为主，主要出现在肺外带；如疾病进展，可出现肺实变。胸腔积液少见。

【诊断】

（一）诊断标准

（1）具有新冠病毒感染的相关临床表现。

（2）具有以下一种或一种以上病原学、血清学检查结果：①新冠病毒核酸检测阳性；②新冠病抗原检测阳性;③新冠病毒分离、培养阳性;④恢复期新冠病毒特异性 IgG 抗体水平为急性期 4 倍或以上升高。

(二) 临床分型

1. **轻型**　临床症状轻微,影像学未见肺炎表现。

2. **中型**　持续高热>3d 和/或咳嗽、气促等,但呼吸频率(RR)<30 次/min,静息状态下吸空气时指氧饱和度>93%。影像学可见特征性新冠病毒感染肺炎表现。

3. **重型**　成人符合下列任何一条:①出现气促,呼吸频率(RR)≥30 次/min。②静息状态下,吸空气时指氧饱和度≤93%。③动脉血氧分压(PaO_2)/吸氧浓度(FiO_2)≤300mmHg(1mmHg=0.133kPa)。高海拔(海拔超过1 000 米)地区应根据以下公式对 PaO_2/FiO_2 进行校正:PaO_2/FiO_2×[760/大气压(mmHg)]。④临床症状进行性加重,肺部影像学显示 24～48 小时内病灶明显进展>50%。

儿童符合下列任何一条:①持续高热超过 3 天(体温≥39℃);②出现气促(<2 月龄,RR≥60 次/min;2～12 月龄,RR≥50 次/min;1～5 岁,RR≥40 次/min;>5 岁,RR≥30 次/min),除外发热和哭闹的影响;③静息状态下,吸空气时指氧饱和度≤93%;④出现鼻翼扇动、三凹征、喘鸣或喘息;⑤出现意识障碍或惊厥;⑥拒食或喂养困难,有脱水征。

4. **危重型**　符合以下情况之一者:①出现呼吸衰竭,且需要机械通气;②出现休克;③合并其他器官功能衰竭,需 ICU 监护治疗。

【鉴别诊断】

新型冠状病毒感染轻型表现须与流感病毒、偏肺病毒、呼吸道合胞病毒、腺病毒、鼻病毒等其他病毒引起的上呼吸道感染相鉴别。

有肺部病灶的患者,需要与流感病毒、腺病毒、呼吸道合胞病毒、支原体、衣原体、细菌等病原体感染相鉴别;此外,也须与非感染性疾病,如血管炎、皮肌炎和机化性肺炎等鉴别。

【预后】

新型冠状病毒感染呈自限性,大多数患者经治疗后恢复,少数患者可进展至急性呼吸窘迫综合征、感染性休克、难以纠正的代谢性酸中毒和凝血功能障碍及多器官功能衰竭,甚至死亡。新型冠状病毒感染远期后遗症目前尚不完全清楚,部分患者出院后仍然会存在疲劳、睡眠障碍等。

【治疗】

(一) 根据病情确定治疗场所

患者应按呼吸道传染病要求隔离治疗,危重型病例应当尽早收入重症医学科治疗。

(二) 一般治疗

(1) 有症状者,保证充分能量和营养摄入,对症治疗。

(2) 症状较重或者重症高危人群,卧床休息,加强支持治疗,密切监测生命体征,特别是静息和活动后的指氧饱和度等;注意水、电解质平衡,维持内环境稳定;根据病情监测血常规、尿常规、C 反应蛋白、生化指标(肝酶、心肌酶、肾功能等)、凝血功能、动脉血气分析、胸部影像学等。有条件者可行炎症因子检测。

(三) 抗病毒治疗

(1) 奈玛特韦片/利托那韦片组合包装。适用人群为发病 5 天以内的轻、中型且伴有进展为重症高风险因素的成年患者。用法:奈玛特韦 300mg 与利托那韦 100mg 同时服用,每 12 小时 1 次,连续服用 5 天。只有母亲的潜在获益大于对胎儿的潜在风险时,才能在妊娠期间使用该药物治疗;不建议在哺乳期使用。中度肾功能损伤者应将奈玛特韦减半服用,重度肝、肾功能损伤者不应使用。

(2) 阿兹夫定片。用于治疗中型新冠病毒感染的成年患者。用法:空腹整片吞服,每次 5mg,每天 1 次,疗程不超过 14 天。不建议在妊娠期和哺乳期使用,中重度肝、肾功能损伤者慎用。

(3) 莫诺拉韦胶囊。适用人群为发病 5 天以内的轻、中型且伴有进展为重症高风险因素的成年患者。用法:800mg,每 12 小时口服 1 次,连续服用 5 天。不建议在妊娠期和哺乳期使用。

（4）单克隆抗体:安巴韦单抗/罗米司韦单抗注射液。联合用于治疗轻、中型且伴有进展为重症高风险因素的成人和青少年（12～17 岁,体重≥40kg）患者。用法:两药的剂量分别为 1 000mg,静脉输注。在输注期间对患者进行临床监测,并在输注完成后对患者进行至少 1 小时的观察。

（5）COVID-19 免疫球蛋白。可在病程早期用于有重症高风险因素、病毒载量较高、病情进展较快的患者。使用剂量为轻型 100mg/kg、中型 200mg/kg、重型 400mg/kg,静脉输注。根据患者病情改善情况,次日可再次输注,总次数不超过 5 次。

（6）康复者恢复期血浆。可在病程早期用于有重症高风险因素、病毒载量较高、病情进展较快的患者。输注剂量为 200～500ml（4～5ml/kg）,可根据患者个体情况及病毒载量等决定是否再次输注。

（7）国家药品监督管理局批准的其他抗新冠病毒药物。

（四）免疫治疗

1. 糖皮质激素 对于氧合指标进行性恶化、影像学进展迅速、机体炎症反应过度激活状态的重型和危重型病例,可酌情短期内(不超过 10 天)使用糖皮质激素。建议地塞米松 5mg/d 或甲泼尼龙 40mg/d,避免长时间、大剂量使用糖皮质激素,以减少不良反应。

2. 白细胞介素 6（IL-6）抑制剂 如托珠单抗,重型、危重型且实验室检测 IL-6 水平明显升高者可试用。用法:首次剂量 4～8mg/kg,推荐剂量 400mg,生理盐水稀释至 100ml,输注时间大于 1 小时。注意变态反应,有结核等活动性感染者禁用。

3. 信号通路 JAK 抑制剂 如巴瑞替尼,可选择性抑制 JAK 激酶,阻断 JAK/STAT 通路。重症或危重型新型冠状病毒感染患者,如有效的肾小球滤过率（eGFR）≥60ml/(min·1.73m^2),推荐剂量为每天口服 4mg,总治疗期为 14 天,或直至出院。白细胞减少、肾损害或肝损害患者,服用强有机阴离子转运蛋白 3（OAT3）抑制剂(如丙磺舒)的患者,存在药物相互作用,需要减少剂量。

（五）抗凝治疗

抗凝治疗用于具有重症高风险因素、病情进展较快的中型病例,以及重型和危重型病例。无禁忌证情况下可给予治疗剂量的低分子肝素或普通肝素。发生血栓栓塞事件时,按照相应指南进行治疗。

（六）重型、危重型病例的治疗

在上述治疗的基础上,遵循抗病毒,抗休克,抗低氧血症,抗继发感染,维持水、电解质、酸碱平衡,维持微生态平衡为核心的"四抗二平衡"策略,积极防治并发症,治疗基础疾病,预防继发感染,及时进行人工肝血液净化系统支持。

1. 加强对患者的动态监护 包括对生命体征、出入液量、心电图及血糖的检测。有条件者,尽可能收入重症监护病房。

2. 呼吸支持 对 PaO_2/FiO_2 低于 300mmHg 的重型病例,均应立即给予鼻导管或面罩吸氧。若接受鼻导管或面罩吸氧后,呼吸窘迫和/或低氧血症无改善,或 PaO_2/FiO_2 低于 200mmHg,应使用经鼻高流量氧疗（HFNC）或无创通气（NIV）。无禁忌证的情况下,建议同时实施俯卧位通气。若 HFNC 或 NIV 治疗疗效不佳,应及时进行有创机械通气治疗。早期恰当的有创机械通气治疗是危重型病例重要的治疗手段,应实施肺保护性机械通气策略。

体外膜肺氧合（ECMO）启动时机为,在最优的机械通气条件下（FiO_2≥80%,潮气量为 6ml/kg 理想体重,呼气终末正压（PEEP）≥5cmH$_2$O,且无禁忌证),且保护性通气和俯卧位通气效果不佳,并符合以下条件之一,应尽早考虑评估实施 ECMO:①PaO_2/FiO_2<50mmHg 超过 3 小时;②PaO_2/FiO_2<80mmHg 超过 6 小时;③动脉血 pH<7.25 且 $PaCO_2$>60mmHg 超过 6 小时,且呼吸频率>35 次/min;④呼吸频率>35 次/min 时,动脉血 pH<7.2 且平台压>30cmH$_2$O;⑤合并心源性休克或者心搏骤停。

3. 抗休克维持全身器官的有效灌注 新型冠状病毒感染从重型向危重型发展时,患者可出现严重低氧血症、细胞因子风暴、继发重型感染,进而发生休克,出现组织灌注障碍,甚至多器官功能衰竭,治疗上以纠正诱发因素和液体复苏为主。人工肝血液净化系统可迅速清除炎症介质,消除细胞因子风暴,调节水、电解质、酸碱平衡,纠正休克,减轻肺部炎症,改善呼吸功能,同时有助于恢复机体免疫稳态、改善体内代谢谱紊乱状态,有利于容量精准管理,改善肝、肾等多器官功能,以提高重型、危重型患者的救治成功率,降低病死率。治疗上以纠正诱发因素和液体复苏为主。

4. 抗继发感染治疗　对重型患者,需要结合具体情况,谨慎决定是否预防性使用抗菌药物。对于病变范围广、气道分泌物多、原有慢性气道疾病伴下呼吸道病原体定植史或者使用糖皮质激素(按泼尼松计)≥20mg×7 天的患者,尤其是接受有创机械通气的患者,可考虑酌情使用抗菌药物。治疗期间须及时留取样本进行病原检测,密切监测患者症状、体征、血常规、C 反应蛋白、降钙素原等指标,出现病情变化时须临床综合判断。出现下述情况可经验性使用抗菌药物:①咳痰增多,痰液颜色变深,尤其是出现黄脓痰;②体温升高,且不能用原发疾病加重解释;③白细胞数、中性粒细胞百分率显著增多;④降钙素原≥0.5ng/ml;⑤病毒感染无法解释的氧合指数恶化或循环障碍及其他提示细菌感染的病情改变。

5. 维持微生态平衡　新冠病毒感染患者由于病毒直接侵犯肠道黏膜、抗感染药物治疗等因素影响,存在肠道微生态失衡,部分患者可合并腹痛、腹泻等消化道症状,须应用肠道微生态调节剂以维持微生态平衡,抑制肠黏膜萎缩,减轻腹泻等症状,减少肠道菌群移位和肠源性感染的发生。营养支持也是维持肠道微生态平衡的重要手段。在有效评估营养风险、胃肠道功能以及误吸风险的基础上,及时实施营养支持。

(七) 中医药治疗

新型冠状病毒感染属于中医"疫"病范畴,病因为感受"疫戾"之气。各地可根据病情、当地气候特点以及不同体质等情况,进行辨证论治。

(八) 早期康复

重视患者早期康复介入,针对新冠病毒感染患者呼吸功能、躯体功能以及心理障碍,积极开展康复训练和干预,尽最大可能恢复体能、体质和免疫能力。

【预防】

(一) 监测与控制传染源

疑似及确诊病例应在具备有效隔离条件和防护条件的定点医院隔离治疗,疑似病例应单人单间隔离治疗,确诊病例可多人收治在同一病室。密切监控患者家庭成员的健康状况,一旦出现发热或急性呼吸道感染等症状,应当及时向当地疾病预防控制部门报告。

(二) 切断传播途径

流行期加强公共场所与室内的通风消毒工作,对患者可能使用或污染的物品及时消毒处理,接触病例污染物品后必须洗手。

(三) 保护易感人群

1. 保持良好的个人卫生习惯　勤洗手,尤其在咳嗽或打喷嚏后要洗手。尽量避免触摸眼睛、鼻或口。流行期尽量避免外出,尤其避免去人群密集的场所,必须外出时尽可能戴口罩并尽快返回,同时保持社交距离。

2. 接种疫苗　接种疫苗可以有效预防新型冠状病毒感染。2021 年以来,我国大规模推进新冠疫苗接种,有效遏制了局部地区疫情扩散。现阶段全球已接种新冠疫苗超过 100 亿剂次,中国接种超过 30 亿剂次。

目前临床研发的疫苗技术路线主要有灭活疫苗、病毒载体疫苗(腺病毒、流感病毒等)、重组蛋白疫苗和 mRNA 疫苗。接种新冠病毒疫苗可以减少新冠病毒感染和发病,是降低重症和病死率的有效手段。符合接种条件者均应接种。符合加强免疫条件的接种对象,应及时进行加强免疫接种。

(李兰娟)

第五节 ｜ 麻　疹

麻疹(measles)是由麻疹病毒(measles virus)引起的急性呼吸道传染病,是法定乙类传染病,主要临床表现为发热、流涕、咳嗽、眼结膜炎、麻疹黏膜斑(科氏斑,Koplik spots)及皮肤斑丘疹。我国自1965年婴幼儿广泛接种麻疹疫苗,尤其是1978年麻疹疫苗列入计划免疫实施以后,麻疹的发病率显著降低。

【病原学】

麻疹病毒属于副黏病毒(paramyxovirus)科、麻疹病毒属,呈球状或丝状,直径150~200nm,外有脂蛋白包膜,核衣壳内为单股负链RNA,只有1个血清型。病毒包膜结构蛋白,即血凝素(H)、融合蛋白(fusion protein,F)和基质蛋白(M)是主要的致病物质。血凝素能够识别靶细胞受体,促进病毒黏附于宿主细胞;融合蛋白使病毒与宿主细胞融合;基质蛋白与组合病毒成分及病毒繁殖有关。麻疹病毒在体外抵抗力较弱,对热、紫外线及一般消毒剂敏感,56℃ 30分钟即可灭活;对寒冷及干燥环境抵抗力较强,室温下可存活数天,-70℃可存活数年。

【流行病学】

(一) 传染源

麻疹患者是唯一的传染源。发病前2天至出疹后5天内均具有传染性,有肺炎等合并症患者传染性可持续至出疹后10天。病毒主要存在于患者的口、鼻、咽、眼结膜分泌物中。病毒携带者和隐性感染者较少见,作为传染源意义不大。

(二) 传播途径

经过呼吸道飞沫传播是主要的传播途径。患者咳嗽、打喷嚏时,病毒随排出的飞沫经口、咽、鼻部或眼结膜侵入易感者。密切接触者亦可经污染病毒的手传播,通过污染的玩具、食具、衣物等间接传播极少见。

(三) 人群易感性

人群对麻疹病毒普遍易感,易感者感染病毒后,90%以上均可发病,病后可获得持久免疫功能。6个月以内婴儿可从母体获得抗体,因此很少患病。该病主要在6个月至5岁小儿间流行。近些年在年长儿和成人中也可见一些轻型麻疹病例,其主要原因为婴幼儿时未接种过麻疹疫苗或未再复种,使体内抗体的水平降低而成为易感者。

(四) 流行特征

麻疹在全球均有流行,全年均可发病,冬春季高发,是导致儿童死亡最主要的传染病之一。自20世纪60年代麻疹疫苗问世以来,婴幼儿普种麻疹疫苗的国家麻疹发病率大大降低。WHO确定到2020年要消除麻疹这种可预防性疾病,但2022年全球仍报告了20.5万例麻疹确诊病例,年发病率为2.86/10万。我国1965年开始使用麻疹疫苗,1978年将麻疹疫苗纳入儿童计划免疫广泛接种,麻疹流行得到了有效控制,1950~1965年麻疹年均发病率为590/10万(1959年高达1 433/10万),2022年下降至0.04/10万。

【发病机制与病理】

麻疹病毒经空气飞沫到达上呼吸道或眼结膜,在局部上皮细胞内复制,并侵入局部淋巴组织。病毒感染后第2~3天引起第一次病毒血症,随后病毒进入全身单核吞噬细胞系统并进行大量增殖。感染后第5~7天病毒再次入血,形成第二次病毒血症,病毒随血流播散至全身各组织和器官,引起炎症和免疫反应,引起口咽部、眼结膜、皮肤等局部及全身临床表现。随着机体特异性免疫应答清除病毒,疾病进入恢复期。感染麻疹病毒后,机体可产生补体结合抗体、血凝抑制抗体及中和抗体,可用于诊断及流行病学调查。麻疹的病理特征是感染部位数个细胞融合形成多核巨细胞,可见于皮肤、眼结膜、呼吸道和胃肠道黏膜、全身淋巴组织、肝、脾等处。呼吸道及肠道黏膜呈卡他样改变,重症病例心、肝、肾可见细胞肿胀、脂肪变性、灶状坏死。并发脑炎时脑组织可出现充血、水肿、点状出血或脱髓鞘病变。亚急性硬化性全脑炎主要是病毒变异后机体不能产生对基质蛋白的抗体,导致病毒在脑细胞中长期潜伏所致。

皮疹为病毒直接或免疫损伤使皮肤浅表血管内皮细胞肿胀、增生、渗出,真皮淋巴细胞浸润、充血肿胀所致。由于崩解的红细胞和血浆渗出,所以皮疹消退后遗留色素沉着,表皮细胞坏死及退行性变形成疹后皮肤脱屑。口腔麻疹黏膜斑是口腔黏膜内血管内皮细胞肿胀、坏死及淋巴细胞浸润所致。亚急性硬化性全脑炎引起脑组织退行性变。

【临床表现】

潜伏期为 6~21 天,平均为 10 天左右。接种过麻疹疫苗者可延长至 3~4 周。

(一) 典型麻疹

典型麻疹临床过程可分为三期。

1. 前驱期 从发热到皮疹出现,一般持续 3~4 天。表现为急性起病,发热、咳嗽、流涕、声音嘶哑等上呼吸道卡他症状和畏光、流泪、眼结膜充血等眼结膜炎症状。婴幼儿可出现呕吐、腹泻等胃肠道症状。发病后 2~3 天,90% 以上患者口腔可出现麻疹黏膜斑,是麻疹前驱期特征性体征和临床诊断依据。麻疹黏膜斑位于双侧第二磨牙对面的颊黏膜上,充血、粗糙,出现 0.5~1.0mm 针尖大小的白色点状突起,周围有红晕,1~2 天内迅速增多融合,扩散至整个口唇内侧,2~3 天后很快消失(图3-6)。前驱期部分患者可于颈、胸、腹部出现一过性斑丘疹,数小时退去,称麻疹前驱疹。

2. 出疹期 病后 3~4 天开始出现皮疹,持续 1 周左右。皮疹首先见于耳后、发际,自上而下依次蔓延至颜面、颈部、躯干及四肢(图3-7),2~3 天遍及全身,最后达手掌与足底。皮疹初为淡红色斑丘疹,大小不等,直径 2~5mm,压之退色,疹间皮肤正常。之后皮疹可融合成片,颜色转暗,部分病例可有出血性皮疹,压之不退色。出疹同时体温持续 39~40℃,感染中毒症状明显加重。可有浅表淋巴结肿大及肝脾大。严重者可出现嗜睡或烦躁不安,甚至谵妄、抽搐及心肌炎、心力衰竭等症状。并发肺炎时肺部可闻及干、湿啰音,成人麻疹感染中毒症状较重,但并发症较少见。

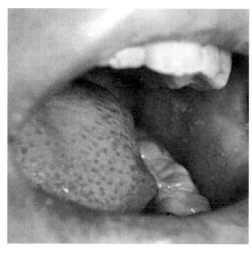

图 3-6 麻疹黏膜斑

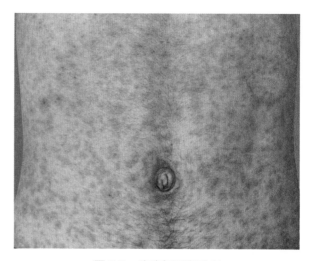

图 3-7 麻疹躯干斑丘疹

3. 恢复期 皮疹达高峰并持续 1~2 天后,疾病迅速好转,体温开始下降,全身症状明显减轻,皮疹随之按出疹顺序依次消退,可留有浅褐色色素沉着斑,1~2 周后消失,皮疹退时有糠麸样细小皮肤脱屑。

无并发症的患者病程一般为 10~14 天。麻疹病毒感染过程中机体免疫功能明显减退,可使原有的变态反应性疾病如湿疹、哮喘、肾病综合征得到暂时缓解,但患者易继发细菌感染,结核病灶可复发或恶化。

(二) 非典型麻疹

由于患者的年龄和机体免疫状态不同、感染病毒数量及毒力不同和是否接种过麻疹疫苗及疫苗种类不同等因素,临床上可出现非典型麻疹。

1. 轻型麻疹 多见于对麻疹具有部分免疫功能的人群,如 6 个月以下婴儿、近期接受过被动免疫或曾接种过麻疹疫苗者。潜伏期可达 3～4 周,临床表现为低热且持续时间短,皮疹稀疏、色淡,无麻疹黏膜斑或不典型,呼吸道卡他症状轻。一般无并发症,病程在 1 周左右,但病后所获免疫功能与典型麻疹患者相同。

2. 重型麻疹 多见于全身状况差和免疫功能低下人群,或继发严重感染者,病情危重,进展迅速,病死率高。重型麻疹包括以下几种。

(1)中毒性麻疹:起病急,迅速出现 40℃ 以上高热,全身感染中毒症状重,皮疹迅速增多,融合成片,呼吸急促,发绀,心率加快,并可出现谵妄、抽搐、昏迷等中枢神经系统表现。

(2)休克性麻疹:除严重感染中毒症状外,迅速出现面色苍白、发绀、四肢厥冷、心音弱、心率快、血压下降等循环衰竭表现。皮疹暗淡、稀少,或出现后又突然隐退。

(3)出血性麻疹:皮疹为出血性,压之不退色,同时可有内脏出血。

(4)疱疹性麻疹:患者高热,感染中毒症状重,皮疹呈疱疹样,融合成大疱。

3. 异型麻疹 多在接种麻疹灭活疫苗后 4～6 年再接触麻疹患者时出现。表现为突起高热,头痛、肌痛、腹痛,而上呼吸道卡他症状不明显,无麻疹黏膜斑,病后 2～3 天出现多形性皮疹,与普通型麻疹相反,皮疹从四肢远端开始,逐渐扩散到躯干。异型麻疹病情较重,常伴四肢水肿,肝、脾均可肿大,但多为自限性。病毒分离阴性,无传染性。恢复期患者血清麻疹血凝抑制抗体呈现高滴度是最重要的诊断依据。

【实验室及其他检查】

(一)血常规

白细胞总数减少,淋巴细胞比例相对增高。若淋巴细胞严重减少,常提示预后不良。如果白细胞数增加,尤其是中性粒细胞百分率增加,提示继发细菌感染。

(二)血清学检查

ELISA 或化学发光法测定血清麻疹特异性 IgM 和 IgG 抗体,其中 IgM 抗体在病后 5～20 天最高,阳性即可确定诊断,IgG 抗体恢复期较早期增高 4 倍以上即为阳性,可作为麻疹确诊依据。应用血凝抑制试验、中和试验或补体结合检测麻疹病毒特异性抗体,恢复期较早期增高 4 倍以上,有助于诊断及流行病学调查。

(三)病原学检查

1. 病毒分离 取早期患者眼、鼻、咽分泌物或血、尿标本接种于原代人胚肾细胞,分离麻疹病毒,但不作为临床常规检查。

2. 病毒抗原检测 取早期患者鼻咽分泌物、血细胞及尿沉渣细胞,用免疫荧光或免疫酶法查麻疹病毒抗原,阳性可早期诊断。

3. 核酸检测 采用 RT-PCR 从临床标本中扩增麻疹病毒 RNA,阳性即可确诊,对免疫功能低下而不能产生特异抗体的麻疹患者,尤为有价值。

【并发症】

(一)喉炎

喉炎以 3 岁以下小儿多见,表现为声音嘶哑、犬吠样咳嗽、呼吸困难、发绀等,严重时极易发生喉梗阻、窒息而导致死亡,须及早做气管切开,多由继发细菌感染导致喉部组织水肿,分泌物增多所致。

(二)肺炎

肺炎为麻疹最常见的并发症和死亡原因,多见于 5 岁以下患儿,占麻疹死亡原因的 90% 以上。麻疹病毒本身引起的肺炎多不严重,继发的细菌性肺炎较为严重,可为金黄色葡萄球菌等单一细菌或多种细菌混合感染所致,表现为病情突然加重,咳嗽、咳脓痰,患儿可出现鼻翼扇动、口唇发绀,肺部有明显的啰音,肺 CT 可见大片或多段炎症,可因合并心力衰竭、脓胸等危及生命。

(三)心肌炎

心肌炎多发生在 2 岁以下重型麻疹、并发肺炎及营养不良的患儿,表现为精神萎靡、面色苍白、口唇发绀、烦躁不安、呼吸气促、心音低钝、心率快,皮疹不能出全或突然隐退。心电图示 T 波和 ST 段改变,可发生心力衰竭。

(四)脑炎

麻疹脑炎的发病率为 0.01%～0.50%,多发生在出疹后 2～6 天,亦可发生于出疹后 3 周左右,主要为麻疹病毒直接损伤脑组织所致。临床表现为高热、惊厥、意识障碍、中枢神经系统损伤的定位症状及功能障碍等,与其他病毒性脑炎类似,多数可恢复正常。部分患者留有智力低下、癫痫、瘫痪等后遗症,病死率约 15%。

(五)亚急性硬化性全脑炎

亚急性硬化性全脑炎(subacute sclerosing panencephalitis,SSPE)是麻疹的远期并发症,为慢性或亚急性进行性脑炎,发病率仅为 1～4/100 万。潜伏期为 2～17 年,平均 7 年。患者逐渐出现智力障碍、性格改变、运动不协调、语言和视听障碍、癫痫发作等症状,病程多在 1 年左右,少数可长达 6～7 年,最后因昏迷、强直性瘫痪而死亡。患者血清及脑脊液麻疹特异性抗体持续强阳性,但很难分离到病毒。

【诊断】

典型麻疹根据流行病学及临床表现即可作出临床诊断,确定诊断须根据病原学检查阳性结果。非典型患者主要依赖于实验室检查确定诊断。

临床应根据当地是否有麻疹流行,是否接种过麻疹疫苗,是否有麻疹患者的接触史,同时是否出现急起发热、上呼吸道卡他症状、结膜充血、畏光、口腔麻疹黏膜斑及典型的皮疹等临床表现进行诊断。

【鉴别诊断】

麻疹主要与其他出疹性疾病,如风疹、幼儿急疹、猩红热、药物热相鉴别,见表 3-5。

表 3-5　麻疹与其他出疹性疾病的鉴别

疾病种类	结膜炎	咽痛	麻疹黏膜斑	出疹时间	皮疹特征
麻疹	+	+	+	发热 3～4d	红色斑丘疹由耳后开始
风疹	±	±	−	发热 1～2d	淡红色斑丘疹,由面部开始
幼儿急疹	−	−	−	热骤降后出疹	散在,玫瑰色,多位于躯干
猩红热	±	+	−	发热 1～2d	全身出现针尖大小红色丘疹,疹间皮肤充血
药物疹	−	−	−	用药后出疹	多形性,停药后疹退

1. **风疹**　前驱期短,全身症状和呼吸道症状较轻,无口腔麻疹黏膜斑,发热 1～2 天出疹。皮疹分布以面、颈、躯干为主。1～2 天皮疹消退,疹后无色素沉着和脱屑,常伴耳后、颈部淋巴结肿大。

2. **幼儿急疹**　突起高热,持续 3～5 天,上呼吸道症状轻,热骤降后出现皮疹。皮疹散在分布,呈玫瑰色,多位于躯干,1～3 天皮疹退尽,热退疹出为其特点。

3. **猩红热**　前驱期发热,咽痛明显,发病 1～2 天全身出现针尖大小红色丘疹,疹间皮肤充血,压之退色,面部无皮疹,口周呈苍白圈,皮疹持续 4～5 天随热降而退,出现大片脱皮。外周血白细胞总数及中性粒细胞百分率增高显著。

4. **药物疹**　有近期服药史,皮疹为多形性,有瘙痒,低热或不发热,无麻疹黏膜斑及卡他症状,停药后皮疹渐消退。外周血嗜酸性粒细胞可增多。

【预后】

无并发症的单纯麻疹预后良好,重型麻疹病死率较高。

【治疗】

麻疹为自限性疾病,目前尚无特效药物,主要为对症治疗、预防和治疗并发症。

（一）一般治疗

患者按呼吸道传染病隔离,卧床休息,保持室内空气新鲜、温度适宜,保持眼、鼻、口腔清洁,多饮水。

（二）对症治疗

高热者可酌用小剂量解热药物或物理降温;咳嗽者可用祛痰镇咳药;剧烈咳嗽和烦躁不安者可用少量镇静药;体弱病重患儿可早期注射免疫球蛋白;必要时可以吸氧,保证水、电解质及酸碱平衡等。

（三）并发症治疗

1. **喉炎** 雾化吸入以稀释痰液,使用抗菌药物,对喉部水肿者可试用肾上腺皮质激素。梗阻严重时及早行气管切开。

2. **肺炎** 麻疹病毒肺炎的治疗同一般病毒性肺炎,继发细菌性肺炎时给予抗菌治疗。

3. **心肌炎** 出现心力衰竭者应及早静脉注射强心药物,同时应用利尿药,重症者可用肾上腺皮质激素。

4. **脑炎** 处理同一般病毒性脑炎。亚急性硬化性全脑炎目前无特殊治疗方法。

【预防】

预防麻疹的关键措施是婴幼儿广泛接种麻疹疫苗。

（一）管理传染源

对麻疹患者应做到早诊断、早报告、早隔离、早治疗。患者隔离至出疹后 5 天,伴呼吸道等并发症者应延长到出疹后 10 天。易感的接触者检疫期为 3 周,并使用被动免疫制剂。流行期间,儿童机构应加强检查,及时发现患者。

（二）切断传播途径

流行期间避免去公共场所或人多拥挤处,出入应戴口罩;无并发症的患儿在家中隔离,以减少传播和继发医院感染。

（三）保护易感人群

1. **主动免疫** 主要对象为婴幼儿,我国免疫接种程序年龄为 8 个月、18 个月各皮下注射 0.5ml 麻疹腮腺炎风疹联合减毒活疫苗(简称 "麻腮风疫苗",MMR)。无麻疹疫苗免疫史、免疫史不详或仅有 1 剂次免疫史的儿童及成人也可接种。接种疫苗的禁忌为妊娠、过敏体质、免疫功能低下者(如肿瘤、白血病、使用免疫抑制剂及放射治疗者等);活动性结核者应治疗后再考虑接种;发热及一般急、慢性疾病者应暂缓接种;凡 6 周内接受过被动免疫制剂者,应推迟 3 个月接种。

2. **被动免疫** 体弱、妊娠女性及年幼的易感者接触麻疹患者后,应立即采用被动免疫。在接触患者 5 天内,肌内注射免疫球蛋白,剂量 0.25ml/kg,免疫功能受损者为 0.5ml/kg,最大总剂量为 15ml;或者静脉注射免疫球蛋白,剂量 100～400mg/kg。

（李智伟）

第六节 │ 风 疹

风疹(rubella)是由风疹病毒(rubella virus)感染引起的急性传染病,全身症状轻,以发热、全身皮疹为主要特征,常伴有耳后、枕后淋巴结肿大。妊娠早期发生风疹,可引起小儿先天性风疹,导致胎儿畸形。

【病原学】

风疹病毒是一种包膜病毒,具有正链非分段 RNA,属于披膜病毒科(*Togaviridae*)风疹病毒属(*Rubivirus*)。风疹病毒存在为单一的稳定血清型,因此 20 世纪 60 年代开发的疫苗至今仍具有保护作用。人类是已知唯一的风疹病毒宿主。病毒基因组约有 10 000 个核苷酸,编码两种非结构蛋白质和三种结构蛋白质(壳蛋白和两种包膜蛋白)。风疹病毒分为两个亚群和 13 个基因型。风疹病毒可在兔肾、乳田鼠肾、绿猴肾、兔角膜等细胞中培养生长,可凝集鸡、鸽、鹅和人 O 型红细胞。风疹病毒在体外抵抗力弱,紫外线、乙醚、三氯甲烷、甲醛及 56℃ 30 分钟等均可使其灭活,但对寒冷及干燥有一定的耐受力。

【流行病学】

(一)传染源

患者和隐性感染者是传染源。在发病前 5～7 天和病后 3～5 天均有传染性,尤其发病前 1 天和发病当天传染性最强。

(二)传播途径

风疹病毒以飞沫经呼吸道传播为主,可通过宫内传播及密切接触传播。

(三)人群易感性

人群普遍易感,风疹多见于 5～9 岁儿童,在流行期成年人发病也不少见。

(四)流行特征

发病季节以冬春季节为主,可在幼儿园、学校中流行。感染后大多具有持久免疫功能。

【发病机制与病理】

初期病毒复制发生在鼻咽黏膜,随后传播到区域淋巴结。病毒血症导致全身性感染。皮疹与风疹病毒所致的抗原抗体复合物引起的上皮毛细血管炎症有关。风疹的一些并发症也是由宿主免疫反应引起的,包括关节痛、关节炎、血小板减少性紫癜和脑炎。孕妇病毒血症期间胎盘感染,可传染胎儿。

怀孕期间感染风疹病毒可能导致流产、死胎和先天性畸形。在怀孕前 12 周,即大部分器官发育的时期,先天感染和先天畸形的风险最高。在这段时间内,85% 的初次母体感染会导致先天缺陷。在怀孕第 13 至 16 周,这一风险降至 50%,在怀孕第 17 至 26 周,风险降至 25%。因为风疹感染在怀孕前 20 周导致的流产或死胎的风险高达 3%,所以当风疹病毒感染发生在孕 20 周或之后时,先天性风疹综合征(congenital rubella syndrome,CRS)很少发生。感染风疹病毒的流产胎儿的检查显示,眼睛、耳朵、心脏和大脑中出现广泛的细胞损害和非炎性坏死。

【临床表现】

潜伏期为 14～21 天,平均 18 天。风疹可分为以下临床类型。

(一)自然感染的风疹

自然感染的风疹常急性发病,主要临床表现为发热、皮疹,可分为前驱期与出疹期。

1. **前驱期**　约 1～2 天,低热或中度发热,可伴随头痛、乏力、轻度结膜炎(尤其是成年人)、喉咙痛、咳嗽和流感样症状。

2. **出疹期**　通常于发热 1～2 天后出现皮疹,为充血性斑丘疹。皮疹通常从面部开始,然后在 24 小时内蔓延到躯干和四肢,持续中位数为 3 天。皮疹初起呈细点状淡红色斑疹、斑丘疹或丘疹,直径 2～3mm,躯干尤其是背部皮疹密集,呈向心性分布(图 3-8)。皮疹消退后不留色素沉着。出疹期常伴有低热、轻度上呼吸道症状、全身浅表淋巴结肿大,其中以耳后、枕后、颈部淋巴结肿大最具有特征性。青少年女孩和成年女性中关节的体征和症状更常见,高达 70% 的成年女性风疹患者会出现短暂的多关节痛或多关节炎。

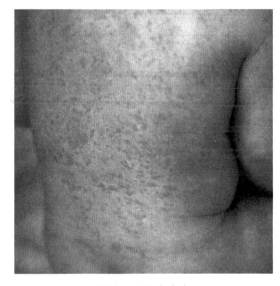

图 3-8　风疹皮疹

(二)先天性风疹综合征

风疹病毒感染胎儿,重者可导致死胎、流产、早产,轻者可使胎儿发育迟缓,且易患多种畸形。先

NOTES

天性风疹综合征的常见临床表现包括眼部缺陷(白内障、先天性青光眼等)、感音神经性听力障碍、先天性心脏病、肝脾大、黄疸型肝炎、紫癜性血小板减少症、间质性肺炎、"蓝莓松饼皮疹"、脑膜脑炎和小头畸形。听力障碍最常见,约占60%～90%,白内障发生率约为30%,心脏缺陷占45%,其他全身性疾病表现(如肝脾大和血小板减少)占10%～15%。患有先天性风疹综合征的婴儿通常表现出多种先天畸形,但也可能仅表现出一种异常,最常见的是孕13至20周之间胎盘传播感染后出现的听力障碍。

【实验室及其他检查】

(一)血常规

白细胞总数减少,淋巴细胞增多,并可见异形淋巴细胞及浆细胞。

(二)血清学检查

1. 抗原检测 直接免疫荧光法检查咽拭子涂片剥离细胞中风疹病毒抗原,可用于早期快速诊断。

2. 血清抗体检测 ELISA检测风疹病毒的IgM抗体,出疹后5～14天阳性率可达90%以上。假阳性可能来自有交叉反应的类风湿因子、细小病毒IgM抗体和异嗜性抗体。如果皮疹出现不到5天,而IgM抗体检测为阴性,应再次采集样本进行检测。红细胞凝集试验、中和试验、补体结合试验和免疫荧光法检测血清中抗体,双份血清抗体效价增高4倍以上为阳性。

(三)核酸检测

急性风疹也可以通过细胞培养中的病毒分离和在皮疹出现后10天内通过RT-PCR在鼻腔、喉咙和尿液标本中检测风疹病毒RNA来进行确诊。在皮疹出现后的3天内检测风疹病毒的成功率最高。

(四)病原体分离

取风疹患者鼻咽分泌物、尿、脑脊液、血液、骨髓接种于Vero、RK-B等传代细胞,可分离到风疹病毒,1周岁内患者阳性率最高。

【并发症】

自然感染性风疹并发症较少,少数人可并发脑炎、中耳炎、心肌炎、肺炎、肝炎、胰腺炎、紫癜等。较严重的并发症有以下3种。

(一)脑炎

发病率约为1/7 000～1/5 000,一般发生于出疹后1～7天,表现为头痛、嗜睡、颈强直、惊厥、昏迷、共济失调、肢体瘫痪等。多数在3～7天自愈,少数留有后遗症,也可发展为慢性进行性风疹脑炎。渐进性风疹脑炎是一种罕见且通常致命的神经退行性疾病,发生在初次感染数月至数年之后,最常见于先天性风疹综合征,类似于麻疹后亚急性硬化性脑炎。

(二)心肌炎

患者常有胸闷、心悸、头晕、四肢无力等症状,心肌酶谱、心电图常有改变,多于1～2周内恢复。

(三)出血

出疹后3～4天,出现皮肤黏膜瘀点、瘀斑、鼻出血、牙龈出血,严重者呕血、血便、血尿,常有血小板减少。经对症治疗后,多数可于1～2周缓解,极少数病例可因颅内出血而死亡。

【诊断】

(一)流行病学资料

由于风疹的临床表现常较轻而不典型(约1/4～1/2感染者无症状),所以流行病学资料对诊断尤为重要。未患过风疹者,特别是孕妇,只要接触过风疹患者,一定要密切观察。

(二)临床表现

风疹临床表现为全身症状轻,发热1～2天后出现斑丘疹,伴耳后、枕后淋巴结肿大。先天性风疹综合征患者可有白内障、感音神经性听力障碍和先天性心脏病三联症。

(三)实验室检查

ELISA检测风疹病毒的特异性IgM抗体,以及RT-PCR法检测鼻腔、喉咙或尿液标本中的风疹病毒 RNA 具有诊断价值。

【鉴别诊断】

（一）麻疹

风疹表现常为低热，全身症状轻，而麻疹通常为高热并伴有明显的咳嗽、流涕和结膜炎等症状。风疹的皮疹通常从面部开始，而麻疹的皮疹从头部和颈部开始向下延伸。麻疹患者口腔可有麻疹黏膜斑。

（二）猩红热

猩红热是由链球菌感染引起的疾病，可能伴有高热、喉咙痛、舌苔剥落和皮疹。皮疹通常呈现粟粒样，类似于粉红色的"草莓舌"。

（三）幼儿急疹

幼儿急疹常见于 1 岁以内婴儿，骤起高热，持续 3～5 天后降至正常，呼吸道症状明显，热退疹出，皮疹为以躯干为多的玫瑰色斑丘疹。

（四）其他病毒感染

柯萨奇病毒、埃可病毒、人类疱疹病毒 6 型、细小病毒 B19 和登革热病毒等感染也可出现发热和皮疹。根据临床表现、皮疹特点及特异的实验室检查可鉴别。

（五）药物过敏

有些药物过敏反应也可能引起皮疹和发热，因此需要排除与药物有关的原因。

【预后】

风疹病毒感染后大多数预后良好，并发脑炎、颅内出血死亡者少见。妊娠初 3 个月的孕妇感染风疹病毒，其胎儿可发生先天性风疹综合征，可引起流产、早产及胎儿患各种先天畸形，预后差。有统计表明妊娠第 1 个月、2 个月、3 个月、4 个月患风疹，胎儿患先天性风疹综合征的发病率分别为 50%、30%、20%、5%。

【治疗】

自然感染性风疹通常是一种自限性的疾病，大多数感染者的症状会自行缓解。

（一）一般治疗

症状轻微者，不行特殊处理。症状较重者应卧床休息和对症治疗。针对发热、头痛和其他不适，可以考虑使用对乙酰氨基酚或布洛芬。对于儿童和青少年，避免使用含有阿司匹林的药物，以防止可能的瑞氏综合征。

（二）并发症的治疗

合并脑炎者按病毒性脑炎处理，可以考虑使用皮质类固醇或免疫球蛋白治疗风疹后感染性脑炎。血小板减少症通常是自限性的，在严重病例中可以考虑使用静脉注射免疫球蛋白。并发关节炎、关节痛、神经炎的患者，可以考虑使用抗炎药物来缓解不适。对于患有先天性风疹综合征的儿童，通常需要一个多学科团队的护理与治疗。

（三）抗病毒治疗

目前没有特效的抗风疹病毒药物。

（四）孕妇管理

孕妇感染风疹的情况需要特别关注，因为风疹可能对胎儿造成影响。对于在孕 18 周前暴露于风疹病毒的易感孕妇，管理包括咨询、超声检查以识别胎儿异常、检测羊水中的风疹病毒 RNA 以进行诊断确认，以及考虑终止妊娠。不推荐在暴露于风疹病毒的孕妇中常规使用免疫球蛋白。

【预防】

风疹和先天性风疹综合征主要通过疫苗接种进行预防。重点在于预防先天性风疹病毒感染。

（一）隔离检疫

患者应隔离至出疹后 5 天，一般接触者不需要检疫。对于已感染风疹的个体，应采取措施避免将病毒传播给其他人,特别是孕妇。措施包括避免与未免疫人群接触,并采取良好的个人卫生措施。妊娠期,特别是妊娠早期妇女应尽量避免接触风疹患者。

(二)免疫预防

目前较常见的风疹疫苗包括风疹减毒活疫苗、麻疹风疹联合减毒活疫苗、麻疹腮腺炎风疹联合减毒活疫苗三种类型,可有效预防风疹。

1. **风疹减毒活疫苗**　免疫效果较好,大多接种疫苗者10～28天内产生抗体,大约95%的人会获得免疫功能,可持续10～30年。建议适龄生育的女性接种疫苗。作为弱毒病毒疫苗,风疹疫苗不应该在严重免疫抑制的个体中接种,但其家庭成员应该接种。怀孕是风疹疫苗的禁忌证,建议女性在接种后的1个月(28天)内采取避免怀孕的措施。

2. **麻疹风疹联合减毒活疫苗**　接种麻疹风疹联合减毒活疫苗(简称"麻风疫苗",MR),可预防麻疹、风疹,8个月以上婴幼儿就可接种。

3. **麻疹腮腺炎风疹联合减毒活疫苗**　接种麻疹腮腺炎风疹联合减毒活疫苗(MMR)后,可刺激身体产生抗麻疹病毒、腮腺炎病毒和风疹病毒免疫功能,可有效预防麻疹、流行性腮腺炎、风疹。推荐18月龄接种1剂。

接触风疹患者后,注射免疫球蛋白作为被动免疫的效果尚无定论。

(李　强)

第七节 ｜ 水痘和带状疱疹

水痘(varicella,chickenpox)和带状疱疹(herpes zoster)是由水痘-带状疱疹病毒(*Varicella-zoster virus*,VZV)感染所引起的、临床表现不同的两种疾病。水痘为原发性感染,多见于儿童,临床特征是全身同时出现丘疹、水疱及结痂。带状疱疹是由长期潜伏在脊髓后根神经节或脑神经节内的水痘-带状疱疹病毒再激活引起的感染性皮肤病,以沿周围神经走行呈带状分布、成簇的疱疹等皮肤损害和神经病理性疼痛为主要表现,多见于成人。

【病原学】

水痘-带状疱疹病毒属于人类疱疹病毒 α 科 3 型,呈球形,直径150～200nm。病毒衣壳是由162个壳粒排成的对称20面体,外层为脂蛋白包膜,核心为双链DNA。病毒含有DNA聚合酶(DNA polymerase)和胸腺嘧啶激酶(thymidine kinase)。前者为合成DNA所必需的酶,系疱疹病毒属共有,后者仅存在于单纯疱疹病毒和水痘-带状疱疹病毒。胸腺嘧啶激酶与潜伏感染,引起带状疱疹有关。该病毒仅有一个血清型,人是唯一宿主。抵抗力弱,不能在痂皮中存活,不耐热和酸,能被乙醚等消毒剂灭活。

一、水痘

【流行病学】

(一)传染源

水痘患者是唯一的传染源。病毒存在于上呼吸道黏膜和疱疹液中,发病前1～2天至皮疹完全结痂为止均有传染性。易感者接触带状疱疹患者也可发生水痘。

(二)传播途径

水痘-带状疱疹病毒主要通过呼吸道飞沫和直接接触传播,亦可通过接触被污染的用具间接传播。

(三)人群易感性

人群普遍易感。接触后90%可以发病,儿童发病为主,孕妇患水痘可导致胎儿和新生儿感染发病,6个月以下婴儿因从母体获得被动免疫而较少发病。本病全年均可发生,冬春季高发。病后可获得持久免疫,但可发生带状疱疹。

【发病机制与病理】

病毒经上呼吸道侵入人体,在呼吸道黏膜细胞中增殖,2～3 天后病毒入血形成病毒血症,进入单核吞噬细胞系统内增殖后再次入血,形成第二次病毒血症,引起器官病变。主要累及皮肤,偶尔也可以累及其他器官。皮疹分批出现与病毒间歇性入血有关,其出现的时间与间隙性病毒血症发生相一致。皮疹出现 1～4 天后,机体出现特异性细胞免疫及体液免疫,病毒血症消失,症状缓解。

病毒感染细胞后,多个受感染的细胞可融合形成多核巨细胞,细胞核内还可以出现嗜酸性包涵体。皮肤病变主要在表皮棘细胞层,细胞肿胀伴气球样变性,组织液渗入形成疱疹,内含大量病毒。水疱疱液开始时透明,上皮细胞脱落加之炎性细胞浸润,使疱内液体变浊并减少,最后下层的上皮细胞再生,形成结痂,结痂脱落后一般不留痕迹。小儿初次感染水痘-带状疱疹病毒时,临床表现为水痘,痊愈后可获得持久免疫功能。免疫功能缺陷者则可出现播散性水痘,病变累及胃肠道、肺、肝、脾、胰、肾上腺和肠道等,受累器官可有局灶性坏死、炎性细胞浸润,病变部位可见含嗜酸性包涵体的多核巨细胞。并发脑炎者,脑组织可有水肿、充血和点状出血等。

【临床表现】

潜伏期为 10～21 天,以 14～16 天为多见。典型水痘可分为两期。

(一) 前驱期

前驱期患者主要出现畏寒、低热、头痛、乏力、咽痛、咳嗽、恶心、食欲缺乏等感染中毒症状。婴幼儿多无症状,部分可出现低热、烦躁、易激惹或拒乳。

(二) 出疹期

发病同时至病后 1～2 天开始出皮疹,呈向心性分布,首先见于躯干部,以后延及面部,四肢较少,部分患者可在口腔、咽喉、眼结膜和外阴等黏膜处发生。初为红色斑疹,数小时后变为丘疹并发展成疱疹。疱疹为单房性,椭圆形,直径 3～5mm,周围有红晕,疱疹壁薄、易破,疱液先为透明,很快变混浊,疱疹处常伴瘙痒(图 3-9)。1～2 天后疱疹从中心开始干枯、结痂,红晕消失。1 周左右痂皮脱落愈合,一般不留瘢痕。如有继发感染,则成脓疱,结痂和脱痂时间延长。因病程中皮疹多分批出现,故可同时在同一部位皮肤存在斑丘疹、疱疹和结痂,为本病的临床特点(图 3-10)。水痘多为自限性疾病,10 天左右可自愈。儿童患者症状和皮疹均较轻,成人患者症状较重,易并发水痘肺炎。免疫功能低下者,易出现播散性水痘,皮疹融合形成大疱。

除了上述典型水痘外,可有疹内出血、病情极严重的出血型水痘。此型全身症状重,皮肤、黏膜有瘀点、瘀斑和内脏出血等,系血小板减少或弥散性血管内凝血(DIC)所致。还可有由继发细菌感染所致的坏疽型水痘,皮肤大片坏死,患者可因脓毒症而死亡。妊娠 20 周前患水痘可能累及胎儿,发生先

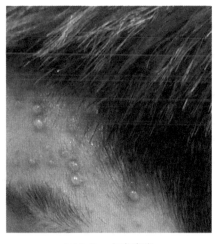

图 3-9　**水痘疱疹**

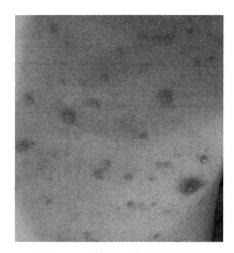

图 3-10　**水痘斑丘疹、疱疹及结痂**

天性水痘,可致胎儿畸形、早产或死胎;产前数天内患水痘,可感染新生儿,发生新生儿水痘,病情常较危重,病死率高。

【实验室及其他检查】

(一) 血常规

血白细胞总数正常或稍增高,淋巴细胞百分率升高。

(二) 血清学检查

常用酶联免疫吸附法或补体结合试验检测特异性抗体。补体结合抗体于出疹后 1~4 天出现,2~6 周达高峰,6~12 个月后逐渐下降。血清抗体检查可与单纯疱疹病毒发生交叉反应而呈假阳性。

(三) 病原学检查

1. **病毒分离**　取病程 3~4 天疱疹液接种于人胚成纤维细胞培养病毒,分离病毒鉴定可确定病原体。

2. **抗原检查**　取病变皮肤刮取物,用免疫荧光法检查病毒抗原可用于病原诊断。该方法敏感、快速,易与单纯疱疹病毒感染相鉴别。

3. **核酸检测**　用 PCR 检测患者呼吸道上皮细胞和外周血白细胞中的病毒 DNA,是早期病原学诊断方法。该方法特异性高,检验操作时间短,适合临床诊断应用。

【并发症】

(一) 皮疹继发细菌感染

可出现皮肤化脓性感染、丹毒和蜂窝织炎等。

(二) 肺炎

原发性水痘肺炎多于病后 1~6 天发生在成人及年长患儿。轻者可无临床表现,仅 X 线检查显示肺部有弥漫性结节性浸润;重者可出现咳嗽、咯血、胸痛、呼吸困难、发绀、急性呼吸衰竭。继发性肺炎多为继发细菌感染所致,多见于小儿。

(三) 脑炎

脑炎多发生于出疹后 1 周左右的幼儿,发生率小于 1%,轻者预后较好,重者可遗留神经系统后遗症,病死率约 5%。

(四) 肝炎

肝炎多表现为转氨酶轻度升高,少数严重者可发生瑞氏综合征。

【诊断】

典型水痘根据流行病学、临床表现及皮疹特点即可临床诊断,确定诊断需病原学检查阳性。非典型患者须结合病原学检查确定。

【鉴别诊断】

(一) 手足口病

手足口病由多种病毒引起,其中以 EV71 病毒感染病情较重,多见于年长儿,3 岁以内婴幼儿病情较重。皮疹主要见于手、足和口腔,皮疹特点多为红色丘疹,部分呈疱疹状。

(二) 脓疱疹

脓疱疹为儿童常见的细菌感染性疾病,常发于鼻唇周围或四肢暴露部位,初为疱疹,继成脓疱,最后结痂。皮疹无分批出现特点,无全身症状。

(三) 丘疹样荨麻疹

丘疹样荨麻疹为皮肤过敏性疾病,婴幼儿多见,四肢和躯干部皮肤分批出现红色丘疹,顶端有小疱,周围无红晕,不结痂,不累及头部和口腔。

【预后】

水痘预后一般良好,结痂脱落后不留瘢痕。重症或并发脑炎者,预后较差,甚至可导致死亡。

【治疗】

(一)一般治疗和对症治疗

患者应按呼吸道传染病隔离至全部疱疹结痂为止。发热期卧床休息,给予易消化食物和注意补充水及电解质,可对症给予退热药物。保持皮肤清洁干燥,避免搔抓疱疹处以免导致继发感染。皮肤瘙痒者可用炉甘石洗剂涂擦,疱疹破裂后可涂甲紫或抗生素软膏。

(二)抗病毒治疗

病程早期应用阿昔洛韦有一定疗效,可用于治疗免疫缺陷者水痘及妊娠期妇女水痘病毒肺炎。2 岁以上儿童及成年人每次 20mg/kg,每天 4 次口服,连用 5 天,出现症状即开始应用,能控制皮疹发展,加速病情恢复。新一代抗疱疹病毒药物,伐昔洛韦(阿昔洛韦前体)和泛昔洛韦(喷昔洛韦前体),具有更好的疗效和安全性。阿糖腺苷和干扰素也可试用。

(三)防治并发症

继发细菌感染时应用抗菌药物,合并脑炎出现脑水肿者应采取脱水治疗。治疗水痘不宜使用糖皮质激素。

【预防】

患者应予呼吸道隔离至全部疱疹结痂,其污染物和用具可用煮沸或日晒等方法进行消毒。易感者注射水痘减毒活疫苗可预防水痘。对于免疫功能低下或正在使用免疫抑制剂治疗的患者或孕妇,如有患者接触史,可肌注免疫球蛋白以预防或减轻病情。

二、带状疱疹

带状疱疹是由长期潜伏在脊髓后根神经节或脑神经节内的水痘 - 带状疱疹病毒经再激活引起以皮肤损害为主的感染性疾病,常出现在年龄较大、免疫抑制或免疫缺陷的人群。临床特征为沿身体单侧体表神经分布的相应皮肤区域出现呈带状的成簇水疱,伴有神经病理性疼痛,严重影响患者生活质量。

【流行病学】

(一)传染源

水痘和带状疱疹患者是本病传染源。

(二)传播途径

带状疱疹主要是水痘后病毒潜伏性感染再激活所致,也可通过呼吸道飞沫或直接接触传播,但不是主要传播途径。

(三)人群易感性

人群普遍易感,带状疱疹痊愈后仍可复发。

【发病机制与病理】

初次感染水痘 - 带状疱疹病毒水痘患者痊愈后,部分患者残余的病毒可沿感觉神经轴突逆行,或经感染的 T 淋巴细胞与神经元细胞的融合,转移到脊髓后根神经节或脑神经节内并潜伏,当恶性肿瘤、使用免疫抑制剂、其他病毒感染或患艾滋病等使机体免疫功能降低时,潜伏的水痘 - 带状疱疹病毒被激活,通过感觉神经轴突转移到皮肤,穿透表皮,引起相应节段的皮肤出现疱疹,同时受累神经分布区域产生疼痛。

病理变化主要是神经节炎症。局部可见单个核细胞浸润,神经细胞变性,核内可发现包涵体。病变部位在末梢神经和皮肤,皮疹病变与水痘相同。

【临床表现】

起病初期,可出现低热、轻度乏力、食欲缺乏等全身不适。患处皮肤灼热感或神经痛,触之有明显的痛觉敏感,也可无前驱症状即发疹。1～3 天后出现潮红斑,很快出现粟粒至黄豆大小丘疹,呈簇状分布而不融合,继而迅速变为水疱,疱壁紧张发亮,疱液澄清,外周绕以红晕,分批出现,沿神经支配的皮肤呈带状排列,故名"带状疱疹"。疱疹3天左右转为疱疱,1周内水疱干涸,10~12天结痂,2~3周脱痂,疼痛消失,不留瘢痕。结痂脱落后留有暂时性淡红斑或色素沉着。病程一般为2~3周,老年人为3~4周。伴有显著的神经痛是该病的突出特征。神经痛可在发疹前、发疹时以及皮损痊愈后出现。疼痛可为钝痛、抽搐痛或跳痛,常伴有烧灼感,多为阵发性,也可为持续性。老年、体弱患者疼痛较为剧烈,可持续数月。

带状疱疹可发生于任何感觉神经分布区,多为一侧性,很少超过躯体中线,罕有多神经或双侧受累发生。好发部位依次为肋间神经、颈神经、三叉神经及腰骶部神经。病毒侵犯三叉神经眼支,发生眼带状疱疹,侵犯面神经及听神经可出现耳带状疱疹,侵犯中枢神经系统发生病毒性脑炎和脑膜炎;侵犯内脏神经,引起急性胃肠炎、膀胱炎等;还可出现顿挫型带状疱疹,无疹性带状疱疹,播散性带状疱疹,大疱性、出血性、坏疽性带状疱疹。播散性带状疱疹除皮肤损害外,还伴有高热和病毒血症,甚至发生带状疱疹肺炎和脑膜脑炎,病死率高。

【实验室及其他检查】

带状疱疹的实验室及其他检查同水痘,当出现带状疱疹脑炎、脑膜炎、脊髓炎时,脑脊液细胞数及蛋白有轻度增加,糖和氯化物正常。

【诊断】

典型患者根据单侧、呈带状排列的疱疹和伴有神经痛,诊断多无困难。非典型病例有赖于实验室检查进行诊断。

【鉴别诊断】

带状疱疹有时须与单纯疱疹鉴别,后者常反复发生,分布无规律,疼痛不明显。

【治疗】

带状疱疹系自限性疾病,治疗目标是缓解急性期疼痛,缩短皮损持续时间,防止皮损扩散,预防或减轻带状疱疹后神经痛等并发症。

(一)抗病毒治疗

抗病毒药物能有效缩短病程,加速皮疹愈合,减少新皮疹形成,减少病毒播散到内脏。应在发疹后24~72小时开始使用。阿昔洛韦400~800mg/次,5次/d,口服7天;免疫受损或伴严重神经系统疾病患者5~10mg/kg,每8小时1次,静脉滴注,连用7天。也可使用300~1 000mg/次,3次/d,口服7天。新一代抗疱疹病毒药物,如伐昔洛韦和泛昔洛韦,具有更好的疗效和安全性。

(二)对症治疗

保持皮损处清洁,防止继发细菌感染。疱疹局部用阿昔洛韦乳剂涂抹,可缩短病程。对神经疼痛剧烈者,给予镇痛药阿片类药物、加巴喷丁、普瑞巴林等治疗。

【预防】

预防水痘是重要的基础预防措施。带状疱疹患者应采取接触隔离措施,健康人群接种带状疱疹疫苗可降低带状疱疹疾病负担。目前主要有两种疫苗:一种是带状疱疹减毒活疫苗,40岁及以上人群接种1剂次;另一种是重组带状疱疹疫苗,50岁及以上人群接种2剂次,第2剂与第1剂间隔2个月。低剂量阿昔洛韦预防用药可能降低HIV感染者带状疱疹发病率。

(李智伟)

第八节 | 流行性腮腺炎

流行性腮腺炎(mumps)是由腮腺炎病毒(*Paramyxovirus parotitis*)引起的急性呼吸道传染病,以腮腺非化脓性炎症、腮腺区肿痛为临床特征,主要发生在儿童和青少年。腮腺炎病毒除侵犯腮腺外,尚能侵犯神经系统及各种腺体组织,引起儿童脑膜炎、脑膜脑炎,青春期后可引起睾丸炎、卵巢炎和胰腺炎等。

【病原学】

腮腺炎病毒属于副黏病毒科副黏病毒属（*Paramyxovirus*）的单股 RNA 病毒。呈球形,大小悬殊,直径在 85～300nm。该病毒抗原结构稳定,只有一个血清型,但依据 S 抗原基因变异已发现 12 种基因型。此病毒有 6 种主要蛋白,即核蛋白(NP)、多聚酶蛋白(P)和 L 蛋白,均为可溶性抗原,即 S 抗原。2 种包膜糖蛋白,即含血凝素和神经氨酸酶(HN)糖蛋白,以及血溶-细胞融合(F)糖蛋白(又称 V 抗原),此外还有基质蛋白(M)在包装病毒中起作用。发病后 1 周即可出现 S 抗体,可用补体结合法检测。此抗体无保护作用,但可用于诊断。无论发病与否,人感染腮腺炎病毒后,V 抗原能诱导机体产生保护性抗体,一般感染后 2～3 周才出现,1～2 周后达高峰,但其于体内存在时间长,可用补体结合法、血凝抑制法和中和抗体法进行检测,是检测感染后免疫应答的较好指标。人是腮腺炎病毒唯一的宿主。在体外实验中,腮腺炎病毒能在许多哺乳类动物细胞和鸡胚中培养生长。腮腺炎病毒抵抗力低,暴露于紫外线下迅速死亡;对甲醛、乙醇敏感;加热至 55～60℃时 10～20 分钟即可灭活,但耐寒,在 4℃时活力能保持 2 个月,在 -70℃可存活数年。

【流行病学】

（一）传染源

早期患者及隐性感染者均为传染源。患者腮腺肿大前 7 天至肿大后 2 周时间内,可从唾液中分离出病毒,此时患者具高度传染性。有脑膜炎表现者能从脑脊液中分离出病毒,无腮腺肿大的其他器官感染者亦能从唾液和尿中排出病毒。

（二）传播途径

流行性腮腺炎主要通过飞沫经呼吸道传播,也能通过接触被病毒污染的物品传播。妊娠早期可经胎盘传至胚胎导致胎儿发育畸形。

（三）人群易感性

人群普遍易感,但由于 1 岁以内婴儿体内尚有经胎盘获得的抗腮腺炎病毒特异性抗体,同时成人中约 80% 曾患显性或隐性感染而在体内存在一定的抗体,故约 90% 的病例为 1～15 岁的少年儿童,易在幼儿和小学生(5～9 岁)中流行。

（四）流行特征

流行性腮腺炎呈全球性分布,全年均可发病,但以冬春季为主。患者主要是学龄儿童,无免疫功能的成人亦可发病。感染后一般可获较持久的免疫功能,再次感染极为罕见。

【发病机制与病理】

腮腺炎病毒从呼吸道侵入人体后,在局部黏膜上皮细胞和局部淋巴结中复制,然后进入血流,播散至腮腺和中枢神经系统,引起腮腺炎和脑膜炎。病毒进一步繁殖复制后,再次侵入血流,形成第二次病毒血症,并侵犯第一次病毒血症时未受累的器官,如颌下腺、舌下腺、睾丸、胰腺等,引起相应的临床表现。因此流行性腮腺炎实际上是一种系统性、多器官受累的疾病,临床表现形式多样。

腮腺炎的病理特征是腮腺非化脓性炎症。腺体呈肿胀发红,可见渗出物、出血性病灶和白细胞浸润。腮腺导管有卡他性炎症,其壁细胞肿胀,导管周围及腺体壁有淋巴细胞浸润。周围间质组织水肿等病变可导致腮腺导管的阻塞、扩张和淀粉酶潴留。淀粉酶排出受阻,则经淋巴管进入血液循环,使血和尿中淀粉酶增高。睾丸、胰腺等受累时小可出现淋巴细胞浸润和睾丸炎、胰腺炎等病变。但本病毒易累及成熟睾丸,幼年患者很少出现睾丸炎。

腮腺炎病毒所致脑膜脑炎的发病机制目前考虑是腮腺炎病毒的血溶-细胞融合糖蛋白所致。动物实验表明应用此蛋白的单克隆抗体能预防脑炎和脑细胞坏死的发生。病理变化包括细胞的变性、坏死和炎性细胞浸润。

【临床表现】

潜伏期为 8～30 天,平均 18 天。部分病例有发热、头痛、无力、食欲缺乏等前驱症状,但大部分患者无前驱症状。发病 1～2 天后出现颧骨弓或耳部疼痛,然后唾液腺肿大,体温上升可达 40℃。腮腺最常受累,通常一侧腮腺肿大后 1～4 天又累及对侧。双侧腮腺肿大者约占 75%。腮腺肿大是以耳垂为中心,向前、后、下发展,使下颌骨边缘不清。覆盖于腮腺上的皮下软组织水肿,使局部皮肤发亮,肿痛明显,有轻度触痛及感觉过敏;表面灼热,但多不发红;因唾液腺管的阻塞,当进食酸性食物促使唾液分泌时疼痛加剧。腮腺肿大 2～3 天达高峰,持续 4～5 天后逐渐消退。腮腺管口早期常有红肿。虽然腮腺肿胀最具特异性,但颌下腺或舌下腺也可以同时受累,有时是单独受累。颌下腺肿大时颈前下颌处明显肿胀,可触及椭圆形腺体。舌下腺肿大时,可见舌下及颈前下颌肿胀,并出现吞咽困难。

有症状的脑膜炎发生于 15% 的病例,患者出现头痛、嗜睡和脑膜刺激征。一般发生在腮腺炎发病后 4～5 天,有的患者脑膜炎先于腮腺炎。一般症状在 1 周内消失。脑脊液白细胞计数在 25×10^6/L 左右,主要是淋巴细胞增高。少数患者脑脊液中糖降低。预后一般良好。脑膜脑炎或脑炎患者,常有高热、谵妄、抽搐、昏迷,重症者可死亡,可遗留耳聋、视力障碍等后遗症。

睾丸炎常见于腮腺肿大开始消退时,患者又出现发热,睾丸明显肿胀和疼痛,可并发附睾炎、鞘膜积液和阴囊水肿。睾丸炎多为单侧,约 1/3 的病例为双侧受累。急性症状持续 3～5 天,10 天内逐渐好转。部分患者睾丸炎后发生不同程度的睾丸萎缩,这是腮腺炎病毒引起睾丸细胞坏死所致,但很少引起不育症。

卵巢炎发生于 5% 的成年妇女,可出现下腹疼痛。右侧卵巢炎患者表现可酷似阑尾炎。有时可触及肿大的卵巢。一般不影响生育能力。

胰腺炎常于腮腺肿大数天后发生,可有恶心、呕吐和中上腹疼痛和压痛。由于单纯腮腺炎即可引起血、尿淀粉酶增高,因此须做脂肪酶检查,若增高则有助于胰腺炎的诊断。腮腺炎合并胰腺炎的发病率低于 10%。

其他如心肌炎、乳腺炎和甲状腺炎等亦可在腮腺炎发生前后发生。

【实验室及其他检查】

(一) 常规检查

血常规白细胞计数和尿常规一般正常,有睾丸炎者白细胞计数可以增高。有肾损害时尿中可出现蛋白和管型。

(二) 血清和尿液中淀粉酶测定

发病早期 90% 的患者血清和尿淀粉酶增高。淀粉酶增高的程度往往与腮腺肿胀程度成正比。无腮腺肿大的脑膜炎患者,血和尿中淀粉酶也可增高。血脂肪酶增高,有助于胰腺炎的诊断。

(三) 脑脊液检查

有腮腺炎而无脑膜炎症状和体征的患者,约半数脑脊液中白细胞计数轻度增高,且能从脑脊液中分离出腮腺炎病毒。

(四) 血清学检查

1. 抗体检测 特异性抗体于起病后第 7d 出现,并于二周内达高峰,以后逐渐降低,可保持 6～12 个月。用 ELISA 法检测血清中 NP 的 IgM 抗体可作出近期感染的诊断,用放射免疫法测定患者唾液中腮腺炎病毒 IgM 抗体的敏感性和特异性亦很高。

2. 抗原检测 近年来有应用特异性抗体或单克隆抗体来检测腮腺炎病毒抗原,可作早期诊断。应用 PCR 技术检测腮腺炎病毒 RNA,可明显提高可疑患者的诊断率。

(五) 病毒分离

应用早期患者的唾液、尿或脑膜炎患者的脑脊液,接种于原代猴肾、Vero 细胞或 HeLa 细胞可分离出腮腺炎病毒,3～6 天内组织培养细胞可出现病变,形成多核巨细胞。

【并发症】

尽管主要病变在腮腺,但流行性腮腺炎实际上是一种全身性感染,可累及中枢神经系统或其他腺体、器官而出现相应的症状和体征,约 75% 的腮腺炎患者有并发症。某些并发症可因无腮腺的肿大而误诊,只能以血清学检测确诊。常见并发症包括神经系统并发症、生殖系统并发症以及胰腺炎、肾炎等。

【诊断】

流行性腮腺炎主要根据有发热和以耳垂为中心的腮腺肿大,结合流行情况和发病前 2～3 周有接触史进行诊断,诊断一般不困难。没有腮腺肿大的脑膜脑炎、脑膜炎和睾丸炎等,确诊须依靠血清学检查和病毒分离。

【鉴别诊断】

1. **化脓性腮腺炎**　主要是一侧性腮腺肿大,不伴睾丸炎或卵巢炎。挤压腮腺时有脓液自腮腺管口流出。外周血中白细胞总数和中性粒细胞百分率明显增高。

2. **其他病毒性腮腺炎**　甲型流感病毒、副流感病毒、肠道病毒中的柯萨奇 A 组病毒及淋巴细胞脉络丛脑膜炎病毒等均可以引起腮腺炎,须根据血清学检查和病毒分离进行鉴别。

3. **其他原因的腮腺肿大**　许多慢性病如糖尿病、慢性肝病、结节病、营养不良和腮腺导管阻塞等均可引起腮腺肿大,一般不伴急性感染症状,局部也无明显疼痛和压痛。

4. **局部淋巴结炎**　耳前、耳后、下颌淋巴结炎,多伴局部或口腔、咽部炎症,淋巴结肿大不以耳垂为中心,血白细胞及中性粒细胞百分率增多。

【预后】

腮腺炎大多预后良好,病死率为 0.5%～2.3%,主要死于重症腮腺炎病毒性脑炎。

【治疗】

（一）一般治疗

卧床休息,给予流质或半流质饮食,避免进食酸性食物。注意口腔卫生,餐后用生理盐水漱口。

（二）对症治疗

头痛和腮腺胀痛者可应用镇痛药。睾丸胀痛者可局部冷敷或用棉花垫和丁字带托起。发热温度较高,患者食欲差时,应补充水、电解质和能量,以减轻症状。

（三）抗病毒治疗

发病早期可试用利巴韦林 1g/d（儿童 15mg/kg）静脉滴注,疗程 5～7 天,但效果有待确定。亦有报道应用干扰素治疗成人腮腺炎合并睾丸炎患者,能使腮腺炎和睾丸炎症状较快消失。

（四）肾上腺皮质激素的应用

对重症或并发脑膜脑炎、心肌炎患者,可应用地塞米松,每天 5～10mg,静脉滴注,3～5 天。

（五）颅内高压处理

出现剧烈头痛、呕吐,疑为颅内高压的患者,可应用 20% 甘露醇 1～2g/kg 静脉推注,隔 4～6 小时 1 次,直到症状好转。

（六）预防睾丸炎

男性成人患者,为预防睾丸炎的发生,早期可应用己烯雌酚,每次 2～5mg,3 次/d 口服。

【预防】

（一）管理传染源

早期发现患者,就地隔离治疗,按呼吸道传染病隔离至腮腺消肿。

（二）切断传播途径

搞好环境卫生,保持室内通风。流行期间加强卫生宣教,避免集体活动;不要携带婴儿到公共场所,外出应戴口罩。

（三）保护易感人群

由于症状开始前数天患者已开始排出病毒,所以预防的重点是应用疫苗对易感者进行主动免疫。目前国内外应用麻疹腮腺炎风疹联合减毒活疫苗,进行皮下接种。妊娠期妇女、免疫缺陷、免疫功能低下或正在接受免疫抑制治疗者,不建议接种麻疹腮腺炎风疹联合减毒活疫苗。

（阮　冰）

第九节 ｜ 传染性单核细胞增多症

传染性单核细胞增多症（infectious mononucleosis，IM）主要是由 EB 病毒（Epstein-Barr virus，EBV）原发感染所致的急性传染性疾病，还有不到 10% 的传染性单核细胞增多症是由巨细胞病毒（CMV）、人类疱疹病毒 6 型等其他病原体导致。原发性 EBV 感染通常无症状，但可引起传染性单核细胞增多症，常见于儿童和青少年。典型临床三联症为发热、咽峡炎和淋巴结肿大，可合并肝脾大，外周血中淋巴细胞及异型淋巴细胞增多。病程常呈自限性。多数预后良好，少数可出现噬血细胞综合征等严重并发症。

【病原学】

EBV 是一种双链 DNA 病毒，属疱疹病毒科 γ 亚科，具有嗜 B 淋巴细胞特征。1964 年 Epstein 和 Barr 等首先从非洲儿童恶性伯基特淋巴瘤（Burkitt lymphoma）组织体外培养的淋巴瘤细胞系中发现。1968 年 EBV 被确定为传染性单核细胞增多症的病原体。EBV 结构与疱疹病毒相似，完整的病毒颗粒由类核、膜壳、壳微粒、包膜所组成，主要侵犯 B 淋巴细胞，电镜下呈球形，直径约为 150～180nm，基因组长约 172kb。

EBV 基因组编码多个结构抗原，包括病毒衣壳抗原（viral capsid antigen，VCA）、早期抗原（early antigen，EA）、膜抗原（membrane antigen，MA）、EBV 核抗原（EBV nuclear antigen，EBNA）等。原发性 EBV 感染过程中，首先针对 VCA 可产生 IgM 和 IgG 抗体，IgM 抗体在早期出现，持续 1～2 个月，提示新近感染，IgG 出现稍迟，可持续数年。在急性感染期后期，抗-EA IgG 出现，持续 3～6 个月，是新近感染或 EBV 活跃增殖的标志。在恢复期，产生抗-EBV NA IgG。

【流行病学】

（一）传染源

人是 EBV 的储存宿主，患者和 EBV 携带者为传染源。病毒在口咽部上皮细胞内增殖，唾液中含有大量病毒，排毒时间可持续数周至数月。EBV 感染后长期病毒携带者，可持续或间断排毒达数年之久。

（二）传播途径

EBV 主要经口密切接触而传播（口-口传播），飞沫传播较为罕见，偶可通过输血传播。

（三）人群易感性

传染性单核细胞增多症世界各地均有发生，通常呈散发性，一年四季均可发病，秋末春初高发，亦可引起流行，多见于儿童和青少年。我国儿童发病高峰年龄在 4～6 岁，10 岁时有近 90% 的儿童血清 EBV 抗体阳性，发病后可获得持久免疫功能。西方发达国家发病高峰为青少年，且 6 岁以下儿童原发性 EBV 感染大多表现为无症状感染或仅表现为上呼吸道症状等非特异性表现，但在青少年中约 50% 表现为传染性单核细胞增多症。

【发病机制与病理】

EBV 进入口腔后，病毒表面的糖蛋白 gp 350/220 可与 B 淋巴细胞表面的补体分子 C3 的受体 CD 21 结合，通过内吞作用进入被感染的细胞内，先在咽部淋巴组织内复制，导致渗出性咽扁桃体炎，局部淋巴管受累、淋巴结肿大，继而侵入血液循环产生病毒血症，进一步累及淋巴系统的各组织和器官。EBV 感染 B 淋巴细胞后，在 B 淋巴细胞内将其基因上的各不同片段所编码的特异抗原表达在 B 淋巴细胞膜上，继而引起 T 淋巴细胞的强烈免疫应答，直接破坏携带 EBV 的 B 淋巴细胞。患者血中的大量异常淋巴细胞就是这种具杀伤能力的细胞毒性 T 淋巴细胞（cytotoxic T lymphocyte，CTL）。因此，CTL 在免疫病理损伤形成中起着重要作用。它一方面杀伤携带 EBV 病毒的 B 淋巴细胞，另一方面破坏许多组织和器官，引起全身多系统受累。传染性单核细胞增多症大多是良性的，症状多在 1 个月内消退,有 10%~20% 的患者可出现较重的临床症状(例如严重乏力、吞咽困难、肝脏或血液系统疾病等),另外有不到 1% 的患者可发生危及生命的严重并发症。

本病基本病理特征为淋巴组织的良性增生,淋巴结肿大,无化脓。淋巴细胞及单核/巨噬细胞高度增生,胸腺依赖副皮质区的 T 淋巴细胞增生最为显著。肝、脾、肾、骨髓、中枢神经系统均可受累,主要为异常的多形性淋巴细胞浸润。

【临床表现】

潜伏期儿童为 9~11 天,成人通常为 4~7 周。

起病急缓不一,症状呈多样性,约 40% 的患者有全身不适、头痛、畏寒、鼻塞、食欲缺乏、恶心、呕吐、轻度腹泻等前驱症状。本病病程为 2~3 周,少数可迁延数月。发病期典型表现如下。

1. **发热** 除极轻型病例外,均有发热,体温 38.5~40.0℃ 不等,无固定热型,部分患者伴畏寒、寒战,热程不一,持续数天至数周,也有长达 2~4 个月者,热渐退或骤退,多伴有出汗。病程早期可有相对缓脉。

2. **淋巴结肿大** 70% 患者有明显淋巴结肿大,在病程第 1 周内即可出现,浅表淋巴结普遍受累,以颈部淋巴结最为常见,腋下、腹股沟次之,纵隔、肠系膜淋巴结偶尔亦可受累。直径 1~4cm,中等硬度,无粘连及明显压痛。肠系膜淋巴结受累可引起腹痛等症状,常在热退后数周消退。

3. **咽峡炎** 半数以上患者有咽痛及咽峡炎症状,患者咽部、扁桃体、腭垂充血肿胀,少数扁桃体上有溃疡,被覆较厚的奶油色分泌物,在 24~36 小时融合或消失,一般不侵及咽部黏膜(图 3-11)。咽和鼻黏膜充血及水肿,严重的咽部水肿可引起吞咽困难及气道阻塞。

4. **肝脾大** 大约 10% 的患者有肝大,多在肋下 2cm 以内,转氨酶升高者可达 2/3,部分患者伴有胆红素升高。半数患者有轻度脾大,偶可发生脾破裂。

5. **皮疹** 约 10% 的病例出现皮疹,呈多形性,有斑丘疹、猩红热样皮疹、结节性红斑、荨麻疹等,偶呈出血性,多见于躯干部,常在起病后 1~2 周内出现,3~7 天消退,无色素沉着及脱屑。

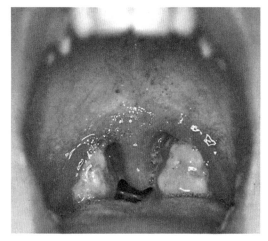

图 3-11 扁桃体、腭垂充血肿胀,扁桃体上被覆分泌物

【并发症】

约 30% 的患者可继发咽峡部细菌感染,部分患者可出现急性肾损伤,约 6% 的患者并发心肌炎,1%~5% 的患者可出现吉兰-巴雷综合征、脑膜炎、周围神经炎等神经系统并发症。偶可并发间质性肺炎、肝衰竭、血小板减少症、再生障碍性贫血等。脾破裂是最为严重的并发症之一,发生率约为 0.2%,是常见的致死性并发症,通常多见于发病后 10~21 天内。

【实验室及其他检查】

(一)血常规检查

早期白细胞总数可正常或偏低,以后逐渐增高,一般为 (10~20)×10⁹/L,亦有高达 (30~50)×10⁹/L 者,以淋巴细胞百分率上升为主,异型淋巴细胞增多,可达 10%~30%(图 3-12)。大于 6 岁以上儿童,淋巴细胞比例大于 50% 或淋巴细胞绝对值大于 5×10⁹/L,具有一定的诊断价值。异型淋巴细胞超过 10% 或其计数超过 1.0×10⁹/L,具有诊断价值。异型淋巴细胞多在病后数天出现,通常持续 2 周。其他病毒性疾病也可出现异常淋巴细胞,但百分率一般低于 10%。此外,常见血小板计数减少。

(二)血清学检查

1. **EB 病毒抗体测定** EBV 感染的血清学反应复杂多样。原发性 EBV 感染过程中首先产生

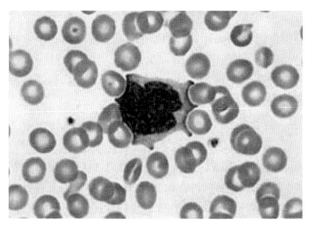

图 3-12　血涂片可见异常淋巴细胞（HE 染色）

针对 VCA 的 IgM 和 IgG（抗 -EBV VCA IgM/IgG）；随后，抗 EA 的 IgG 抗体出现，并于发病后 3～4 周达高峰，持续 3～6 个月，是新近感染或 EBV 活跃增殖的标志。在恢复期，抗 NA 的抗体产生。抗 -EBV VCA IgG 和抗 -EBV NA IgG 可持续终身。抗 -EBV VCA IgM 抗体阳性是原发 EBV 感染的诊断依据。机体在受到病原体入侵时首先产生低亲和力抗体，随着感染的继续和进展，抗体亲和力升高。因此低亲和力抗体的检出提示原发性急性感染。90% 以上的原发性急性 EBV 感染患者在临床症状出现 10 天内可检测到抗 -EBV VCA IgG 低亲和力抗体，结合抗 -EBV VCA IgG 抗体为低亲和力抗体和抗 -EBV NA IgG 阴性，可增加诊断的敏感性和特异性。

2. 嗜异性凝集试验　患者血清中常含有属于 IgM 的嗜异性抗体，可和绵羊或马红细胞凝集。该抗体在病程第 1～2 周出现，持续约 6 个月。检测效价高于 1 : 64 有诊断意义，若逐周测定，效价上升 4 倍以上则意义更大。本病的嗜异凝集素可被牛红细胞吸附而不被豚鼠肾细胞吸附，而正常人及其他疾病时血中嗜异凝集素均可被牛细胞和豚鼠肾细胞吸附，可做吸附试验予以鉴别。在青少年原发性 EBV 感染中嗜异性抗体阳性率可达 80%～90%，小于 5 岁的儿童嗜异性抗体水平不高，试验多为阴性。

（三）病毒核酸检测

RT-PCR 检测标本中的 EBV DNA 有较高的敏感性和特异性。患者外周血中 EBV 病毒载量在 2 周内达到峰值，随后很快下降，病程 3 周左右消失。EBV DNA 阳性提示机体存在活动性 EBV 感染，但不能判断是原发感染还是既往感染再激活。

【诊断】

主要依据患者多为儿童或少年，出现典型临床表现，包括发热、咽峡炎、淋巴结肿大、肝脾大等，血常规提示淋巴细胞比例上升、异常淋巴细胞比例显著上升（大于 10%）可作出初步的临床诊断。进一步结合特异性抗 -EBV VCA IgM 和抗 -EBV EA IgG 阳性或低亲和力抗 -EBV VCA IgG 可作出确定诊断。EBV 核酸检测可进行协助诊断，嗜异性凝集试验也是诊断方法之一。有局部流行时，流行病学资料有重要参考价值。

【鉴别诊断】

注意与巨细胞病毒、腺病毒、甲型肝炎病毒、风疹病毒等所致的单核细胞增多相区别，其中以巨细胞病毒所致者最常见，免疫抑制治疗患者更需鉴别。本病也须与急性淋巴细胞白血病相鉴别，骨髓细胞学检查有助于鉴别。儿童中本病尚需与急性感染性淋巴细胞增多症鉴别，后者多见于幼儿，大多有上呼吸道症状，淋巴结肿大少见，无脾大。

【预后】

传染性单核细胞增多症预后大多良好。病程一般为 1～2 周，可有复发。病死率为 1% 以下，死因主要为脾破裂、脑炎脑膜炎、心肌炎等。先天性免疫缺陷者感染 EBV 后，病情进展迅速，甚至危及生命。

【治疗】

传染性单核细胞增多症多为自限性，预后良好，治疗以对症支持治疗为主。

（1）急性期注意休息，合并肝功能异常者可给予保肝降酶药物治疗。

（2）不常规推荐抗病毒治疗。阿昔洛韦、伐昔洛韦或更昔洛韦等药物具有一定的抗病毒作用，病情重、进展快或有并发症者可进行抗病毒治疗。

（3）对于继发细菌感染者，可根据药敏或经验性选择抗菌药物，避免使用氨苄西林或阿莫西林等，可显著增加以免出现多形性皮疹。

（4）对于重型患者，如咽喉严重病变或水肿，有神经系统并发症及心肌炎、溶血性贫血，血小板减少性紫癜等并发症时，短疗程应用肾上腺糖皮质激素可明显减轻症状。

（5）急性期患者避免剧烈运动，防治脾脏破裂。脾破裂患者应及时确诊，积极救治。

【预防】

传染性单核细胞增多症尚无有效的预防措施。急性期患者应进行呼吸道隔离，其呼吸道分泌物宜用漂白粉、氯胺或煮沸消毒。为了预防原发性感染和随后的慢性疾病，近年来一直在努力开发针对EBV的预防性疫苗，但临床上仍然没有疫苗使用。随着抗原选择、疫苗平台、制剂和评价体系的改进，针对EBV的新型疫苗正在研究与验证中。

（赵英仁）

第十节 | 巨细胞病毒感染

巨细胞病毒感染（cytomegalovirus infection）由巨细胞病毒引起，在人群中大多为隐性感染；宫内感染可导致胎儿畸形；当宿主免疫低下时，潜伏的病毒会被激活，引起泌尿生殖系统、中枢神经系统、消化系统、呼吸系统、血液循环系统等全身各器官和组织病变，并且与动脉粥样硬化、冠心病以及潜在的致癌性有一定的关联。目前还没有疫苗上市。

【病原学】

巨细胞病毒（Cytomegalovirus，CMV）属于疱疹病毒科，人巨细胞病毒（Human cytomegalovirus，HCMV）属于β疱疹病毒亚科，又称人疱疹病毒5型。HCMV呈球形，是人类疱疹病毒组中直径最大的一种病毒，约200nm，内核有线状双股DNA，基因组约为240kb，外壳由162个壳粒（capsomer）构成对称20面体，具有典型的疱疹病毒结构。HCMV只能在人成纤维细胞的组织培养中增殖，其特点为细胞膨胀、变圆，细胞及核变大，核周围出现一轮"晕"的大型嗜酸性包涵体，因而又称"巨细胞包涵体病"（cytomegalic inclusion disease）。

HCMV不耐酸，亦不耐热，在20%乙醚中最多可存活2小时，当pH<5时，或置于56℃中30分钟，或紫外线照射5分钟可被灭活。

【流行病学】

（一）传染源

传染源是患者及无症状感染者。已发现在血液、唾液、泪液、尿液、精液、粪便、子宫颈和阴道分泌物、乳汁等中存在HCMV。病毒可由乳汁、唾液及尿排出。

（二）传播途径

1. 垂直传播 妊娠期，HCMV可通过胎盘传播给胎儿，是宫内感染最常见的病毒之一。分娩时，可经产道传播给新生儿。新生儿若经抗体阳性母亲母乳喂养1个月以上，感染率可达40%~60%。

2. 水平传播 HCMV在人群中的感染大多为隐性感染，其传播途径较难确定。目前认为的传染源包括唾液、尿液、子宫颈和阴道分泌物、精液、乳汁。

3. 医源性感染 可通过输血、器官移植、体外循环等传播并发生感染。免疫功能正常的受血者接受污染血制品后有95%的感染属于亚临床型，而血液病患者、肿瘤患者、移植受者等免疫功能低下者则可发生严重感染，甚至危及生命。抗体阳性者的组织和器官移植给抗体阴性者可引起80%受体原发性CMV感染。

4. 性传播 病毒常常存在于泌尿生殖道的分泌物、精液或宫颈分泌物中，通过性交可直接传播。

（三）人群易感性

人是 HCMV 的唯一宿主。机体对 HCMV 的易感性取决于年龄、免疫功能状态、社会经济情况等因素。宫内未成熟胎儿最易感，可导致多种畸形，甚至死亡。年长儿童及青壮年，以隐性感染居多。而当宿主免疫低下时，潜伏的病毒会被激活而致病。艾滋病患者的 HCMV 感染发病率高。

（四）流行特征

巨细胞病毒感染遍布世界各地。多数人在幼年或青年时期获得感染。随着年龄增长，抗体阳性率也随之增高。中国 1～3 岁人群的 HCMV 血清学阳性率为 60.37%，25 岁以上人群则可高达 97.03%，男女无明显差异。

【发病机制和免疫应答】

1. **发病机制**　HCMV 主要是通过与细胞膜融合或经吞饮作用进入细胞，可见于各组织和器官；HCMV 可通过淋巴细胞或单核细胞播散至各种体液。在胎儿和新生儿时期，神经细胞和唾液腺对 HCMV 最为敏感，单核/巨噬细胞系统也常受累。在免疫正常年长儿和成人中，HCMV 可在宿主体内呈潜伏感染，在免疫受损、缺陷等情况下则可活化并复制，引起间质炎症或灶性坏死等病变，脑内可有坏死性肉芽肿及广泛钙化。

2. **免疫应答**

（1）体液免疫应答：机体的体液免疫应答主要通过产生免疫球蛋白（Ig）来完成。HCMV 原发感染后 16 周内均可检出 IgM 抗体，接着是 IgA 和 IgG 抗体。HCMV 的结构蛋白和一些非结构蛋白，如 DNA 结合磷蛋白和即刻早期磷蛋白等均能引起较强的体液免疫应答。

（2）细胞免疫应答：HCMV 感染后机体的免疫功能下降，其免疫抑制与病毒在免疫细胞中的复制有关。HCMV 可在单核巨噬细胞（MΦ）、T 淋巴细胞、B 淋巴细胞中复制，造成淋巴细胞的多种免疫功能损害。机体的 NK 细胞、CTL 是抗 HCMV 的重要效应细胞，可破坏受感染细胞，从而抑制病毒复制及感染新的细胞。另外，HCMV 感染可引起被感染细胞表面的主要组织相容性复合体（MHC）-I 类、Ⅱ类抗原表达下降，造成 HCMV 的持续感染。

【临床表现】

1. **先天性感染**　临床表现多样。轻者可出现轻度肝大，血小板下降，丙氨酸转氨酶上升；重者可出现黄疸，肝脾大、瘀点、瘀斑、小头畸形，运动障碍，脉络膜视网膜炎，听力减退，血小板减少，视神经萎缩和肺炎，也可累及中枢神经系统。合并肺炎所致的呼吸衰竭是致死的主要原因。

2. **围生期感染**　大多数无症状，可能是由母体内潜在病毒激活所致，对早产儿和体弱儿危险性较大，以神经肌肉受损为主。

3. **后天获得性感染**　儿童感染后多无症状，正常成人多表现为隐性感染，或呈单核细胞增多症表现，偶尔有持续高热或伴有明显的肝炎症状以及全身淋巴结肿大，但肺炎、心肌炎、心包炎、神经炎/神经根炎、脑炎、无菌性脑膜炎、血小板减少、溶血性贫血和视网膜炎等并发症较少见。而对于免疫抑制患者来说，巨细胞病毒感染可无症状，亦可出现肺炎、肝炎、胃肠道溃疡、视网膜炎等，在艾滋病患者中尤为多见，其严重程度与 CD4+ T 淋巴细胞受抑制的程度相关。HCMV 感染可增加移植排斥，其发病率取决于免疫抑制的程度以及器官移植的种类。

【实验室及其他检查】

1. **血常规检查**　白细胞计数增多，淋巴细胞增多，出现异形淋巴细胞，常占白细胞总数的 10% 以上。

2. **生化检查**　可出现丙氨酸转氨酶（ALT）升高，部分患者可出现胆红素升高。

3. **病毒分离**　诊断 HCMV 感染，病毒分离是最直接的诊断方法，可从体液（如尿液、泪液、乳汁、唾液、精液及阴道或宫颈分泌物等）、血液和活检或尸检的各种组织中分离得到。该法因操作复杂，故不适用于临床检测，主要用于科研。

4. **抗体检测**　主要通过酶免疫分析技术（EIA）检测血清抗 -CMV IgG 和 IgM。IgG 阳性说明既往有 HCMV 感染,若恢复期 HCMV IgG 滴度较急性期呈 4 倍以上升高,提示为急性感染。IgM 一般在感染后 10～14 天检出,6～8 周达高峰,12～16 周消失,阳性则提示有活动性感染。抗体检测方便、快捷,是目前临床常用的检测手段。

5. 抗原检测 HCMV 抗原检测包括早期抗原(EA)和 pp65 抗原等。活动性 HCMV 感染时,病毒抗原血症的水平高且变化快,而在潜伏性感染时不能检出或水平较低。由于 pp65 检测有较好的敏感性,所以 HCMV-pp65 抗原检测被公认为 HCMV 活动性感染的重要标志,但是由于标本收集要求高和检测主观性强,缺乏统一的诊断标准,其在临床中的应用受到限制。

6. 核酸的检测 采用 PCR 技术检测血清、血浆或外周血白细胞中 HCMV DNA,可用于 HCMV 疾病的快速诊断。

【并发症和后遗症】

HCMV 宫内感染是导致流产、死胎以及先天性残障儿的一个重要原因。先天性 HCMV 感染严重时可累及多器官,最严重的后果是中枢神经系统受累,可出现先天畸形,遗留不同程度的听力、视力减退,智力低下,行为异常,运动失调等躯体和精神发育障碍。

【诊断与鉴别诊断】

(一) 诊断

HCMV 感染的诊断主要依靠流行病学、临床表现及实验室检测结果作出。血液中特异性 IgM 抗体阳性及恢复期 IgG 抗体 4 倍以上升高有助于诊断。HCMV 核酸检测和 HCMV-pp65 抗原检测可用于 HCMV 疾病的快速诊断。

婴幼儿患者的母亲于妊娠期有可疑 HCMV 感染史(表现为肝炎、肺炎、异常淋巴细胞增多等);婴幼儿出现先天性畸形,新生儿黄疸延迟消退,肝脾大,重度溶血性贫血、白细胞增多伴异常淋巴细胞增多,有颅内钙化、神经系统症状而原因不明;年长儿童及成人单核细胞增多而嗜异凝集试验阴性;发生间质性肺炎或原因不明的肝炎;器官移植后接受免疫抑制治疗者以及艾滋病患者,发生间质性肺炎、肝炎:均应考虑该病可能。

(二) 鉴别诊断

先天性 HCMV 感染应与弓形虫病,风疹、单纯疱疹及其他病毒感染,新生儿败血症等鉴别;后天获得性 HCMV 感染应与传染性单核细胞增多症、其他病毒所致的病毒性肝炎和肺炎等鉴别。

【预后】

HCMV 感染的预后取决于患者的年龄和免疫功能状态。一般成人和儿童感染巨细胞病毒,常为自限性。

【治疗】

对于有临床症状或先天性 HCMV 感染者可进行抗病毒治疗。进行免疫抑制治疗的患者应定期监测 HCMV 激活情况,一旦激活,应尽早进行抗病毒治疗。一般选用下列药物。

1. 更昔洛韦 是目前抗 HCMV 治疗的首选药物。对免疫抑制 IICMV 患者的治疗,有效率高达 80%。因该药口服利用度差,故静脉给药,常用剂量为 5mg/kg,每天 2 次,疗程 14～21 天,免疫缺陷者疗程需更长。

2. 缬更昔洛韦 为更昔洛韦的前体,口服后迅速转化为更昔洛韦,口服利用度高,用于治疗艾滋病患者的 HCMV 视网膜炎,以及预防高危移植受体的 HCMV 病。

3. 膦甲酸钠 常用于不能耐受更昔洛韦或用更昔洛韦治疗无效的 HCMV 病患者的治疗。常用初始剂量为 60mg/kg,8 小时 1 次,维持剂量 90～120mg/(kg·d),疗程 2～3 周,免疫缺陷者疗程需更长。

对于妊娠期活动性 HCMV 感染的孕妇,推荐转至具有进一步侵入性产前诊断能力的医院诊治,进行妊娠期的咨询和随访。不建议妊娠期孕妇常规应用抗病毒药物预防或治疗胎儿先天性 HCMV 感染。抗病毒药物仅对获得性免疫缺陷综合征或器官移植后的孕妇使用,目的不是防治宫内感染,而是为了减轻 HCMV 对孕妇的损害,保护孕妇自身。

【预防】

HCMV 感染广泛,传播途径不易控制,至今尚无 HCMV 疫苗,并且缺乏特别有效的治疗药物,因此积极预防十分重要。高危人群(孕妇、婴幼儿、HCMV IgG 阴性者)注意个人卫生和手卫生,对于高危的移植术后患者可采用抗病毒药物进行普遍预防和抢先治疗。

(赵英仁)

第十一节 ｜ 流行性乙型脑炎

流行性乙型脑炎(epidemic encephalitis B)简称乙脑,又称日本脑炎(Japanese encephalitis),是由乙型脑炎病毒(*Japanese encephalitis virus*,JEV)引起的以脑实质炎症为主要病变的中枢神经系统急性传染病。本病经蚊传播,常流行于夏秋季,主要分布于亚洲。临床上以高热、意识障碍、抽搐、病理反射及脑膜刺激征为特征,病死率高,部分病例可留有严重后遗症。

【病原学】

乙脑病毒属虫媒病毒(*Arborvirus*)乙组的黄病毒科(*Flaviviridae*),直径 40～50nm,呈球形,有包膜,其基因为单股正链 RNA,全长约 11kb,主要合成 3 种结构蛋白和 7 种非结构蛋白,其中结构蛋白包括包膜蛋白(E)、衣壳蛋白(C)和膜蛋白(M)。C 蛋白组成病毒的核衣壳,起保护作用。M 蛋白参与病毒颗粒的形成与成熟。E 蛋白是病毒的主要抗原成分,由它形成的表面抗原决定簇,具有血凝活性和中和活性,同时还与多种重要的生物学活性密切相关。

乙脑病毒易被常用消毒剂所杀灭,不耐热,100℃ 2 分钟或 56℃ 30 分钟即可被灭活,对低温和干燥抵抗力较强,用冷冻干燥法在 4℃冰箱中可保存数年。乙脑病毒为嗜神经病毒,在细胞质内繁殖,能在乳鼠脑组织内传代,亦能在鸡胚、猴肾细胞和 HeLa 细胞中生长繁殖。在蚊体内繁殖的适宜温度为 25～30℃。

乙脑病毒的抗原性稳定,较少变异,具有较好的免疫原性。人与动物感染乙脑病毒后,可产生特异性的中和抗体、补体结合抗体及血凝抑制抗体,对这些抗体的检测有助于临床诊断和流行病学调查。

【流行病学】

(一)传染源

乙脑是人兽共患的自然疫源性传染病,人与许多动物(如猪、牛、马、羊、鸡、鸭、鹅等)都可成为本病的传染源。人被乙脑病毒感染后,可出现短暂的病毒血症,但病毒数量少且持续时间短,所以人不是本病的主要传染源。动物中的家畜、涉水家禽和鸟类均可感染乙脑病毒,其中猪的感染率最高。仔猪经过一个流行季节感染率接近 100%,感染后血中病毒浓度高,病毒血症期长,加上猪的饲养范围广,更新率快,因此猪是本病的主要传染源。病毒通常在蚊—猪—蚊等动物间循环。一般在人类乙脑流行前 1～2 个月,乙脑病毒在猪群中已广泛传播,故检测猪的乙脑病毒感染率可预测其当年在人群中的流行趋势。亦有报道从蝙蝠中分离出乙脑病毒,认为蝙蝠可作为本病的传染源和长期储存宿主。

(二)传播途径

乙脑主要通过蚊叮咬而传播。库蚊、伊蚊和按蚊的某些种都能传播本病,其中三带喙库蚊是主要传播媒介。三带喙库蚊在我国分布广泛,是最重要的蚊种之一,对人畜危害大。近年来,我国北方及云南先后从三带喙库蚊中分离到数十株乙脑病毒,是带病毒率最高的蚊种。在家畜圈里,这种蚊最多,当它们叮咬了感染乙脑病毒的动物,尤其是猪后,病毒进入蚊体内迅速繁殖,然后移行至唾液腺,并在唾液中保持较高浓度,经叮咬将病毒传给人和动物。由于蚊可携带病毒越冬,并且可经卵传代,所以蚊不仅为传播媒介,也是长期储存宿主。此外,被感染的候鸟、蠛蠓、蝙蝠等也是乙脑病毒的越冬宿主。

(三) 人群易感性

人对乙脑病毒普遍易感,感染后多数呈隐性感染,显性与隐性感染之比为 1:(300~2 000),感染后可获得较持久的免疫功能。病例主要集中在 10 岁以下儿童,以 2~6 岁组发病率最高,大多数成人因隐性感染而获得免疫功能,婴儿从母体获得的抗体具有保护作用。近年来由于儿童和青少年广泛接种疫苗,成人和老年人的发病率相对增加。

(四) 流行特征

东南亚和西太平洋地区是乙脑的主要流行区,我国除青海及新疆外均有本病流行,发病率农村高于城市。随着疫苗的广泛接种,我国的乙脑发病率已逐年下降,目前输入性病例成为部分地区乙脑病例数增加的原因之一。

乙脑在热带地区全年均可发生,在亚热带和温带地区有严格的季节性,80%~90% 的病例集中在 7、8、9 三个月,这主要与蚊繁殖、气温和雨量等因素有关。本病集中发病少,呈高度散发性,家庭成员中很少有多人同时发病。

【发病机制与病理】

携带乙脑病毒的蚊叮咬人后,病毒进入人体内,先在单核/吞噬细胞内繁殖,随后进入血液循环,形成病毒血症。感染病毒后是否发病及引起疾病的严重程度不仅取决于感染病毒的数量及毒力,更取决于机体的免疫功能。当被感染者机体免疫功能强时,病毒很快被清除,只形成短暂的病毒血症,不侵入中枢神经系统,临床上表现为隐性感染或轻型病例,并可获得终身免疫功能。当被感染者免疫功能弱,而感染的病毒数量大及毒力强,则病毒可侵入中枢神经系统,引起脑实质病变。此外,脑寄生虫病、癫痫、高血压、脑血管病和脑外伤等可使血-脑脊液屏障功能减退,使病毒更易侵入中枢神经系统。

乙脑患者脑组织的损伤机制与病毒对神经组织的直接侵袭致神经细胞坏死、胶质细胞增生及炎性细胞浸润有关。细胞凋亡是乙脑病毒导致神经细胞死亡的普遍机制。此外,在脑炎发生时,神经组织中大量一氧化氮(NO)产生所诱发的脂质过氧化是引起脑组织损伤的一个重要因素。脑损伤的另一机制则与免疫损伤有关。当体液免疫诱导出的特异性 IgM 与病毒抗原结合后,就会沉积在脑实质和血管壁上,激活补体及细胞免疫,引起免疫攻击,导致血管壁破坏,附壁血栓形成,脑组织供血障碍和坏死。免疫反应的强烈程度与病情的轻重及预后密切相关。

乙脑的病变范围较广,可累及整个中枢神经系统灰质,其中以大脑皮质及基底核、视丘最为严重,脊髓的病变最轻。肉眼可见软脑膜充血、水肿、出血,镜检可出现以下病变。

1. **神经细胞变性、坏死**　乙脑病毒在神经元内增殖,形成病毒包涵体,可见细胞肿胀、细胞质空泡形成、尼氏体消失、核偏位,神经元坏死(核固缩、溶解、消失)周围有大量的炎性细胞和少量胶质细胞环绕。

2. **软化灶形成**　灶性神经细胞坏死、液化形成镂空筛网状软化灶。

3. **血管变化和炎性反应**　血管高度扩张、充血,管腔内血流明显淤滞,血管周围间隙增宽,脑组织水肿。浸润的炎性细胞以淋巴细胞、浆细胞和单核细胞为主。在脑实质中,炎性细胞浸润多以变性坏死的神经元为中心;在脑间质中,浸润的炎性细胞围绕血管周围间隙形成血管套。

4. **胶质细胞增生**　小胶质细胞(属于单核/巨噬细胞系统)明显增生,形成小胶质细胞结节。该结节多位于小血管旁或坏死的神经细胞附近。在亚急性和病程较长的病例中,可见星形胶质细胞增生和胶质瘢痕形成。

【临床表现】

潜伏期为 4~21 天,一般为 10~14 天。

(一) 典型的临床表现

乙脑典型临床表现可分为四期。

1. **初期**　为病初的 1~3 天,相当于病毒血症期。起病急,一般无明显前驱症状,体温在 1~2 天内上升至39~40℃,伴有精神萎靡、嗜睡、食欲缺乏;大儿童可诉有头痛,婴幼儿可出现腹泻,体温持续不退。此时神经系统症状及体征常不明显而易被误认为是上呼吸道感染,少数患者出现神志淡漠、激惹或颈项强直。

2. 极期 为病程的第4~10天。除初期症状加重外,极期的突出表现为脑实质受损的症状。

（1）高热:体温常高达40℃,一般持续7~10天,重型者可达3周以上。发热越高,热程越长,病情越重。

（2）意识障碍:表现为嗜睡、谵妄、昏迷、定向力障碍等。神志不清最早出现于病程第1~2天,但多发生于第3~8天,通常持续1周左右,重型者长达1个月以上。昏迷的深浅、持续时间的长短与病情的严重程度和预后呈正相关。

（3）惊厥或抽搐:发生率为40%~60%,是病情严重的表现,主要系高热、脑实质炎症及脑水肿所致。表现为先出现面部、眼肌、口唇的小抽搐,随后肢体抽搐、强直性痉挛,可发生于单肢、双肢或四肢,重型者可发生全身强直性抽搐,历时数分钟至数十分钟不等,均伴有意识障碍。长时间或频繁抽搐,可导致发绀、脑缺氧和脑水肿,甚至呼吸暂停。

（4）呼吸衰竭:多见于重型患者,主要为中枢性呼吸衰竭,由脑实质炎症、缺氧、脑水肿、颅内高压、脑疝和低血钠脑病等所致,其中以脑实质病变,尤其是延髓呼吸中枢病变为主要原因。表现为呼吸节律不规则及幅度不均,如呼吸表浅、双吸气、叹息样呼吸、潮式呼吸、抽泣样呼吸等,最后呼吸停止。此外,脊髓病变导致呼吸肌瘫痪,可发生周围性呼吸衰竭。脑疝患者除前述呼吸异常外,尚有其他的临床表现。小脑幕切迹疝(颞叶疝)者表现为患侧瞳孔先变小,随病情进展而逐渐散大,患侧上眼睑下垂、眼球外斜,病变对侧肢体的肌力减弱或麻痹,病理征阳性;由于脑干受压,可出现生命体征异常。而枕骨大孔疝(小脑扁桃体疝)者的生命体征紊乱出现较早,意识障碍出现较晚。因脑干缺氧,瞳孔可忽大忽小,由于位于延髓的呼吸中枢受损严重,患者早期可突发呼吸骤停而死亡。

高热、抽搐和呼吸衰竭是乙脑极期的严重表现,三者互相影响。呼吸衰竭为引起死亡的主要原因。

（5）其他神经系统症状和体征:多在病程10天内出现,第2周后就很少出现新的神经系统表现。常有浅反射消失或减弱,深反射先亢进后消失,病理征阳性;还可出现脑膜刺激征,但婴幼儿多无脑膜刺激征而有前囟隆起。由于自主神经受累,深昏迷者可有膀胱和直肠麻痹,表现为大小便失禁或尿潴留。昏迷患者尚可有肢体强直性瘫痪,偏瘫较单瘫多见,或者全瘫,伴有肌张力增高。

（6）循环衰竭:少见,常与呼吸衰竭同时出现,表现为血压下降、脉搏细速、休克和胃肠道出血。产生原因多为心功能不全、有效循环血量减少、消化道失血、脑水肿和脑疝等。

3. 恢复期 患者体温逐渐下降,神经系统症状和体征日趋好转,一般患者于2周左右可完全恢复,但重型患者需1~6个月才能逐渐恢复。此阶段的表现可有持续性低热、多汗、失眠、痴呆、失语、流涎、吞咽困难、颜面瘫痪、肢体强直性瘫痪或不自主运动,以及癫痫样发作等。经积极治疗大多数患者能恢复,如半年后上述症状仍不能恢复,称为后遗症。

4. 后遗症期 5%~20%的重型乙脑患者留有后遗症,主要有失语、肢体瘫痪、意识障碍、精神失常及痴呆等,经积极治疗后可不同程度地恢复。癫痫后遗症有时可持续终身。

（二）临床分型

1. 轻型 体温在39℃以下,神志清楚,可有轻度嗜睡,无抽搐,头痛及呕吐不严重,脑膜刺激征不明显。约1周左右可恢复。

2. 普通型 体温在39~40℃,有意识障碍如昏睡或浅昏迷,头痛、呕吐、脑膜刺激征明显,偶有抽搐,病理征可为阳性。病程约7~14天,多无恢复期症状。

3. 重型 体温持续在40℃以上,昏迷,反复或持续抽搐,瞳孔缩小,浅反射消失,深反射先亢进后消失,病理征阳性,常有神经系统定位症状和体征,可有肢体瘫痪和呼吸衰竭。病程多在2周以上,常有恢复期症状,部分患者留有不同程度的后遗症。

4. 极重型(暴发型) 起病急骤,体温于1~2天内升至40℃以上,反复或持续性强烈抽搐,伴深度昏迷,迅速出现中枢性呼吸衰竭及脑疝,病死率高,多在极期中死亡。幸存者常留有严重后遗症。

流行期间以轻型和普通型患者多见。

【实验室及其他检查】

(一)血常规

白细胞总数增高,一般在(10~20)×10^9/L,个别甚至更高,中性粒细胞百分率在80%以上,部分患者血象始终正常。

(二)脑脊液检查

脑脊液压力增高,外观无色透明或微混,白细胞数多在(50~500)×10^6/L,少数可>1 000×10^6/L。早期以中性粒细胞为主,随后淋巴细胞则增多。脑脊液中白细胞数并不反映病情严重程度。免疫功能严重受损者(如HIV感染/艾滋病患者、应用皮质激素、应用免疫抑制剂、淋巴网状细胞恶性疾病、接受化疗等的患者),白细胞数可始终不升高。蛋白轻度增高,糖正常或偏高,氯化物基本正常。部分病例在病初脑脊液检查正常,故如有疑诊,可在过后重复脑脊液检查。

(三)血清学检查

1. 特异性IgM抗体测定 该抗体在病后3~4天即可出现,脑脊液中最早在病程第2天即可检测到,2周时达高峰,可作为早期诊断指标。检测的方法有ELISA、血凝抑制试验、间接免疫荧光法、2-巯基乙醇(2-ME)耐性试验等。

2. 特异性IgG抗体测定 常采用补体结合试验,有较高的特异性,多在发病后2周出现,5~6周达高峰,抗体水平可维持1年左右,不能用于早期诊断,主要用于回顾性诊断或流行病学调查。采用血凝抑制试验测定特异性IgG抗体,阳性率高于补体结合试验,操作简便,由于乙脑病毒的血凝素抗原与同属病毒登革热病毒和黄热病毒等有弱的交叉反应,故可出现假阳性。

(四)病原学检查

1. 病毒分离 由于乙脑病毒主要存在于脑组织中,所以血及脑脊液中不易分离出病毒。在病程第1周内死亡病例的脑组织中可分离到病毒。

2. 病毒抗原或核酸检测 在组织、血液或其他体液中通过直接免疫荧光或PCR可检测到乙脑病毒抗原或特异性核酸。

【并发症】

约10%的乙脑患者发生不同并发症,其中以支气管肺炎最常见,多因患者昏迷,呼吸道分泌物难以排出,或因机械通气而发生呼吸机相关肺炎。其次因支气管分泌物堵塞而发生肺不张,败血症、尿路感染、压疮等也可发生。重型患者可因应激性胃黏膜病变而发生上消化道大出血。

【诊断】

(一)流行病学资料

乙脑的流行有严格的季节性(夏秋季),10岁以下儿童多见,但近年来成人病例有增加趋势。

(二)临床特点

乙脑的临床特点为起病急,高热、头痛、呕吐、意识障碍、抽搐、病理反射及脑膜刺激征阳性等。

(三)实验室检查

血常规白细胞及中性粒细胞百分率增高;脑脊液检查呈无菌性脑膜炎改变;对乙脑的诊断主要依赖血清或脑脊液中的抗体检测、病原分离等。乙脑患者病毒血症期短,血清和脑脊液中病毒分离阳性率低,所以临床早期诊断多使用ELISA法检测IgM。发病4~7天就可进行血清学检查,特异性IgM抗体阳性可助诊。另外恢复期血清中抗乙脑病毒IgG抗体或中和抗体滴度比急性期有大于4倍升高者,或急性期抗乙脑病毒IgM/IgG抗体阴性,而恢复期阳性者,或检测到乙脑病毒抗原、特异性核酸者,均可确诊。

【鉴别诊断】

(一) 中毒性菌痢

乙脑与中毒性菌痢均多见于夏秋季,且 10 岁以下儿童的发病率高,故须特别鉴别。后者起病较乙脑更急,常于发病 24 小时内出现高热、抽搐、昏迷和感染性休克,一般无脑膜刺激征,脑脊液多正常。做肛拭或生理盐水灌肠镜检粪便,可见大量脓、白细胞。

(二) 化脓性脑膜炎

化脓性脑膜炎的中枢神经系统表现与乙脑相似,但多以脑膜炎的表现为主,脑实质病变的表现不突出,脑脊液呈细菌性脑膜炎改变,涂片和培养可找到细菌。其中流行性脑脊髓膜炎多见于冬春季,大多有皮肤、黏膜瘀点,其他细菌所致者多有原发病灶。

(三) 结核性脑膜炎

结核性脑膜炎无季节性,患者常有结核病史,起病较缓,病程长,脑膜刺激征较明显,而脑实质病变表现较轻。脑脊液蛋白明显增高,氯化物明显下降,糖降低,其薄膜涂片抗酸染色或培养可检出结核分枝杆菌。必要时可行肺部 CT 和眼底检查以发现结核病灶。

(四) 其他病毒性脑炎

其他病毒性脑炎可由单纯疱疹病毒、肠道病毒、腮腺炎病毒等引起,临床表现相似,确诊有赖于血清学检查和病毒分离。森林脑炎与流行性乙型脑炎表现相似,应注意鉴别。乙脑与常见中枢神经系统感染性疾病的鉴别要点总结于表 3-6。

表 3-6　乙脑与常见中枢神经系统感染性疾病的鉴别

病种	流行病史	临床表现	脑脊液(CSF)检查						
			压力	外观	白细胞计数	蛋白质	糖	氯化物	病原体
流行性脑脊髓膜炎	冬春季	皮肤瘀点、瘀斑	↑↑↑	脓样	>1 000/mm³	↑↑	↓↓	↓	脑膜炎奈瑟菌
其他化脓性脑膜炎	无季节性	有原发病灶	↑↑↑	脓样	>500/mm³	↑↑	↓↓	↓	其他化脓细菌
结核性脑膜炎	无季节性	缓起,结核中毒症状	↑↑	微混,有薄膜	50~500/mm³	↑↑	↓	↓↓↓	结核分枝杆菌
乙脑	夏秋季	脑实质损害	↑	清亮或微混	10~50/mm³	↑	正常	正常	乙型脑炎病毒

【预后】

轻型和普通型患者大多可顺利恢复,重型和暴发型患者的病死率高达 20% 以上,主要为中枢性呼吸衰竭所致,幸存者留有不同程度的后遗症。

【治疗】

目前尚无特效的抗病毒治疗药物。早期可试用利巴韦林、干扰素等。应采取积极的对症和支持治疗,维持体内水和电解质的平衡,密切观察病情变化,重点处理好高热、抽搐,控制脑水肿和呼吸衰竭等危重症状,降低病死率和减少后遗症的发生。

(一) 一般治疗

患者应隔离于有防蚊和降温设施的病房,室温控制在 30℃ 以下。注意口腔和皮肤清洁。对昏迷患者,应定时翻身,使其侧卧,拍背,吸痰,以防止肺部感染和压疮的发生。对昏迷、抽搐患者应设栏以防坠床。对重型患者应予静脉输液,但不宜过多,以免加重脑水肿。一般成人每天补液 1 500~2 000ml,儿童每天 50~80ml/kg,并酌情补充钾盐,纠正酸中毒。昏迷者可采用鼻饲。

(二)对症治疗

高热、抽搐及呼吸衰竭是危及患者生命的三大主要症状,且互为因果,形成恶性循环。高热增加耗氧量,加重脑水肿和神经细胞病变,使抽搐加重;抽搐又加重缺氧,导致呼吸衰竭并进一步加重脑组织病变,使体温升高。因而及时控制高热、抽搐及呼吸衰竭是抢救乙脑患者的关键。

1. **高热** 应以物理降温为主,药物降温为辅,同时降低室温,使肛温保持在 38℃ 左右。具体措施有:①物理降温,包括冰敷额部、枕部和体表大血管部位,如腋下、颈部及腹股沟等处,用 30%～50% 乙醇或温水擦浴,冷盐水灌肠等。降温不宜过快、过猛,禁用冰水擦浴,以免引起寒战和虚脱。②药物降温,可适当应用退热药,但应防止用药过量致大量出汗而引起循环衰竭。③亚冬眠疗法,适用于持续高热伴反复抽搐者,具有降温、镇静、止痉的作用。氯丙嗪和异丙嗪每次各 0.5～1.0mg/kg 肌内注射,每 4～6 小时 1 次,疗程一般为 3～5 天。因为该类药物可抑制呼吸中枢及咳嗽反射,故用药过程中应保持呼吸道通畅,密切观察生命体征变化。

2. **抽搐** 应去除病因及镇静解痉:①高热所致者,以降温为主。②脑水肿所致者,应加强脱水治疗,可用 20% 甘露醇静脉滴注或推注(20～30 分钟内),每次 1～2g/kg,根据病情可每 4～6 小时重复使用,必要时可加用 50% 葡萄糖、呋塞米、肾上腺皮质激素静脉注射。③脑实质病变引起抽搐者,可使用镇静剂。常用的镇静剂有地西泮,成人每次 10～20mg,儿童每次 0.1～0.3mg/kg(每次不超过 10mg),肌内注射或缓慢静脉注射;还可用水合氯醛鼻饲或灌肠,成人每次 1～2g,儿童每次 60～80mg/kg(每次不超过 1g);亦可采用亚冬眠疗法。巴比妥钠可用于预防抽搐,成人每次 0.1～0.2g,儿童每次 5～8mg/kg。

3. **呼吸衰竭** 应根据引起的病因进行相应的治疗:①氧疗,通过鼻导管或面罩给氧,增加吸入氧浓度来纠正患者的缺氧状态。②脑水肿所致者应加强脱水治疗。③对呼吸道分泌物阻塞者,应定时予吸痰、翻身拍背,必要时可用化痰药物(α-糜蛋白酶、盐酸氨溴索等)和糖皮质激素雾化吸入,并可适当加入抗生素防治细菌感染;对于有严重排痰障碍者可考虑用纤维支气管镜吸痰。经上述处理无效,病情危重者,可采用气管插管或气管切开建立人工气道。呼吸机支持治疗是维持有效呼吸功能,保证呼吸衰竭抢救成功,减少后遗症的重要措施之一,因而必要时应适当放宽气管切开的指征。④中枢性呼吸衰竭时可使用呼吸兴奋剂,首选洛贝林,成人每次 3～6mg,儿童每次 0.15～0.20mg/kg,肌内注射或静脉滴注;亦可选用尼可刹米,成人每次 0.375～0.750g,儿童每次 5～10mg/kg,肌内注射或静脉滴注;其他如盐酸哌甲酯、二甲弗林等可交替或联合使用。⑤改善微循环,使用血管扩张剂可改善脑微循环、减轻脑水肿、解除脑血管痉挛和兴奋呼吸中枢。可用东莨菪碱,成人每次 0.3～0.5mg,儿童每次 0.02～0.03mg/kg;或山莨菪碱(654-2),成人每次 20mg,儿童每次 0.5～1.0mg/kg,加入葡萄糖液中静脉注射,10～30 分钟重复 1 次,一般用 1～5 天;此外,还可使用阿托品、酚妥拉明等。纳洛酮是特异性的吗啡受体拮抗剂,在退热、止痉、使神志转清、纠正呼吸衰竭等方面有较好的作用,可早期应用。

4. **循环衰竭** 可根据情况补充血容量,应用升压药物、强心剂、利尿药等,并注意维持水及电解质的平衡。

5. **肾上腺皮质激素的使用** 目前对激素的使用还没有统一的意见。有人认为激素有抗炎、退热、降低毛细血管通透性和渗出、降低颅内压、防治脑水肿等作用。也有人认为它抑制机体的免疫功能,增加继发感染机会,且疗效不显著,不主张常规使用。临床上可根据具体情况在重型患者的抢救中酌情使用。

(三)恢复期及后遗症治疗

应加强护理,防止压疮和继发感染的发生;进行语言、智力、吞咽和肢体的功能锻炼,还可结合理疗、针灸、推拿按摩、高压氧、中药等治疗。

【预防】

乙脑的预防应采取以防蚊、灭蚊及预防接种为主的综合措施。

（一）控制传染源

及时隔离和治疗患者,患者隔离至体温正常。但主要的传染源是家畜,尤其是未经过流行季节的幼猪,应搞好饲养场所的环境卫生,人畜分居;近年来通过应用疫苗免疫幼猪,减少猪群的病毒血症,从而控制人群中乙脑的流行。

（二）切断传播途径

防蚊和灭蚊是预防乙脑病毒传播的重要措施。应消灭蚊孳生地,灭越冬蚊和早春蚊,重点做好牲畜棚(特别是猪圈)等场所的灭蚊工作,减少人群感染机会,通过使用蚊帐、蚊香,涂擦驱蚊剂等措施防止被蚊叮咬。

（三）保护易感人群

预防接种是保护易感人群的根本措施。目前我国使用的是乙脑减毒活疫苗与乙脑灭活疫苗,保护率可达 60%～90%。接种对象为 10 岁以下的儿童和从非流行区进入流行区的人员。按照 2021 年版《国家免疫规划疫苗儿童免疫程序说明》,乙脑减毒活疫苗共接种 2 剂次:8 月龄和 2 周岁各接种 1 剂次;乙脑灭活疫苗共接种 4 剂次:8 月龄 2 剂次(间隔 7～10 天),2 周岁和 6 周岁各接种 1 剂次。对前往乙脑病毒传播高风险地区的无免疫史的成人,推荐至少接种 1 剂次乙脑减毒活疫苗或 2 剂次乙脑灭活疫苗。疫苗接种应在流行前 1 个月完成。接种时应注意不能与伤寒三联菌苗同时注射,以免引起过敏反应;有中枢神经系统疾病和慢性乙醇中毒者禁用。我国目前大规模生产的减毒活疫苗价格低廉,不良反应少,抗体产生率高。近年来一些新型疫苗如基因工程亚单位疫苗、合成肽疫苗以及核酸疫苗等尚在研究当中。

（朱传龙）

第十二节 | 肾综合征出血热

肾综合征出血热(hemorrhagic fever with renal syndrome,HFRS)既往称流行性出血热(epidemic hemorrhagic fever,EHF),是由汉坦病毒(*Hantavirus*,HV)引起的以啮齿类动物为主要传染源的自然疫源性传染病,呈世界性分布,全球有 78 个国家有病例报告或发现汉坦病毒,中国是高流行地区之一。HV 经多种途径传播,肾综合征出血热全年散发,呈春季和秋冬季两个发病高峰。基本病理改变为全身小血管和毛细血管广泛损伤。主要临床特征为发热、充血、出血、低血压休克和急性肾损伤。

【病原学】

汉坦病毒属于布尼亚病毒科(*Bunyaviridae*)的汉坦病毒属(*Orthohantavirus*),最先于 1978 年从韩国汉滩河附近的黑线姬鼠中分离获得。根据抗原性和基因结构的不同,汉坦病毒可分为 40 余个型别,引起肾综合征出血热的主要有三型,即Ⅰ型汉滩病毒(*Hantaan virus*,HTNV)、Ⅱ型汉城病毒(*Seoul virus*,SEOV)和Ⅲ型普马拉病毒(*Puumala virus*,PUUV)。我国目前仅发现汉滩病毒和汉城病毒。前者主要引起重型出血热,黑线姬鼠、大林姬鼠为主要宿主动物;后者主要引起轻型出血热,褐家鼠、实验用大白鼠为主要宿主动物。而辛诺柏病毒(*Sin Nombre virus*,SNV)主要引起汉坦病毒肺综合征(Hantavirus pulmonary syndrome,HPS)。该属病毒外观多为圆形或卵圆形,直径为 78～240nm(平均约 120nm),表面包有双层脂质包膜,包膜上有由两种糖蛋白组成的突起。HV 基因组为分节段的单股负性 RNA,含大(L)、中(M)、小(S)三个片段,分别编码 RNA 聚合酶、两种囊膜糖蛋白(glycoprotein 1,2,G1、G2)及核衣壳蛋白(nucleocapsid protein,NP)。不同血清型 HV 的 S、M、L 三个片段的末端 14 个核苷酸序列高度保守并互补,可使 HV 基因组 RNA 通过非共价的碱基配对形成环状或柄状结构,从而保持 RNA 的稳定性,并与病毒复制和装配有关。目前已知病毒的中和抗原、血凝抗原和型特异性抗原位点主要存在于 G1 和 G2 上,而 NP 含有病毒的组特异性抗原。

HV 通过直接损伤作用和免疫损伤作用,共同引起机体严重病理损伤。已经证实,致病性 HV 的主要受体是β3整合素。HV具有泛嗜性,可感染多种组织细胞,如血管内皮细胞、淋巴细胞、巨噬细胞、血小板等。其中血管内皮细胞是主要靶细胞,是造成全身小血管和毛细血管广泛损伤的主要原因。不同型别病毒所致疾病的临床症状轻重有所不同,Ⅰ型较重,Ⅱ型次之,Ⅲ型最轻。

HV为囊膜病毒,抵抗力不强,对酸和脂溶剂敏感,消毒剂如乙醇、过氧乙酸等可将其灭活。此外,加热56~60℃ 10分钟、紫外线(照射距离50cm,照射时间1小时)及钴-60照射也可将其灭活。

【流行病学】

(一) 传染源

国内外已查明至少170余种脊椎动物可感染汉坦病毒,其中啮齿类动物为主要宿主动物和传染源,如鼠科姬鼠属的黑线姬鼠、大林姬鼠和黄喉姬鼠,家鼠属的褐家鼠和大白鼠,仓鼠科田鼠亚科和欧洲棕背鼬等。其他类群动物多认为是继发感染。带毒孕鼠可经宫内传播至子代,使得疫源地得以维持。肾综合征出血热患者血液和尿液中带有病毒,可致垂直传播,但作为传染源引起水平传播的可能性小。

(二) 传播途径

1. 呼吸道(空气)传播 感染病毒动物的排泄物、分泌物在外界形成微小尘埃或气溶胶,经呼吸道吸入感染。这是主要传播方式。

2. 消化道传播 摄入受病毒污染的饮水或食物可发生消化道感染。

3. 接触传播 通过黏膜和破损的皮肤接触到感染病毒动物的尿、粪、呕吐物,或接触到感染病毒动物的血、组织液等感染。

此外,虫媒传播仅在动物实验中得到证实。孕妇感染HV后,病毒可经胎盘感染胎儿,并可致胎儿早产、死胎或畸形。

(三) 人群易感性与免疫性

人群普遍易感。发病以男性青壮年为主,与接触传染源机会较多有关。疫区隐性感染率一般为0.9%~5.2%,家鼠型疫区高于姬鼠型疫区。发热后第1~2天便可从部分患者外周血中检出抗-HV IgM抗体,第7~10天达高峰,可持续2~3个月;IgG抗体多于病后第2~3天出现,第2~3周达高峰,以后滴度逐渐下降,部分人可保持终身。

肾综合征出血热患者恢复后可获得对同型病毒稳定而持久的免疫功能,二次发病者极为罕见。

(四) 流行特征

汉坦病毒疫源地遍布世界80多个国家和地区,近40个国家和地区有肾综合征出血热流行。我国为疫情最严重的国家,其次为俄罗斯、朝鲜、韩国、日本和芬兰等。我国除青海省外,其余地区均有肾综合征出血热的疫源地或疫区存在,其中黑龙江、吉林、辽宁和陕西四省为高流行区。

本病的发生和流行具有明显的地区性和季节性,不同种类鼠造成的流行特征不同:①野鼠型疫区,主要分布于农作物区、垦区和林区,散发为主,局部地区还可呈点状暴发;流行季节为秋末和冬季,有些地区6~7月份有一次发病小高峰,呈双峰型。②家鼠型疫区,主要分布在城镇和市郊居民区及近郊村镇,以暴发为主,也有点状散发;流行季节主要为3~5月份。③混合型疫区,即同一疫区上述两型并存,具备两型的特点,冬春季均可出现流行高峰。

【发病机制与病理】

(一) 发病机制

HV感染细胞的主要受体是血小板、内皮细胞和巨噬细胞表面的整合素(integrin)αvβ3,通过其介导进入上述细胞、组织和器官。抗整合素β3亚单位的抗体和整合素αvβ3的配体可削弱致病性HV对细胞的感染。中国仓鼠卵巢细胞转染人β3亚单位后变为对HV敏感,致病性HV通过β3亚单位感染细胞,非致病性HV通过β1感染细胞。

1. 病毒直接作用 本病主要临床特征如微血管损伤、血小板减少及肾脏损害等,在发病早期(病程前3天),甚至发病时即出现,达高峰及消失时间大多一致,绝大多数患者早期判定与最终分型相符,提示肾综合征出血热发病机制为原发性损伤。患者活检标本及急性期死亡患者的尸检标本可检出病毒抗原或核酸,同时伴有相应部位不同程度的病理改变,且病毒抗原分布与病理损伤部位重叠。体外培养也观察到,HV 毒株对常用传代细胞有致细胞病变效应。以上均表明,HA 的直接致病变作用可能是机体发病的始动环节或因素之一。

2. 免疫病理损伤 HV 的感染可引发机体产生强烈而迅速的免疫应答,通常发热期即出现明显的免疫反应,主要表现为体液免疫反应亢进、补体激活、特异性细胞免疫增强及免疫调控功能异常和紊乱。这种免疫反应既参与机体对病毒的清除,又介导对机体的损伤。

(1)固有免疫应答:HV 在体外可感染树突状细胞(DC),促进 DC 成熟,并发生表型和功能的变化,上调 MHC-Ⅰ类和Ⅱ类分子、共刺激分子、黏附分子的表达;还能下调与 DC 内摄抗原作用相关的病原体模式识别和黏附受体 DC-SIGN 分子,使 DC 摄取抗原的能力下降。推测 HV 可伴随受感染的未成熟 DC 向全身播散。此外,HV 感染后诱导成熟 DC 刺激 T 淋巴细胞活化。CD8$^+$效应性 T 淋巴细胞可牢固结合并杀伤因 HV 感染而上调表达细胞间黏附分子(ICAM)1 和 MHC-Ⅰ类分子的内皮细胞;感染的 DC 释放的促炎因子 TNF 和 IFN 等也可加剧血管内皮细胞渗漏,导致内皮屏障破坏和渗漏综合征。研究还发现,致病和非致病的 HV 毒株感染后与干扰素调节因子 3(IRF3)活化相关的干扰素应答存在显著差异,表明 IFN 参与了致病过程。

(2)适应性免疫应答

1)体液免疫:早期患者的微血管普遍扩张,血浆渗出,组织水肿,血清组织胺和 IgE 水平升高,肥大细胞脱颗粒试验阳性等,提示Ⅰ型变态反应参与早期发病过程,而特异性 IgM 和 IgG 抗体在本病早期即已形成,且迅速增加,与病毒及其抗原形成大量的免疫复合物。后者广泛沉积于微血管壁、肾小球基膜和肾小管,并附着于红细胞和血小板表面,激活补体,引起血管、肾脏和血小板损伤,从而导致血浆渗出、出血、休克和肾衰竭。此外,患者体内尚可检出抗肾小球基膜抗体等,故认为Ⅱ型变态反应可能也参与发病。电镜观察还发现淋巴细胞攻击肾小管上皮细胞现象,认为 HV 可以经 CTL 介导致伤,提示存在Ⅳ型变态反应。

2)细胞免疫:病程中细胞免疫功能有明显改变,显著特点是异型淋巴细胞在病程早期即大量出现,同时发病早期免疫细胞活化抗原的表达增强,CTL 数量增多,功能增强,CD4$^+$/CD8$^+$ 比值下降或倒置。一些细胞因子,如 Th1 细胞因子 IFN-γ 和 IL-12,炎症因子 TNF-α、IL-6、IL-8 和 PGE2 等的释放增加,活性增高;而 Th2 细胞因子中仅 IL-10 等有高水平表达。

CD8$^+$ CTL 在免疫防护和清除感染病毒中起重要作用。CTL 仅能识别表达于抗原提呈细胞表面并与 MHC-Ⅰ类分子结合的病毒多肽抗原。这种特异性识别的基础是 T 淋巴细胞受体(TCR)与 MHC-肽复合物的相互作用。肾综合征出血热患者的细胞免疫应答也不例外,已鉴定出某些与 HV 特异性 CTL 的 TCR 结合的 T 淋巴细胞抗原表位,且这种 CTL 应答具有明显的人类白细胞抗原(HLA)遗传限制性,这可能是不同患者感染发病后病情轻重差异的重要原因。活化 CTL 识别病毒感染的靶细胞后,可通过新生成的穿孔素、颗粒酶等溶解、杀伤和破坏靶细胞,发挥其效应功能,达到防护感染、清除病毒的目的。

(二)病理生理

主要病理生理变化是全身小血管和毛细血管的广泛损伤,引起血管活性物质和炎性介质的释放,导致一系列的病理生理过程。

1. 有效循环血量减少及休克

(1)低血容量性休克:主要由血管壁损伤,通透性增加,血浆大量渗出,血容量骤减所致,是渗漏综合征的表现之一。

(2)弥散性血管内凝血(DIC):病毒及免疫复合物损伤血管内皮细胞,导致血管壁基膜胶原暴露和广泛组织细胞坏死,释放组织凝血酶,激活血浆Ⅻ因子和Ⅶ因子,启动内源性与外源性凝血系统,引起微血管内广泛纤维蛋白沉积及血小板凝集,形成弥散的微血栓,消耗大量凝血因子,形成 DIC。此外,血浆外渗致血液浓缩,酸中毒及脂质过氧化损伤,花生四烯酸代谢产物释放炎性介质,均可加重血管内皮损伤,促进 DIC 形成。

（3）心肌损伤:HV 可以直接造成心肌损伤。此外,心肌缺血、酸中毒及神经体液调节失衡等均可造成心肌收缩力下降,心输出量减低,加重低血压休克。

2. 出血 本病出血的原因复杂,病程各阶段参与因素不同。发热期出血是由血管壁受损和血小板减少所致。休克期的出血加重,主要由 DIC 所致。少尿期尿毒症对凝血功能和血小板的影响也是出血的重要原因。

（1）全身小血管损伤:肾综合征出血热基本的病理改变是全身微小血管的弥漫性损伤。血管内皮细胞和血小板表面的整合素 β3 亚单位对于维持毛细血管的完整性以及血小板参与血管壁的修复等十分重要;此外,抗原-抗体复合物在血管壁的沉积,以及低血压休克和酸中毒对血管内皮细胞的影响均可能造成血管壁的损伤,而导致皮肤黏膜出血和腔道出血。

（2）血小板减少和功能障碍:肾综合征出血热病程中普遍存在血小板数量减少及功能障碍。其原因可能为:①生成减少。HV 可直接损伤骨髓巨核细胞,导致血小板成熟障碍。②消耗增多。大量的血小板在修补血管内皮中消耗。③破坏增加。免疫复合物沉积于血小板表面,激活补体,破坏血小板。④功能障碍。与血小板表面的 HV 受体直接损伤血小板有关,尿毒症时胍类及酚类物质抑制血小板第 3 因子的释放等也是重要因素。

（3）DIC:DIC 后期继发性纤维蛋白溶解亢进及血中类肝素物质增多,可加重出血。DIC 若诱发大出血,血容量将急剧下降,加重休克,危及生命。

3. 急性肾衰竭 主要是有效循环血量减少、肾血流量不足,导致肾小球滤过率下降所致。水钠潴留、肾素-血管紧张素系统链式反应、肾小球微血栓形成和抗原-抗体复合物引起的基膜损伤也是肾小球滤过率下降的重要原因。肾小管的变性坏死、肾间质出血、水肿压迫及肾小管腔被肾脱落细胞和蛋白凝块阻塞等可进一步加重少尿。

（三）病理改变

基本病理改变为全身小血管和毛细血管的广泛损伤,血管内皮细胞呈节段性肿胀变性、疏松,甚至管壁发生纤维蛋白样坏死和破裂崩解,造成管腔高度扩张、充血、淤血、血栓形成,管壁脆性增加,通透性增高,血浆大量渗出,引起各组织和器官的充血、出血、变性甚至坏死。上述病变在肾脏、垂体前叶、肾上腺皮质、右心房内膜下和皮肤黏膜等处尤为显著。

1. 肾脏病变 肾脏肿大,偶可发生肾破裂。肾皮质苍白、肿胀,髓质极度充血及出血,皮髓质交界处尤为显著。镜下见:肾小球结构基本正常;肾小球血管丛充血,基膜增厚,毛细血管袢呈节段性增厚,袢内微血栓形成等。肾小管上皮细胞变性坏死十分突出,管腔内可见各种脱落细胞及管型,管腔狭窄、受压和阻塞,见肾小管、集合管上皮细胞增生活跃。

2. 心脏病变 右心房内膜下大片出血为本病特征性病变之一,重症者可延及全心脏各层,心肌纤维可有不同程度变性、横纹消失或断裂,间质炎性细胞浸润等。

3. 脑与垂体病变 脑组织多呈明显水肿及出血,大脑皮质、海马回、基底节等部位脑组织可见灶状及片状变性、坏死等改变。下丘脑变性显著,垂体水肿、出血,甚至坏死,少数有血栓形成,以垂体前叶为著,也是本病的特殊病埋变化之一。

4. 其他器官 肝、脾、肾上腺、胸腺、胰腺及胃、肠等器官均有不同程度的充血、出血或灶性坏死,其病变程度不如上述器官明显。肺主要为肺间质的水肿、出血,肺实变,肺泡壁增厚,肺泡内充满水肿液,支气管与气管腔内可有大量血性泡沫状水肿液。

【临床表现】

潜伏期为 4~46 天,一般为 7~14 天。典型病例起病急骤,以发热、出血和肾损伤为主要症状。典型病例历经发热期、低血压休克期、少尿期、多尿期和恢复期。非典型和轻症患者临床表现差异较大,可无低血压休克、出血或肾损伤。重症患者发热期、休克期和少尿期可重叠。

(一)发热期

起病急,主要表现为感染中毒症状、毛细血管和小血管损伤及肾损伤的症状体征。发热期一般持续 4~6 天,超过 10 天者少见。临床症状轻重与体温高低成正比。

感染中毒症状主要有畏寒、寒战、高热,体温 38~40℃,一般持续 4~6 天。通常热度越高,病情越重,发生低血压休克和少尿的机会越多。部分患者伴头痛、腰痛、眼眶痛(三痛)及全身四肢关节酸痛。头痛以两颞部和前额部为主,重者或为全头痛,性质以胀痛为主。腰痛轻者仅感两侧肾区胀痛及肾区叩击痛,重者剧痛,不敢平卧和翻身,局部拒按。如突发剧烈腰痛,应警惕并发肾破裂。眼眶痛以眼眶胀痛为主,眼球活动时尤甚。多数患者伴有食欲缺乏、恶心、呕吐等消化道症状。部分患者有腹痛、腹泻,腹痛剧烈者可出现腹肌紧张、腹部压痛和反跳痛。少数患者尚可出现兴奋、谵妄、烦躁不安和嗜睡等神经精神症状。

血管损伤的症状常于病程第 2~3 天出现,半数患者眼球结膜及颜面部、颈部和上胸部皮肤出现显著的充血潮红(三红),似酒醉貌。黏膜出血多见于软腭、腭垂及咽后壁,可为点状、网状或出血斑。眼球结膜出血。皮肤出血好发于双侧腋下及前胸和肩背部,多为出血点或搔抓样、条索样出血斑点。早期束臂试验可呈阳性。渗出和水肿最早见于眼球结膜,为本病早期特有的表现之一。球结膜水肿程度反映全身小血管和毛细血管损伤、血浆渗出状况。渗出水肿程度越重,提示病情越重。可有渗出性腹水、胸腔积液和心包积液。

起病初期就可出现肾脏损害,可在发热的第 2 天出现,表现为蛋白尿、血尿和少尿倾向。早期蛋白尿为"+~++",至低血压休克期前多达"+++~++++"。重症患者尿中可排出膜状物,镜检可见透明管型、颗粒管型或蜡样管型。部分患者可有黄疸、肝脾大和肝功能异常。

(二)低血压休克期

病程第 3~7 天进入低血压休克期。体温开始下降或骤退,但其他症状反而加重,部分患者出现低血压或休克。程度从轻至重可表现为低血压倾向、低血压和休克。心率增快,脉搏细速或扪不清,浅表静脉塌陷,伴呼吸浅快。重者面色与口唇苍白或发绀,肢端发凉,皮肤青紫花纹,可伴有不同程度的意识障碍。

此期患者的渗出体征特别突出,出血倾向也十分明显,常合并 DIC 和纤维蛋白溶解亢进。低血压休克期一般持续 1~3 天。休克出现越早、持续时间越长,病情越重。

(三)少尿期

病程第 5~8 天进入少尿期。少尿期为本病的极期,与低血压休克期常无明显界限,也可重叠发生。轻型患者常无低血压休克期而直接进入少尿期,甚至跨过此期进入多尿期。本期一般持续时间约为 2~5 天,长者可达 2 周以上。

24 小时尿量在 400~1 000ml 为少尿倾向,少于 400ml 为少尿,少于 100ml 为无尿。少尿或无尿为急性肾衰竭最突出的表现,导致水、电解质和酸碱平衡紊乱,代谢性脑病,高血容量综合征和肺水肿等。临床可见厌食、恶心、呕吐、腹胀、口干舌燥,常出现顽固性呃逆,查体可见面部和下肢水肿,部分患者可伴肺水肿、胸腔积液和腹水。血尿素氮(BUN)和肌酐(Cr)明显升高。低血钠和高血钾在本期较为常见。前者多为稀释性低钠,高血钾多不超过 6.5mmol/L。可合并代谢性酸中毒,患者呼吸深大,重者呈库斯莫尔(Kussmaul)呼吸。酸中毒可使心肌收缩力下降,加重高血钾,诱发 DIC。脓毒症代谢性脑病多见于 BUN>50mmol/L 或 Cr>1 500μmol/L 的肾衰竭患者。临床表现有头晕、头痛、嗜睡、烦躁、谵妄以至抽搐、昏迷。重者可出现锥体束征、踝阵挛和扑翼样震颤等。

此期,高血容量综合征发生率较高,与休克期扩容量及本期末组织间隙、浆膜腔液体大量回吸收入血管有关。表现为颜面部肿胀、体表静脉充盈怒张、脉搏洪大、血压增高、脉压增大、心音亢进及血液稀释,严重者易合并心力衰竭、肺水肿和脑水肿。

此外,进入少尿期后外周血血小板计数多明显回升,甚至超过正常水平,但皮肤、黏膜出血往往加重,伴呕血、咯血、便血和血尿。少尿期持续超过 1 周的患者多有轻重不等的贫血。

(四) 多尿期

病程第9～14天进入多尿期。由于肾小管回吸收功能的恢复迟于肾小球滤过功能的修复,少尿后期尿量逐渐增多,进入多尿期。将24小时尿量为400～2 500ml的这一阶段称为移行期,大于2 500ml则称为多尿期。少数患者24小时尿量可达5 000～10 000ml。本期大多持续1～2周,少数可长达数月之久。轻症患者可跳过低血压休克和少尿期而直接进入多尿期,也有极少数患者,特别是家鼠型患者可无多尿期。

少尿期的各种临床表现在多尿早期仍可延续,特别是营养失衡,水、电解质和酸碱平衡紊乱,出血和继发感染等。大量排尿者如不及时补充水和电解质,极易发生脱水、低血钾和低血钠,甚至发生二次休克而引起继发性肾衰竭,重者可危及生命。因此,多尿期,特别是危重患者进入多尿期,监护和治疗仍不能放松。

(五) 恢复期

多数患者病后第3～4周开始恢复。一般以尿量减至24小时2 500ml以下为进入恢复期的标志。此期肾脏的尿浓缩和稀释功能逐渐好转,精神、食欲和体力亦逐渐恢复。但少数重症患者恢复时间较长,需1～3个月或更久,但很少超过6个月。少数患者遗留有高血压、垂体功能减退等,个别患者可演化为慢性肾功能不全。

【实验室及其他检查】

1. 常规检查 血、尿常规化验在本病早期诊断中具有非常重要的价值。

(1) 血常规:白细胞总数自病程第2～4天开始增多,低血压休克期及少尿期达高峰,多在(15～30)×10^9/L,少数重症患者达(50～100)×10^9/L;中性粒细胞同时增多,核左移。异型淋巴细胞早在第1～2天即可出现,至4～5天达高峰;越高者病情越重。红细胞和血红蛋白自发热期末开始上升,低血压休克期达高峰,至少尿期下降,其动态变化可用于判断血液浓缩和稀释的情况。血小板计数于病程第2天即开始减少,在低血压和少尿期降至最低水平,约为(10～60)×10^9/L,并有异型和巨型血小板出现。少尿后期血小板数量开始恢复,往往有短期增生亢进现象,可高达500×10^9/L以上。

(2) 尿常规:肾脏损害是本病的早期特征,在病程第2～4天即开始出现蛋白尿,迅速进展,可在1天内由"+"突增至"+++～++++",往往至多尿后期和恢复期方转为阴性。部分患者可出现镜下血尿或肉眼血尿,严重者可见尿透明管型、颗粒管型。

2. 血液生化检查

(1) 尿素氮和肌酐:血尿素氮和肌酐于发热期末或低血压休克初期即可升高,少尿期和多尿早期达高峰,以后逐渐下降,升高程度和速度与病情成正比。

(2) 血酸碱:血气变化类型较为复杂。发热期和低血压早期以呼吸性碱中毒为主;休克和少尿期以代谢性酸中毒为主;多尿期以代谢性碱中毒为主,低钾性碱中毒尤为常见。

(3) 电解质:发热期和低血压休克期血钾常偏低,少尿期多上升为高血钾,多尿期又复降低。血钠和氯化物在全病程均降低,以休克和少尿期最显著。

(4) 肝功能:少数危重型或家鼠型疫区患者肝功能可出现明显异常,主要表现为ALT、AST升高,血清白蛋白降低,个别患者胆红素增高,凝血酶原活动度降低,类似急性肝衰竭。

3. 凝血功能检查 出现DIC时,纤维蛋白原降低和凝血酶原时间延长,血浆鱼精蛋白副凝固试验(3P试验)阳性,进一步检查凝血酶凝固时间、纤维蛋白降解产物及D-二聚体等可判定继发性纤溶是否存在。

4. 特异性检查

(1) 病毒抗体检测:特异性IgM和IgG抗体出现较早。IgM抗体多于病程第1～2天即可检出,第4～6天阳性率超过90%,第7天接近100%。单纯检测特异性IgG抗体须双份血清(间隔1周以上)阳性且效价递增4倍以上方有诊断价值。近年胶体金免疫层析法已获批用于抗-HV IgM和IgG抗体的检测。

（2）病毒核酸检测：采用 RT-PCR 技术可从患者外周血中检出 HV RNA。肾综合征出血热患者发病 1 周内血清 HV RNA 的阳性检出率近乎 100%，发热期和低血压休克期的病毒载量明显高于少尿期，而多尿期或恢复期多为阴性。

5. 病毒分离　常用于科学研究。发热期患者的血液和尿液中含有病毒，将其接种于 Vero-E6 或 A549 细胞中可分离出 HV。

6. 其他检查　心电图可出现窦性心动过缓、传导阻滞等心律失常和心肌受损表现；此外，高血钾时出现 T 波高尖，低血钾时出现 U 波等。部分患者眼压增高，显著增高者常为重症。脑水肿患者可见视盘水肿。胸部 X 线检查约 30% 的患者有肺水肿表现，约 20% 的患者出现胸腔积液和胸膜反应。

【并发症】

随着血液净化技术和综合生命支持技术的提高，肾综合征出血热的病死率已显著降低。并发症发生率，尤其是致死性并发症的发生率也显著降低。

（一）大出血

大出血是肾综合征出血热的主要临床特征，常见皮肤黏膜出血、鼻出血、尿血、胃肠道出血、肺出血及颅内出血等。毛细血管脆性试验常阳性。实验室筛查包括血小板计数和血小板功能、各种凝血功能和凝血因子等。

（二）肺部并发症

肺部受损是本病最常见的并发症之一，发生率约为 60% 左右，病死率为 10.3%～18.8%。常见的肺部并发症有原发性肺水肿、尿毒症肺炎、急性呼吸窘迫综合征、心源性肺水肿和弥漫性肺泡出血。

原发性肺水肿多见于发热期与低血压期，与全身血管损伤渗出时间相一致，热程与普通肾综合征出血热患者相近，多在 3～6 天消失。

尿毒症肺多表现为尿毒症间质性肺炎和尿毒症肺水肿，占本病肺部并发症的 28% 左右，常发生于少尿末期和多尿初期。本症的转归大多良好，进入多尿期后病变逐渐自行消散，持续时间为 3～15 天，多为 6～8 天。

急性呼吸窘迫综合征约占肺部并发症的 9%，多见于低血压期或血压稳定后 1～2 天。

心源性肺水肿主要见于少尿期，也可出现于低血压期及多尿期。

弥漫性肺泡出血（DAH）是肾综合征出血热出血的表现之一，多发生于低血压期和少尿期。

（三）继发感染

继发感染可发生于病程各期，以少尿期和多尿期最为常见。患者如出现热程延长或体温复升，应考虑发生继发感染，须密切观察症状和体征，及时找出感染部位，采取治疗措施。感染部位以肺部为主，约占 70% 以上。其次为尿路感染、腹腔感染、皮肤软组织感染、深部脓肿和败血症等。感染病原菌多为金黄色葡萄球菌、大肠埃希菌、变形杆菌、铜绿假单胞菌或其他革兰氏阴性杆菌；真菌感染也较常见，主要有白色假丝酵母菌。应注意观察各器官感染的临床表现。

（四）心脏并发症

心脏损害是肾综合征出血热的常见并发症。中型以上患者在病程的某一个时期心电图检查几乎都存在异常。

不同临床类型患者和病程的不同分期，心脏受累的程度和范围不同，其临床表现迥异。轻型患者可无症状或仅表现为非特异性心前区不适、心悸、乏力、头晕等，这些症状多与出血热的其他非心脏并发症混杂，容易被忽视。重症患者可出现心力衰竭。

【诊断】

（一）流行病学资料

发病前 2 个月内有疫区旅居史，或有鼠类或其排泄物、分泌物等的接触史。本病传染源虽较明确，但难以确定鼠的排泄物或分泌物污染的物品和范围，很多患者无法明确接触或暴露史。因此，应该重视的是患者是否来自疫区,是否有野外作业史,生活和工作环境鼠类密度等。

(二)临床表现

肾综合征出血热具有相对典型的临床表现和临床经过。病初为发热伴"三红、三痛"及肾损伤。病程发展历经发热、低血压休克、少尿、多尿和恢复五期。典型病例临床诊断并不困难,对非典型患者应注意有无多尿现象(尿量>2 500ml/d),"热退症状加重"为本病的特点,具有诊断参考价值。确诊需病原学检查。

(三)实验室检查

发热患者早期外周血白细胞数及中性粒细胞百分率增高、血小板减少、出现异常淋巴细胞,尿蛋白显著增高,甚至尿中见膜状物,这些均有助于早诊断。确诊依赖于 HV 特异性 IgM 抗体阳性或 RT-PCR 检出 HV RNA,或特异性 IgG 抗体双份血清效价升高 4 倍。

(四)临床分型

临床作出诊断后,应根据发热、尿量、尿蛋白、低血压休克等症状的程度进行分型,指导治疗和预后判断。

HFRS 可分为 4 型。

轻型:体温<39℃,尿蛋白 +~++,无少尿和休克,或有低血压倾向,无并发症。

中型:体温 39~40℃,尿蛋白 ++~+++,有少尿和低血压,皮肤黏膜瘀点、瘀斑,无并发症。

重型:体温>40℃,尿蛋白 ++++,可见蛋白膜(若有尿),少尿≤5 天或无尿≤2 天,休克,神经系统症状和器官(腔道)出血。

危重型:体温>40℃,尿蛋白 ++++,可见蛋白膜(若有尿),少尿>5 天或无尿>2 天,难治性休克,严重器官损伤,器官(腔道)出血和继发感染。

【鉴别诊断】

(一)发热期应与下列疾病鉴别

1. **严重发热伴血小板减少综合征** 患者有蜱虫叮咬史;发热起病,伴乏力、恶心、呕吐等,部分病例有头痛、肌肉酸痛、腹泻等;可见浅表淋巴结肿大伴压痛和皮肤瘀点、瘀斑;有蛋白尿,但肾功能损伤轻。

2. **流行性脑脊髓膜炎** 多流行于冬春季,儿童多见;具有颅内高压和脑膜刺激征表现,皮肤瘀点以下肢为主;脑脊液呈化脓性改变。

3. **流行性斑疹伤寒** 已少见,以发热伴头痛最为突出,自然热程多长于 2 周,可有一过性低血压,但无渗出体征;多于病程第 5 天出皮疹,充血或出血疹,皮疹数量较多;肾脏损害轻,仅有一过性蛋白尿。

4. **伤寒** 发热期长,多无低血压、出血及肾损伤;外周血白细胞正常或减少,尤以嗜酸性粒细胞减少为著;血或骨髓培养出伤寒杆菌可以确诊。

5. **钩端螺旋体病** 多发于夏秋季节,患者有疫水接触史;高热、乏力显著,伴有腓肠肌压痛和全身淋巴结肿大。

6. **败血症** 常有原发感染灶,寒战,高热,全身中毒症状重,肾损伤少见,或出现较晚;无渗出体征;外周血异型淋巴细胞少见;血液培养阳性可确诊。

(二)低血压休克期应与下列疾病鉴别

1. **中毒性细菌性痢疾** 好发于夏秋季,学龄前儿童多见,多有不洁饮食史;起病急骤,以畏寒、高热、精神萎靡或惊厥为主,可迅速出现感染性休克、呼吸衰竭或昏迷;肾损伤少见,或出现较晚;肛拭子或诊断性灌肠采集粪便标本进行检测有助于诊断。

2. **休克型肺炎** 多有受凉史,病初有咳嗽、咳痰、胸痛、气急等呼吸道症状,多于病程第 2~3 天即发生低血压休克,无明显渗出体征,无异型淋巴细胞增高、血小板减低和严重蛋白尿。胸部 CT 检查有助于确诊。

3. **感染性休克** 常有严重感染,外周血白细胞数和中性粒细胞百分率显著增高,休克表现严重,肾损伤相对较轻,无肾综合征出血热典型的"五期经过"。

4. 中毒性休克综合征 常有外伤史或使用月经栓史,表现类似感染性休克,但血培养阴性;血小板减少,常出现多器官损伤。

(三) 其他应鉴别的疾病

出血倾向严重者应与急性白血病、过敏性和血小板减少性紫癜等进行鉴别,还应与肾脏疾病如原发性急性肾小球肾炎、急性肾盂肾炎等相鉴别。少数有剧烈腹痛伴明显腹膜刺激征者应排除外科急腹症。

【预后】

随着血液净化和生命支持技术的广泛应用,我国肾综合征出血热病死率已下降至1%左右,主要直接死亡原因有休克、出血、脑水肿、肺水肿等。

【治疗】

针对肾综合征出血热各期的病理生理变化,进行综合性预防性治疗。抓好"三早一就"(早诊断、早休息、早治疗和就近治疗),把好三关(休克、少尿及出血),对减轻病情、缩短病程和改善预后具有重要意义。

(一) 发热期治疗

1. 一般治疗 早期卧床休息,给予营养丰富、易于消化的饮食。对高热者可予物理降温,对乙酰氨基酚等退热发汗药物有可能加重有效循环血量不足,应慎用;阿司匹林和布洛芬有明确的抗血小板作用,可增加出血风险,应避免使用。静脉补入适量平衡盐和葡萄糖等液体,根据体温、血压、尿量及血液浓缩情况予以调整补液量。

2. 防治渗出 抗渗出可选用钙剂、甘露醇和糖皮质激素等。通常可选用10%葡萄糖酸钙10~20ml,稀释后静脉缓慢推注或静脉滴注,每天1或2次;20%甘露醇125~200ml中低速静脉滴注,每天2或3次,但对已有明显肾功能障碍者禁用;氢化可的松100~200mg或地塞米松5~10mg加入液体中静脉滴注,每天1或2次;渗出体征明显者,应及时加用胶体液如低分子右旋糖酐、血浆等,将抗休克治疗前移。

3. 防治出血 发热期出血主要由小血管壁的损伤和血小板减少所致,因此可给予维生素C、酚磺乙胺、卡巴克络及糖皮质激素等。为防止DIC的发生,改善血液流变性,也可给予双嘧达莫0.1g,每天3次,低分子右旋糖酐250~500ml/d,并可根据检验结果应用肝素等治疗。

4. 抗病毒治疗 HV感染尚无特效抗病毒药物。发病早期可选用利巴韦林,按10~15mg/(kg·d),分2次加入10%葡萄液250ml中静脉滴注,每天总量不超过1 500mg,疗程一般<7天。抗HV免疫血清和单克隆抗体也有较好的疗效。

(二) 低血压休克期治疗

在病程早期采取预防性治疗措施,减少休克或严重休克的发生,使患者顺利度过低血压休克期,并有可能明显缩短少尿期,加速患者的康复。肾综合征出血热休克的救治包括以下具体措施。

1. 液体复苏 液体治疗是维持肾综合征出血热患者血压稳定,水、电解质和酸碱平衡的基本措施。液体复苏是抢救肾综合征出血热休克的首要措施。补液按照"先快后慢、先晶后胶、晶三胶一、胶不过千"的原则施行。首选复方醋酸钠林格液、乳酸钠林格液或糖盐水等晶体液,胶体液可选用低分子右旋糖酐、血浆和白蛋白注射液等。发生休克时,首剂1 000ml液体应在60分钟内快速滴入,并在其后的2小时内输入1 000ml。根据血压、脉压、中心静脉压、血红蛋白量、末梢循环、组织灌注及尿量的动态变化,实时调整输液量和输液速度。有条件时胶体液应使用血浆或白蛋白。

救治过程中应建立血流动力学监测,以指导复苏过程精准进行。若不具备技术条件,可观察临床指标判断液体复苏是否充分:①收缩压达90~100mmHg;②脉压30mmHg以上或平均动脉压(MAP)>65mmHg;③心率<100次/min;④尿量25ml/h以上;⑤微循环障碍缓解,动脉血乳酸<2mmol/L;⑥红细胞、血红蛋白和血细胞比容接近正常。

2. 纠正酸中毒　低血压休克多伴有代谢性酸中毒,可选用 5% 碳酸氢钠静脉滴注,用量可根据血气分析结果确定。

3. 血管活性药物的应用　经快速补液、纠酸、强心等处理血压回升仍不足者,可酌情使用血管活性药物。但血容量恢复正常是使用血管活性药物的前提。已证实,去甲肾上腺素联合多巴胺的疗效优于单用多巴胺。首选去甲肾上腺素静脉滴注(开始剂量 $8\sim12\mu g/min$,维持剂量 $2\sim4\mu g/min$),根据血压调整滴速;内脏灌注明显不足或心输出量降低者,联合使用多巴胺 $[2\sim20\mu g/(kg\cdot min)]$。

4. 强心药物的应用　对老幼患者和心肺功能不全的患者,或大量快速输液可能出现心力衰竭或肺水肿的患者,可酌用西地兰 0.4mg (儿童 $0.02\sim0.03mg/kg$)或毒毛花苷 K $0.125\sim0.250mg$ (儿童 $0.007\sim0.010mg/kg$),加入葡萄糖液中静脉缓慢推注。

5. 其他治疗　可酌用氢化可的松 $200\sim300mg/d$ 稀释后静脉滴注或地塞米松 $10\sim15mg/d$ 静脉推注。对发生 DIC 或继发性纤维蛋白溶解(简称"纤溶")者,给予相应治疗。

(三) 少尿期

1. 稳定机体内环境

(1) 维持水、电解质和酸碱平衡:应严格限制液体入量,每天补液量为前一天尿量和吐泻量加 $500\sim700ml$,透析治疗补液量应该根据透析量调整。液体应以高渗糖为主,并限制含钾药剂的应用。肾综合征出血热患者少尿期低钠血症多为稀释性低钠,一般不需补钠治疗。

(2) 热量及氮质平衡:每天糖量不低于 200g,以保证所需的基本热卡;也可辅以 10% 脂肪乳 $250\sim500ml/d$ 静脉滴注。

2. 促进利尿　首选呋塞米 $20\sim40mg$ 静脉滴注/推注,若 $2\sim4$ 小时仍未排尿,可加大呋塞米剂量至 $100\sim200mg/$次,每天 $2\sim4$ 次。曾发生休克的患者,应在血压稳定 $12\sim24$ 小时后开始利尿。

3. 血液净化疗法　间歇性血液透析(IHD)、持续性肾替代治疗(CRRT)等血液净化疗法的广泛应用,使肾综合征出血热病死率大幅度下降。治疗指征包括:①少尿超过 3 天或无尿 1 天,经利尿治疗无效;②尿量增加缓慢,氮质血症日趋严重,血尿素氮 >30mmol/L;③高血容量综合征伴肺水肿、脑水肿、尿毒症脑病等;④严重电解质紊乱(血 K^+ >6.5mmol/L,血 Na^+ >160mmol/L 或血 Na^+ <125mmol/L)。通常使用 IHD,但血流动力学不稳定、不宜搬动的危重型患者应优先选用 CRRT。

(四) 多尿期治疗

移行期及多尿早期的治疗原则同少尿期。此阶段虽然尿量较少尿期明显增多,但氮质血症往往达峰值。对于尿量迅速增加的患者,应适时补足水及电解质,防止发生严重脱水、低血容量性休克、低血钾、低血钠及非酮症性高渗性昏迷。

(五) 恢复期治疗

恢复期治疗主要应加强营养,补充高蛋白、高热量和高维生素饮食,逐渐增加活动量。同时监测血常规、尿常规及肾功能,了解贫血及肾脏损伤等的恢复情况。

【预防】

采取"灭鼠防鼠、治理环境、预防接种、个人防护"的综合性防治对策,以灭鼠防鼠和预防接种为主,对高发病区高发人群及其他疫区的高危人群应大力推行疫苗接种。

(一) 消灭传染源

防鼠灭鼠是预防肾综合征出血热行之有效的措施。有条件的高流行疫区应组织专业灭鼠队,在流行季节开始前 $1\sim2$ 个月灭鼠。目前药物灭鼠仍是主要措施。

(二) 切断传播途径

肾综合征出血热经多种途径传播,但源头是 HV 感染鼠的排泄物、分泌物污染物体后以不同方式传播,因此防鼠仍然是当前预防本病传播的重要措施。疫区流行季节应避免野外宿营,短期野外驻训应搭介字形工棚,高铺不靠墙,铺下不放食物。挖防鼠沟,做好食品的卫生消毒。应注意不用手接触鼠类及其排泄物,勤洗手,做好手卫生。结合爱国卫生运动,搞好环境卫生,清除居民区内外的垃圾及柴草堆,消除鼠类栖息、孳生及活动场所。

(三) 保护易感人群

保护易感人群的主要措施为接种肾综合征出血热病毒疫苗。20世纪90年代初,包含Ⅰ型和Ⅱ型汉坦病毒的肾综合征出血热双价灭活疫苗在我国开始应用于临床。接种对象为高流行区16~60岁人群。接种程序为基础免疫2剂次(第0、14天),1年后加强1剂。基础免疫2剂后即可获得很高的中和抗体(姬鼠型100%,家鼠型84.21%),但接种5年后抗体水平下降40%。因此,每7~8年应再加强免疫1次。

(毛　青)

第十三节 | 登革热

登革热(dengue fever,DF)是由登革病毒(dengue virus,DENV)经过埃及伊蚊或白纹伊蚊传播的自然疫源性传染病,呈全球分布,已在100多个国家和地区流行,以东南亚和西太平洋地区流行最为严重。我国主要在东南沿海、云南省及台湾地区流行。DENV感染多为隐性感染,显性感染的典型临床过程历经发热期、极期和恢复期。登革热可分为普通登革热和重症登革热(severe dengue fever)两种临床类型。普通登革热为自限性疾病,病情轻或为无症状。临床特点为突起高热,全身肌肉、骨骼及关节疼痛,疲乏,皮疹,淋巴结肿大,白细胞和血小板减少。重症登革热病情较重,尤其是伴有休克时病死率高;发病初期与普通登革热具有相同的表现,数日后迅速出现渗出、出血表现,甚至休克。

【病原学】

登革病毒(DENV)属于黄病毒科(*Flavivirade*),黄病毒属(*Flavivirus*)。DENV可为哑铃状和棒状,但多为球形,直径45~55nm,核衣壳为20面对称体,具有双层脂质包膜,嵌有包膜糖蛋白(E蛋白)和小分子非糖基化膜蛋白(M蛋白)。根据抗原性不同,DENV分为4个血清型(DENV 1~DENV 4),各型间存在交叉抗原。DENV基因组长约11kb,为单股正链RNA,顺序为5′-C-pre-M-E-NS1-NS2a-NS2b-NS3-NS4a-NS4b-NS5-3′,编码3个结构蛋白[衣壳蛋白(C蛋白)、膜蛋白(M蛋白)、包膜蛋白(E蛋白)],及7个非结构蛋白(NS1、NS2a、NS2b、NS3、NS4a、NS4b和NS5)。C蛋白为非糖基化蛋白,具有特异抗原表位,不产生中和抗体。M蛋白也是非糖基化蛋白,由前M蛋白裂解而来,促进病毒释放和感染。E蛋白为糖蛋白,与病毒的吸附、穿入和细胞融合有关,含有型、亚群、群、亚组、组特异性抗原,是分型的依据;其上的中和抗原表位诱导产生中和抗体;E蛋白还具有血凝素活性,能凝集红细胞。非结构蛋白为酶和调节蛋白,参与病毒的复制、蛋白加工、装配与释放。NS1以细胞内、细胞膜和细胞外分泌三种形式存在,使细胞成为免疫细胞攻击和裂解的靶细胞,同时登革热患者急性期血清中存在大量NS1蛋白,可作为早期实验室诊断的特异性指标;NS2为蛋白酶;NS3具有蛋白酶、RNA解旋酶和聚合酶活性;NS5具有RNA聚合酶和甲基转移酶活性。

DENV各型的毒力有所差别,通常3型最强,2、4型次之,1型最弱。病后产生持久免疫功能,感染后8~10天出现中和抗体,低效价的IgG抗体可维持5~15年。各型间具有交叉免疫。

DENV对紫外线、酸、脂溶剂和消毒剂敏感,加热60℃30分钟、100℃2分钟可被灭活,但在人血清中,-20℃可存活5年,-70℃可长期存活。

【流行病学】

(一) 传染源

在城市疫源地,患者和隐性感染者是主要传染源。患者在发病前1~5天内传染性最强。在流行期间,轻型患者和隐性感染者数量远多于普通型患者,作为传染源的作用更大。本病无慢性病毒携带者。

在热带和亚热带丛林地区,猴类是主要传染源。登革病毒在猴—蚊—猴间循环。当人进入疫源地时,可受到感染,之后可形成人—蚊—人传播。

（二）传播途径

登革热的传播途径是虫媒传播。主要媒介昆虫是埃及伊蚊和白纹伊蚊。埃及伊蚊主要分布在东南亚,我国主要分布在台湾地区、海南省、广东省雷州半岛和广西壮族自治区北部湾沿海;白纹伊蚊主要分布在太平洋岛屿和我国广东省、广西壮族自治区及其他长江以南地区。伊蚊吸血感染后,病毒在唾液腺和神经细胞内繁殖,8～10 天后,蚊子叮咬人时病毒随唾液进入人体。

（三）人群易感性

人群普遍易感。新流行区发病以成人为主,地方性疫区发病以儿童为主,因当地成年居民有免疫功能。病后可获得对同型病毒的稳定免疫功能,持续多年;对他型病毒有 1 年以上的免疫功能。对其他黄病毒属病毒,如乙型脑炎病毒,也有一定交叉免疫功能。

（四）流行特征

1. **地理分布**　DENV 分布于存在蚊虫的热带和亚热带地区。100 多个国家有本病的流行,东南亚国家如缅甸、老挝、菲律宾、泰国等是本病的高流行区和重要的疫源地。我国 1978 年广东省佛山市首次暴发登革热疫情,此后广东、云南、海南、福建、广西、浙江等省也发生登革热疫情;1989 年我国将登革热纳入乙类传染病管理。近年来,我国北方内陆地区也有病例报道,2013 年河南省、2017 年山东省均发生本地病例流行。海南、广西、福建、浙江和云南省曾出现重症登革热病例。

2. **季节性**　本病有明显的季节性,流行时间与伊蚊消长基本一致,多发生于气温高、雨量多的季节。一般于 5 月开始,8～9 月达高峰,11 月流行终止。但海南省全年几乎都有病例发生。

3. **流行形式和趋势**　本病全球分布,常呈地方性流行。由于 DENV 能在伊蚊体内长期存在并经卵传代,DENV 在人群和媒介伊蚊间持续循环传播,疫情连年不断,形成地方性疫源地,长期散发流行。当本病侵入新地区时,由于当地人群缺乏免疫功能,可形成暴发流行。尚不能明确我国存在登革热地方性流行区,但广东、海南和云南等省有呈现地方性流行的趋势。近年,本病在全球的流行范围不断扩大,已波及欧洲等非传统流行区,发病率呈上升趋势,在过去的 50 年间发病率增加了 30 倍。我国发病率呈上升趋势,在我国,1978 年广东省佛山市发生新中国成立以来的首次登革热疫情,2014 年广东省再次暴发登革热疫情,病例数达 45 000 余例。目前,4 个血清型 DENV 在我国均已被发现。

【发病机制与病理】

（一）发病机制

登革热发病机制尚未阐明。DENV 经蚊叮咬进入人的皮肤后,先在朗格汉斯细胞中增殖,进入单核/巨噬细胞系统和血管内皮细胞增殖,后经血流播散,形成第一次病毒血症;然后再定位于网状内皮系统和淋巴组织中,在外周血单核细胞、组织中的巨噬细胞和肝脏的库普弗（Kupffer）细胞内复制到一定程度,再次进入血液循环,引起第二次病毒血症。基本病理生理改变为血管通透性增加,血管扩张、充血,血浆及血液有形成分外渗,引起血液浓缩、出血和休克等。可能的机制如下。

1. **病毒嗜性**　DENV 具有嗜免疫细胞、内皮细胞特性和组织泛嗜性。DENV 首先感染的是朗格汉斯细胞,然后感染单核巨噬细胞,进一步扩散全整个淋巴系统。血管内皮细胞是 DENV 的靶细胞之一,可诱导血管内皮细胞活化、炎症、凋亡。

2. **细胞因子风暴**　感染 DENV 可导致各类 T 淋巴细胞激活并释放大量细胞因子,包括 IFN-γ、TNF-α、IL 和血小板活化因子等,导致毛细血管通透性增加、血浆渗漏。Th1/Th2 转变是重症登革热发生的机制之一。此外,大量细胞因子的释放可激活补体系统和凝血系统,使血管通透性增加、DIC 形成,导致出血和休克。

3. **抗体依赖性增强感染作用（ADE）**　重症登革热多发生在二次感染不同型别 DENV 的患者中。DENV 表面存在群特异性和型特异性抗原决定簇。前者产生的抗体对 DENV 感染有较强的增强作用,称为增强型抗体;后者产生中和抗体。人二次感染 DENV 后,增强型抗体与病毒颗粒形成病毒-抗体复合物,通过单核细胞或巨噬细胞膜上的 Fc 受体吸附到细胞上,增强了病毒对细胞的吸附和感染作用。幼儿可从母体获得登革特异性抗体,当感染 DENV 时类似二次感染。

4. 交叉反应性 T 淋巴细胞反应 交叉反应性 T 淋巴细胞激活是促进 DENV 感染进程的关键,参与重症登革热的发生。CD8[+] T 淋巴细胞在 DENV 感染早期控制病毒感染,同时也参与 DENV 感染的病理过程。初次感染 DENV 的小鼠只产生少量特异性 CD4[+] T 淋巴细胞,但 DENV 二次感染后 CD4[+] T 淋巴细胞的反应显著增加,不仅提高了 CD4[+] T 淋巴细胞分泌 IFN-γ 的水平,也增加了 CD8[+] T 淋巴细胞的活化。在重症登革热患者中 CD8[+] T 淋巴细胞的活化程度明显高于普通登革热患者,所以具有型交叉反应的 CD8[+] T 淋巴细胞可能是 DENV 第二次感染导致免疫病理的主要介导物之一。

(二)病理解剖

登革热病变涉及全身器官,以退行性变和出血为主。肝、心、肾、脑等多表现为退行性变;心包、心内膜、胸膜、胃肠黏膜、肌肉、皮肤、神经系统等表现为不同程度的出血。皮疹内血管内皮肿胀,血管周围水肿及单核细胞浸润,瘀斑中有广泛血管溢血。脑型患者可见蛛网膜下腔及脑实质灶性出血,脑水肿及脑软化等。

重症登革热的主要病理生理变化为全身毛细血管通透性增加,导致血浆外渗和出血,无明显的毛细血管内皮细胞损伤。其中血浆外渗是主要临床表现,休克是由血浆外渗导致血容量减少所致。

【临床表现】

登革热的临床表现因 DENV 型别、患者免疫功能和感染次数的不同而呈现较大差异。根据病情严重程度,登革热分为普通登革热和重症登革热两种临床类型。

登革热病程依次为发热期、极期和恢复期。出现极期症状的患者多达到诊断重症登革热的标准。

登革热的潜伏期为 1～14 天,多为 5～9 天。

(一)登革热的病程和表现

1. 发热期 起病急,畏寒、高热,24 小时内体温可达 40℃。热型以不规则为主,持续 3～7 天;少数患者(＜10%)热退后 1 天可再次发热,呈双峰热型。部分患者可出现颜面、颈部、上胸部潮红,眼结膜充血。约 70% 的患者于病程 3～6 天可出现皮疹,分布于颜面、四肢,典型皮疹为四肢的针尖样出血点,或融合成片的红斑疹,其中可见散在小片的正常皮肤,称为"皮岛"。部分患者于病程 4～8 天可出现不同程度的出血现象,表现为鼻出血、牙龈出血、呕血或黑便、咯血、阴道出血、血尿、注射部位瘀斑等,还可伴有乏力、头痛、眼眶痛、肌肉痛、骨骼痛、关节痛和恶心、呕吐、腹痛、腹泻等症状。颈部、颌下、耳后、腋下、腹股沟等处浅表淋巴结肿大,触痛明显。少数患者可有相对缓脉、窦性心动过缓。

2. 极期 部分患者于病程第 3～8 天进入极期。患者开始退热,但病情反而突然加重。出现腹部剧痛、持续呕吐、球结膜水肿、四肢渗漏征、胸腔积液和腹水等,进一步出现休克表现,如心动过速、四肢湿冷、脉搏细弱、脉压缩小或测不到血压等。进而发生代谢性酸中毒、多器官功能障碍和 DIC 等。可出现皮肤瘀斑和器官出血,以消化道出血、子宫出血和颅内出血多见。少数患者没有明显的血浆渗漏表现,但也可出现严重出血,还可出现急性呼吸窘迫综合征或呼吸衰竭、急性心肌炎或心力衰竭、急性严重肝损伤、急性肾功能不全、脑病或脑炎等。患者外周血白细胞和血小板数迅速减少,血细胞比容升高,白蛋白下降等。

3. 恢复期 极期后的 2～3 天,患者病情好转,各种症状减轻,外周血白细胞及血小板数回升,进入恢复期。

多数登革热患者病情轻,无极期表现,发热期后直接进入恢复期。

(二)重症登革热的预警指征

高危人群包括:老人、婴幼儿和孕妇;伴有糖尿病、高血压、冠心病、消化性溃疡、哮喘、慢性肾病、慢性肝病及免疫缺陷等基础疾病者。及早发现与重症登革热相关的征象,并采取适当的医疗护理措施,可将重症登革热的病死率降至 1% 以下。

早期识别重症病例的预警指征包括:热退后病情恶化或持续高热 1 周不退;严重腹部疼痛,或持续呕吐;呼吸急促、胸闷、心悸;意识改变,昏睡或烦躁不安;明显出血倾向;血压下降,少尿;早期血小板快速下降;血细胞比容升高;血清白蛋白降低,心律失常,胸腔积液,腹水等。患者出现以上表现之一时,应采取积极救治措施。

(三)登革热的临床分型

根据病情严重程度,登革热分为普通登革热和重症登革热两种临床类型。

1. 普通登革热 表现为发热,伴乏力、厌食、恶心、头痛、肌肉及骨关节痛、皮疹和出血倾向等;外周血白细胞和血小板数减少;抗-DENV IgM、NS1 抗原或 DENV RNA 阳性。病情轻,常无极期表现,预后良好。

2. 重症登革热 在普通登革热基础上出现下列表现之一者:①严重出血,如皮下血肿、肉眼血尿、咯血、消化道出血、阴道出血及颅内出血等;②休克,如心动过速、肢端湿冷、脉搏细弱或触不到、脉压减小、血压较病前下降 20% 或 <90/60mmHg 或测不到等;③严重器官损伤,如急性呼吸窘迫综合征或呼吸衰竭、急性心肌炎或心力衰竭、急性严重肝损伤、急性肾功能不全、脑病或脑炎等。重症登革热患者死亡通常发生于进入极期后 24～48 小时。

【实验室及其他检查】

1. 常规检查 血常规表现为白细胞数和中性粒细胞百分率显著减少,至病程第 4～5 天降至最低点(2×10⁹/L),热退后 1 周逐渐恢复;1/4～3/4 的病例有血小板减少,减少幅度与病情严重程度呈正相关;血细胞比容升高。多数病例尿常规正常,部分有少量蛋白和红细胞。粪便潜血试验常呈阳性。

2. 血生化检查 半数以上患者出现 ALT 和 AST 轻到中度升高。部分患者 B 型利钠肽、心肌酶谱、肌钙蛋白、血肌酐升高。

3. 血清抗原抗体检查 患者血液中存在大量 DENV NS1 抗原,发病第 1 天就可检查到。因此,采用 ELISA 法检测 NS1 抗原可作为登革热早期快速诊断措施。抗体捕获 ELISA 法或免疫层析法检测抗-DENV IgM 适用于早期快速诊断。双份血清抗-DENV IgG 检测滴度 4 倍增高,也具有诊断意义。

4. 病毒核酸检测 RT-PCR 检测血清中 DENV RNA,可用于登革热的快速诊断和病毒分型。

5. 影像学检查 重症登革热患者胸腹部 CT 或彩超检查可发现胸腔积液、腹水及心包积液等,提示血浆渗漏。

【并发症】

登革热的并发症以急性血管内溶血为最常见,多见于葡萄糖-6-磷酸脱氢酶(G-6-PD)缺乏者。2.5%～6.0% 的登革热住院患者在病程 4～7 天出现巩膜、皮肤黄染,酱油样尿,继而迅速出现贫血症状和体征。个别病例发展成为急性肾衰竭。

其他并发症有精神异常、心肌炎、肝炎、急性肾损伤、急性骨髓炎、吉兰-巴雷综合征及眼部病变等。

【诊断】

在已知的流行区,对登革热与重症登革热的典型病例,诊断并无困难。在非流行区,输入性病例的诊断常因警惕性不高而易被误诊。

(一)流行病学资料

发病前 15 天内有登革热流行区或登革热病例地的旅居史,对诊断有一定价值。

(二)临床表现

登革热的临床表现为急起高热,全身多部位疼痛,伴有颜面潮红、皮疹、出血、淋巴结肿大,束臂试验阳性。

(三)实验室检查

外周血白细胞数和中性粒细胞百分率减少,血小板减少,可有血细胞比容升高,确诊需病原学证据。

【鉴别诊断】

登革热的临床表现多样,早期无特殊性,须与发热伴皮疹、淋巴结肿大和肾损伤的疾病鉴别,如麻疹、猩红热、斑疹伤寒、恙虫病、肾综合征出血热等鉴别;白血病及血小板减少明显者,应与血液系统疾病鉴别。流行病学史及束臂试验有助于鉴别。重症登革热应与细菌感染性休克、钩端螺旋体病等鉴别。

【预后】

登革热患者通常预后良好,但重症登革热病死率为 1%~5%,伴休克者病死率达 10%~40%。

【治疗】

治疗原则是早诊断、早防蚊隔离、早治疗。

（一）普通登革热的治疗

登革热是自限性疾病,目前尚无有效的抗病毒药物,以对症支持治疗为主。

1. 一般治疗 患者急性期内应卧床休息,在有防蚊设备的病室中隔离至退热及症状缓解。

2. 对症治疗 高热时先采用物理降温,高热不退或中毒症状严重时,可给予对乙酰氨基酚治疗。由于乙酰水杨酸、布洛芬和其他非甾体抗炎药物可能加重胃炎或出血,应慎用。

高热时伴有大汗、极度乏力、呕吐、食欲缺乏者,应补充液体,以口服补液为主;对呕吐频繁、进食困难及休克患者,应及时静脉补液。

对烦躁不安者可给予苯巴比妥、地西泮等药物,儿童可使用水合氯醛灌肠。

对全身疼痛较重的患者,可给予对乙酰氨基酚止痛。

（二）重症登革热的治疗

1. 一般治疗 重症登革热患者应住院治疗,危重患者须转入重症监护室（ICU）治疗。治疗以支持疗法为主,密切监测生命体征,积极维护器官功能。

2. 补液 重症登革热补液原则是维持良好的组织和器官灌注,使尿量达到 $0.5ml/(kg\cdot h)$,同时注意控制补液量。

3. 抗休克 休克者尽快进行液体复苏。初始液体以等渗晶体液为主,严重者可加用胶体溶液,积极纠正酸碱失衡。在液体复苏治疗无法维持血压时,应使用血管活性药物。对严重出血引起休克者,应及时输注红细胞或全血。对严重血浆外渗尤其伴有低蛋白血症者,及时输注人血白蛋白。

在扩容时要防止出现心力衰竭和肺水肿,静脉输液过程中要进行血流动力学监测。

4. 防治出血 出血部位明确者应及时处理,如严重鼻出血时可给予局部止血,对胃出血者给予抑酸药物。尽量避免侵入性操作,以免加重或诱发出血。大量出血、血红蛋白<7g/L 者可输注红细胞。严重出血伴血小板减少（计数$<30\times10^9/L$）者,可输注新鲜血小板,但血小板下降而无明确出血者,给予输注血小板并不能预防出血及改善预后。

5. 维护重要器官功能 脑型患者应及时降低颅内压、减轻脑水肿,可应用 20% 甘露醇和呋塞米。呼吸中枢受抑制者应及时使用辅助通气支持治疗;对急性肾衰竭及肝衰竭者,可给予血液净化及专科治疗。

【预防】

（一）管理传染源

做好登革热疫情的监测预报工作,尽早防蚊隔离感染者,防止扩散。同时进行病原学检测,识别轻型和隐性感染者,鉴别流行的病毒型别。还应加强国境卫生检疫。

（二）切断传播途径

伊蚊是本病的传播媒介,又是非流行期间的储存宿主,灭蚊防蚊是预防本病的根本措施。搞好爱国卫生运动,采取有效措施消灭伊蚊孳生地,喷洒杀蚊剂杀灭成蚊。多举措防蚊虫叮咬。

（三）保护易感者

正在研究的针对 DENV 的疫苗主要有减毒活疫苗、灭活疫苗、重组亚单位疫苗和核酸疫苗等。已有疫苗在拉丁美洲和东南亚的 20 多个国家获得,但因既往未感染 DENV 的人群接种该疫苗后,再次感染可能导致重症登革热,所以欧洲和美国仅批准该疫苗用于既往已经感染过 DENV 而且处于流行区的部分人群。

（毛　青）

第十四节 ┃ 狂犬病

狂犬病(rabies)是由狂犬病毒(*Rabies virus*)引起的一种侵犯中枢神经系统为主的急性人兽共患传染病。狂犬病毒通常由狂犬兽通过唾液以咬伤方式传给人。临床表现有狂躁型和麻痹型。狂躁型症状为特有的恐水、怕风、恐惧不安、咽肌痉挛、进行性瘫痪等,狂躁型因有典型的恐水症状,又名恐水症(hydrophobia)。至今该病尚无特效治疗药物,病死率几乎达 100%。法国学者巴斯德在 1885 年发明了狂犬病减毒活疫苗并应用于该病的预防。

【病原学】

狂犬病毒属弹状病毒科(*Rhabdoviridae*)拉沙病毒属(*Lyssavirus*),形似子弹,约 75nm×180nm,病毒中心为单股负链 RNA,外面为核衣壳和含脂蛋白及糖蛋白的包膜。病毒易为紫外线、过氧乙酸、碘酒、高锰酸钾、乙醇、甲醛等灭活,加热 100℃ 2 分钟也可被灭活。病毒可接种于鸡胚、鼠脑等,也可在地鼠肾细胞、人二倍体细胞培养中增殖、传代。从患者或患病动物直接分离得到的病毒称为野毒株(wild virus)或街毒株(street strain),致病力强,能在唾液腺中繁殖。街毒株在动物脑内传代 50 代后其毒力减弱,对人和犬失去致病力,但仍然保持其免疫原性,可供制备疫苗,称为固定毒株(fixed strain)。

狂犬病毒含 5 个结构基因,为 G、N、L、P 和 M 基因,分别编码糖蛋白、核蛋白、转录酶大蛋白、磷蛋白和基质蛋白。糖蛋白能与乙酰胆碱受体结合,决定了狂犬病毒的嗜神经性,能刺激抗体产生保护性免疫反应;狂犬病毒的致病性与糖蛋白的表达水平及诱导细胞凋亡的能力有密切关系。核蛋白是荧光免疫法检测的靶抗原,有助于临床诊断。

【流行病学】

(一) 传染源

带狂犬病毒的动物是本病的传染源,我国狂犬病的主要传染源是病犬,其次为猫、猪、牛、马等家畜。在发达国家地区,由于对流浪狗的控制及对家养狗的强制免疫,蝙蝠、浣熊、臭鼬、狼、狐狸等野生动物成为主要传染源。

一般来说,狂犬病患者不是传染源,不形成人与人之间的传染,因其唾液中所含病毒量较少。一些貌似健康的犬或其他动物的唾液中也可带病毒,也能传播狂犬病。

(二) 传播途径

被感染动物咬伤后通过含病毒的唾液传染是狂犬病的主要传播途径。其他途径包括:含病毒气溶胶(常见于蝙蝠)可经呼吸道传播;组织或器官移植;宰杀、切割、剥皮处理受感染的动物或尸体;开放性伤口、抓伤、擦伤或黏膜被含病毒的唾液或神经组织污染。

(二) 人群易感性

人群普遍易感,兽医与动物饲养员尤其易感。人被病犬咬伤后发病率为 15%～20%。被病兽咬伤后是否发病与下列因素有关:①咬伤部位。头、面、颈、手指处被咬伤后发病机会多。②咬伤的严重性。创口深而大者发病率高。③局部处理情况。咬伤后迅速彻底清洗者发病机会较少。④及时、全程、足量注射狂犬疫苗和免疫球蛋白者发病率低。⑤被咬伤者。免疫功能低下或免疫缺陷者发病机会多。

【发病机制与病理】

狂犬病毒自皮肤或黏膜破损处侵入人体后,对神经组织有强大的亲和力,致病过程可分三阶段:①组织内病毒小量增殖期。病毒先在伤口附近的肌细胞小量增殖,在局部可停留 3 天或更久,然后侵入人体近处的末梢神经。②侵入中枢神经期。病毒以较快的速度沿神经的轴突向中枢神经作向心性扩散,至脊髓的背根神经节大量繁殖,侵入脊髓并很快到达脑部,主要侵犯脑干、小脑等处的神经细胞。③向各器官扩散期。病毒从中枢神经向周围神经扩展,侵入各器官和组织,尤以唾液腺、舌部味蕾、嗅神经上皮等处病毒量较多。由于迷走、舌咽及舌下脑神经核受损,吞咽肌及呼吸肌痉挛,出现恐水、吞咽和呼吸困难等症状。交感神经受累时出现唾液分泌和出汗增多。迷走神经节、交感神经节和心脏神经节受损时,可引起患者心血管功能紊乱或者猝死。

狂犬病毒侵犯神经系统的原因:病毒侵犯的神经细胞的凋亡被抑制,被病毒感染的细胞继续存活,病毒得以不断传递到下一个神经细胞。特异性免疫T淋巴细胞虽可进入中枢神经系统,但被破坏,使抗病毒免疫不能有效控制病毒,因此病毒不断被传递到新的神经元,并沿脊髓传到中枢神经系统。

病理变化主要为急性弥漫性脑脊髓炎,以大脑基底面海马回和脑干部位(中脑、脑桥和延髓)及小脑损害最为明显。外观有充血、水肿、微小出血等。镜下脑实质有非特异的神经细胞变性与炎性细胞浸润。具有特征性的病变是嗜酸性包涵体,称内氏小体(Negri body),为狂犬病毒的集落,最常见于海马以及小脑浦肯野细胞(Purkinje cell)中。该小体位于细胞质内,呈圆形或椭圆形,直径 $3\sim10\mu m$,苏木精-伊红(HE)染色后呈樱桃红色,具有诊断意义。

【临床表现】

潜伏期为 20～90 天,也可长达 10 年以上。潜伏期长短与年龄、伤口部位、伤口深浅、入侵病毒数量和毒力等因素相关。狂犬病分为狂躁型(也称为脑炎型)和麻痹型。狂躁型典型临床经过分为 3 期,从出现症状到死亡的平均时间为 7.8 天。

(一)前驱期

前驱期患者常有低热、倦怠、头痛、恶心、全身不适,继而恐惧不安,烦躁失眠,对声、光、风等刺激敏感而有喉头紧缩感。具有诊断意义的早期症状是在愈合的伤口及其神经支配区有痒、痛、麻及蚁走等异常感觉,发生于 50%～80% 的病例。本期持续 2～4 天。

(二)兴奋期

兴奋期患者表现为高度兴奋、恐惧不安、恐水、恐风。体温常升高(38～40℃甚至超过40℃)。恐水为本病的特征,但不一定每例都有。典型患者虽渴极但不敢饮,见水、闻流水声、饮水,或仅提及饮水均可引起咽喉肌严重痉挛。外界多种刺激如风、光、声也可引起咽肌痉挛。常因声带痉挛,而出现声嘶、说话吐词不清,严重发作时可出现全身肌肉阵发性抽搐,呼吸肌痉挛致呼吸困难和发绀。患者常出现流涎、多汗、心率快、血压增高等交感神经功能亢进表现。因同时有吞咽困难和过度流涎而出现"泡沫嘴"。患者神志多清晰,可出现精神失常、幻视、幻听等。本期大约 1～3 天。

(三)麻痹期

患者肌肉痉挛停止,进入全身弛缓性瘫痪,由安静进入昏迷状态,最后因呼吸、循环衰竭而死亡。该期持续时间较短,一般 6～18 小时。

麻痹型以脊髓或延髓受损为主,无兴奋期和典型的恐水表现,常见高热、头痛、呕吐、腱反射消失、肢体软弱无力,共济失调和大小便失禁,呈横断性脊髓炎或上行性麻痹等症状,最终因全身弛缓性瘫痪而死亡。从出现症状到死亡的平均时间为 11 天。

【实验室及其他检查】

(一)一般实验室检查

外周血白细胞总数轻至中度增多,中性粒细胞一般占 80% 以上。尿常规可发现轻度蛋白尿,偶有透明管型。脑脊液压力稍增高,细胞数轻度增高,一般不超过 200×10^6/L,以淋巴细胞为主,蛋白轻度增高,糖及氯化物正常。

(二)病原学检查

1. **抗原检查** 可取患者的脑脊液或唾液直接涂片、角膜印片或咬伤部位皮肤组织或脑组织通过免疫荧光法检测抗原,阳性率可达 98%。此外,还可使用快速狂犬病酶联免疫吸附法检测抗原。

2. 病毒分离 取患者的唾液、脑脊液、皮肤或脑组织进行细胞培养或用乳小白鼠接种法分离病毒。

3. 内氏小体检查 取动物或死者的脑组织做切片染色,镜检找内氏小体,阳性率 70%～80%。

4. 核酸测定 取新鲜唾液和皮肤活检组织行 RT-PCR 法测定狂犬病毒 RNA。

(三) 抗体检查

存活 1 周以上者做血清中和试验或补体结合试验检测抗体效价上升者有诊断意义。此外,中和抗体还是评价疫苗免疫功能的指标。国内多采用 ELISA 检测血清中特异性抗体,该抗体仅在疾病晚期出现。

【并发症】

狂犬病患者可并发肺炎、气胸、纵隔气肿、心律失常、心力衰竭、动静脉栓塞、上消化道出血、急性肾衰竭等。

【诊断与鉴别诊断】

依据有被狂犬或病兽咬伤或抓伤史,出现典型症状,如恐水、怕风、咽喉痉挛,或怕光、怕声、多汗、流涎和咬伤处出现麻木、感觉异常等即可作出临床诊断。确诊有赖于检查病毒抗原,病毒核酸或尸检脑组织中的内氏小体。

本病须与破伤风、病毒性脑膜脑炎、脊髓灰质炎等鉴别。

【预后】

狂犬病是所有传染病中最凶险的病毒性疾病,一旦发病,病死率达 100%。

【治疗】

狂犬病发病以后以对症支持等综合治疗为主。

(一) 隔离患者

单室严格隔离患者,防止唾液污染,尽量保持患者安静,减少光、风、声等刺激。

(二) 对症治疗

对症治疗包括加强监护,镇静,解除痉挛,给氧,必要时气管切开,纠正酸中毒,补液,维持水、电解质平衡,纠正心律失常,稳定血压,出现脑水肿时给予脱水剂等。

(三) 抗病毒治疗

临床曾应用 α-干扰素、阿糖腺苷、大剂量人抗狂犬病免疫球蛋白治疗,均未获成功,还须进一步研究有效的抗病毒治疗药物。

【预防】

(一) 管理传染源

管理传染源以犬的管理为主。捕杀野犬,管理和免疫家犬,并实行进出口动物检疫等措施。病死动物应予焚毁或深埋处理。

(二) 伤口处理

伤口冲洗:用肥皂水(或其他弱碱性清洁剂、专业冲洗液)和一定压力的流动清水交替彻底冲洗所有咬伤和抓伤处约 15 分钟,然后用生理盐水将伤口洗净,最后用无菌脱脂棉将伤口残留液吸尽,并避免在伤口处残留肥皂水或者清洁剂。对较深伤口,可用注射器或专用冲洗设备对伤口内部进行灌注冲洗,做到全面彻底,力求去除狗涎,挤出污血。消毒处理:冲洗后用稀释碘伏或其他具有病毒灭活效果的皮肤黏膜消毒剂(如季铵盐类消毒剂)涂擦伤口。伤口一般不予缝合或包扎,以便排血引流。如伤口碎烂组织较多,应首先予以清创。如有抗狂犬病免疫球蛋白或免疫血清,则应在伤口底部和周围行局部浸润注射。此外,尚需注意预防破伤风及细菌感染。

(三) 预防接种

1. 疫苗接种 可用于暴露后预防,也可用于暴露前预防。我国为狂犬病流行地区,凡被犬咬伤者,或被其他可疑动物咬伤、抓伤者,或医务人员因职业暴露皮损处被狂犬病患者唾液沾污时,均需做暴露后预防接种。暴露后狂犬疫苗接种无禁忌证,且研究提示狂犬疫苗和被动免疫制剂不会对孕妇、胎儿、哺乳期妇女及婴儿产生不良影响。暴露前预防主要用于高危人群,即从事狂犬病研究实验室人员、接触狂犬病患者的工作人员、兽医、动物收容管理人员、接触野生动物工作人员、猎人、洞穴探险者等。计划前往狂犬病流行高风险国家和地区的人员也可进行暴露前预防。

世界卫生组织(WHO)推荐使用的疫苗有:①人二倍体细胞疫苗,价格昂贵;②原代细胞培养疫苗,包括地鼠肾细胞疫苗、狗肾细胞疫苗和鸡胚细胞疫苗等;③传代细胞系疫苗,包括 Vero 细胞疫苗和幼仓鼠肾细胞细胞(baby hamster kidney cell,BHK)疫苗。我国批准的有地鼠肾细胞疫苗、鸡胚细胞疫苗、Vero 细胞疫苗和人二倍体细胞疫苗。目前市场供应的主要是 Vero 细胞疫苗和人二倍体细胞疫苗。

暴露后预防:首次暴露后,狂犬病疫苗接种越早越好。5 针免疫程序:于第 0(注射当天,下同)、3、7、14 和 28 天各注射狂犬病疫苗 1 剂次,共注射 5 剂次。"2-1-1"免疫程序:于第 0 天注射狂犬病疫苗 2 剂次(左、右上臂三角肌各注射 1 剂次),第 7、21 天各注射 1 剂次,共注射 4 剂次。接种不分体重和年龄,每剂次均接种 1 个剂量。疫苗注射部位,2 岁及以上受种者在上臂三角肌肌内注射,2 岁以下婴幼儿在大腿前外侧肌内注射,避免臀部注射。

暴露前预防:暴露前基础免疫程序为第 0、7、21(或 28)天各接种 1 剂次狂犬病疫苗。持续暴露于狂犬病风险者,全程完成暴露前基础免疫后,在没有动物致伤的情况下,1 年后加强 1 剂次,以后每隔 3~5 年加强 1 剂次。

再次暴露后处理:再次暴露发生在免疫接种过程中,应继续按照原有免疫程序完成剩余剂次的接种;全程接种后 3 个月内再次暴露者一般不需要加强接种;全程接种后 3 个月及以上再次暴露者,应于第 0、3 天各加强接种 1 剂次狂犬病疫苗。被动免疫制剂注射:按暴露前或者暴露后程序全程接种狂犬病疫苗者,除严重免疫功能低下者外,暴露或者再次暴露后无需使用被动免疫制剂。

2. 免疫球蛋白注射　常用的制品有人抗狂犬病毒免疫球蛋白(human anti-rabies immunoglobulin,HRIG)和抗狂犬病马血清两种,以人抗狂犬病毒免疫球蛋白为佳。按照体重 20IU/kg 计算剂量,一次性全部使用。抗狂犬病马血清使用前应做皮肤过敏试验。

(宁 琴)

第十五节 | 艾滋病

艾滋病是获得性免疫缺陷综合征(acquired immunodeficiency syndrome,AIDS)的简称,系由人类免疫缺陷病毒(human immunodeficiency virus,HIV)引起的慢性传染病。本病主要经性接触、血液及母婴传播。HIV 主要侵犯、破坏 CD4$^+$ T 淋巴细胞,导致机体免疫细胞功能受损乃至缺陷,最终并发各种严重机会性感染(opportunistic infection)和肿瘤。通过有效的抗病毒治疗和针对机会性感染的措施,HIV 感染/艾滋病已是一种可以治疗但目前尚不能彻底治愈的慢性病,各种 HIV 相关和非相关的合并症和并发症是影响患者预后和生存质量的主要原因。2014 年,联合国艾滋病规划署提出了"2030 年终结艾滋病"的愿景,并提出"三个 90%"的防治目标,即:90% 的感染者通过检测知道自己的感染状况;90% 已经诊断的感染者接受抗病毒治疗;90% 接受抗病毒治疗的感染者病毒得到抑制。

【病原学】
HIV 为单链 RNA 病毒,属于反转录病毒科(*Retroviridae*),慢病毒(*Lentivirus*)属中的人类慢病毒组。HIV 为直径约 100~120nm 的球形颗粒,由核心和包膜两部分组成。核心由衣壳蛋白(capsid protein,CA;p24)组成的核壳和两条正链 RNA(与核心蛋白 P7 结合在一起)、病毒复制所需的酶类组成,含反转录酶(RT,P51/P66)、整合酶(INT,P32)、蛋白酶(PI,P10)、RNA 酶 H、互补 DNA(cDNA)、病毒蛋白 R（virion protein R，VPR）等。衣壳蛋白 p24、蛋白 p6 及 p9 等将上述成分包裹其中，膜与核心之间的基质由基质蛋白 p17 组成。病毒的最外层为类脂包膜，其中嵌有 gp120（外膜糖蛋白）和 gp41（跨膜糖蛋白），还包含多种宿主蛋白，其中 MHC Ⅱ类抗原和跨膜蛋白（transmembrane protein）gp41 与 HIV 感染进入宿主细胞密切相关（图 3-13）。HIV 主要感染 CD4$^+$ T 淋巴细胞，CD4$^+$ 分子作为病毒受体，因此，除 CD4$^+$ T 淋巴细胞外，表达有 CD4 分子的宿主细胞均有可能作为靶细胞受到 HIV 侵袭感染。

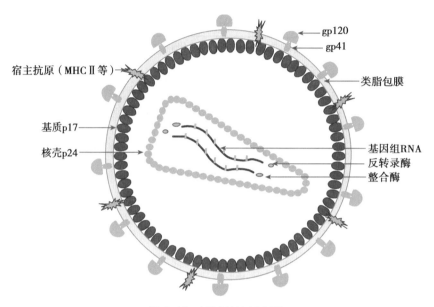

图 3-13　HIV 结构示意图

根据 HIV 基因的差异，可将 HIV 分为 HIV-1 型和 HIV-2 型。全球流行的主要毒株是 HIV-1。HIV-2 主要局限于非洲西部和西欧，北美也有少量报告，传染性和致病性均较低。我国以 HIV-1 为主要流行株。已发现的有 A、B（欧美 B）、B′（泰国 B）、C、D、E、F 和 G 8 个亚型，此外还有不同的流行重组型。1999 年起在我国部分地区发现有少数 HIV-2 型感染者。

HIV 是变异性很强的病毒，尤以包膜蛋白（env）基因变异率最高，根据 env 基因核酸序列差异性，HIV-1 可分为 M、N、O 3 个亚型组 13 个亚型。M 亚型组包括 A、B、C、D、E、F、G、H、I、J 和 K 共 11 个亚型，N 亚型组只有 N 亚型，O 亚型组只有 O 亚型，各亚型 env 基因核酸序列差异性平均为 30%。HIV-2 至少有 A、B、C、D、E、F、G 7 个亚型。

HIV 发生变异的主要原因包括反转录酶无校正功能而导致的随机变异、宿主的免疫选择压力、不同病毒之间和病毒与宿主之间的基因重组，以及药物选择的压力，其中不规范的抗病毒治疗是导致耐药变异的重要原因。HIV 变异株在细胞亲和性、复制效率、免疫逃逸、临床表现等方面均有明显变化。及时发现并鉴定 HIV 各种亚型对于追踪流行趋势、及时作出诊断、开发诊断试剂和新药研制、疫苗开发均具有重要意义。

HIV-1 基因组长 9 181bp，HIV-2 基因组长 10 359bp。HIV 基因组结构除两端长末端重复序列（LTR）外，中间有 9 个开放读码框（open reading frame，ORF），包括组特异性抗原基因（group specific antigen gene，gag）、多聚酶基因（polymerase，pol）、包膜蛋白基因（envelop gene，env）3 个结构基因，反式激活因子（transactivator，tat）基因、病毒蛋白表达调节因子（regulator of virion protein，rev）2 个调控基因，病毒颗粒感染因子基因（virion infectivity factor，vif）、负调节因子基因（negative regulatory factor，nrf）、病毒蛋白 R 基因（virion protein R，vrp）、HIV-1 病毒蛋白 U 基因（virion protein U gene，vpu）等 4 个辅助基因；HIV-2 无 vpu 基因，但有病毒蛋白 X（virion protein X，vpx）基因。HIV 基因与编码的病毒蛋白及其功能见表 3-7。

表 3-7 HIV 基因与编码的病毒蛋白及其功能

基因	编码的蛋白及其功能
组特异性抗原（gag）	其编码的核心蛋白前体 P55 裂解后为成熟 p24、p17、p9 和 p6
多聚酶（pol）	编码 RNA 酶 H、反转录酶和整合酶，即 P66、P51、P32
包膜蛋白（env）	编码分子量为 88kD 的蛋白质，糖基化后成为包膜蛋白前体 gp160，成熟裂解成 gp120 和跨膜蛋白 gp41
反式激活因子（tat）	能反式激活 HIV 末端重复序列启动的基因表达，增强其他基因表达能力，对 HIV 复制有重要作用
病毒蛋白表达调节因子（rev）	能增加 gag 和 env 基因表达
病毒颗粒感染因子（vif）	编码的蛋白质在其他细胞因子协同下促进 HIV 细胞内复制
负调节子（nrf）	编码的蛋白质有抑制 HIV 增殖作用
病毒蛋白 R（vpr）	编码的 R 蛋白能使 HIV 在吞噬细胞中增殖
HIV-1 病毒蛋白 U（vpu）	促进 HIV-1 从细胞膜上释放
HIV-2 病毒蛋白 X（vpx）	编码的 X 蛋白是 HIV-2 在淋巴细胞和吞噬细胞增殖、促进病毒颗粒形成的必需物质

HIV 对外界抵抗力低，对热敏感，56℃ 30 分钟能使其在体外对人的 T 淋巴细胞失去感染性，但不能完全灭活血清中的 HIV；100℃ 20 分钟可将 HIV 完全灭活。75% 乙醇、0.2% 次氯酸钠可灭活 HIV。0.1% 甲醛、紫外线和 γ 射线均不能灭活 HIV。HIV 侵入人体可刺激产生非中和抗体，血清抗体阳性的 HIV 感染者仍有传染性。

【流行病学】

（一）传染源

HIV 感染者和艾滋病患者是本病传染源。感染者和患者的血液、精液、阴道分泌物、胸腔积液、腹水、脑脊液、羊水和乳汁等体液中均可存活有病毒，具有传染性。

（二）传播途径

1. **性接触传播** HIV 存在于血液、精液和阴道分泌物中，唾液、眼泪和乳汁等体液也含 HIV。性接触传播是主要的传播途径（包括同性、异性和双性性接触），特别是无保护性接触，HIV 通过性接触摩擦所致的细微破损侵入机体致病。精液含 HIV 量（100 万～1 000 万个/ml）远高于阴道分泌物。与发病率有关的因素包括性伴数量、性伴的感染阶段、性交方式和性交保护措施等。

2. **经血液和血制品传播** 共用针具静脉吸毒，输入被 HIV 污染的血液或血制品以及介入性医疗操作等均可导致感染。

3. **垂直传播** 感染 HIV 的孕妇可经胎盘将病毒传给胎儿，也可经产道及产后血性分泌物、哺乳等传给婴儿。HIV 阳性孕妇约 11%～60% 会发生垂直传播。

4. **其他** 接受 HIV 感染者的器官移植、人工授精或污染的器械等，医务人员被 HIV 污染的针头刺伤或破损皮肤受污染也可受感染。目前无证据表明 HIV 可经食物、水、昆虫或生活接触传播。

（三）人群易感性

人群普遍易感，15～49 岁发病者占 80%。儿童和妇女感染率逐年上升。男男同性恋、静脉注射药物依赖者、多性伴者、多次接受输血或血制品者为高危人群。

（四）流行状况

联合国艾滋病规划署（UNAIDS）报告 2022 年全球有 3 900 万艾滋病感染者，2 980 万人正接受抗反转录病毒治疗，130 万新艾滋病感染者，63 万人死于艾滋病相关疾病。截至 2022 年年底，我国报告存活艾滋病病毒感染者和艾滋病患者 122.3 万名，2022 年新报告病例数为 10.78 万，较 2021 年下降 16.7%；以性传播为主要传播途径，占 97.6%。

【发病机制与病理】

(一)发病机制

HIV 主要侵犯人体免疫系统,包括 CD4$^+$ T 淋巴细胞、巨噬细胞和树突状细胞,主要表现为 CD4$^+$ T 淋巴细胞数量不断减少,导致免疫功能缺陷,引起各种机会性感染和肿瘤的发生。

1. 病毒代谢动力学 HIV 进入人体后,24~48 小时内到达局部淋巴结,约 5~10 天形成病毒血症,外周血中可检测到病毒成分,表现为 CD4$^+$ T 淋巴细胞数量短期内一过性迅速减少的急性感染。由于病毒储存库的形成,病毒不能被宿主免疫应答完全清除,形成无症状和有症状的慢性感染期。

2. HIV 感染与复制 HIV 须借助于易感细胞表面的受体进入细胞,HIV-1 的 gp120 首先与第一受体(CD4 分子,为主要受体)结合,然后与第二受体(嗜淋巴细胞受体 CXCR4、趋化因子受体 CCR5 等)结合。根据 HIV 与第二受体结合的特性,HIV 可分为 R5 和 X4 毒株。R5 毒株只利用 CCR5 受体,而 X4 毒株可同时利用 CCR5、CXCR4 和 CCR3 受体,还可能利用 CCR2b 受体。HIV 感染复制周期包括 4 个环节:①吸附与穿入。HIV 和受体结合后,gp120 构象改变,与 gp41 分离,与宿主细胞膜融合进入细胞。②反转录与整合。在反转录酶作用下 HIV RNA 链反转录成 cDNA。在胞核内经 DNA 聚合酶(DNAP)作用复制成双链 DNA。后者部分存留于胞质,部分在整合酶的作用下整合入宿主细胞染色体 DNA 中,这种整合的双链 DNA 即前病毒(provirus)。③转录和翻译。前病毒潜伏数月或数年后,被活化而进行自身转录,病毒 DNA 转录形成 RNA。一些 RNA 经加帽、加尾成为病毒的子代基因组 RNA;另一些 RNA 经拼接而成为病毒 mRNA,在细胞核糖体上转译成病毒的结构蛋白和非结构蛋白,合成的病毒蛋白在内质网核糖体进行糖化和加工,在蛋白酶作用下裂解,产生子代病毒的蛋白和酶类。④装配、成熟及出芽。Gag 蛋白与病毒 RNA 结合装配成核壳体,通过芽生从胞质膜释放时获得病毒体的包膜,形成成熟的病毒颗粒。病毒复制产生的中间产物及 gp120、vpr 等可诱导细胞凋亡。HIV 芽生释出后可再感染并破坏其他细胞(图 3-14)。

3. CD4$^+$ T 淋巴细胞数量减少和功能障碍 原因有:①HIV 引起 CD4$^+$ T 淋巴细胞凋亡或焦亡;②HIV 复制所造成的直接杀伤作用,包括病毒出芽时引起细胞膜完整性的改变等;③HIV 复

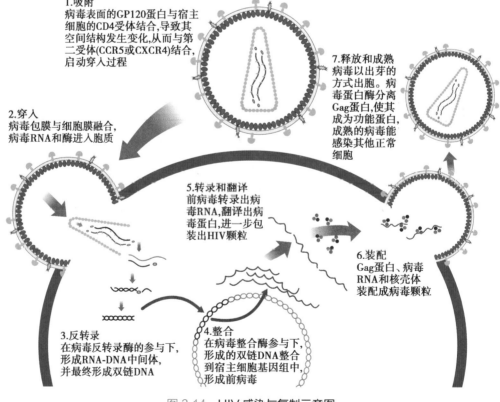

图 3-14 HIV 感染与复制示意图

制所造成的间接杀伤作用,包括炎症因子的释放或免疫系统的杀伤作用;④HIV 感染导致胸腺组织的萎缩和胸腺细胞的死亡等。HIV 引起的免疫异常除了 CD4$^+$ T 淋巴细胞数量减少,还包括 CD4$^+$ T 淋巴细胞、B 淋巴细胞、单核巨噬细胞、自然杀伤细胞和树突样细胞的功能障碍与异常免疫激活。

(二) 病理

艾滋病的病理特点是组织炎症反应少,机会性感染病原体多。病变主要在淋巴结和胸腺等免疫器官。淋巴结病变可以为反应性,如滤泡增生性淋巴结肿,也可以是肿瘤性病变,如卡波西肉瘤(Kaposi sarcoma,KS)及非霍奇金淋巴瘤、伯基特(Burkitt)淋巴瘤等。胸腺可出现萎缩、退行性或炎性病变。中枢神经系统有神经胶质细胞灶性坏死、血管周围炎及脱髓鞘等。HIV 感染也会导致心血管疾病以及骨、肾和肝脏等器官疾病的发病风险增加。

【临床表现】

潜伏期平均为 8~9 年,可短至数月,长达 15 年。从初始感染 HIV 到终末期,与 HIV 相关的临床表现多种多样,我国艾滋病的诊疗指南将艾滋病分为急性期、无症状期和艾滋病期。

1. **急性期**(primary infection) 通常发生在初次感染 HIV 的 6 个月内,部分感染者出现 HIV 病毒血症和免疫系统急性损伤所产生的临床症状。大多数患者临床症状轻微,持续 1~3 周缓解。临床表现以发热最为常见,可伴有全身不适、头痛、盗汗、恶心、呕吐、腹泻、咽痛、肌痛、关节痛、皮疹、淋巴结肿大以及神经系统症状等。此期血清可检出 HIV RNA 及 p24 抗原。而 HIV 抗体则在感染后数周才出现。CD4$^+$ T 淋巴细胞计数一过性减少,同时 CD4$^+$/CD8$^+$ 比例倒置,部分患者可有轻度白细胞和/或血小板计数减少或肝功能异常。

2. **无症状期**(asymptomatic infection) 可从急性期进入,亦可无明显的急性期症状而直接进入此期。此期持续时间一般为 4~8 年,其时间长短与感染病毒的数量、型别,感染途径,机体免疫状况的个体差异,营养和卫生条件及生活习惯等因素有关。此期 HIV 在感染者体内不断复制,具有传染性。CD4$^+$ T 淋巴细胞计数逐渐下降。

3. **艾滋病期** 为感染 HIV 后的终末期。患者 CD4$^+$ T 淋巴细胞计数明显下降,多少于 200 个/μl,HIV 血浆病毒载量明显升高。此期主要的临床表现为 HIV 相关症状、体征及各种机会性感染和肿瘤。

(1)HIV 相关症状:主要表现为持续 1 个月以上的发热、盗汗、腹泻;体重减轻 10% 以上。部分患者表现为记忆力减退、精神淡漠、头痛、癫痫及痴呆等。另外还可出现持续性全身淋巴结肿大,其特点为:①除腹股沟以外有两个或两个以上部位的淋巴结肿大;②淋巴结直径≥1cm,无压痛及粘连;③持续时间 3 个月以上。

(2)各种机会性感染及肿瘤:①呼吸系统。可发生耶氏肺孢子菌(Pneumocytis jiroveci)引起的肺孢子菌肺炎(pneumocystis pneumonia,PCP),表现为发热、干咳、胸闷、血氧分压降低,少有肺部啰音。胸部 X 线显示弥漫性网状结节样间质浸润。病原学检测可发现肺孢子菌的包囊或滋养体。还可发生鸟复合分枝杆菌复合群(mycobaccterium avium complex,MAC)感染,巨细胞病毒(CMV)引起的肺炎,复发性细菌、真菌性肺炎。卡波西肉瘤也常侵犯肺部。②中枢神经系统。可发生 CMV 感染、新隐球菌脑膜炎、结核性脑膜炎、弓形虫脑病、各种病毒性脑膜脑炎。③消化系统。可发生白念珠菌食管炎,巨细胞病毒性食管炎、肠炎,沙门菌、志贺菌、空肠弯曲菌及隐孢子虫性肠炎,表现为鹅口疮,食管炎或溃疡,吞咽疼痛,胸骨后烧灼感,腹泻,体重减轻,感染性肛周炎、直肠炎,粪检和内镜检查有助诊断。隐孢子虫、肝炎病毒及巨细胞病毒感染致血清转氨酶升高。偶可有胆囊机会性感染和肿瘤等。④口腔。可见鹅口疮、舌毛状白斑、复发性口腔溃疡、牙龈炎等。⑤皮肤。可发生带状疱疹、传染性软疣、尖锐湿疣、真菌性皮炎和甲癣。⑥眼部。可发生巨细胞病毒视网膜脉络膜炎和弓形虫性视网膜炎,表现为眼底絮状白斑。眼睑、眼板腺、泪腺、结膜及虹膜等常受卡波西肉瘤侵犯。⑦肿瘤。可发生卡波西肉瘤等恶性淋巴瘤。

【实验室检查】

（一）一般检查

白细胞、血红蛋白、红细胞及血小板均可有不同程度减少。尿蛋白常阳性。

（二）免疫学检查

1. CD4[+] T淋巴细胞检测　　CD4[+] T淋巴细胞是HIV侵犯感染的主要靶细胞，HIV导致CD4[+] T淋巴细胞进行性减少，CD4[+]/CD8[+]比例倒置。采用流式细胞术检测CD4[+] T淋巴细胞绝对数量，可以了解HIV感染者机体免疫状况和病情进展，确定疾病分期和治疗时机，判断治疗效果和临床合并症。

2. 其他　　链激酶、植物血凝素等皮试常阴性。免疫球蛋白、β_2微球蛋白可升高。

（三）血生化检查

血生化检查可有血清转氨酶升高及肾功能异常等。

（四）病原学和血清学检查

1. 抗体检测　　HIV-1/HIV-2抗体检测是HIV感染诊断的"金标准"。经筛查试验（初筛和复检）和确证试验两步。采用ELISA、化学发光法或免疫荧光法初筛/复检血清p24及gp120抗体，灵敏度达99%。抗体初筛检测结果通常要经确证试验（免疫印迹法、条带/线性免疫试验和快速试验）检测确认。近年全球报道有数十例HIV抗体阴性的艾滋病患者，2017年，我国学者也报道了中国首例HIV抗体阴性合并肺卡波西肉瘤的艾滋病病例。

2. 抗原检测　　抗-HIV p24抗原单克隆抗体制备试剂，用ELISA法测血清HIV p24抗原，有助于抗体产生窗口期和新生儿早期感染的诊断。

3. 病毒核酸定量检测　　可了解疾病进展，提供抗病毒治疗依据，评估治疗效果，指导治疗方案调整以及为早期诊断提供参考。常用的方法有RT-PCR和核酸序列依赖性扩增（nucleic acid sequence-based amplificatio，NSABA）。一般用每毫升血浆中HIV RNA国际单位（IU/ml）表示病毒载量。

4. 耐药检测　　主要采用基因型检测。可以在抗病毒治疗开始前以及抗病毒治疗病毒载量下降不理想或抗病毒治疗失败需要改变治疗方案时进行耐药检测。

5. 其他　　近年蛋白芯片技术发展较快，能同时检测HIV、HBV、HCV联合感染者血中HIV、HBV、HCV核酸和相应的抗体，有较好的应用前景。

（五）其他检查

X线检查有助于了解肺并发肺孢子菌、真菌、结核分枝杆菌感染及卡波西肉瘤等情况。痰、支气管分泌物或肺活检可找到肺孢子菌包囊、滋养体或真菌孢子。粪涂片可查见隐孢子虫。隐球菌脑膜炎者脑脊液可查见隐球菌。对弓形虫、肝炎病毒及巨细胞病毒感染，可以用ELISA法检测相应的抗原或抗体。血或分泌物培养可确诊继发细菌感染。组织活检可确诊卡波西肉瘤或淋巴瘤等。

【诊断】

（一）诊断原则

根据流行病学史（包括不安全性生活史、静脉注射毒品史、输入未经抗HIV抗体检测的血液或血液制品、HIV抗体阳性者所生子女或职业暴露史等）结合临床表现和实验室检查等进行综合分析作出诊断。诊断HIV感染/艾滋病必须经确证试验证实HIV抗体阳性，HIV RNA和p24抗原的检测能缩短抗体"窗口期"，帮助早期诊断新生儿的HIV感染。

（二）诊断标准

1. HIV感染者　　指感染HIV后尚未发展至艾滋病期的个体。诊断标准如下。

（1）成人、青少年及18月龄以上儿童，符合下列1项者，即可诊断HIV感染：①HIV抗体筛查试验阳性和HIV补充试验阳性（抗体确证试验阳性或核酸定性检测阳性或核酸定量＞5 000拷贝/ml）；②有流行病学史或艾滋病相关临床表现，2次HIV核酸检测均为阳性；③HIV分离试验阳性。

（2）18 月龄及以下儿童,符合下列 1 项者即可诊断感染:①为 HIV 感染母亲所生和 2 次 HIV 核酸检测均为阳性(第 2 次检测须在出生 4 周后采样进行);②有医源性暴露史,HIV 分离试验结果阳性或 2 次 HIV 核酸检测均为阳性;③为 HIV 感染母亲所生和 HIV 分离试验阳性。

2. **HIV 感染早期**　成人及 15 岁(含 15 岁)以上青少年 HIV 感染者,符合下列 1 项即可诊断:①3～6 个月内有流行病学史和/或有急性 HIV 感染临床表现和/或有持续性全身性淋巴腺病(persistent genralized lymphadenopathy,PGL);②抗体筛查试验无反应,2 次核酸检测均为阳性;③1 年内出现 HIV 血清抗体阳转。15 岁以下儿童 HIV 感染者早期的诊断须根据 CD4+ T 淋巴细胞计数和相关临床表现。

3. **HIV 感染中期**　成人及 15 岁(含 15 岁)以上青少年 HIV 感染者符合以下特征的即可诊断:①CD4+ T 淋巴细胞计数为 200～500 个 /μl;②无症状或符合无症状期相关临床表现。15 岁以下儿童 HIV 感染者中期的诊断须根据 CD4+ T 淋巴细胞计数和相关临床表现。

4. **艾滋病期**　成人及 15 岁(含 15 岁)以上青少年 HIV 感染者,合并以下各项中的任何 1 项,即可诊断为艾滋病期。

（1）原因不明的持续不规则发热 1 个月以上,体温高于 38℃。

（2）慢性腹泻 1 个月以上,次数＞3 次 /d。

（3）6 个月内体重下降 10% 以上。

（4）反复发作的口腔真菌感染。

（5）反复发作的单纯疱疹病毒感染或带状疱疹感染。

（6）肺孢子菌肺炎。

（7）反复发生的细菌性肺炎。

（8）活动性结核或非结核分枝杆菌病。

（9）深部真菌感染。

（10）中枢神经系统病变。

（11）中、青年人出现痴呆。

（12）活动性巨细胞病毒感染。

（13）弓形虫脑病。

（14）马尔尼菲篮状菌病。

（15）反复发生的败血症。

（16）卡波氏肉瘤、淋巴瘤。

HIV 抗体阳性者,虽无上述表现或症状,但 CD4+ T 淋巴细胞数＜200 个 /μl,也可诊断为艾滋病。

15 岁以下儿童 HIV 感染者,符合下列 1 项者,即可诊断为艾滋病期:CD4+ T 淋巴细胞百分率在小于 12 月龄者低于 25%,12～36 月龄者低于 20%,37～60 月龄者低于 15%,5～14 岁者 CD4+ T 淋巴细胞计数＜200 个 /μl;伴有至少 1 种儿童艾滋病指征性疾病。

【鉴别诊断】

（一）原发性 CD4+ T 淋巴细胞减少症

少数原发性 CD4+ T 淋巴细胞减少症患者可并发严重机会性感染,与艾滋病相似,但无 HIV 感染流行病学资料,以及 HIV-Ⅰ 和 HIV-Ⅱ 病原学检测阴性,可与艾滋病鉴别。

（二）继发性 CD4+ T 淋巴细胞减少

继发性 CD4+ T 淋巴细胞减少多见于肿瘤及自身免疫性疾病经化学或免疫抑制治疗后,根据病史常可区别。

【预后】

通过有效的抗病毒治疗,HIV 感染 / 艾滋病目前是一种可以治疗但尚无法彻底治愈的慢性病,各种 HIV 相关和非相关的合并症与并发症也相应增多,后者已经成为影响患者预后和生存质量的主要疾病。HIV 感染 / 艾滋病的管理理念也已转向按照慢性病管理的模式来进行。

【治疗】

(一) 高效抗反转录病毒治疗

高效抗反转录病毒治疗(highly active anti-retroviral therapy,HAART)是针对病原体的特异治疗,目标是:最大限度地抑制病毒复制,重建或维持免疫功能;降低病死率和 HIV 相关疾病的患病率,改善患者的生活质量,提高期望寿命;减少异常免疫激活所致的病理损害;减少 HIV 的传播风险,预防垂直传播。

1. **药物种类**　目前国际上抗反转录病毒(anti-retroviral,ARV)药物有六类 30 余种(包括复合制剂),分为核苷类反转录酶抑制剂(nucleoside reverse transcriptase inhibitors,NRTIs)、非核苷类反转录酶抑制剂(non-nucleoside reverse transcriptase inhibitors,NNRTIs)、蛋白酶抑制剂(protease inhibitor,PIs)、融合抑制剂(FIs)、整合酶抑制剂(integrase strand transfer inhibitors,INSTIs)和 CCR5 抑制剂(maraviroc)。国内的 ARV 药物目前有 NRTIs、NNRTIs、PIs、INSTIs 和 FIs 五类。鉴于仅用一种抗病毒药物易诱发 HIV 变异,产生耐药性,目前主张联合用药,称为高效抗反转录病毒治疗(HAART)。根据目前的 ARV 药物,可以组成以 2NRTIs 为骨架的联合 NNRTI 或 PI 方案,每种方案都有其优缺点,如毒性、耐药性对以后治疗产生的影响、实用性和可行性等,须根据患者的具体情况来掌握。

HAART 治疗选用药物和组成方案须注意以下几点:①注意成人剂量和儿童、婴幼儿剂量的区别;②常见药物不良反应有头痛、恶心、呕吐、腹泻,毒副作用可能涉及骨髓抑制,肝肾损害,糖、脂肪代谢异常,应注意监测,避免产生严重后果;③注意药物配伍的禁忌和相互作用。

2. **各类药物的特点**

(1) NRTIs:选择性抑制 HIV 反转录酶,掺入正在延长的 DNA 链中,抑制 HIV 复制。常用下列几种。

1) 叠氮胸苷(azidothymidine,AZT),又名齐多夫定(zidovudine,ZDV):成人 300mg/次,2 次/d;儿童 160mg/m² 体表面积,3 次/d;新生儿/婴幼儿 2mg/kg,4 次/d。注意该药不能与司他夫定(d4T)合用。

2) 拉米夫定(lamivudine,LAM),又名 2′,3′- 双脱氧 -3′- 脱氢胸苷(2′,3′-dideoxy-3′-thiacytidine,3TC):成人 150mg,2 次/d;新生儿 2mg/kg,2 次/d;儿童 4mg/kg,2 次/d。LAM 与 AZT 合用有协同作用。

3) 阿巴卡韦(abacavir,ABC):成人 300mg/d,2 次/d;儿童 8mg/kg,2 次/d;新生儿/婴幼儿不建议用本药。最大剂量 300mg,2 次/d。HLA-5701 阳性者,不推荐使用。

4) 替诺福韦(tenofovir disoproxil,TDF):成人 300mg/次,1 次/d,与食物同服。

5) 恩曲他滨(emtritabine,FTC):成人 0.2g/次,1 次/d,可与食物同服。

6) 阿兹夫定(azvudine):3mg/次,1 次/d,睡前空腹服用,整片吞服,不可碾碎。

7) combivir 组合疗法(AZT+3TC):1 片/次,2 次/d。

8) trizivir 组合疗法(AZT+3TC+ABC):1 片/次,2 次/d。

9) truvada 组合疗法(FTC+TDF):每天口服 1 次,每次 1 片,随食物或单独服用均可。

10) FTC+ 丙酚替诺福韦(TAF):①200mg+10mg(和含有增强剂的 PIs 或艾维雷韦/考比司他 EVG/c 联用);②200mg+25mg(和 NNRTIs 或 INSTIs 联用)。

(2) NNRTIs:主要作用于 HIV 反转录酶特定位点,使其失去活性。

1) 奈韦拉平(nevirapine,NVP):成人 200mg/次,2 次/d。新生儿/婴幼儿 5mg/kg,2 次/d。儿童 8 岁以下,4mg/kg,2 次/d;8 岁以上,7mg/kg,2 次/d。奈韦拉平有导入期,在开始治疗的最初 14 天,须先从治疗量的一半开始(每天 1 次),如果无严重的不良反应才可以增加到足量(每天 2 次)。

2) 依非韦伦(efavirenz,EFV):成人 400mg/d,1 次/d。儿童体重 15～＜25kg,200～＜300mg,1 次/d;体重 25～＜40kg,300～＜400mg,1 次/d;体重≥40kg,≥400mg,1 次/d,睡前服用。

3) 依曲韦林(etravirine,ETV):200mg/次,2 次/d,饭后服用。

4) 利匹韦林(rilpvirine,RPV):25mg/次,每天 1 次,随进餐服用。

近年新增加的还有艾诺韦林(ainuovirine)、多拉韦林(doravirine,DOR)、NRTIs+NNRTIs 复方剂型

多拉米替（DOR/3TC/3TDF）等。

（3）PI：抑制蛋白酶，即阻断 HIV 复制和成熟过程中必需的蛋白质合成。

1）利托那韦（ritonavir，RTV）：成人 2 周内由 300mg/次，2 次/d，逐渐递增到 600mg/次，2 次/d。

2）克力芝（kaletra）是洛匹那韦（lopinavir，LPV）与 RTV 的复合制剂，含 LPV 200mg，RTV 50mg：成人 2 片/次，2 次/d。儿童体重 7～<15kg，LPV 12mg/kg 和 RTV 3mg/kg，每天 2 次；体重 15～<40kg，LPV 10mg/kg 和 RTV 2.5mg/kg，每天 2 次。

3）替拉那韦（tipranavir，TPV）：成人 500mg/次，每天 2 次。同时服用 RTV 200mg，每天 2 次，与食物同服可提高血药浓度。

4）阿扎那韦（atazanavir，ATV）：400mg/d，每天 1 次。与食物同时服用可增加生物利用度。避免与抑酸剂同时服用。

5）达芦那韦（darunavir，DRV）：成人 600mg/次，每天 2 次，同时服用利托那韦 100mg，每天 2 次。与食物同服可提高血药浓度。

（4）INSTIs

1）拉替拉韦（raltegravir，RAL）：400mg/次，2 次/d。

2）多替拉韦（dolutegravir，DTG）：成人和 12 岁及以上青少年 50mg/次，1 次/d，存在 INSTIs 耐药的情况下，首选餐后服用，以增强暴露。6～12 岁儿童，根据体质量确定剂量：15～20kg，20mg，1 次/d；20～30kg，25mg，1 次/d；30～40kg，35mg，1 次/d；>40kg，50mg，1 次/d。

其他还有 INSTIs 和 NRTIs 的复方剂型。

（5）FIs：艾博韦泰（albuvirtide，ABT），成人及 16 岁以上青少年 320mg/次，第 1 天、第 2 天、第 3 天和第 8 天各用 1 次，1 次/d，此后每周 1 次，静脉滴注。

3. 治疗时机

（1）成人及青少年一旦确诊 HIV 感染，无论 CD4$^+$ T 淋巴细胞计数高低，均建议立即开始治疗。在开始 HAART 治疗前，如果患者存在严重的机会性感染和处于既往慢性疾病急性发作期，应控制病情，待病情稳定后再进行抗病毒治疗。启动抗病毒治疗后，原则上需终身治疗。

（2）对 HIV 感染的儿童，无论其 CD4$^+$ T 淋巴细胞水平如何，都应尽早开始抗病毒治疗。

4. 治疗方案　初治患者推荐方案为 2 种 NRTIs 类骨干药物联合第三类药物治疗。第三类药物可用 NNRTIs 或增强型 PIs（含利托那韦或考比司他）或 INSTIs；也可选用复方单片制剂（single-tablet regimens，STR）。

5. 特殊人群的抗病毒治疗

（1）儿童：HIV 感染儿童应尽早开始抗病毒治疗。

儿童患者推荐方案为 2 种 NRTIs 类骨干药物联合第三类药物治疗。第三类药物可用或 NNRTIs 增强型 PIs（含利托那韦或考比司他）或 INSTI。

3 岁以下的儿童，推荐方案为 ABC 或 AZT+3TC+LPV/r（或 DTG），备选方案为 ABC（或 AZT）+3TC+NVP（或 RAL）。

3～10 岁儿童，推荐方案为 ABC+3TC+EFV（或 DTG），备选方案为 AZT（或 TDF）+3TC+NVP（或 EFV，或 LPV/r，或 RAL）。

10 岁以上儿童，推荐方案为 ABC+3TC+EFV，备选方案为 TDF/AZT+3TC+NVP/EFV/LPV/r。

（2）孕妇：无论其 CD4$^+$ T 淋巴细胞计数或临床分期如何，均应终身维持治疗。推荐方案：首选方案为 TDF/FTC（或 TDF+3TC 或 ABC/3TC 或 ABC+3TC）+RAL 或 DTG。推荐含 RAL 或 DTG 的方案作为孕妇和育龄期有怀孕意愿女性的首选治疗方案。

（3）哺乳期妇女：如进行母乳喂养，则必须在哺乳期坚持抗病毒治疗。治疗方案同孕妇。新生儿在 6 月龄后应停止母乳喂养。

（4）合并结核分枝杆菌感染者：所有合并结核病的 HIV 感染/艾滋病患者，无论 CD4$^+$ T 淋巴细胞计数水平的高低,均应接受抗病毒治疗。推荐在抗结核治疗后 2 周内尽早启动抗病毒治疗。对于合并活动性结核病的儿童,无论 CD4+ T 淋巴细胞水平的高低,均建议在抗结核后 2 周内尽早启动抗病毒治疗。

（5）静脉药物依赖者:与普通患者相同,有条件者可考虑首选含 RAL 或 DTG 或比克替拉韦（BIC）的抗病毒方案。对使用美沙酮替代戒毒的患者,应注意其依从性和抗病毒药物与美沙酮之间的相互作用。

（6）合并 HBV 感染者:治疗方案中应至少包含两种对 HBV 亦有抑制作用的药物。推荐含 3TC 联合 TDF 或 TAF 或 FTC 的方案。不宜使用单个对 HBV 有活性的核苷类药物方案,以免诱导 HIV 对核苷类药物产生耐药。

（7）合并 HCV 感染者:①抗 HIV 药物宜选择肝脏毒性较小的药物,有条件者,可考虑首选含有 INSTIs 或 FIs 的方案。②均建议抗 HCV 治疗,须考虑药物不良反应的累加及药物代谢的相互影响;应根据丙型肝炎治疗药物,更换无药物相互作用的抗 HIV 方案,可考虑短期更换 INSTIs 或 FIs;为避免部分长半衰期药物的相互作用,建议在更改抗 HIV 方案后,推迟 2 周启动抗 HCV 治疗,结束抗 HCV 治疗后,如需重新换回原抗 HIV 方案,也应推迟 2 周更换;因 HCV 治疗更改原抗 HIV 方案时,建议 2～8 周内监测 HIV RNA,评估新的治疗是否能够有效抑制 HIV。③CD4+ T 淋巴细胞计数小于 200 个/μl,推荐先启动抗 HIV,待免疫功能得到一定程度恢复后再适时开始抗 HCV 治疗。

6. 抗病毒治疗监测 在抗病毒治疗过程中要定期进行临床评估和实验室检测,以评价治疗的效果,及时发现抗病毒药物的不良反应,以及病毒是否产生耐药性。必要时更换药物,以取得抗病毒治疗的成功。

（1）病毒学指标:大多数患者在抗病毒治疗 4 周时病毒载量应下降 1lg 以上。在治疗 3～6 个月后,病毒载量应达到低于检测水平。

（2）免疫学指标:在抗病毒治疗 1 年时,CD4+ T 淋巴细胞增加 30% 或增加 100 个/μl,提示有效。

(二) 免疫重建

通过抗病毒治疗及其他医疗手段使 HIV 感染者受损的免疫功能恢复或接近正常称为免疫重建,这是 HIV 感染/艾滋病治疗的重要目标之一。在免疫重建的过程中,患者可能会出现一组临床综合征,临床表现为发热、潜伏感染的出现或原有感染的加重或恶化,称为免疫重建炎症反应综合征（immune reconstitution inflammatory syndrome,IRIS）。IRIS 诊断的参考标准:①接受 ART 后,结核病或隐球菌脑膜炎等机会性感染的临床症状出现恶化;②临床症状加重与新的机会性感染、HIV 相关肿瘤、药物不良反应、耐药或与治疗失败无关;③ART 后病毒载量下降和/或 CD4+ T 淋巴细胞计数增多。多种潜伏或活动的机会性感染者在抗病毒治疗后均可发生 IRIS。IRIS 发生时,应继续进行抗病毒治疗,根据情况对出现的潜伏性感染进行针对性的病原治疗。

(三) 治疗机会性感染及肿瘤

1. 肺孢子菌肺炎 卧床休息,吸氧。病原治疗首选磺胺甲噁唑 - 甲氧苄啶（SMZ-TMP）,2 片/次,每 6 小时 1 次,首剂加倍,疗程 2～3 周。必要时可延长疗程。重症患者可静脉用药,剂量和疗程与口服相同。

2. 其他真菌感染 口腔及食管真菌感染用克霉唑 1.5g 或酮康唑 0.1g,2 次/d;制霉菌素 2.5 万 U 涂抹黏膜病变处,每天 4 次;肺部念珠菌病等可用氟康唑或伊曲康唑（itraconazole）治疗;新生隐球菌脑膜炎用两性霉素 B、氟胞嘧啶或氟康唑治疗等。

3. 病毒感染 全身性 CMV、HSV、EBV 感染及带状疱疹可用阿昔洛韦（acyclovir）7.5～10.0mg/kg,或更昔洛韦（ganciclovir）5mg,每天静脉滴注 2 次,疗程 2～4 周。

4. 弓形虫病 首选乙胺嘧啶（负荷量 100mg,2 次/d,口服,此后 50～75mg/d 维持)+磺胺嘧啶（1.0～1.5g,4 次/d,口服）。替代治疗:磺胺甲噁唑 - 甲氧苄啶（3 片,2 次/d,口服）联合克林霉素（600mg/次,静脉给药,1 次/6h）,疗程至少为 6 周。

5. 鸟型分枝杆菌感染　首选方案为克拉霉素 500mg/ 次，每天 2 次或阿奇霉素 500mg/d+ 乙胺丁醇 15mg/（kg·d），同时联合应用利福布汀 300～600mg/d，可提高生存率并降低耐药。在抗 MAC 治疗开始 2 周后尽快启动 HAART。

6. 艾滋病相关性肿瘤　主要有淋巴瘤和卡波西肉瘤。确诊需病理活检。治疗应根据患者的免疫状态给予个体化综合性治疗。化学治疗药物或放射线的剂量应根据患者的免疫状态给予调整，需要注意抗病毒药物和化学治疗药物之间的相互作用，尽量选择骨髓抑制作用较小的抗病毒药物。

7. 结核病　艾滋病患者结核病的治疗原则与非艾滋病患者相同。抗结核药物使用时应注意与抗病毒药物之间的相互作用及配伍禁忌。

（四）对症支持

加强营养支持治疗，有条件者可辅以心理治疗。

【预防】

（一）管理传染源

艾滋病是《传染病防治法》管理的乙类传染病。发现 HIV 感染者时，应尽快（城镇于 6 小时内、农村于 12 小时内）向当地疾病预防控制中心（CDC）报告。为高危人群提供预防 HIV 感染的咨询服务，如安全性行为指导，推荐早期检测，提供包括核酸检测在内的检测咨询服务。为 HIV 感染 / 艾滋病患者早期启动抗病毒治疗。

（二）切断传播途径

加强艾滋病防治知识宣传教育。高危人群用避孕套，规范治疗性病。严格筛查血液及血制品，用一次性注射器。严格消毒患者用过的医疗器械，对职业暴露采取及时干预，推荐方案为 TDF+FTC（3TC）+LPV/r 或 RAL。对 HIV 感染的孕妇可采用产科干预（如终止妊娠、择期剖宫产等措施）加抗病毒药物干预（见孕妇和哺乳期妇女的抗病毒治疗）以及人工喂养措施阻断垂直传播。注意个人卫生，不共用牙具、剃须刀等。

（三）保护易感人群

HIV 疫苗目前处于试验研究阶段。因此当前阶段应树立"治疗即预防"的理念。

（1）暴露后预防（post-exposure prophylaxis，PEP）：指尚未感染 HIV 的人群，在暴露于高感染风险后，如与 HIV 感染者或感染状态不明者发生明确的体液交换行为，尽早（不超过 72 小时）服用特定的抗 HIV 药物，是降低 HIV 感染风险的生物学方法。

（2）暴露前预防（pre-exposure prophylaxis，PrEP）：指当人面临 HIV 感染高风险时，通过服用药物以降低被感染概率的生物学预防方法。

（3）HIV 感染的早诊早治的重要性：推荐所有感染者尽可能早地接受抗病毒治疗，注重综合预防措施，包括行为干预、抗病毒治疗、垂直传播阻断等策略。

（韦 嘉）

第十六节 ｜ 严重发热伴血小板减少综合征

严重发热伴血小板减少综合征（severe fever with thrombocytopenia syndrome，SFTS）是我国新发现的传染病，由严重发热伴血小板减少综合征病毒（SFTS 病毒）经蜱传播引起的一种自然疫源性疾病，可以发生人 - 人传播。临床表现主要为发热、血小板减少、白细胞减少、消化道症状及多器官功能损伤等，病情严重者可出现抽搐、昏迷、休克、全身弥散性血管内凝血等，甚至死亡。

【病原学】

布尼亚病毒科（*Bunyaviridae*）是 1975 年命名的一组有包膜的负链 RNA 病毒，因首先从乌干达西部的布尼亚韦拉（Bunyamwera）分离到而得名。由该科病毒引起的人类自然疫源性疾病中，重要的有肾综合征出血热（HFRS）、汉坦病毒肺综合征（HPS）、裂谷热（RVF）、克里米亚 - 刚果出血热（CCHF）

和白蛉热（SF）等。

SFTS 病毒是我国于 2011 年首次发现和命名,是导致严重发热伴血小板减少综合征的病毒,属于布尼亚病毒目白蛉纤细病毒科(*Phenuiviidae*)班达病毒属(*Bandavirus genus*)的大别班达病毒(*Dabie bandavirus*)。SFTS 病毒为分节段的单股、负链 RNA 病毒。病毒颗粒呈球形,直径 80~100nm,外有脂质包膜,表面有棘突。SFTS 病毒基因组包含三个单股负链 RNA 片段(L、M 和 S)。L 片段全长为 6 368 个核苷酸,包含单一读码框架编码 RNA 依赖的 RNA 聚合酶;M 片段全长为 3 378 个核苷酸,含有单一的读码框架,编码 1 073 个氨基酸的糖蛋白前体,即包膜糖蛋白(Gn 和 Gc);S 片段是一个双义 RNA,基因组以双向的方式编码病毒核蛋白和非结构蛋白(NSs)。S 片段以双向编码的方式编码病毒核蛋白(NP)和非结构蛋白。病毒基因组末端序列高度保守,与白蛉病毒属的裂谷热病毒的氨基酸同源性约为 30%。

SFTS 病毒对热敏感,60℃ 30 分钟能够被完全灭活,不耐酸,对紫外线、乙醚、三氯甲烷、β- 丙内酯、甲醛等敏感,对次氯酸等常用含氯消毒剂亦敏感。

【流行病学】

(一) 传染源(宿主和传播媒介)

在 SFTS 流行地区,羊、牛、狗和鸡等动物的 SFTS 病毒感染率较高,但感染后不发病,病毒血症滴度较低,且维持时间短,可能为扩散宿主。患者可作为传染源,其血液和血性分泌物具有传染性。哺乳动物是否为储存宿主尚不清楚。SFTS 病毒的主要传播媒介为长角血蜱。

(二) 传播途径

SFTS 主要通过蜱叮咬传播。目前,已从病例发现地区的长角血蜱中分离到 SFTS 病毒,人被携带病毒的蜱叮咬而感染,部分病例发病前有明确的蜱叮咬史。此外,本病可以发生人 - 人传播,人直接接触患者血液、分泌液或排泄物可引起感染。长角血蜱是该病毒传播的主要媒介,蜱体 SFTS 病毒抗体阳性率为 2.1%~5.4%,微小牛蜱也可检出 SFTS 病毒抗体。在不同流行区域,羊、牛、狗、鸡和猪等家畜中 SFTS 病毒抗体阳性率差别较大,分别为羊 67%~95%,牛 57%~80%,狗 6%~55%,鸡 1%~36%,猪 5%。

(三) 人群易感性

人群普遍易感。在丘陵、山地、森林等地区生活、生产的居民和劳动者以及赴该类地区户外活动的旅游者感染风险较高。在河南、山东等丘陵地区人群检测 SFTS 病毒抗体阳性率为 1.0%~3.8%,提示该病存在轻型病例或隐性感染可能。

(四) 流行特征

目前病例报告主要分布在山区和丘陵地带的农村,呈高度散发。本病多发于春夏季,不同地区可能略有差异。疾病的流行季节为 3~11 月,发病高峰的出现时间与当年的气象条件及蜱密度有关,一般出现在 5~7 月。

河南、山东、湖北、安徽、辽宁、浙江和江苏等省报告病例较多。日本、韩国也相继报告了 SFTS 病例,美国报告了类似病例。

2011—2012 年,中国共有 2 047 例 SFTS 病毒感染(其中有 129 例死亡,病死率 6.3%),感染主要分布在中国东部和中部的 206 个县。河南、湖北和山东的病例数最多,分别占总数的 48%、22% 和 16%。

【发病机制与病理】

SFTS 发病机制尚不清楚。在鼠动物模型中,脾、肝、肾可检测到病毒 RNA 和组织病理的改变,然而只在脾脏中发现病毒复制,提示脾脏可能是 SFTS 病毒重要的靶器官;脾内巨噬细胞和血小板的数量很大程度地增高,在脾脏的红髓中发现 SFTS 病毒与巨噬细胞胞质内的血小板共定位;体外细胞检测发现鼠的血小板容易与 SFTS 病毒黏附,进而被初始的巨噬细胞吞噬,这与动物体内检测相吻合,提示外周血血小板的减少,可能是由黏附血小板的 SFTS 病毒被巨噬细胞吞噬所致。另有研究发现在感染 SFTS 病毒的昆明鼠肝脏内发现大片坏死,而在其他器官中未发现明显的病理损伤。

"细胞因子风暴"被认为是很多病毒感染致病性与致死性的重要因素。对 49 例患者(其中 8 例死亡病例)的研究发现,患者血清中白细胞介素 -6(IL-6)、IL-10、γ- 干扰素(IFN-γ)、粒细胞 - 巨噬细集落刺激因子（GM-CSF）、纤维蛋白原、铁调素和磷脂酶 A2 明显高于健康人，且死亡病例明显高于生存者。与健康人相比，生存者血清 IL-8、单核细胞趋化蛋白-1 和巨噬细胞炎症蛋白 1β 降低或无明显差别，但死亡者明显升高。死亡病例病毒载量、血清转氨酶水平明显高于存活者。

细胞因子的表达模式与急性期 SFTS 患者病毒载量相关，病毒载量与细胞因子 IL-1RA、IL-6、IL-10、单核细胞趋化蛋白-1（MCP-1）、粒细胞集落刺激因子（G-CSF）、IL-8、巨噬细胞炎症因子-1α（MIP-1α）、MIP-1β 和干扰素诱导蛋白-10（IP-10）呈正相关，与血小板衍生因子-BB（PDGF-BB）和调节活化正常 T 淋巴细胞表达与分泌的趋化因子（regulated upon activation normal T cell expressed and secreted factor，RANTES）呈负相关。后两种细胞因子主要存储于血小板。在 SFTS 患者中，低水平的 RANTES 和 PDGF-BB 可能反映外周血中血小板浓度的降低，与病毒感染的严重程度具有一定关系。IL-1β、IL-8、MIP-1α 和 MIP-1β 可以作为预测 SFTS 患者生存预后的生物分子标志。

日本学者对 SFTS 死亡患者行尸检病理研究，发现右腋前线的肿大淋巴结，右侧腋前线和颈部淋巴结炎症坏死，以小淋巴细胞的缺失和组织细胞的增生为主。镜下发现核碎裂、非粒细胞、坏死的鬼影细胞，通过淋巴窦道从淋巴结的皮质区浸润到淋巴结的脂肪组织区域，存在微小坏死物、上皮样组织和肉芽肿散在分布。其他内脏器官未发现明显病变；SFTS 病毒的核心蛋白在出芽裂殖的细胞质中以及人的腋前线淋巴结的皮质区表达，病毒抗原在右颈部淋巴结有表达，但纵隔淋巴结无表达；在右腋窝和颈部淋巴结的切片中 SFTS 病毒 RNA 在每个细胞中的病毒载量较高，而骨髓、肝、脾中每个细胞的病毒载量较低。

【临床表现】

SFTS 潜伏期一般为 5～15 天。

（一）发热期（初期）

急性起病，主要临床表现为发热，体温多在 38℃ 左右，重者持续高热，可达 40℃ 以上，部分病例热程可长达 10 天以上，伴乏力、全身酸痛、头痛及食欲缺乏，以及恶心、呕吐和腹泻等消化道症状。

体格检查常有颈部及腹股沟等浅表淋巴结肿大伴压痛、上腹部压痛等。可有相对缓脉。部分患者伴有肝脾大。

（二）极期

极期患者仍可有发热期的各种表现，少数病例病情危重，出现意识障碍、皮肤瘀斑、消化道出血、肺出血等，可因休克、呼吸衰竭、弥散性血管内凝血（DIC）等多器官功能衰竭死亡。

（三）恢复期

SFTS 为自限性疾病，病程 2 周左右，大部分患者预后良好。伴有慢性基础性疾病的患者，出现神经系统症状、出血倾向明显、病毒载量持续增高以及 LDH、AST、ALT 及 CK 等血清酶活性持续增高者预后较差。

临床分型：SFTS 根据病情轻重，可分为轻型、普通型、重型和危重型 4 型，重型和危重型多见于老年患者、有基础疾病或病后未及时就诊患者。

【实验室检查】

（一）血常规

80% 以上病例外周血白细胞计数减少，多为（1.0～3.0）×10^9/L，重症者可降至 1.0×10^9/L 以下，中性粒细胞比例、淋巴细胞比例多正常；90% 以上病例血小板降低，多为（30～60）×10^9/L，重症者可低于 30×10^9/L。

（二）尿常规

半数以上病例出现蛋白尿（+～+++），少数病例出现尿潜血或血尿。肌酐尿素氮增高等。

（三）生化检查

生化检查可表现为不同程度的 LDH、CK 及 AST、ALT 等升高，尤以 AST、CK-MB 升高为主，常有低钠血症，个别病例 BUN 升高。

(四) 病原学检查

1. **核酸检测**　采用 RT-PCR 法检测患者血清中特异性核酸,阳性可确诊 SFTS 病毒感染。核酸定量检测可以动态监测病情变化,持续高病毒载量常常是重症病例的特点。

2. **病毒分离**　患者急性期血清标本经处理后,采用敏感细胞分离到病毒可确诊。分离 SFTS 病毒应在生物安全三级实验室进行。SFTS 病毒可感染多种细胞系,包括 Vero、Vero E6、L929 和 DH82,但是其仅在 DH82 和 Vero E6 细胞内引起细胞病变。

(五) 血清学检查

(1) 血清特异性 IgM 抗体:一般在感染后 4 个月就检测不出。

(2) 血清特异性 IgG 抗体:采用 ELISA、免疫荧光(IFA)抗体测定、中和试验等方法检测,新型布尼亚病毒 IgG 抗体阳转或恢复期滴度较急性期 4 倍以上增高者,可确认为新近感染。特异性 IgG 在感染 5 年后仍可检测到。

(3) 血清特异性总抗体:可采用双抗原夹心 ELISA 法检测,血清特异性总抗体阳性表明曾受到病毒感染。

【并发症】

SFTS 的并发症主要有:继发感染、脑炎/感染中毒性脑病、出血及弥散性血管内凝血(DIC)、噬血细胞淋巴组织增生症、多器官功能障碍等。

【诊断】

依据流行病学史(流行季节在丘陵、林区、山地等地工作、生活或旅游史等或发病前 2 周内有被蜱叮咬史)、临床表现和实验室检测结果进行诊断。

具有上述流行病学史、发热等临床表现且外周血血小板和白细胞计数降低者可以临床诊断。

确诊需要具备下列条件之一:①病例标本新型布尼亚病毒核酸检测阳性;②病例标本检测新型布尼亚病毒 IgM 阳性或 IgG 抗体阳转或恢复期滴度较急性期 4 倍以上增高者;③病例标本分离到新型布尼亚病毒。

【鉴别诊断】

SFTS 须与人嗜粒细胞无形体病等立克次体病、肾综合征出血热、登革热、败血症、伤寒、血小板减少性紫癜和钩端螺旋体病等疾病相鉴别。

【治疗】

SFTS 尚无特异性治疗手段,主要为对症支持治疗。

患者应当卧床休息,流食或半流食,多饮水。密切监测生命体征及尿量等。不能进食或病情较重的患者,应当及时补充热量,保证水、电解质和酸碱平衡,尤其注意对低钠血症患者的补充。高热者物理降温,必要时使用药物退热。有明显出血或血小板明显减少(如低于 $30 \times 10^9/L$)者,可输血浆、血小板。中性粒细胞严重减少(低于 $1 \times 10^9/L$)患者,建议使用粒细胞集落刺激因子。

利巴韦林在体外试验中可抑制病毒复制,但有待于随机对照多中心研究评价其有效性和安全性。继发细菌、真菌感染者,应当选择敏感抗生素治疗。

目前尚无证据证明糖皮质激素的治疗效果,应当慎重使用。

【预防】

传染源可能是家畜或野生动物,患者血液或血性分泌物具有传染性,因此,一般患者不需隔离,但有出血表现者尽量安排单间隔离。对患者的血液、分泌物、排泄物及被其污染的环境和物品,采取高温、高压、含氯消毒剂等方式进行消毒处理。

户外活动时注意个人防护,防止蜱虫叮咬。医务及陪护人员在接触患者血液、体液、分泌物、排泄物等时应戴乳胶手套。从事气管插管或其他可能接触患者血液或血性分泌物的操作时,应穿隔离衣并戴护目镜(或防护面罩)和外科口罩。

(王贵强)

本章目标测试

NOTES

第四章 立克次体病

立克次体病(rickettsiosis,rickettsia disease)是由立克次体(Rickettsia)引起的急性传染病。立克次体的共同特点是:专性细胞内寄生;以节肢动物为传播媒介或储存宿主;致病因素主要是立克次体毒素;病理变化主要是全身小血管炎及血管周围炎;引起的疾病多数是人兽共患病。临床上呈急性起病,表现为发热、头痛、皮疹(Q热除外)与多器官损害。外斐反应是常用的检查方法。能进入细胞内的抗菌药物可以取得较好疗效。

第一节 | 流行性与地方性斑疹伤寒

一、流行性斑疹伤寒

流行性斑疹伤寒(epidemic typhus)又称虱传斑疹伤寒(louse-borne typhus),是由普氏立克次体(Rickettsia prowazeki)通过人虱传播所致的急性传染病。临床上以急性起病、稽留高热、剧烈头痛、皮疹与中枢神经系统症状为主要特征,自然病程约2~3周。患流行性斑疹伤寒后数月至数年,可能出现复发,称为复发性斑疹伤寒,又称Brill-Zinsser病。

【病原学】

普氏立克次体属立克次体属、斑疹伤寒群,呈多形性球杆状,大小为(0.3~1.0)μm×(0.3~0.4)μm,革兰氏染色阴性,可在鸡胚卵黄囊及组织中繁殖。接种雄性豚鼠腹腔引起发热,但无明显阴囊红肿,以此可与地方性斑疹伤寒病原体相鉴别。其胞壁的脂多糖有内毒素样作用。主要有两种抗原:一是可溶性耐热型特异性抗原,为群特异性抗原,可与斑疹伤寒以外的立克次体病相鉴别;二是不耐热型颗粒性抗原,具有种特异性,可用来区分莫氏立克次体引起的地方性斑疹伤寒。

普氏立克次体耐冷不耐热,56℃30分钟或37℃5~7小时即可被灭活,对紫外线及一般消毒剂均较敏感,但对干燥有抵抗力,在干燥虱粪中可存活数月。

【流行病学】

(一)传染源

患者是唯一的传染源。自潜伏期末至热退后数日患者的血液中均有病原体存在,病程第1周传染性最强,一般不超过3周。个别患者病后立克次体可长期隐伏于单核/巨噬细胞内,当机体免疫功能降低时引起复发,称为复发性斑疹伤寒。1975年国外报道从东方鼩鼠以及牛、羊、猪等家畜体内分离出普氏立克次体,表明哺乳动物可能成为储存宿主,但作为传染源尚待证实。

(二)传播途径

人虱是本病的传播媒介,以体虱为主,头虱次之,通过人—虱—人的方式传播。当虱叮咬患者时,病原体随血入虱肠,侵入肠壁上皮细胞内增殖,约5天后细胞胀破,大量立克次体溢入肠腔,随虱类排出,或因虱体被压碎而散出,可通过搔痒的抓痕侵入人体。虱粪中的立克次体偶可随尘埃经呼吸道、口腔或眼结膜感染。虱习惯生活于29℃左右,当患者发热或死亡后即转移至健康人体而造成传播。

(三)人群易感性

人群普遍易感,病后可获较持久免疫功能。少数患者因免疫功能不足偶尔可再次感染或体内潜伏的立克次体再度繁殖引起复发。

(四) 流行特征

流行性斑疹伤寒流行与人虱密切相关,故多发生于寒冷地区的冬春季节。本病在国内已基本得到控制,仅寒冷地区的郊区、农村等有散发或小流行。战争、灾荒及卫生条件不良易引起流行。

【发病机制与病理】

流行性斑疹伤寒的发病机制主要为病原体所致的血管病变、毒素引起的毒血症及变态反应。立克次体侵入人体后,先在小血管内皮细胞内繁殖;细胞破裂,立克次体释放入血形成立克次体血症,侵袭全身小血管内皮细胞。病原体死亡,释放大量毒素可引起全身中毒症状。病程第 2 周随着机体抗感染免疫的产生出现变态反应,使血管病变进一步加重。

基本病变是小血管炎,典型病理变化是增生性、血栓性、坏死性血管炎及血管周围炎性细胞浸润所形成的斑疹伤寒结节。这种增生性、血栓坏死性血管炎可分布于全身各组织和器官,多见于皮肤、心肌、中枢神经系统。中枢神经系统以大脑皮质、延髓、基底节的损害最重,脑桥、脊髓次之。脑膜可呈急性浆液性炎症。肺可有间质性炎症和支气管肺炎。肝脏汇管区有嗜碱性单核细胞浸润,肝细胞可有不同程度的脂肪变性及灶性坏死与单核细胞浸润。脾脏可因单核/巨噬细胞、原淋巴细胞及浆细胞增生而呈急性肿大。肾脏主要呈间质性炎性病变。肾上腺可有出血、水肿和实质细胞退行性变,并有斑疹伤寒结节。

【临床表现】

潜伏期为 5～23 天,平均 10～14 天。流行性斑疹伤寒可分为以下临床类型。

(一) 典型斑疹伤寒

典型斑疹伤寒多起病急骤,主要临床表现为发热、皮疹及中枢神经系统症状。患者可在突然发生严重头痛和发热前的 1～3 天有前驱期症状,包括疲乏、食欲缺乏、头晕、畏寒,以及严重的肌肉痛、关节痛、咳嗽等。

1. **发热**　起病多急骤,体温于 1～2 天内达 39～40℃,呈稽留热型,少数呈不规则或弛张热型,可伴寒战。高热持续 2～3 周后,体温迅速降至正常。伴剧烈头痛、烦躁不安、面部及眼结膜高度充血等全身毒血症症状。

2. **皮疹**　90% 以上患者有皮疹,为本病的重要特征。在病程第 4～5 天出现皮疹,先见于躯干,很快蔓延至四肢,数小时至 1 天内遍及全身。严重者手掌及足底均可见到,但面部无皮疹,下肢较少。皮疹大小形态不一,1～5mm,边缘不整,多数孤立,偶见融合成片。初起常为充血性斑疹或丘疹,压之退色,继之转为暗红色或出血性斑丘疹,压之不退色,皮疹持续 1 周左右消退。退后留有棕褐色色素沉着(图 4-1)。

3. **中枢神经系统症状**　患者发病早期有剧烈头痛,伴头晕、耳鸣及听力减退。随着病情的加重,患者的神经系统症状也加剧,可出现烦躁不安、谵妄、嗜睡。少数患者出现四肢僵硬、颈项强直及脑膜刺激征等。

4. **肝脾大**　约 90% 患者出现脾大,少数患者肝大。

5. **心血管系统**　脉搏常随体温升高而加速,血压偏低,严重者可发生休克。部分中毒重者可发生中毒性心肌炎,表现为心音低钝、心律不齐、奔马律。

6. **其他**　有少数患者发生支气管炎或支气管肺炎。消化系统症状有食欲缺乏、恶心、呕吐、腹胀、便秘或腹泻。严重者可发生肾衰竭。

(二) 轻型斑疹伤寒

近年来,我国发生的散发病例多为轻型斑疹伤寒。其特点为:①全身中毒症状轻,但全身酸痛,头痛仍较明显;②热程短,持

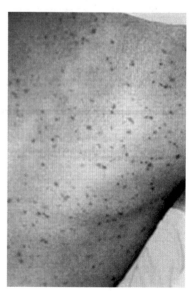

图 4-1　**流行性斑疹伤寒皮疹**

续 7～14 天,平均 8～9 天,体温一般 39℃左右,可呈弛张热;③皮疹少,胸腹部出现少量充血性皮疹,1～2 天即消退;④神经系统症状较轻,兴奋、烦躁、谵妄、听力减退等均少见;⑤肝脾大少见。

(三)复发性斑疹伤寒

复发性斑疹伤寒是指初次感染流行性斑疹伤寒病后复发所引起的疾病,多呈轻型表现,在我国很少见。其特点是:①病程短,为 7～10 天;②发热不规则,病情轻;③皮疹稀少或无皮疹;④外斐试验常为阴性或低效价,但补体结合试验阳性且效价很高。初次感染后,部分患者病原体可长期潜伏体内,机体免疫功能下降、外科手术和免疫抑制剂的应用使其再度繁殖而引起复发。

【实验室及其他检查】

(一)血、尿常规

血常规白细胞计数多正常,嗜酸性粒细胞减少或消失,血小板减少。尿蛋白常阳性。

(二)血清学检查

1. **外斐反应**(Weil-Felix reaction)　即变形杆菌 OX_{19} 凝集试验,患者血清中的特异性抗体能与变形杆菌 OX_{19} 抗原起凝集反应,为诊断提供依据。血清 OX_{19} 菌株凝集效价大于 1∶160,并且随病程增长,其血清凝集效价 4 倍或 4 倍以上升高,提示斑疹伤寒现症感染。

2. **立克次体凝集试验**　以普氏立克次体颗粒抗原与患者血清做凝集反应,特异性强,阳性率高。效价 1∶40 以上即为阳性。病程第 5 天阳性率达 85%,第 16～20 天可达 100%;此方法虽然与莫氏立克次体有一定交叉,但后者效价较低,故仍可与莫氏立克次体相鉴别。

3. **补体结合试验**　补体结合抗体在病程第 1 周内即可达有意义的效价(≥1∶32),第 1 周阳性率为 50%～70%,第 2 周可达 90% 以上,低效价可维持 10～30 年,故可用于流行病学调查。以提纯的普氏立克次体颗粒性抗原做补体结合试验,不仅有组特异性,且有种特异性,故可用以区别流行性斑疹伤寒和地方性斑疹伤寒。

4. **间接血凝试验**　用斑疹伤寒立克次体可溶性抗原致敏化后的绵羊或家兔的红细胞,进行微量间接血凝试验。其灵敏度较外斐反应及补体结合试验高,特异性强,与其他群立克次体无交叉反应,便于流行病学调查及早期诊断。

5. **间接免疫荧光试验**　采用普氏立克次体已知抗原对患者血清做间接免疫荧光试验。普氏立克次体血清抗体效价 IgM≥1∶40 或 IgG≥1∶160,或两次血清标本的抗体效价提高 4 倍或 4 倍以上为斑疹伤寒现症感染抗体检测阳性。

(三)核酸检测

采用 PCR 方法从患者血液标本中扩增出普氏立克次体 DNA 片段为普氏立克次体核酸检测阳性。

(四)病原体分离

有条件的实验室可采集患者血液标本直接接种豚鼠,分离普氏立克次体。

【并发症】

并发症包括肺炎、心肌炎、中耳炎及腮腺炎;可并发感染性精神病及指/趾端坏疽,现已少见。

【诊断】

流行病学资料:当地有斑疹伤寒流行或 1 个月内去过流行地区,多发生在冬春季,患者身上或衣服上常有体虱存在;临床表现:出现发热、皮疹、中枢神经系统症状;实验室检查:外斐反应血清 OX_{19} 菌株凝集效价大于 1∶160 或效价逐渐升高即可诊断。有条件也可做间接免疫荧光试验检测普氏立克次体抗体及核酸检测等其他检测。

【鉴别诊断】

1. **其他立克次体病**　恙虫病患者恙螨叮咬处可有结痂和淋巴结肿大,变形杆菌 OX_K 凝集试验阳性;Q 热患者除发热及头痛外无皮疹,主要表现为间质性肺炎,外斐试验阳性,贝纳立克次体的血清学试验阳性;地方性斑疹伤寒患者临床表现酷似轻型流行性斑疹伤寒,变形杆菌 OX_{19} 凝集试验也阳性,但无虱叮咬史,可能有鼠蚤叮咬史,立克次体凝集试验、补体结合试验及豚鼠阴囊试验可鉴别。

2. **伤寒**　夏秋季节发病较多,起病较缓慢,头痛及全身痛不甚明显,皮疹出现较晚,淡红色,数量较少,多见于胸腹。可有相对缓脉。神经系统症状出现较晚、较轻。常有较明显的腹泻或便秘,或腹泻与便秘交替出现。白细胞数多减少。伤寒杆菌凝集反应及血、尿、粪、骨髓培养可获阳性结果。

3. **回归热**　体虱传播,冬春发病,皮疹少见。白细胞数及中性粒细胞百分率增多。发热时患者血液涂片可查见回归热螺旋体。流行季节偶有二病同存的可能。

4. **钩端螺旋体病**　夏秋季节发病,有疫水接触史。无皮疹,多有腹股沟及腋窝淋巴结肿大,腓肠肌压痛明显。可有黄疸、出血或咯血。钩端螺旋体补体结合试验或钩端螺旋体凝集-溶解试验阳性。乳胶凝集试验检查抗原有助于早期诊断。

5. **肾综合征出血热**　有明显的区域性。早期患者也出现发热、头痛及出血点。以发热、出血和肾损害为主要表现,典型患者有发热期、低血压休克期、少尿期、多尿期和恢复期5期经过。血清学检测特异性IgM抗体可明确诊断。

【预后】

预后与病情轻重、年龄、治疗早晚、有无并发症等有关。得到早期诊断及有效的治疗者预后良好。老年人、孕妇及合并严重并发症者预后不良,得到及时治疗者病死率<1.5%,而未经治疗的典型斑疹伤寒患者病死率为10%~60%。

【治疗】

(一) 一般治疗

患者卧床休息,供给足够的热量,维持水、电解质平衡。做好护理,防止并发症的发生。

(二) 病原治疗

病原治疗是本病的主要治疗措施。可用多西环素(doxycycline),成人每天0.2~0.3g,顿服或分2次服用。若合用甲氧苄啶(TMP)疗效更好,成人每天0.2~0.4g,分两次服用。治疗须持续至体温正常后2~3天。成人患者也可选择喹诺酮类药物进行治疗。

(三) 对症治疗

剧烈头痛等神经系统症状明显时,可用止痛镇静剂;中毒症状严重者可应用肾上腺皮质激素,输液补充血容量。慎用退热剂,以防大汗虚脱。

【预防】

改善卫生条件、普及个人卫生知识、灭虱是预防本病的关键措施。

(一) 管理传染源

早期隔离患者,灭虱、洗澡、更衣后可解除隔离。对密切接触者,医学观察21天。

(二) 切断传播途径

发现患者后,同时对患者及接触者进行灭虱,并在7~10天重复一次。

(三) 保护易感人群

疫苗有一定效果,但不能代替灭虱。疫苗仅适用于某些特殊情况,如准备进入疫区者、部队、研究人员等。灭活疫苗能减少发病率,减轻症状,缩短病程,降低病死率。常用灭活鼠肺疫苗皮下注射。第1年注射3次,以后每年加强1次,6次以上可获较持久的免疫功能。

二、地方性斑疹伤寒

地方性斑疹伤寒(endemic typhus)亦称鼠型斑疹伤寒(murine typhus),是由莫氏立克次体(*Rickettsia mooseri*)通过鼠蚤传播所致的急性传染病。其临床特征与流行性斑疹伤寒相似,但症状较轻,病程较短,病死率低。

【病原学】

莫氏立克次体的形态、染色特点、生化反应、培养条件及抵抗力均与普氏立克次体相似,但在动物实验上可以区别:①莫氏立克次体接种雄性豚鼠腹腔后,豚鼠除发热外,阴囊高度水肿,称为豚鼠阴囊现象。莫氏立克次体在睾丸鞘膜的浆细胞中繁殖甚多,其鞘膜渗出液涂片可查见大量立克次体。普氏立克次体仅引起轻度阴囊反应。②莫氏立克次体可引起大鼠发热或致死,并在其脑内存活数月,故可用其脑组织保存菌种或传代。而普氏立克次体仅使大鼠形成隐性感染。③莫氏立克次体接种于小鼠腹腔内可引起致死性腹膜炎及败血症。

莫氏立克次体与普氏立克次体有共同的可溶性抗原,故二者有交叉反应,均能与变形杆菌 OX_{19} 发生凝集反应。但二者的颗粒性抗原不同,用凝集试验和补体结合试验可将其区别。

【流行病学】

(一) 传染源

家鼠为本病的主要传染源,以鼠—鼠蚤—鼠的循环形式在鼠间传播。鼠蚤在鼠死亡后离开鼠体叮咬人而使人受感染。此外,患者及牛、羊、猪、马、骡等也有可能作为传染源。

(二) 传播途径

莫氏立克次体主要通过鼠蚤的叮咬传播。鼠感染后,立克次体在其血液内循环,此时鼠蚤吸血,莫氏立克次体随血入蚤肠繁殖,立克次体由蚤粪通过搔痒的伤痕侵入人体,或病原体随尘土经呼吸道、眼结膜而致感染。人食入被鼠尿、粪污染的食物亦可受染。

(三) 人群易感性

人群普遍易感。病后可获持久免疫功能,并与流行性斑疹伤寒有交叉免疫功能。

(四) 流行特征

地方性斑疹伤寒属自然疫源性传染病。病例散布全球,温带及热带较多,我国华北、西南、西北诸省 8～10 月有散发病例。

【发病机制与病理】

地方性斑疹伤寒发病机制与病理同流行性斑疹伤寒,但程度较轻。

【临床表现】

潜伏期为 1～2 周,症状、体征及临床经过与流行性斑疹伤寒相似,但病情轻,病程短。

(一) 发热

起病多急骤,发热为稽留热或弛张热型,体温多在 39℃ 左右,持续 9～14 天,最短 4 天,最长 25 天,伴全身酸痛、头痛、结膜充血等。

(二) 皮疹

50%～80% 患者有皮疹。皮疹出现的时间差异很大,一般皮疹从胸、腹部开始,然后向肩、背及四肢扩散,也可从四肢扩散到躯干,但是脸和颈部、手掌、足底一般无皮疹。早期皮疹为粉红色的斑疹,按之即退;随后皮疹发展为暗红色的斑丘疹,按之不退。

(三) 中枢神经系统症状

患者大多表现为头痛、头晕、失眠等轻度神经系统症状,谵妄、嗜睡、颈项强直及脑膜刺激征等少见。

(四) 其他

消化系统症状有食欲缺乏、恶心、呕吐、腹胀、便秘或腹泻。约 50% 患者脾脏轻度大,有部分患者发生支气管炎。

【实验室及其他检查】

(一) 血常规

白细胞计数多正常。少数患者出现血小板减少。

(二) 生化检查

约 90% 的患者 ALT、AST、ALP 和 LDH 轻度升高。

(三) 血清学检查

外斐反应亦阳性,但滴度较低,须依赖补体结合试验及立克次体凝集试验来鉴别。间接免疫荧光试验的莫氏立克次体血清抗体效价 IgM≥1∶40 或 IgG≥1∶160,或两次血清标本的抗体效价提高 4 倍或 4 倍以上为斑疹伤寒现症感染抗体检测阳性。

(四)核酸检测

采用 PCR 从患者血液标本扩增出莫氏立克次体 DNA 片段为莫氏立克次体核酸检测阳性。

(五)病原体分离

有条件的实验室可采集患者血液标本,直接接种豚鼠分离莫氏立克次体。

【诊断与鉴别诊断】

流行病学资料:居住地区有本病发生,有鼠及被蚤叮咬史;临床表现与流行性斑疹伤寒相似,但较轻;外斐反应有筛选价值,进一步诊断依赖于补体结合试验、立克次体凝集试验或间接免疫荧光试验。

地方性斑疹伤寒应与流行性斑疹伤寒鉴别,参阅“流行性斑疹伤寒”。

【预后】

预后良好,病死率低。

【治疗】

地方性斑疹伤寒的治疗方法同“流行性斑疹伤寒”。

【预防】

灭鼠、灭蚤为重要措施。相关实验室或灭鼠工作人员可接种灭活鼠肺疫苗或减毒活疫苗。

(李 强)

第二节 | 恙虫病

恙虫病(tsutsugamushi disease)又名丛林斑疹伤寒(scrub typhus),是由恙虫病东方体(*Orientia tsutsugamushi*)引起的一种急性自然疫源性传染病。鼠类是主要的传染源。本病通过恙螨幼虫(chigger)叮咬传播给人。临床上以叮咬部位焦痂(eschar)或溃疡形成,发热,皮疹,淋巴结肿大,肝脾大以及外周血白细胞数减少等为特征。

【病原学】

恙虫病东方体呈球形或球杆状,大小为(0.3~0.6)μm×(0.5~1.5)μm。专性细胞内寄生,在细胞质内靠近细胞核旁成堆排列。革兰氏染色阴性,但以吉姆萨染色显色较好,呈紫蓝色。恙虫病东方体以二分裂方式进行繁殖,在原代鼠肾细胞、原代鸡胚细胞、HeLa 细胞中生长良好,可采用鸡胚卵黄囊接种或小鼠腹腔内接种来分离病原体。

恙虫病东方体与变形杆菌 OX_K 株有交叉免疫原性,临床上利用变形杆菌 OX_K 抗原与患者血清进行凝集反应,协助诊断。

恙虫病东方体抵抗力弱,有自然失活、裂解倾向,不易保存,即使在液氮中亦仅存活 1 年左右。对各种消毒方法都很敏感,如在 0.5% 苯酚溶液中或加热至 56℃,10 分钟即死亡。能耐寒,−20℃下可存活 5 周。对氯霉素、四环素类和红霉素类均极敏感,但能耐受青霉素类、头孢菌素类及氨基糖苷类抗生素。

【流行病学】

(一)传染源

鼠类是主要传染源。我国广东省的市镇以家鼠为主,而农村以社鼠、黄毛鼠为主。此外,兔、猪、猫和家禽等也能感染本病。人患本病后,虽然血液中也有恙虫病东方体,但被恙螨幼虫叮咬的可能性极小,故患者作为传染源的意义不大。

(二)传播途径

恙螨(chigger mite)是恙虫病的传播媒介,也是恙虫病东方体的原始储存宿主。能传播本病的恙螨有数十种,在我国最主要的是地里纤恙螨和红纤恙螨。恙螨的生活周期包括卵、幼虫、蛹、稚虫和成虫 5 期,其中只有幼虫是寄生性。人在疫区的草地上工作、活动或坐卧时,被带有病原体的幼虫叮咬而得病。

(三) 人群易感性

人对恙虫病普遍易感。从事野外劳动、较多接触丛林杂草的青壮年因暴露机会多而发病率较高。

(四) 流行特征

恙虫病一般为散发,但亦可发生流行。我国南北流行的季节有差异:南方多发生于夏秋季,见于 5~10 月,以 6~8 月为高峰,与此期间降雨集中引起地面恙螨扩散有关;北方多发于秋冬季,发病以 9~12 月为多,10 月为流行高峰,与恙螨及野鼠的密度增加有关。本病除了季节性,还有明显的地区性,主要流行于亚洲太平洋地区,尤以东南亚多见,我国东南沿海地区多发。恙螨及野鼠多分布于河溪两岸灌木及杂草丛生的平坦地带。

【发病机制与病理】

病原体从恙螨幼虫叮咬处侵入人体,先在叮咬局部组织细胞内繁殖,引起局部的皮肤损害,继而直接或经淋巴系统进入血流,形成恙虫病东方体血症。恙虫病东方体死亡后所释放的毒素是引起全身毒血症状和多器官病变的主要因素。

本病的基本病理变化为全身小血管炎、血管周围炎及单核/巨噬细胞增生。被恙螨叮咬的局部皮肤先有充血、水肿,形成小丘疹,继成小水疱。水疱中央坏死、出血,形成圆形或椭圆形的黑色痂皮,称为焦痂。痂皮脱落可成溃疡。焦痂或溃疡附近的淋巴结显著肿大,并可伴全身淋巴结肿大。肝、脾因充血及单核/巨噬细胞增生而肿大,可出现心肌炎、出血性肺炎、间质性肾炎及脑膜炎等。

【临床表现】

潜伏期为 4~21 天,常为 10~14 天。一般无前驱症状,起病急骤,体温迅速上升,1~2 天内达 39~41℃,多呈弛张热型,持续 1~3 周。常伴有寒战、剧烈头痛、全身酸痛、疲乏、嗜睡、食欲缺乏、恶心、呕吐等,体征可有颜面及颈、胸部潮红,结膜充血,焦痂或溃疡,淋巴结肿大,皮疹,肝脾大等。病程进入第 2 周,病情常加重,可出现神经系统、循环系统、呼吸系统的症状。少数患者可有广泛的出血现象,如鼻出血、胃肠道出血等。危重病例呈严重的多器官损害,出现心、肝、肾衰竭及循环衰竭,还可发生弥散性血管内凝血。第 3 周后,患者体温渐降至正常,症状减轻至消失,并逐渐康复。如未及时得到有效的病原治疗,部分患者可病重死亡。

恙虫病具有一些特征性体征,对于诊断有重要价值,分述如下。

(一) 焦痂与溃疡

焦痂与溃疡为恙虫病之特征,对临床诊断最具意义,可见于 70% 以上的患者。焦痂呈圆形或椭圆形,大小不等,直径可为 2~15mm,多为 4~10mm。其边缘突起,如堤围状,周围有红晕,如无继发感染,则不痛不痒,也无渗液。痂皮脱落后即成溃疡,其基底部为淡红色肉芽创面,起初常有血清样渗出液,而后逐渐减少,形成一个光洁的凹陷面,偶有继发性化脓现象。多数患者仅有 1 个焦痂或溃疡,偶见 2 或 3 个,亦有多至 11 个的报道。焦痂可见于体表任何部位,但由于恙螨幼虫喜好叮咬人体湿润、气味较浓以及被压迫的部位,故焦痂多见于腋窝、外生殖器、腹股沟、会阴、肛周和腰背等处。患者发病时通常已有焦痂,因此查体时应细致,以免遗漏。

(二) 淋巴结肿大

焦痂附近的局部淋巴结常明显肿大(可借此寻找焦痂),大者如核桃,小者如蚕豆,可移动,常伴疼痛和压痛,不化脓,多见于腹股沟、腋下、耳后等处,消退较慢,在疾病的恢复期仍可扪及。全身表浅淋巴结常轻度肿大。

(三) 皮疹

皮疹多出现于病程的第 4~6 天,少数病例可于发病时即出现,或迟至第 14 天才出现。发生率各地报道差别较大(35.34%~100%),可能与就诊时病期不同及病情轻重程度不同有关。皮疹常为暗红色充血性斑丘疹,少数呈出血性,不痒,大小不一,直径为 2~5mm,压之不退色,多散在分布于躯干和四肢,面部少见,手掌和脚底部更少,极少数可融合成麻疹样皮疹。皮疹持续 3～7 天消退,不脱屑,可遗留少许色素沉着。有些患者于病程第 7～10 天可在口腔软、硬腭及颊部黏膜上发现黏膜疹或出血点。

(四)肝脾大

肝大占 10%～30%,脾大占 30%～50%,质软,表面平滑,可有轻微触痛。

【实验室及其他检查】

(一)血象

周围血白细胞数多减少或正常,重型患者或有并发症时可增多,分类常有中性粒细胞核左移、淋巴细胞数相对增多。

(二)血清学检查

1. **外斐反应** 即变形杆菌 OX_K 凝集试验,患者血清中的特异性抗体能与变形杆菌 OX_K 抗原起凝集反应,为诊断提供依据。外斐反应最早可于发病第 4 天出现阳性,到病程第 1 周末约 30% 阳性,第 2 周末约为 75%,第 3 周可达 90% 左右,第 4 周阳性率开始下降,至第 8～9 周多转为阴性。效价在 1∶160 或以上有诊断意义。在病程中隔周进行检查,如效价升高 4 倍以上,则诊断意义更大。本试验的特异性较低,其他疾病如钩端螺旋体病也可出现阳性。

2. **补体结合试验** 阳性率较高,特异性较强,持续时间可达 5 年左右。最好选用当地流行株做抗原或采用多价抗原,这样可提高检测的阳性率。

3. **免疫荧光试验** 在病程第 1 周末开始出现阳性,第 2～3 周末达高峰,2 个月后效价逐渐下降,可持续数年。

4. **斑点免疫测定** 敏感性高,特异性强,可区分各种血清型。

5. **ELISA 与酶免疫测定** 敏感度和特异性与斑点免疫测定相仿,亦可用于血清分型,但操作更简便。

(三)病原学检查

1. **病原体分离** 可采用小鼠腹腔内接种、鸡胚卵黄囊接种或 HeLa 细胞培养等方法分离恙虫病东方体。

2. **分子生物学检查** 采用 PCR 技术可检测细胞、血液等标本中的恙虫病东方体基因,敏感度高,特异性强,对于本病诊断及血清型的鉴定有一定价值。

【并发症】

较常见的并发症是中毒性肝炎、支气管肺炎、心肌炎、脑膜脑炎、消化道出血和急性肾衰竭等。

【诊断】

(一)流行病学资料

流行病学资料包括发病前 3 周内是否到过恙虫病流行区,在流行季节有无户外工作、露天野营或在林地草丛上坐、卧等。

(二)临床表现

临床表现包括起病急、高热、颜面潮红、焦痂或溃疡、皮疹、浅表淋巴结肿大、肝脾大,尤以发现焦痂或特异性溃疡最具临床诊断价值。对怀疑患本病的患者应仔细寻找焦痂或溃疡,它多位于肿大、压痛的淋巴结附近。

(三)实验室及其他检查

外斐反应凝集效价≥1∶80 有辅助诊断价值。检测患者血清特异性抗体 IgM 具早期诊断价值,PCR 技术可检测细胞、血液标本中的恙虫病东方体 DNA,小鼠腹腔接种可培养并分离病原体。

【鉴别诊断】

恙虫病主要与钩端螺旋体病、斑疹伤寒、伤寒进行鉴别,其他如流行性感冒、疟疾、败血症、登革热和肾综合征出血热等均应注意鉴别。

【预后】

若能早期诊断及进行有效的病原治疗,绝大部分患者预后良好。应用有效抗生素治疗后病死率为 1%～5%。死亡多发生于病程第 3 周后,因多器官功能衰竭、肺或消化道大出血而死亡。

【治疗】

(一) 一般治疗

患者宜卧床休息,进食易于消化的食物,加强护理,注意口腔卫生,定时翻身。重症患者应加强观察,及时发现并治疗各种并发症和合并症。高热者可用冰敷、乙醇拭浴等物理降温,酌情使用解热药物,但慎用大量发汗的解热药。烦躁不安时可适量应用镇静药物。重症患者可给予糖皮质激素,以减轻毒血症状。

(二) 病原治疗

多西环素有特效,每天 0.2g,连服 5～7 天,首次剂量可加倍,大多用药后 1～3 天热退。有明显肝功能损害的患者、8 岁以下的儿童、孕妇和哺乳期妇女不宜应用。罗红霉素(roxithromycin)、阿奇霉素(azithromycin)、诺氟沙星(norfloxacin)、甲氧苄啶(TMP)等,对本病亦有疗效。然而,青霉素类、头孢菌素类和氨基糖苷类抗生素对本病无治疗作用,因为恙虫病东方体是专性细胞内寄生的微生物,而这些抗生素难以进入细胞内发挥作用。通常只需要选用 1 种抗菌药物,无需联合应用。

少数患者可出现复发,复发时不再出现焦痂,用相同的抗生素治疗同样有效。

【预防】

(一) 控制传染源

控制传染源主要是灭鼠。应采取综合措施,用各种捕鼠器与药物灭鼠相结合。常用的灭鼠药物为磷化锌。患者不必隔离,接触者也不需检疫。

(二) 切断传播途径

切断传播途径的关键是避免恙螨幼虫叮咬。不要在草地上坐卧,在野外工作活动时,必须扎紧衣袖口和裤脚口,并可涂上防虫剂,如邻苯二甲酸二苯酯或苯甲酸苄酯等。此外,应改善环境卫生,除杂草,消除恙螨孳生地,或在丛林草地喷洒杀虫剂消灭恙螨。

(三) 保护易感人群

恙虫病疫苗尚处于实验研究阶段。

(阮 冰)

第三节 | 人无形体病

人嗜粒细胞无形体病(human granulocytic anaplasmosis,HGA)也称无形体病,是由嗜吞噬细胞无形体(*Anaplasma phagocytophilum*)侵染人末梢血中性粒细胞引起的一种急性、发热性的全身性疾病,以头痛、肌痛、全血细胞减少和血清转氨酶升高为主要表现,是经蜱传播的人兽共患自然疫源性传染病。该病呈世界性分布,在我国是新发感染病。临床症状非特异性,通常表现为轻症,但如果误诊、误治或处于免疫抑制状态的患者发生感染,可能会导致严重甚至致命的结果。

【病原学】

嗜吞噬细胞无形体曾被命名为"人粒细胞埃立克体"(human granulocytic ehrlichiosis,HE),后来通过系统发育学研究,被列为无形体科、无形体属中的一新种,于 2003 年被命名为人粒细胞无形体。

嗜吞噬细胞无形体为革兰氏染色阴性专性细胞内寄生菌;菌体呈球形、卵圆形、梭镖形等多形性,菌体平均长度为 0.2～1.0μm。无形体感染中性粒细胞后,以膜包裹的包涵体形式生存和繁殖。用吉姆萨法染色,其包涵体在胞质内被染成紫色,在光学显微镜下呈桑葚状,每个包涵体含有数个到数十个菌体,多见于嗜吞噬细胞无形体感染早期的血涂片中。

【流行病学】

（一）传染源

嗜吞噬细胞无形体的储存宿主有白足鼠、野鼠类以及其他小型哺乳动物等。在欧洲,红鹿、牛、羊等也可持续感染嗜吞噬细胞无形体。动物宿主持续感染是病原体维持自然循环的基本条件。人也是嗜吞噬细胞无形体的宿主。

（二）传播途径

无形体病主要通过蜱叮咬传播。蜱叮咬携带病原体的宿主动物(主要有鼠、鹿、牛、羊等野生和家养动物)后再叮咬人,病原体可随之进入人体。此外,直接接触危重患者或带菌动物的血液等体液也有可能导致本病传播。

（三）人群易感性

人对嗜吞噬细胞无形体普遍易感。高危人群主要为接触蜱等传播媒介的人群,如疫源地(主要为森林、丘陵地区)的居民、劳动者及旅游者等。与人嗜粒细胞无形体病危重患者密切接触、直接接触患者血液或呼吸道分泌物等的人员,如不注意防护,也有感染的可能。目前尚不清楚病后能否获得免疫功能。

（四）流行特征

人嗜粒细胞无形体病主要分布在欧美国家,但在中东和亚洲也有该病的存在。该病的地理分布与莱姆病的地区分布相似,在我国莱姆病的流行区亦应关注此病。2006 年起,我国先后在安徽、浙江、江苏、湖北等地发现人嗜粒细胞无形体病病例。发病高峰在 5～7 月,可能与蜱虫活动、人类夏季活动频繁有关。

【发病机制与病理】

嗜吞噬细胞无形体通过蜱的叮咬进入体内,并经微血管或淋巴管进入有关器官。无形体结构上无菌毛和荚膜,缺乏脂多糖和肽聚糖,因此推测无形体进入粒细胞主要通过受体介导的内吞途径。

无形体感染粒细胞后,可改变细胞功能,使内皮细胞的黏附功能、循环移动功能、脱颗粒作用以及吞噬功能明显下降,同时影响宿主细胞基因转录、细胞凋亡,使细胞因子产生紊乱,吞噬功能发生缺陷,进而造成免疫病理损伤。

另外,嗜吞噬细胞无形体感染后,可诱发机体免疫应答,产生的抗无形体抗体可与宿主细胞表面的无形体抗原结合,介导免疫活性细胞对宿主细胞的攻击。由于该类病原体属于细胞内寄生菌,故细胞免疫在清除病原体的同时,在机体的组织损伤中也发挥着重要作用。

主要病理改变为全身性、多器官淋巴细胞浸润,肝脏、脾脏和淋巴结单核细胞增生,外周血淋巴细胞减少。嗜吞噬细胞无形体的主要靶细胞为成熟的粒细胞,免疫组化检查发现血液、脾脏、肺脏、肝脏等组织和器官的中性粒细胞中存在嗜吞噬细胞无形体,感染器官和组织有较明显的病理改变。

【临床表现】

潜伏期为 5～21 天,平均 9 天。

临床表现是非特异的,包括发热、畏寒、头痛、肌痛、乏力等。通常表现为轻度、自限性疾病,大多数患者甚至无需抗生素治疗,在 30 天内所有的临床症状和体征消失。老年患者,接受免疫抑制剂治疗患者,慢性炎症性疾病或潜在的恶性疾病患者,可伴有心、肝、肾等多器官功能损害,并出现相应的临床表现。

重症患者可有间质性肺炎、肺水肿、急性呼吸窘迫综合征,以及继发细菌、病毒及真菌等感染。少数患者可因严重的血小板减少及凝血功能异常,出现皮肤、肺、消化道等出血表现,如不及时救治,可因呼吸衰竭、急性肾衰竭等多器官功能衰竭以及弥散性血管内凝血死亡。

体格检查可见患者表情淡漠,相对缓脉。少数患者可有浅表淋巴结肿大及皮疹。

【实验室及其他检查】

（一）血常规检查

白细胞减少,血小板减少,严重者呈进行性减少,异型淋巴细胞增多。起病后 5～7 天白细胞最低,半数患者有贫血。

（二）尿常规检查

尿常规检查可发现蛋白尿、血尿、管型尿。

（三）生化检查

合并器官损害的患者，起病 1 周可出现肝、肾功能异常，心肌酶谱升高，少数患者出现血淀粉酶、尿淀粉酶和血糖升高。部分患者凝血酶原时间延长，纤维蛋白原降解产物升高。可有血电解质紊乱，如低钠、低氯、低钙等。

（四）血清学检查

采用酶联免疫吸附法（ELISA）和间接免疫荧光抗体法（IFA）检测急性期和恢复期血清（仅检测急性期的血清是不够敏感的）。

（五）病原学检查

在血涂片中发现中性粒细胞内的特征性桑葚状包涵体是最快速的诊断方法，但这样的包涵体通常数量少且有时不存在。全血或血细胞标本 PCR 检测嗜吞噬细胞无形体特异性核酸，是目前早期诊断的有效方法之一。体外细胞培养分离到无形体是确诊本病最可靠的方法，多采用人粒细胞白血病细胞（HL60）作为培养细胞。

【诊断】

依据流行病学史、临床表现和实验室检查结果进行诊断。

（一）流行病学史

流行病学史包括：①发病前 2 周内有被蜱叮咬史；②在有蜱活动的丘陵、山区（林区）工作或生活史；③直接接触过危重患者的血液等体液。

（二）临床表现

临床表现包括急性起病、持续性高热、寒战、全身不适、乏力、头痛、肌肉酸痛，以及恶心、呕吐、厌食、腹泻等。个别重症病例可出现皮肤瘀斑、出血，伴多器官损伤、弥散性血管内凝血等。

（三）实验室及其他检查

外周血白细胞、血小板减少可作为早期诊断的重要线索。生化检查、血清及病原学检测结果有助于诊断。

（四）诊断标准

1. **疑似病例**　具有上述流行病学史、临床表现和血常规及生化检查结果。部分病例可能无法获得明确的流行病学史。

2. **临床诊断病例**　在疑似病例血涂片中发现中性粒细胞内的特征性桑葚状包涵体；间接免疫荧光抗体（IFA）检测急性期和恢复期血清抗体阳性。

3. **确诊病例**　疑似病例或临床诊断病例同时具备下述三项中的任意一项：①恢复期血清抗体滴度较急性期抗体有 4 倍及以上升高；②全血或血细胞标本 PCR 检测嗜吞噬细胞无形体特异性核酸阳性；③细胞培养分离到病原体。

【鉴别诊断】

（一）其他蜱传疾病、立克次体病

人单核细胞埃立克体病（HME）、斑疹伤寒、恙虫病、斑点热以及莱姆病等，可通过相应的抗体和病原学检测来鉴别。

（二）发热、血白细胞、血小板降低的疾病

伤寒，血液系统疾病，如血小板减少性紫癜、粒细胞减少、骨髓异常增生综合征等，可通过血培养、骨髓穿刺及相应病原体检测进行鉴别。还须与免疫系统疾病，如皮肌炎、系统性红斑狼疮、风湿热相鉴别，可通过自身抗体等免疫学指标进行鉴别。

（三）发热、出血及酶学升高的疾病

肾综合征出血热、登革热等，可通过临床经过及实验室检查鉴别。

（四）新型布尼亚病毒感染引起的发热伴血小板减少综合征

新型布尼亚病毒为新发现的布尼亚病毒科白蛉病毒属,部分病例发病前有明确的蜱叮咬史,病原学及血清学检测有助于鉴别。

（五）其他

其他须鉴别的疾病包括支原体感染、钩端螺旋体病、鼠咬热、药物反应等。

【预后】

大多数感染的患者没有更多的临床症状而恢复,发病患者中的 1/3～1/2 需要住院接受治疗。如能及时处理,绝大多数患者预后良好。病死率为 0.5%。出现脓毒血症、中毒性休克、中毒性心肌炎、急性肾功能不全、呼吸窘迫综合征、弥散性血管内凝血及多器官功能衰竭等严重并发症的患者,预后差。

【治疗】

（一）病原治疗

所有怀疑为人嗜粒细胞无形体病且有症状的患者,都应使用抗生素治疗,避免出现并发症。抗生素治疗应早期进行,但对无症状的个体,不建议进行病原治疗。

1. 多西环素　为首选药物。成人口服:每次 100mg,2 次/d,疗程 10 天,必要时首剂加倍。对重症患者可考虑静脉给药。10 天疗程的方案也适用于儿童,但为减少多西环素对儿童的毒性,建议儿童剂量为 4mg/（kg·d）,分 2 次口服。对于病情严重、小于 8 岁的不伴有莱姆病的儿童,可缩短疗程为 4～5 天（发热缓解后 3 天）。

2. 利福平　对多西环素过敏、妊娠、小于 8 岁的儿童轻症患者,可选用利福平口服。成人每次 300mg,每天 2 次;儿童 10mg/kg,每天 2 次（最大剂量为每次 300mg）。疗程为 7～10 天。

（二）对症治疗

对于发热患者可进行物理降温,对头痛、肌痛患者可酌情应用解热镇痛药物;如出现机会性感染,可用相应病原体敏感的抗菌药物。

人嗜粒细胞无形体病患者使用糖皮质激素后可能会加重病情并增强疾病的传染性。对中毒症状明显的重症患者,在使用有效抗生素进行治疗的情况下,可适当使用糖皮质激素。

【预防】

针对人嗜粒细胞无形体病确诊或疑似病例,应参照乙、丙类传染病,于 24 小时内进行网络直报。

具体预防措施包括:①避免蜱叮咬是降低感染风险的主要措施。②发现蜱叮咬后应尽快除去蜱。③媒介与宿主动物的控制。④患者的管理。对患者的血液、分泌物、排泄物及被其污染的环境和物品,应进行消毒处理。一般不需要对患者实施隔离。

（阮　冰）

本章目标测试

NOTES

第五章 | 细菌性疾病

细菌性疾病是由细菌引起的感染性疾病。细菌是一类具有细胞壁的单细胞微生物,按照形状可分为球菌、杆菌、螺形菌(包括弧菌与螺菌),主要致病机制为产生外毒素(霍乱肠毒素、猩红热、白喉)、内毒素(痢疾、沙门菌、百日咳、流行性脑脊髓膜炎),细菌的侵袭力(痢疾)等。

传统的细菌性疾病白喉、百日咳、流行性脑脊髓膜炎、猩红热通过呼吸道传播,目前均已少见;霍乱、痢疾、沙门菌感染、细菌性食物中毒通过消化道传播,发病率也大幅度下降;鼠疫、炭疽有多种传播途径,虽然极其少见,但一旦发生,对社会公共卫生影响极大;目前国内发病率较高的是布鲁菌病、结核病,两者临床表现多种多样,均可导致全身播散性感染,要注意早期诊断与鉴别诊断。多种细菌可导致血流感染(败血症),严重者表现为感染性休克,可导致死亡。对于耐药菌感染的患者,要特别重视抗菌药物的合理应用与其他综合治疗措施。

第一节 | 猩红热

猩红热(scarlet fever)是 A 组乙型溶血性链球菌感染引起的急性呼吸道传染病。其临床特征为发热、咽峡炎、全身弥漫性鲜红色皮疹和疹后明显脱屑。少数患者病后可由于变态反应出现心、肾、关节损害。

【病原学】

A 组乙型溶血性链球菌(group A β-hemolytic streptococcus,GAS),也称化脓链球菌(streptococcus pyogenes),直径 0.5～2.0μm,革兰氏染色阳性。刚从体内检出时常带有荚膜,无鞭毛、芽孢,易在含血的培养基上生长,并产生完全(β 型)溶血。按该细菌细胞壁表面所含的抗原不同,可分为 A～U(无 I、J)19 组,猩红热主要由 A 组引起。已知该细菌有 M、R、T、S 四种表面抗原。M 蛋白是细菌的菌体成分,由 GAS emm 基因编码的 M 蛋白是 GAS 的主要致病因子,对中性粒细胞和血小板都有免疫毒性作用。M 蛋白抗原变异是 M 分型的基础。到目前为止,根据 M 蛋白抗原特异性可将 GAS 分为 100 多个型别,不同的型别其致病性不同,部分菌株感染可引起严重并发症,如风湿热/风湿性瓣膜性心脏病(RF/RnD)及急性肾小球肾炎等。而脂磷壁酸(lipoteichoic acid,LTA)对生物膜有较高的亲和力,有助于链球菌黏附于人的上皮细胞。

A 组乙型溶血性链球菌的致病力来源于细菌本身及其产生的毒素和蛋白酶类。细菌产生的毒素有:①致热外毒素(pyrogenic exotoxin),即红疹毒素(erythrogenic toxins)。链球菌能产生 A、B、C、D 4 种抗原性不同的致热外毒素,其抗体无交叉保护力,均能致发热和猩红热皮疹,并能抑制吞噬系统和 T 淋巴细胞的功能,触发施瓦茨曼(Schwartzman)反应。②链球菌溶血素(streptolysin)有溶解红细胞、杀伤白细胞、血小板以及损伤心脏的作用,可分为 O 和 S 两种。

A 组乙型溶血性链球菌产生的蛋白酶有:①链激酶(streptokinase),可溶解血块并阻止血浆凝固;②透明质酸酶(扩散因子,hyaluronidase),能溶解组织间的透明质酸,最终有利于细菌在组织内扩散;③链道酶,属于脱氧核糖核酸酶(DNase)类,能裂解具有高黏稠度的 DNA,从而破坏宿主的组织和细胞;④烟酰胺腺嘌呤二核苷酸酶,可损害含有这种成分的组织和细胞;⑤血清混浊因子(opacity factor,OF)是一种 α 脂蛋白酶,可使马血清混浊,对机体产生特异性和非特异性免疫反应有抑制作用,有利于细菌的感染和扩散。

该菌对热及干燥抵抗力不强,56℃ 30分钟及一般消毒剂均能将其杀灭,但其在痰和脓液中可生存数周。

【流行病学】

(一) 传染源

患者和带菌者是主要传染源。A组乙型溶血性链球菌引起的咽峡炎患者,排菌量大且不易被重视,是重要的传染源。

(二) 传播途径

A组乙型溶血性链球菌主要经空气飞沫传播,也可经皮肤创伤处或产妇产道传播,引起"外科型猩红热"或"产科型猩红热"。

(三) 人群易感性

人群普遍易感。感染后机体可产生抗菌免疫和抗毒素免疫。抗菌免疫主要来自抗M蛋白的抗体,具有型特异性,可抵抗同型菌的侵犯,但对不同型的链球菌感染无保护作用。抗红疹毒素的免疫功能较持久,但由于红疹毒素有5种血清型,其间无交叉免疫,若感染另一种红疹毒素的A组链球菌仍可再发病。

(四) 流行特征

猩红热多见于温带地区,寒带和热带少见。全年均可发生,但冬春季多,夏秋季少。可发生于任何年龄,但以儿童最为多见。新中国成立后,该病发病率下降,病死率已下降到1%以下,重型者已很少见。本病流行轻重的演变,除与机体免疫功能及社会因素有关外,菌种及其毒力变化也起着很大的作用。2011年,中国香港特别行政区发生猩红热暴发,导致两名儿童死亡,发现当年流行的菌株发生变异,导致传染性、致病性增强,以及对多种抗生素耐药。同年引起上海猩红热暴发的GAS菌株也显示出对大环内酯类和克林霉素耐药。2021年我国的猩红热发病率为2.092 7/100 000,报告病例数29 503例。2013—2021年报告死亡病例2例。

【发病机制与病理】

(一) 化脓性病变

A组乙型溶血性链球菌在LTA的辅助下黏附于黏膜上皮细胞,随后侵入组织引起炎症,通过M蛋白和细菌荚膜抵抗机体吞噬细胞的作用,在链激酶、透明质酸酶等作用下,使炎症扩散并引起组织坏死。

(二) 中毒性病变

链球菌产生的毒素进入血液循环后,引起全身毒血症表现,如发热、头晕、头痛等。红疹毒素使皮肤血管充血、水肿,上皮细胞增殖,白细胞浸润,以毛囊周围最为明显,形成典型的猩红热样皮疹。最后表皮死亡而脱落,形成"脱屑"。黏膜亦可充血,有时呈点状出血,形成"内疹"。肝、脾、淋巴结等间质血管周围有单核细胞浸润,并有不同程度的充血及脂肪变性。心肌可有细胞水肿和变性,严重者可坏死。肾脏呈间质性炎症。中毒型患者的中枢神经系统可见营养不良变化。

(二) 变态反应性病变

个别病例于病程第2、3周时,可出现变态反应性变化,主要见于心、肾及关节滑囊浆液性炎症。其原因可能是A组链球菌某些型与受感染者心肌、肾小球基膜或关节滑囊的抗原产生交叉免疫反应,也可能是形成了抗原-抗体复合物沉积在上述部位而致免疫损伤。

【临床表现】

潜伏期为1~7天,一般为2~3天。

(一) 普通型

在流行期间大多数患者属于普通型。典型临床表现为:①发热。多为持续性,体温可达39℃左右,可伴有头痛、全身不适等全身中毒症状。②咽峡炎。表现为咽痛、吞咽痛,局部充血并可有脓性渗出液,颌下及颈淋巴结呈非化脓性炎症改变。③皮疹。发热后24小时内开始发疹,始于耳后、颈部及上胸部,然后迅速蔓及全身;典型的皮疹为在全身皮肤充血发红的基础上出现均匀分布的弥漫充血性针尖大小的丘疹,压之退色,伴有痒感,无痛感。部分患者可见带黄白色脓头且不易破溃的皮疹,称为"粟粒疹"。严重的患者出现出血性皮疹。在皮肤皱褶,皮疹密集处,或由于摩擦出血,呈紫色线状,称为"线状疹"(又称巴氏线,Pastia lines)。颜面部位仅有充血而无皮疹,口鼻周围充血不明显,相比之下显得发白,称为"口周苍白圈",腭部可见有充血或出血性黏膜内疹。病程初期舌覆白苔,红肿的乳头凸出于白苔之上,称为"草莓舌"。2～3 天白苔开始脱落,舌面光滑,呈肉红色,乳头仍凸起,称为"杨梅舌"。多数情况下,皮疹于 48 小时达高峰,然后按出疹顺序开始消退,2～3 天内退尽,但重者可持续 1 周左右。疹退后开始皮肤脱屑,皮疹密集处脱屑更为明显,尤以粟粒疹为重,可呈片状脱皮,手、足掌、指/趾处可呈套状脱皮,而面部、躯干常为糠屑状。近年来以轻症患者较多,常常仅有低热、轻度咽痛等症状,皮疹稀少,消退较快,脱屑较轻,但仍可引起变态反应性并发症。

(二) 脓毒型

咽峡炎中的化脓性炎症,渗出物多,往往形成脓性假膜,局部黏膜可坏死而形成溃疡。细菌扩散到附近组织,形成化脓性中耳炎、鼻窦炎、乳突炎及颈淋巴结炎,甚至颈部软组织炎,还可引起败血症。目前已罕见。

(三) 中毒型

中毒型猩红热临床表现主要为毒血症明显,如高热、头痛、剧烈呕吐,甚至发生神志不清、中毒性心肌炎及感染性休克。咽峡炎不重,但皮疹很明显,可为出血性。若发生休克,则皮疹常变成隐约可见。此型病死率高,目前亦很少见。

(四) 外科型或产科型

病原菌从伤口或产道侵入而致病,故没有咽峡炎。皮疹首先出现在伤口周围,然后向全身蔓延。一般症状较轻,预后也较好。可从伤口分泌物中培养出病原菌。

【实验室及其他检查】

(一) 一般检查

1. **血象**　白细胞总数升高,可高达(10～20)×10^9/L,中性粒细胞百分率在 80% 以上,严重患者可出现中毒颗粒。出疹后嗜酸性粒细胞增多,占 5%～10%。

2. **尿液**　常规检查一般无明显异常。如果发生肾脏变态反应并发症,则可出现尿蛋白、红细胞、白细胞及管型。

(二) 血清学检查

可用免疫荧光法检测咽拭子涂片进行快速诊断。

(三) 病原学检查

可用咽拭子或其他病灶的分泌物培养溶血性链球菌。

【并发症】

(一) 化脓性并发症

化脓性并发症可由猩红热病原菌或其他细菌直接侵袭附近组织和器官所致。常见的并发症包括中耳炎、乳突炎、鼻窦炎、颈部软组织炎、蜂窝织炎及肺炎等。由于早期抗菌治疗,此类并发症已少见。

(二) 中毒性并发症

中毒性并发症多见于病程第 1 周,如中毒性心肌炎及心包炎等。病变多为一过性,且预后良好。

(三) 变态反应性并发症

变态反应性并发症一般见于恢复期,可出现风湿性关节炎、心肌炎、心内膜炎、心包炎及急性肾小球肾炎。

【诊断】

临床上具有猩红热特征性表现,实验室检查白细胞数高达(10～20)×10^9/L,中性粒细胞百分率在 80% 以上,胞质内可见中毒颗粒,出疹后嗜酸性粒细胞增多,可占 5% 甚至 10%,咽拭子、脓液培养获得 A 组链球菌为确诊依据。结合病史中有与猩红热或咽峡炎患者接触史或当地有流行的流行病学史,有助于诊断。

【鉴别诊断】

(一) 其他咽峡炎

猩红热患者的咽峡炎在出皮疹前与一般急性咽峡炎较难鉴别。白喉患者的咽峡炎比猩红热患者轻,假膜较坚韧且不易抹掉,而猩红热患者咽部脓性分泌物容易被抹掉。但有时猩红热与白喉可合并存在,细菌学检查有助于诊断。

(二) 其他发疹性疾病

1. 麻疹　有明显的上呼吸道卡他症状。皮疹一般在第 4 天出现,大小不等,形状不一,呈暗红色斑丘疹,皮疹之间有正常皮肤,面部皮疹特别多。口腔麻疹黏膜斑及白细胞计数减少为重要鉴别依据。

2. 风疹　起病第 1 天即出皮疹。开始呈麻疹样,第 2 天躯干部增多且可融合成片,类似猩红热,但无弥漫性皮肤潮红,此时四肢皮疹仍为麻疹样,面部皮疹与身上一样多。皮疹于发病 3 天后消退,疹退时无脱屑。咽部无炎症,耳后淋巴结常肿大。风疹病毒特异性抗体效价上升有助于诊断。

3. 药疹　患者有用致疹药物史。皮疹有时呈多样化表现,既有猩红热样皮疹,同时也有荨麻疹样皮疹。皮疹分布不均匀,出疹顺序也不同于猩红热。无杨梅舌,除咽峡炎服药引起的药疹者外,一般无咽峡炎症状。

4. 金黄色葡萄球菌感染　部分金黄色葡萄球菌能产生红疹毒素,也可以引起猩红热样的皮疹,鉴别主要靠细菌培养。由于此病进展快,预后差,故应提高警惕。应根据药敏试验给予抗生素治疗。

【治疗】

(一) 一般治疗

一般治疗包括急性期卧床休息,呼吸道隔离。

(二) 病原治疗

目前多数 A 组链球菌对青霉素仍较敏感。可用青霉素,每次 80 万 U,每天 2 或 3 次,肌内注射,连用 5～7 天。80% 左右的患者 24 小时内即可退热,4 天左右咽炎消失,皮疹消退。脓毒型患者应加大剂量到 800 万～2 000 万 U/d,分 2 或 3 次静脉滴入,儿童 20 万 U/(kg·d)分 2 或 3 次静脉滴入,连用 10 天,或至热退后 3 天。对青霉素过敏者,可用红霉素,剂量为成人 1.5～2.0g/d,分 4 次静脉滴入,儿童 30～50mg/(kg·d),分 4 次静脉滴入。也可用磺胺甲噁唑 - 甲氧苄啶(SMZ-TMP),成人每天 4 片,分 2 次口服,小儿酌减。

带菌者可用常规治疗剂量青霉素,连续用药 7 天,一般均可转阴。

(三) 对症治疗

高热患者可物理降温,或使用退热剂。若发生中毒性休克,要积极补充血容量,纠正酸中毒,给予血管活性药等。对已化脓的病灶,必要时给予切开引流或手术治疗。

【预防】

(一) 隔离患者

患者住院或家庭隔离至咽拭子培养 3 次阴性,且无化脓性并发症出现,可解除隔离(自治疗日起不少于 7 天)。收治患者时,应按入院先后进行隔离。咽拭子培养持续阳性者应延长隔离期。

(二) 接触者的处理

儿童机构发生猩红热时,应严密观察接触者(包括儿童及工作人员)7 天。认真进行晨间检查,有条件者可做咽拭子培养。对可疑猩红热、咽峡炎患者及带菌者,都应给予隔离治疗。疾病流行期间,儿童应避免到公共场所活动。

目前尚无针对 A 组乙型溶血性链球菌的疫苗。

(韦　嘉)

第二节 | 流行性脑脊髓膜炎

流行性脑脊髓膜炎(meningococcal meningitis)简称"流脑",是由脑膜炎奈瑟菌(*Neisseria meningitidis*,Nm)引起的急性化脓性脑膜炎。其主要临床表现是突发高热,剧烈头痛,频繁呕吐,皮肤黏膜瘀点、瘀斑及脑膜刺激征,严重者可有感染性休克和脑实质损害,常可危及生命。部分患者暴发起病,可迅速致死。

【病原学】

脑膜炎奈瑟菌(又称脑膜炎球菌)属奈瑟菌属,革兰氏染色阴性,为肾形双球菌,0.6~0.8μm,常呈凹面相对成对排列或呈四联菌排列。有荚膜,无芽孢,不活动。为专性需氧菌,在普通培养基上不易生长,在巧克力或血培养基或卵黄培养基上生长良好。

脑膜炎奈瑟菌具有下列主要抗原:血清群特异性荚膜多糖、主要外膜蛋白、脂寡糖及菌毛抗原等。按表面特异性荚膜多糖抗原的不同,分为 A、B、C、D、X、Y、Z、29E、W135、H、I、K、L 13 个群(90% 以上为 A、B、C 3 个群)。A 群可导致全球性大流行;B 和 C 群可引起地区性流行;C 群毒力较强,可导致暴发型流脑。

本菌对干燥、湿热、寒冷、阳光、紫外线及一般消毒剂均极敏感,在体外易自溶而死亡。

在全球范围内脑膜炎奈瑟菌对磺胺类药物的耐药情况比较严重,1983 年以后发现青霉素对其最低抑菌浓度有所升高。目前尚无其对氯霉素耐药的报道。

【流行病学】

(一) 传染源

带菌者和流脑患者是流脑的传染源,人是脑膜炎奈瑟菌唯一的天然宿主。本病隐性感染率高,流行期间人群带菌率高达 50%,感染后细菌寄生于正常人鼻咽部,无症状,不易被发现,而患者经治疗后细菌很快消失,因此,带菌者作为传染源的意义更重要。

(二) 传播途径

病原菌主要经咳嗽、打喷嚏借飞沫由呼吸道直接传播。因脑膜炎奈瑟菌在外界生活力极弱,故间接传播的机会较少,但密切接触,如同睡、怀抱、接吻、哺乳等对 2 岁以下婴幼儿的发病有重要意义。

(三) 人群易感性

人群普遍易感。流脑隐性感染率高。人群感染后仅约 1% 出现典型临床表现。新生儿因为自母体获得杀菌抗体而很少发病,在 6 个月~2 岁时抗体降到最低水平,以后因隐性感染而逐渐获得免疫功能,所以 5 岁以下儿童,尤其是 6 个月~2 岁的婴幼儿发病率最高。人感染后产生持久免疫功能;各群间有交叉免疫,但不持久。

(四) 流行特征

流脑遍布全球,流行具有明显的地区性、季节性和周期性。在温带地区可出现地方性流行,全年经常有散发病例出现,但在冬春季节会出现发病高峰。我国曾先后发生多次全国性大流行,流行菌株以 A 群为主,带菌率达 50% 以上。自 1985 年开展 A 群疫苗接种之后,发病率持续下降,未再出现全国性大流行。近几年有上升趋势,尤其是 B 群和 C 群有增多的趋势,在个别省份先后发生了 C 群引起的局部流行。

【发病机制与病理】

(一) 发病机制

病原菌自鼻咽部侵入人体,脑膜炎奈瑟菌的不同菌株的侵袭力不同。最终是否发病以及病情的轻重取决于细菌和宿主间的相互作用。

脑膜炎奈瑟菌释放的内毒素是致病的重要因素。内毒素引起全身的施瓦茨曼反应,激活补体,血清炎症介质明显增加,产生循环障碍和休克。脑膜炎奈瑟菌内毒素较其他内毒素更易激活凝血系统,因此在休克早期便出现弥散性血管内凝血(DIC)及继发性纤溶亢进,进一步加重微循环障碍、出血和休克,最终造成多器官功能衰竭。

细菌侵犯脑膜,进入脑脊液,释放内毒素等引起脑膜和脊髓膜化脓性炎症及颅内压升高,出现惊厥、昏迷等症状。严重脑水肿时形成脑疝,可迅速致死。

(二)病理解剖

败血症期主要病变是血管内皮损害,血管壁炎症、坏死和血栓形成,血管周围出血。皮肤黏膜局灶性出血,肺、心、胃肠道及肾上腺皮质亦可有广泛出血。也常见心肌炎和肺水肿。脑膜炎期主要病变部位在软脑膜和蛛网膜,表现为:血管充血、出血、炎症和水肿;大量纤维蛋白、中性粒细胞及血浆外渗,引起脑脊液混浊。颅底部由化脓性炎症的直接侵袭和炎症后粘连引起脑神经损害。脑膜脑炎型的病变累及脑实质,脑组织坏死、充血、出血及水肿,严重者出现脑疝、天幕裂孔疝及枕骨大孔疝。

【临床表现】

潜伏期一般为1～2天,最短1天,最长7天。按病情可分为以下各型。

(一)普通型

普通型约占发病者的90%,按发病过程可分为以下四期。

1. **前驱期(上呼吸道感染期)**　主要表现为上呼吸道感染症状,如低热、鼻塞、咽痛等,持续1～2天,但因发病急,进展快,此期常被忽视。

2. **败血症期**　多数患者起病后迅速出现此期表现,高热,寒战,体温迅速升高达40℃以上,伴明显的全身中毒症状,头痛及全身痛,精神极度萎靡。幼儿常表现哭闹、拒食、烦躁不安、皮肤感觉过敏和惊厥。70%～90%的患者皮肤黏膜出现瘀点,初呈鲜红色,迅速增多,扩大,常见于四肢、软腭、眼结膜及臀等部位,严重者出血疹可迅速扩大,中央呈紫黑色坏死或水疱。本期持续1～2天后进入脑膜炎期。

3. **脑膜炎期**　除败血症期高热及中毒症状外,同时伴有剧烈头痛、喷射性呕吐、烦躁不安以及颈项强直、凯尔尼格征和布鲁津斯基征阳性等脑膜刺激征。重者出现谵妄、抽搐及意识障碍。有些婴儿脑膜刺激征缺如,前囟未闭者可隆起,对诊断有很大意义,应注意呕吐、失水等可造成前囟下陷。本期经治疗通常在2～5天内进入恢复期。

4. **恢复期**　经治疗体温逐渐下降至正常,意识及精神状态改善,皮肤瘀点、瘀斑吸收或结痂愈合。神经系统检查均恢复正常。病程中约有10%的患者可出现口周疱疹。患者一般在1～3周内痊愈。

由免疫复合物反应引起的表现,多见于病后7～14天,以关节炎较明显,可同时出现发热,亦可伴有心包炎。

(二)暴发型

少数患者起病急骤,病情变化迅速,病势凶险,如不及时治疗可于24小时内危及生命,病死率高,儿童多见,又可分为以下三型。

1. **休克型**　严重中毒症状,急起寒战,高热,严重者体温不升,伴头痛、呕吐,短时间内出现瘀点、瘀斑,可迅速增多,融合成片。24小时内迅速出现循环衰竭,面色苍白,唇周与肢端发绀,皮肤发花,四肢厥冷,脉搏细速,呼吸急促。若抢救不及时,病情可急速恶化,周围循环衰竭症状加重,血压显著下降,尿量减少,昏迷。

2. **脑膜脑炎型**　主要表现为脑膜及脑实质损伤,常于1～2天内出现严重的神经系统症状。患者高热,头痛,呕吐,意识障碍,可迅速出现昏迷。颅内压增高,脑膜刺激征阳性,可有惊厥,锥体束征阳性,严重者可发生脑疝。

3. **混合型**　可先后或同时出现休克型和脑膜脑炎型的症状,病情更凶险,病死率极高。

(三)轻型

轻型多见于流脑流行后期,病变轻微,临床表现为低热、轻微头痛及咽痛等上呼吸道症状,可见少数出血点。脑脊液多无明显变化,皮肤出血点及咽拭子培养可有脑膜炎奈瑟菌生长。

(四)慢性型

慢性型不多见,成人患者较多,病程可迁延数周甚至数月,常表现为间歇性发冷、发热,每次发热历时 12 小时后缓解,相隔 1～4 天再次发作。每次发作后常成批出现皮疹,亦可出现瘀点。常伴关节痛、脾大、血白细胞增多。

【实验室及其他检查】

(一)血象

白细胞总数明显增加,一般在(10～20)×10^9/L,中性粒细胞百分率升高,在 80%～90%。并发 DIC 者血小板减少。

(二)脑脊液检查

脑脊液检查是确诊的重要方法。病初或休克患者,脑脊液多无改变,应在 12～24 小时后复查。典型的脑膜炎期,脑脊液压力增高,外观呈浑浊米汤样甚或脓样;白细胞数明显增高,至 1.0×10^9/L 以上,以多核细胞为主;糖及氯化物明显减少,蛋白含量增高。须强调的是临床上表现为脑膜炎时脑脊液检查应是影像学检查之前的选择。

(三)细菌学检查

细菌学检查是确诊的重要手段。应注意标本及时送检、保暖、及时检查。

1. 涂片 取皮肤瘀点处的组织液或离心沉淀后的脑脊液做涂片染色,阳性率约 60%～80%。瘀点涂片简便易行,应用抗生素早期亦可获得阳性结果,是早期诊断的重要方法。

2. 细菌培养 取瘀斑组织液、血或脑脊液进行培养。应在使用抗菌药物前收集标本。如有脑膜炎奈瑟菌生长,应做药物敏感性试验。

(四)血清免疫学检查

常用对流免疫电泳法、乳胶凝集试验、反向间接血凝试验、ELISA 法等进行脑膜炎奈瑟菌抗原检测,主要用于早期诊断,阳性率在 90% 以上。

(五)其他

其他检查方法包括脑膜炎奈瑟菌的 DNA 特异性片段检测、鲎试验等。

【并发症和后遗症】

若早期接受抗菌药物治疗,并发症和后遗症均已极少见。并发症包括继发感染或病灶迁移引起的中耳炎、化脓性关节炎、心内膜炎、心包炎、肺炎等。后遗症是由脑及周围组织粘连引起的脑积水、硬脑膜下积液、肢端坏死等,也可有瘫痪、癫痫和精神障碍等。

【诊断】

(一)疑似病例

(1)有流脑流行病学史:冬春季节发病(2～4 月为流行高峰),1 周内有流脑患者密切接触史,或当地有本病发生或流行;既往未接种过流脑菌苗。

(2)临床表现及脑脊液检查符合化脓性脑膜炎的表现。

(二)临床诊断病例

(1)有流脑流行病学史。

(2)临床表现及脑脊液检查符合化脓性脑膜炎表现,伴有皮肤黏膜瘀点、瘀斑;或虽无化脓性脑膜炎表现,但在感染休克表现的同时伴有迅速增多的皮肤黏膜瘀点、瘀斑。

(三)确诊病例

在临床诊断病例的基础上,细菌学或流脑特异性血清免疫学检查阳性。

【鉴别诊断】

从国内发表的流脑误诊病例报道来看,流脑误诊为其他疾病的,前3位分别为上呼吸道感染、其他原因的败血症、各种原因的紫癜。而其他疾病误诊为流脑的,前3位分别为其他细菌所致的化脓性脑膜炎、结核性脑膜炎、脑脓肿。流脑还应与隐球菌性脑膜炎、流行性乙型脑炎、其他病毒性脑膜炎和脑炎、中毒型细菌性痢疾鉴别。

1. 其他细菌引起的化脓性脑膜炎、败血症或感染性休克 包括:①肺炎链球菌感染,多见于成年人,大多继发于肺炎、中耳炎和颅脑外伤;②流感嗜血杆菌感染,多见于婴幼儿;③金黄色葡萄球菌感染,多继发于皮肤感染等;④铜绿假单胞菌脑膜炎,常继发于腰穿、麻醉、造影或手术后;⑤革兰氏阴性杆菌感染,易发生于颅脑手术后。

此外,上述细菌感染均无明显季节性,以散发为主,无皮肤瘀点、瘀斑。确诊有赖于细菌学检查。

2. 结核性脑膜炎 多有结核病史或密切接触史,无季节性,起病缓慢,病程较长,有低热、盗汗、消瘦等症状,神经系统症状出现晚,无瘀点、瘀斑,脑脊液以单核细胞为主,蛋白质增加,糖和氯化物减少;脑脊液涂片可检查抗酸染色阳性杆菌。

【预后】

流脑普通型如及时诊断,合理治疗,则预后良好,多能治愈,并发症和后遗症少见。暴发型病死率较高,其中脑膜脑炎型及混合型预后更差。小于2岁的婴幼儿及老年人预后差。如能早期诊断,及时予以综合治疗,病死率可显著下降。

【治疗】

(一)普通型流脑的治疗

1. 病原治疗 一旦高度怀疑流脑,应在30分钟内给予抗菌治疗。尽早、足量应用细菌敏感并能透过血脑屏障的抗菌药物。常选用以下抗菌药物。

(1)青霉素:目前青霉素对脑膜炎奈瑟菌仍为一种高度敏感的杀菌药物,国内偶有耐药报道。虽然青霉素不易透过血脑屏障,即使在脑膜炎时也仅为血中的10%~30%,但加大剂量就能在脑脊液中达到治疗有效浓度。成人剂量为800万U,每8小时1次。儿童剂量为20万~40万U/kg,分3次加入5%葡萄糖液内静脉滴注,疗程5~7天。对青霉素过敏者禁用。

(2)头孢菌素:第三代头孢菌素对脑膜炎奈瑟菌抗菌活性强,易透过血脑屏障,且毒性低,适用于不能使用青霉素和氯霉素的患者。头孢噻肟钠剂量为成人2g,儿童50mg/kg,每6小时静脉滴注1次;头孢曲松成人2g,儿童50~100mg/kg,每12小时静脉滴注1次。疗程为7天。

(3)氯霉素:较易透过血脑屏障,脑脊液浓度为血浓度的30%~50%,除对脑膜炎奈瑟菌有良好的抗菌活性外,对肺炎链球菌和流感嗜血杆菌也敏感,但须警惕其对骨髓造血功能的抑制,故用于不能使用青霉素的患者。成人剂量为2~3g,儿童剂量为50mg/kg,分次加入葡萄糖液内静脉滴注,疗程5~7天。

近年来脑膜炎奈瑟菌已出现耐药菌株,应引起注意。若怀疑耐药菌存在,应在体温正常后3~5天,症状、体征消失,复查脑脊液正常后再停药。

2. 一般对症治疗 强调早期诊断,就地住院隔离治疗,密切监护,是本病治疗的基础。做好护理,预防并发症。保证足够液体量、热量及电解质。高热时可用物理降温和药物降温;颅内高压时予20%甘露醇1~2g/kg,快速静脉滴注,根据病情4~6小时1次,可重复使用,应用过程中应注意对肾脏的损害。

(二)暴发型流脑的治疗

1. 休克型治疗

(1)尽早应用抗菌药物:可联合用药,用法同前。

(2)迅速纠正休克:①扩充血容量及纠正酸中毒治疗。最初1小时内成年人1 000ml,儿童10~20ml/kg,快速静脉滴注。输注液体为5%碳酸氢钠液5ml/kg和低分子右旋糖酐液。此后酌情使用晶体液和胶体液,24小时输入液量为2 000~3 000ml,儿童为50~80ml/kg,其中含钠液体应占1/2左右,补液量应视具体情况。原则为"先盐后糖、先快后慢"。用 5% 碳酸氢钠液纠正酸中毒。②血管活性药物的应用。在扩充血容量和纠正酸中毒基础上,使用血管活性药物。常用药物为莨菪类,首选不良反应较小的山莨菪碱(654-2),每次 0.3~0.5mg/kg,重者可用 1mg/kg,隔 10~15 分钟静脉注射 1 次,见面色转红、四肢温暖、血压上升后,减少剂量,延长给药时间,一般须维持 6 小时,待病情稳定后逐渐停药。阿托品可替代山莨菪碱。

（3）弥散性血管内凝血的治疗:高度怀疑有弥散性血管内凝血时,宜尽早应用肝素,剂量为 0.5~1.0mg/kg,以后可 4~6 小时重复 1 次。应用肝素时,用凝血时间监测,要求凝血时间维持在正常值的 2.5~3.0 倍为宜。多数患者应用 1 或 2 次即可见效而停用。高凝状态纠正后,应输入新鲜血液、血浆及应用维生素 K,以补充被消耗的凝血因子。

（4）肾上腺皮质激素的使用:适应证为毒血症症状明显的患者。地塞米松,成人每天 10~20mg,儿童 0.2~0.5mg/(kg·d),分 1 或 2 次静脉滴注。或用氢化可的松,成人每天 300~500mg,儿童 8~10mg/(kg·d)静脉滴注,一般不超过 3 天。

（5）保护重要器官功能:注意心、肾功能,根据情况对症治疗。

2. 脑膜脑炎型治疗

（1）抗菌药物的应用:用法同前。

（2）防治脑水肿、脑疝:治疗关键是及早发现脑水肿,积极脱水治疗,预防脑疝。可用甘露醇治疗,用法同前,此外还可使用白蛋白、甘油果糖、呋塞米、激素等药物治疗。

（3）防治呼吸衰竭:在积极治疗脑水肿的同时,保持呼吸道通畅,必要时气管插管,使用呼吸机治疗。

3. 混合型治疗 混合型患者病情复杂严重,应积极治疗休克,又要注重脑水肿的治疗。因此应在积极抗感染治疗的同时,针对具体病情,有所侧重,两者兼顾。

【预防】

(一)管理传染源

早期发现患者,就地隔离治疗,隔离至症状消失后 3 天,一般不少于病后 7 天。密切观察接触者,应医学观察 7 天。

(二)切断传播途径

搞好环境卫生,保持室内通风。流行期间加强卫生宣教,应避免大型集会或集体活动,不要携带婴儿到公共场所,外出应戴口罩。

(三)保护易感人群

1. 疫苗预防 流脑疫苗有两种。多糖疫苗采用的是脑膜炎奈瑟菌荚膜多糖,抗原性弱,不适用于 2 岁以下的儿童,因其免疫系统发育不完善,保护期短;多糖结合疫苗是将小分子多糖结合在大分子蛋白上,以此为"载体",抗原性强,在病菌感染时,能快速、高效应答,可用于 2 岁以下儿童,能产生免疫记忆,保护期长。

流脑疫苗还可以根据脑膜炎奈瑟菌的血清型不同,分为 A 群多糖疫苗、AC 群多糖疫苗、ACYW135 多糖疫苗、AC 群多糖结合疫苗、AC-Hib 联合疫苗(AC 群结合和 b 型流感嗜血杆菌结合),还有 ACYW135 群多糖结合疫苗。

流脑疫苗在全球各地的接种方案并不一致,这与当地脑膜炎奈瑟菌的优势菌群有关。我国内地儿童脑膜炎疫苗预防接种方案是:6 月龄、9 月龄分别接种 A 群多糖(或 AC 群多糖结合)疫苗,然后到 3 岁、6 岁分别接种 AC 群多糖(或 ACYW135 多糖结合、AC-Hib 联合)疫苗,其中 A 群多糖疫苗、AC 群多糖疫苗是国家一类疫苗,免费接种,而 Y、W135 群在我国较为少见,可以不接种。

2. 药物预防 对密切接触者,除医学观察外,可用磺胺甲噁唑-甲氧苄啶(SMZ-TMP)进行药物预防,连服 3 天。另外,头孢曲松、利福平等也能起到良好的预防作用。

（阮 冰）

第三节 | 白 喉

白喉（diphtheria）是由白喉杆菌（*Corynebacterium diphtheriae*）引起的急性呼吸道传染病，属法定乙类传染病。临床主要表现为发热，咽、喉部灰白色假膜和全身毒血症症状，严重者可并发心肌炎和周围神经麻痹。疫苗接种可预防白喉。

【病原学】

白喉杆菌为棒状杆菌属（*Corynebacterium*）革兰氏阳性需氧菌，大小为（1~8）μm×（0.3~0.8）μm，菌体一端或两端有异染颗粒膨大呈棒状，菌体排列不规则，常呈 Y、L、V 形或栅栏样，不能运动，无芽孢。在奈瑟（Neisser）染色时菌体呈黄褐色，异染颗粒为蓝黑色；阿伯特（Albert）染色时菌体呈绿色，异染颗粒为深蓝黑色；庞氏（Ponder）染色时菌体呈淡蓝色，异染颗粒呈深蓝色。白喉杆菌在 0.033% 亚锑酸钾培养基上生长时可使锑盐还原，使菌落呈灰黑色，易与其他杆菌鉴别。

细菌分泌的外毒素又称白喉毒素（diphtheria toxin），是主要的致病物质，携带 β- 棒状杆菌噬菌体的白喉棒状杆菌，将噬菌体编码外毒素的 *tox* 基因溶原整合至自身染色体中，才能产生外毒素。外毒素有 A、B 两个片段，氨基（N）端的 A 亚基包含具有酶活性的催化结构域，羧基（C）端的 B 亚基包含可使 A 亚基进入细胞内的易位结构域和受体结构域。外毒素通过受体介导的内吞作用进入细胞质，干扰靶细胞内蛋白质合成，使靶细胞死亡。白喉杆菌外毒素不稳定，以 0.3%~0.5% 甲醛处理成为类毒素，可用于预防接种或制备抗毒素用于患者的治疗。白喉杆菌对冷冻、干燥抵抗力强，在干燥假膜中可生存 12 周，在玩具、衣物上可存活数天；对湿热及化学消毒剂敏感，56℃ 10 分钟或 5% 苯酚 1 分钟即可死亡，阳光直射下仅能存活数小时。

【流行病学】

（一）传染源

患者和带菌者是主要传染源。在潜伏期末即有传染性，病后 1 周传染性最强。健康带菌率高，轻型患者和健康带菌者作为传染源更有意义。

（二）传播途径

白喉杆菌主要经呼吸道飞沫传播，也可经食物、玩具及物品间接传播，偶尔可经破损的皮肤传播。

（三）人群易感性

人群普遍易感，1~5 岁发病率最高。病后可获得持久免疫功能。锡克试验（Schick test）是调查人群对白喉是否有免疫功能的皮内试验，其原理是外毒素和抗毒素的中和反应。皮内注射毒素后 24~48 小时反应阴性，说明体内有抗毒素，对白喉有免疫功能。皮肤出现红肿等阳性反应，表明体内无抗毒素，无免疫功能。另外，锡克试验尚可用于检查白喉预防接种后的免疫效果。也可用间接血凝法或 ELISA 法检测人群血清抗毒素抗体水平。

（四）流行特征

全球均有病例，全年均可发病，冬春季多发。普遍接种疫苗后以散发为主。WHO 公布 2022 年全球报告 5 856 例，90% 以上病例集中在非洲和东南亚国家；中国 1978 年实施儿童计划免疫以来，白喉发病率大幅下降。直至 2020 年，在长达 10 年多未有白喉病例报告的情况下，中国境内又出现 2 例白喉病例，表明白喉的监测及防控仍需持续进行。

【发病机制与病理】

白喉杆菌侵入上呼吸道后仅在黏膜表层繁殖，不侵入深部组织和血流。白喉杆菌外毒素引起局部细胞破坏、纤维蛋白渗出和白细胞浸润。大量渗出的纤维蛋白与坏死组织、炎性细胞、细菌等凝结而形成特征性白喉假膜（diphtheric pseudomembrane，DPM）。咽白喉假膜与组织粘连紧密不易脱落，强行剥脱易出血。但喉及气管黏膜上皮有纤毛，假膜与黏膜的粘连不紧，因此喉及气管白喉的假膜易脱落引起梗阻窒息。白喉杆菌外毒素吸收入血引起全身毒血症症状，毒素吸收量与假膜所在部位及广泛度有关。假膜范围大,毒素吸收多,病情重。喉及气管黏膜白喉,毒素吸收较少,全身症状较轻;鼻白喉毒素吸收量最大,症状最重。

除呼吸道黏膜特征性白喉假膜外,病理改变以中毒性心肌炎和白喉性神经炎最显著。中毒性心肌炎者可见心脏扩大,心肌常有脂肪变性、玻璃样及颗粒样变性,心肌纤维断裂并可累及传导系统。神经炎以周围运动神经为主,常为髓鞘变性、神经轴肿胀,脑神经或运动神经纤维退行性变;在严重病例,前角细胞和前、后神经根,第Ⅸ、Ⅹ对脑神经也发生损害。还可有肾细胞肿胀、肾小管上皮细胞脱落及肾上腺退行性变等,肝脏也可出现脂肪浸润和肝细胞坏死。

【临床表现】

潜伏期为1~7天,多为2~4天。按假膜所在部位将其分为咽白喉、喉白喉、鼻白喉和其他部位白喉。

(一)咽白喉

咽白喉最常见,约占白喉的80%。按假膜大小及病情轻重将其分为四型。

1. **普通型** 起病缓慢,表现为中度发热、全身不适、食欲缺乏、咽痛、咽部充血、扁桃体肿大。24小时后咽部出现灰白色片状假膜,假膜边缘清楚,不易剥离,强行剥离则基底裸面出血,可伴有颌下淋巴结肿大、压痛。未及时、有效治疗者,可出现心肌炎或神经炎。

2. **轻型** 全身症状轻,低热、咽痛和乏力,年长儿和成人多见,幼儿可无任何不适。假膜多限于扁桃体,呈点状或小片状,可无假膜,但白喉杆菌培养阳性。

3. **重型** 全身感染中毒症状重,体温常超过39℃,面色苍白,明显乏力,严重者出现血压下降。扁桃体和咽部水肿、充血明显,假膜广泛而厚,蔓延至喉部与鼻咽部,甚至口腔黏膜,呈淡灰白色甚至黑色,口腔有腐臭味。颈部淋巴结肿大,有明显的软组织肿胀。可伴有心肌炎或周围神经麻痹。

4. **极重型** 起病急,进展快,假膜范围更广泛,污黑色,伴有腐败口臭味。颈部因软组织高度水肿而似"牛颈"(bullneck)。全身症状严重,体温可高达40℃,有呼吸急促、烦躁不安、面色苍白、口唇发绀、严重心肌炎、周围神经炎、中毒性休克、血小板减少、出血等表现。病死率极高,患者常于6~10天内死亡。

(二)喉白喉

喉白喉多由咽白喉继发所致。原发性喉白喉约占25%,表现为声音嘶哑或失声,可有特征性"犬吠样"咳嗽,常因喉部水肿、痉挛及假膜阻塞而产生吸气性呼吸困难、"三凹"现象,可因窒息而死亡。

(三)鼻白喉

婴幼儿多见,多来自咽白喉,表现为全身症状轻,有鼻塞、黏液脓性或血性鼻涕,鼻孔周皮肤受累而发红、糜烂、结痂,鼻前庭可有假膜。有张口呼吸或觅乳困难等。

(四)其他部位白喉

其他部位白喉包括皮肤、伤口、眼结膜、耳、口腔、食管、外阴、新生儿脐带等部位白喉,常表现为局部假膜,而全身症状轻。

【并发症】

(一)中毒性心肌炎

中毒性心肌炎是白喉最常见的并发症和主要死亡原因,常见于重型白喉,多发生在病程的第2~3周。患者极度乏力,面色苍白,呼吸困难。听诊心率加快或减慢,心律不齐。心电图(ECG)显示T波或ST改变,或传导阻滞、心律失常,严重者出现心力衰竭。

(二)周围神经麻痹

周围神经麻痹多见于病程的第3~4周,常累及运动神经,数周内恢复,不留有后遗症。软腭麻痹最常见,表现为鼻音重、进食呛咳及腭垂反射消失等症状。其次为颜面肌、眼肌及四肢肌肉麻痹,膈神经麻痹可导致肺炎,呼吸衰竭。

(三) 继发感染

白喉可继发其他细菌感染,引起颈部淋巴结炎、中耳炎、支气管肺炎、败血症等。

【实验室及其他检查】

(一) 血象

外周血白细胞数增多,多在(10~20)×10⁹/L,中性粒细胞百分率增高,重症患者可有血小板减少。

(二) 细菌学检查

取假膜与黏膜交界处标本涂片,可见排列不规则的两端着色较深的棒状杆菌。用 2% 亚锑酸钾涂抹,假膜变为黑色或深灰色,提示有棒状杆菌感染。标本接种于吕氏血清培养基(Löffler's serum medium),8~12 小时可见白喉杆菌生长,培养阳性是确诊依据。荧光标记特异性抗体染色检查白喉杆菌,阳性率和特异性均较高,可用于早期诊断。

【诊断】

依据流行病学资料和典型的鼻咽部白喉假膜即可作出临床诊断,细菌培养阳性可确定诊断。

【鉴别诊断】

咽白喉应与樊尚(Vincent)咽峡炎、急性扁桃体炎及鹅口疮等相鉴别;喉白喉应与急性喉炎、变态反应性喉水肿及气管内异物相鉴别。鼻白喉应与慢性鼻炎、鼻内异物相鉴别。

【预后】

预后与年龄、治疗早晚、临床类型、并发症及是否接受预防接种等有关。应用抗毒素和抗生素治疗后,患者病死率已降至 5% 以下,多死于心肌炎。

【治疗】

(一) 一般治疗

严格卧床 2~6 周。予高热量流质饮食,维持水与电解质平衡,注意口腔护理,保持呼吸道通畅,及时处理呼吸、心肌、神经损伤。

(二) 病原治疗

1. 抗毒素治疗　是白喉的特异性治疗方法。早期使用白喉抗毒素(DTA)是治疗成功的关键。由于白喉抗毒素不能中和进入细胞内的外毒素,只对游离外毒素有中和作用,故应尽早足量使用,用量依假膜部位、中毒症状、治疗早晚而定。病程小于 48 小时,病变局限在咽部及喉部者为 2 万~4 万 U;病变延至鼻咽部者为 4 万~6 万 U;超过 72 小时或伴牛颈征者,8 万~12 万 U;喉白喉者适当减量。DTA 静脉注射 30 分钟、肌内注射 24 小时达血峰浓度。用 DTA 后假膜脱落可堵塞气道,应注意观察及救治。注射前皮试过敏者采用脱敏疗法。

2. 抗菌药物治疗　有杀菌、抑制毒素产生、减少感染扩散和缩短病程的作用。青霉素 G 为首选药物,对各型白喉均有效。每天 80 万~160 万 U,分 2~4 次肌内注射;也可用红霉素或头孢菌素治疗。疗程 7~10 天,并发细菌性肺炎者应根据药敏试验选用相应抗生素控制感染。

(三) 对症治疗

对并发心肌炎或中毒症状重者,可用肾上腺皮质激素,并酌情用镇静剂。对喉梗阻或脱落假膜堵塞气道者,可行气管切开或喉镜取膜。对咽肌麻痹者,予鼻饲,必要时呼吸机辅助治疗。

【预防】

(一) 管理传染源

患者应按呼吸道传染病隔离至临床治愈,期间隔日一次咽拭培养 2 次,均为阴性。接触者检疫 7 天,带菌者隔离 7 天,并用青霉素或红霉素治疗。

(二) 切断传播途径

患者鼻咽分泌物及所用物品应严格消毒。呼吸道分泌物用双倍 5% 甲酚皂溶液或苯酚处理 1 小时;污染衣物或用具煮沸 15 分钟,不能煮沸的物品用 5% 甲酚皂溶液浸泡 1 小时。

（三）保护易感人群

新生儿生后 3 个月注射吸附无细胞百白破联合疫苗（DTaP）。6～11 岁儿童首次免疫接种吸附精制白喉破伤风联合疫苗（DT）。密切接触的易感者可肌内注射精制 DTA 1 000～2 000U（儿童1 000U），有效预防期为 2～3 周，1 个月后再行类毒素全程免疫。

（李智伟）

第四节 │ 百日咳

百日咳（pertussis）是由百日咳鲍特菌引起的急性呼吸道传染病，未经治疗者，咳嗽症状可持续2～3 个月，故名"百日咳"。临床特点为阵发性、痉挛性咳嗽，以及咳嗽终止时伴有鸡鸣样吸气吼声为特征。本病在不同年龄组均有发病，但多发生于儿童，尤其是 5 岁以下的小儿。百日咳曾是全球婴幼儿死亡的重要原因之一。目前，即便在百日咳白喉破伤风联合疫苗（百白破疫苗）接种率较高的国家，百日咳仍是一个备受关注的公共卫生问题。

【病原学】

病原菌为百日咳鲍特菌（*B. pertussis*），是革兰氏阴性球杆菌。该菌为苛养菌，离开宿主在呼吸道分泌物中仅能存活几个小时，最适生长温度为 35～37℃，最适 pH 为 6.8～7.0。本菌初次分离时，常须用含甘油、马铃薯和新鲜血液的鲍-金（Border-Gengous）培养基。

百日咳鲍特菌能够产生外膜蛋白中的凝集抗原（丝状血凝素，filamentous hemagglutinin，FHA）、百日咳鲍特菌黏附素（pertactin，PRN，分子量 69kD）。其他毒性物质还包括百日咳外毒素（PT）、内毒素（ET）、不耐热毒素（HLT）、腺苷酸环化酶毒素（ACT）、气管细胞毒素（TCT）和皮肤坏死毒素（DNT）等。

本菌对理化因素抵抗力弱，56℃经 30 分钟或干燥 3～5 小时可死亡，对紫外线和一般消毒剂敏感。

【流行病学】

（一）传染源

百日咳是一种高传染性的呼吸道疾病，患者、无症状感染者为本病的传染源。从潜伏期开始至发病后 6 周均有传染性，尤以潜伏期末到病后卡他期 2～3 周内传染性最强。据中国疾病预防控制中心多项家庭接触百日咳传播研究发现，无症状感染在较大儿童和成人中普遍存在，已被证实为儿童感染百日咳的重要传染源。

（二）传播途径

百日咳主要由呼吸道飞沫传播，咳嗽、说话、打喷嚏时分泌物散布在空气中形成气溶胶，通过吸入传染，所以家庭内传播较为多见。

（三）人群易感性

人群对百日咳普遍易感，5 岁以下小儿易感性最高。人体可以通过自然感染或接种疫苗获得对百日咳的免疫功能。但越来越多的研究表明，无论是通过自然感染还是通过疫苗接种获得的免疫功能，都不能持续终身。由于母体缺乏足够的保护性抗体传递给胎儿，所以 6 个月以下婴儿发病率较高，新生儿也可以发病。儿童经菌苗接种若超过 12 年，体内抗体水平下降，其发病率仍可达 50% 以上。

（四）流行特征

百日咳无明显季节性，全年均可发病，但较多见于冬春季节。地理分布以温寒带多发。现一般散发，而在集体机构中可发生流行。

在疫苗使用前，我国百日咳年报告发病率为（100～200）/10 万。自 20 世纪 60 年代，我国开始接种百白破疫苗，并于 1978 年将百白破疫苗纳入儿童计划免疫，百日咳发病率大幅下降，2006～2010 年百日咳年均报告发病率已降至 0.2/10 万以下。近年来，虽然我国 3 剂次百白破疫苗报告接种率保持在 99% 以上，但百日咳报告发病率却呈现上升趋势，2023 年 1 337 例，2024 年 1 月 1 日至 2 月 29 日全国报告百日咳达到 32 152 例。百日咳的实际感染情况远比报告的结果严重，特别是较大儿童和成人中,普遍存在无症状感染。

【发病机制与病理】

百日咳鲍特菌侵入呼吸道后,通过分泌 FHA 及 PRN 等黏附于纤毛上皮并在此增殖和产生毒素。毒素导致黏膜纤毛上皮细胞变性,纤毛麻痹,蛋白合成减少,细胞器破坏。纤毛运动障碍,使炎症产生的黏稠分泌物排出障碍,滞留的分泌物刺激呼吸道末梢神经,反射性地引起连续痉挛性咳嗽,直至分泌物排出为止。痉挛时患儿处于呼气状态,痉挛性咳嗽末,由于吸入大量空气通过痉挛的声门而发出高音调似鸡鸣样的吸气声。长期咳嗽刺激大脑皮质的咳嗽中枢,可以形成持久的兴奋灶,即使在恢复期或病初愈,一旦接触烟尘、蒸气、冷空气等诱因,均可引起痉挛性咳嗽发作。

百日咳鲍特菌主要引起支气管和细支气管黏膜的损害,但鼻咽部、喉和气管亦可见到病变,主要是黏膜上皮细胞基底部有中性粒细胞和单核细胞浸润,并可见细胞坏死。支气管和肺泡周围间质炎性浸润明显,气管和支气管旁淋巴结常肿大,分泌物阻塞支气管时可引起肺不张或支气管扩张。并发脑病者脑组织可有水肿、充血或弥漫性出血点、神经细胞变性等。

【临床表现】

潜伏期为 2～21 天,平均 7～10 天,远长于普通的上呼吸道感染,如普通感冒(1～3 天)。典型临床经过可分为以下三期。

(一) 卡他期

卡他期为从起病到阵发性痉挛性咳嗽的出现。此期可有低热、咳嗽、喷嚏、流泪和乏力等症状,类似感冒,持续 7～10 天。咳嗽开始为单声干咳,3～4 天后热退,但咳嗽加剧,尤以夜晚为甚。提示百日咳的两种早期临床表现为过度流泪和结膜充血。此期传染性最强,在此阶段进行诊断性试验最准确,若及时、有效地治疗,能够控制病情发展。由于本期缺乏特征性症状,如不询问接触史及做相关检查,常易漏诊。

(二) 痉咳期

痉咳期为 2～6 周或更长,特别是青少年和成人。此期已不发热,但有特征性的阵发性、痉挛性咳嗽,简称"痉咳"。阵咳发作时连续 10 余声以上短促的咳嗽,继而深长地吸气。吸气时由于声带仍然处于紧张状态,空气通过狭窄的声带而发出鸡鸣样吸气声,接着连续阵咳,如此反复,直至排出大量黏稠痰液和吐出胃内容物为止。痉咳一般以夜间为多,情绪波动、进食、检查咽部等均可诱发痉咳。痉咳发作前可有喉痒、胸闷等不适。

婴幼儿和新生儿由于声门较小,可无痉咳就因声带痉挛而声门完全关闭,加以黏稠分泌物的堵塞而发生窒息,出现深度发绀,亦可因脑部缺氧而发生抽搐,称为窒息性发作。此发作常在夜晚发生,若抢救不及时,常可因窒息而死亡。百日咳在青少年和成人中的临床表现往往没有在婴儿和儿童中严重。既往感染或免疫接种可能会减轻病情,但两者都不能产生终生免疫。长期咳嗽可能为青少年和成人的唯一症状。

(三) 恢复期

恢复期阵发性痉咳次数减少至消失,持续 2～3 周,咳嗽好转痊愈。若有并发症,病程可长达数周。

【实验室及其他检查】

目前常用的实验室检查有鼻咽拭子/鼻咽抽吸液培养法。培养是诊断百日咳的"金标准",培养的敏感性取决于症状的持续时间、年龄和疫苗接种状况,未接种疫苗且症状持续几天的婴幼儿的敏感性为 60%,而咳嗽超过 3 周的青少年和成人的敏感性为 1%。PCR 分子检测方法可以检测患者鼻咽分泌物的百日咳鲍特菌 DNA,敏感度、特异度均高,具有快速、敏感、特异的诊断价值,目前在临床运用日趋广泛。血清学检查主要用于流行病学或研究性目的。

【并发症】

百日咳的并发症可能与感染本身(如肺炎和中耳炎)有关,也可能与剧烈咳嗽的机械性后遗症

(如结膜下出血、腹壁疝形成或加重、肋骨骨折、尿失禁或腰扭伤)有关。严重者可并发肺不张、肺气肿及皮下气肿和百日咳脑病。婴儿百日咳的严重并发症发生率高,且可能致命。

【诊断与鉴别诊断】

咳嗽持续至少2周,无明显病因,且存在阵发性咳嗽、吸入性哮声或咳嗽后呕吐,结合患者流行病学史,可考虑临床诊断。确诊须靠细菌学、分子生物学检查。

咳嗽的鉴别诊断范围广泛,疾病持续时间有助于缩小潜在原因的范围。急性咳嗽最常见的原因为自限性病毒性上呼吸道感染(如普通感冒)。亚急性咳嗽常表示持续存在急性呼吸道感染,如病毒性或细菌性上呼吸道感染或下呼吸道感染(如肺炎)。痉咳期患者较易诊断,但须与百日咳综合征、痉挛性支气管炎、肺门结核等疾病鉴别。

【预后】

百日咳的预后与年龄、原有健康状况及有无并发症等有关。年长儿经治疗预后良好。年龄越小,预后越差。新生儿和婴儿易并发肺炎及脑病,预后较差。

【治疗】

(一)一般治疗和对症治疗

患者按呼吸道传染病隔离,保持室内安静、空气新鲜和适当温度、湿度。半岁以下婴儿常突然发生窒息,应有专人守护。受咳嗽困扰严重的患者可使用解痉镇咳类药物。痉咳严重者可鼻饲,避免误吸。缺氧者进行氧疗,做好气道护理,预防窒息。

(二)抗菌治疗

所有咳嗽发作3周内且经临床或微生物学诊断为百日咳的患者都应进行抗生素治疗。百日咳鲍特菌对大环内酯类抗生素仍较敏感,治疗的目的是清除鼻咽部的病原体,减少传播,通常不能缩短病程。但近年来也有研究指出早期治疗可降低重症患儿的病死率。此外,磺胺甲噁唑-甲氧苄啶(SMZ-TMP)亦可应用,疗程为2周。

【预防】

(一)管理传染源

在流行季节,确诊的患者应立即隔离至病后40天,对密切接触者应观察至少3周,若有前驱症状应尽早治疗。

(二)切断传播途径

保持室内通风,对痰液和口鼻分泌物进行消毒处理。对于百日咳鲍特菌感染的住院患者,除了采取标准防护措施外,还应给予飞沫防护措施。

(三)提高人群免疫功能

所有儿童都应进行百日咳的预防接种。接种疫苗的起始年龄为≥6周龄,且不晚于8周龄,并保持至少3剂有质量保证的百日咳疫苗高水平覆盖率(≥90%)。我国卫生行政管理部门于2007年印发了《扩大国家免疫规划实施方案》,要求尽可能接种百白破三联疫苗,免疫程序共4剂不变,即婴儿生后3、4、5月龄和18~24月龄间,各1剂。随着年龄的增长,百日咳免疫水平逐渐下降,应该注意对年长儿、成人以及孕前妇女加强免疫,提高其免疫功能。

(张文宏)

第五节 | 沙门菌感染

一、伤寒

伤寒(typhoid fever)是由伤寒沙门菌(*Salmonella typhi*)引起的一种急性肠道传染病。临床特征为持续发热、表情淡漠、相对缓脉、玫瑰皮疹、肝脾大和白细胞减少等。有时可出现肠出血、肠穿孔等严重并发症。

【病原学】

伤寒沙门菌属 D 组,革兰氏染色阴性,大小为(0.6~1.0)μm×(2~3)μm。伤寒杆菌于普通培养基中即可生长,但于含胆汁的培养基中则生长更好。伤寒杆菌具有脂多糖(lipopolysaccharide)、菌体抗原(O 抗原)和鞭毛抗原(flagellar,H 抗原),可刺激机体产生特异性、非保护性 IgM 和 IgG 抗体。此外,该菌还有多糖毒力抗原(Vi 抗原)。Vi 抗原的抗原性较弱,当伤寒沙门菌从人体中清除,Vi 抗体也随之消失。伤寒沙门菌不产生外毒素,其菌体裂解所释放的内毒素在发病机制中起重要作用。

【流行病学】

(一) 传染源

带菌者或患者为伤寒的唯一传染源。带菌者有以下几种情形:①潜伏期带菌者,即伤寒患者在潜伏期已经从粪便排菌;②暂时带菌者,即恢复期仍然排菌但在 3 个月内停止者;③慢性带菌者,即恢复期排菌超过 3 个月者。原先有胆石症或慢性胆囊炎等胆道系统疾病的女性或老年患者容易变为慢性带菌者,少数患者可终身排出细菌,是伤寒不断传播甚至流行的主要传染源。典型伤寒患者在病程 2~4 周排菌量最大,每克粪便含菌量可达数十亿个,传染性强。而轻型患者由于难以被及时诊断、隔离,向外界环境排菌的可能性大,具有重要的流行病学意义。

(二) 传播途径

伤寒沙门菌通过粪-口途径传播。水源被污染是伤寒最重要的传播途径,常可引起暴发流行。食物被污染是传播伤寒的主要途径,有时也可引起暴发流行。日常生活密切接触是伤寒散发流行的传播途径;苍蝇和蟑螂等媒介可机械性携带伤寒杆菌,引起散发流行。

(三) 人群易感性

未患过伤寒和未接种过伤寒菌苗的个体,均属易感。伤寒发病后可获得较稳固的免疫功能,第二次发病少见。伤寒和副伤寒之间没有交叉免疫。

(四) 流行特征

伤寒主要在亚洲和非洲饮水卫生条件较差的地区暴发或流行。在发达国家,伤寒的发病率维持在低水平。根据中国疾病预防控制中心的数据,2011 年到 2021 年的 10 年间,我国伤寒、副伤寒整体发病水平呈下降趋势,2019、2020、2021 三年中国伤寒和副伤寒发病数量分别为 9 274、7 011、7 244 例;仅在 2019 年发生相关死亡人数 5 例。伤寒可发生于任何季节,但以夏秋季多见。发病以学龄期儿童和青年多见。

【发病机制与病理】

人体摄入伤寒沙门菌后是否发病取决于所摄入细菌的数量、致病性以及宿主的防御能力。例如,当胃酸的 pH 小于 2 时伤寒沙门菌很快被杀灭。伤寒沙门菌摄入量达 10^5 以上才能引起发病,超过 10^7 或更多时将引起伤寒的典型疾病经过。而非特异性防御机制异常,如胃内胃酸减少和原先有幽门螺杆菌感染等有利于伤寒沙门菌的定位和繁殖,此时引起发病的伤寒沙门菌数量也相应降低。临床观察提示被激活的巨噬细胞对伤寒沙门菌的细胞内杀伤机制起重要作用。巨噬细胞吞噬伤寒沙门菌、红细胞、淋巴细胞及细胞碎片,称为"伤寒细胞"(typhoid cell)。伤寒细胞聚集成团,形成小结节,称为"伤寒小结"(typhoid nodule)或"伤寒肉芽肿"(typhoid granuloma),具有病理诊断意义。

未被胃酸杀灭的部分伤寒沙门菌将到达回肠下段,穿过黏膜上皮屏障,侵入回肠集合淋巴小结(又称派尔斑,Peyer's patch)的单核/巨噬细胞内繁殖,形成初发病灶;进一步侵犯肠系膜淋巴结,经胸导管进入血液循环,形成第一次菌血症。此时,临床上处于潜伏期。伤寒沙门菌被单核/巨噬细胞系统吞噬,繁殖后再次进入血液循环,形成第二次菌血症。伤寒沙门菌向肝、脾、胆、骨髓、肾和皮肤等器官和组织播散,肠壁淋巴结出现髓样肿胀、增生、坏死,临床上处于初期和极期(相当于病程第 1~3 周)。在胆道系统内大量繁殖的伤寒沙门菌随胆汁排到肠道,一部分随粪便排出体外,一部分经肠道黏膜再次侵入肠壁淋巴结,使原先致敏的淋巴组织发生更严重的炎症反应,可引起溃疡形成,临床上处于缓解期(相当于病程第 3~4 周)。在极期和缓解期,坏死或溃疡的病变累及血管时,可引起肠出血(intestinal bleeding);溃疡侵犯小肠的肌层和浆膜层时,可引起肠穿孔(enteric perforation)。随着机体免疫功能的增强,伤寒沙门菌在血液和各个器官中被清除,肠壁溃疡愈合,临床上处于恢复期。

伤寒沙门菌释放脂多糖内毒素可激活单核/巨噬细胞释放 IL-1 和 TNF 等细胞因子,引起持续发热、表情淡漠、相对缓脉、休克和白细胞减少等表现。

【临床表现】

潜伏期长短与伤寒沙门菌的感染量以及机体的免疫状态有关,波动范围为 3~60 天,通常为 7~14 天。

(一) 典型伤寒的临床表现

1. **初期** 为病程的第 1 周。起病缓慢,最早出现的症状是发热,发热前可伴有畏寒,寒战少见;热度呈阶梯形上升,在 3~7 天逐步到达高峰,可达 39~40℃。还可伴有全身疲倦、乏力、头痛、干咳、食欲缺乏、恶心、呕吐胃内容物、腹痛、轻度腹泻或便秘等表现。右下腹可有轻压痛。部分患者此时已能扪及增大的肝脏和脾脏。

2. **极期** 为病程的第 2~3 周,出现伤寒特征性的临床表现。

(1)持续发热:体温上升到达高热以后,多呈稽留热型。如果没有进行有效的抗菌治疗,热程可持续 2 周以上。

(2)神经系统中毒症状:由于内毒素的致热和毒性作用,患者表现为表情淡漠、呆滞、反应迟钝、耳鸣、重听或听力下降,严重患者可出现谵妄、颈项强直(虚性脑膜炎的表现)甚至昏迷。儿童可出现抽搐。

(3)相对缓脉:成年人常见,并发心肌炎时,相对缓脉不明显。

(4)玫瑰疹:大约一半以上的患者,在病程 7~14 天可出现淡红色的小斑丘疹,称为玫瑰疹(rose spots),直径 2~4mm,压之退色,多在 10 个以下,主要分布在胸、腹及肩背部,四肢罕见,一般在 2~4 天内变暗淡、消失,可分批出现。有时可变成压之不退色的小出血点。

(5)消化系统症状:大约半数患者可出现腹部隐痛,位于右下腹或呈弥漫性。便秘多见。仅有 10% 左右的患者出现腹泻,多为水样便。右下腹可有深压痛。

(6)肝脾大:大多数患者有轻度的肝脾大。

3. **缓解期** 为病程的第 4 周。体温逐步下降,神经、消化系统症状减轻。应注意的是,由于本期小肠病理改变仍处于溃疡期,还有可能出现肠出血、肠穿孔等并发症。

4. **恢复期** 为病程的第 5 周。体温正常,神经、消化系统症状消失,肝、脾恢复正常。

由于多数患者能得到及时诊断和有效的抗菌治疗,或在病初就经验性使用抗生素,所以,目前具典型表现患者较少见。

(二) 其他类型

根据不同的发病年龄、机体免疫状态、是否存在基础疾病、所感染伤寒沙门菌的数量和毒力以及使用有效抗菌药物的早晚等因素,除典型伤寒外,伤寒还有以下各种临床类型。

1. **轻型** 全身毒血症状轻,病程短,1~2 周可恢复健康,多见于儿童或者发病初期使用有效抗菌药物以及曾经接受过伤寒菌苗预防的患者。由于临床特征不典型,容易出现漏诊或误诊。

2. **暴发型** 急性起病,毒血症状严重,高热或体温不升,常并发中毒性脑病、心肌炎、肠麻痹、中毒性肝炎或休克等。

3. **迁延型** 起病初期的表现与典型伤寒相似,但发热可持续 5 周至数月之久,呈弛张热或间歇热,肝脾大明显。常见于原先有慢性乙型肝炎、胆道结石或慢性血吸虫病等消化系统基础疾病的患者。

4. **逍遥型** 起病初期症状不明显,患者能照常生活,甚至工作,部分患者直至发生肠出血或肠穿孔才被诊断。

(三) 特殊临床背景下以及病程发展阶段中伤寒的特点

1. **小儿伤寒** 患者年龄越小,临床表现越不典型。一般起病比较急,呕吐和腹泻等胃肠症状明显,热型不规则,便秘较少。多数患儿无相对缓脉,玫瑰疹较少见,肝脾大明显。外周白细胞计数可不减少。容易并发支气管炎或肺炎,肠出血和肠穿孔少见。

2. **老年伤寒** 发热通常不高,多汗时容易出现虚脱。病程迁延,恢复期长。并发支气管肺炎和心力衰竭多见,病死率较高。

3. **再燃** 部分患者于缓解期,体温还没有下降到正常时,又重新升高,持续 5～7 天热退,称为再燃。此时血培养可再次出现阳性,可能与伤寒沙门菌菌血症尚未得到完全控制有关。有效和足量的抗菌药物治疗可减少或杜绝再燃。

4. **复发** 10%～20% 用氯霉素治疗的患者在热退后 1～3 周临床症状再度出现,称为复发。此时血培养可再获阳性结果,与病灶内的细菌未被完全清除,重新侵入血流有关。少数患者可有 2 次以上的复发。

【实验室及其他检查】

(一) 常规检查

1. **外周血象** 白细胞计数一般为 $(3～5) \times 10^9/L$,中性粒细胞减少,可能与骨髓的粒细胞系统受到细菌毒素的抑制、粒细胞的破坏增加和分布异常有关。嗜酸性粒细胞减少或消失,病情恢复后逐渐回升到正常,复发时再度减少或消失。嗜酸性粒细胞计数对诊断和评估病情均有重要的参考意义。血小板计数突然下降,应警惕出现溶血尿毒症综合征或弥散性血管内凝血等严重并发症。

2. **尿常规** 从病程第 2 周开始可有轻度蛋白尿或少量管型。

3. **粪便常规** 腹泻患者粪便可见少许白细胞。并发肠出血者可出现潜血试验阳性或肉眼血便。

(二) 细菌学检查

1. **血培养** 病程第 1～2 周阳性率最高,可达 80%～90%,第 2 周后逐步下降,第 3 周末为 50% 左右,以后迅速降低。再燃和复发时可出现阳性。

2. **骨髓培养** 在病程中出现阳性的时间和血培养相仿。由于骨髓中的单核/巨噬细胞吞噬伤寒沙门菌较多,伤寒沙门菌存在的时间也较长,所以,骨髓培养的阳性率比血培养稍高,可达 80%～95%。对血培养阴性或使用过抗菌药物、诊断有困难的疑似患者,骨髓培养更有助于诊断。

3. **粪便培养** 病程第 2 周起阳性率逐渐增加,第 3～4 周阳性最高,可达 75%。

4. **尿培养** 初期多为阴性,病程第 3～4 周的阳性率仅为 25% 左右。

5. **其他** 十二指肠引流液培养有助于带菌者的诊断,但操作不便,一般很少使用。玫瑰疹刮取液培养在必要时亦可进行。

(三) 血清学检查

肥达试验(Widal test),其原理是采用伤寒沙门菌菌体抗原(O),鞭毛抗原(H),副伤寒甲、乙、丙杆菌鞭毛抗原共五种,采用凝集法分别测定患者血清中相应抗体的凝集效价。多数患者在病程第 2 周起出现阳性,第 3 周阳性率大约为 50%,第 4～5 周可上升至 80%,痊愈后阳性可持续几个月。评价结果时,应注意以下特点。

(1) 伤寒流行区的正常人群中,部分个体有低效价的凝集抗体存在,因此,当 O 抗体效价在 1∶80 以上,H 抗体效价在 1∶160 以上,或者 O 抗体效价有 4 倍以上的升高,才有辅助诊断意义。

(2) 伤寒和副伤寒甲、乙沙门菌之间具有部分 O 抗原相同,能刺激机体产生相同的 O 抗体,所以,O 抗体升高只能支持沙门菌感染,不能区分伤寒或副伤寒。

(3) 伤寒和副伤寒甲、乙、丙 4 种沙门菌的 H 抗原不同,产生不同的抗体。在没有接种过伤寒、副伤寒菌苗或未患过伤寒、副伤寒的情况下,当某一种 H 抗体增高超过阳性效价时,提示伤寒或副伤寒中某一种感染的可能。

(4) 伤寒、副伤寒菌苗预防接种之后,O 抗体仅有轻度升高,持续 3～6 个月消失。而 H 抗体明显升高,可持续数年之久,并且可因患其他疾病出现回忆反应而升高,而 O 抗体不受影响。因此,单独出现 H 抗体升高,对伤寒的诊断帮助不大。

（5）试验必须动态观察,一般 5~7 天复查 1 次,效价逐渐升高,辅助诊断意义也随着提高。

（6）伤寒、副伤寒甲、乙、丙之外的其他沙门菌属细菌也具有 O 和 H 两种抗原,与伤寒或副伤寒甲、乙、丙患者的血清可产生交叉反应。

（7）少数伤寒、副伤寒患者肥达试验效价始终不高或阴性,尤其以免疫应答能力低下的老弱或婴幼儿患者为多见。有些患者早期应用抗菌药物治疗,病原菌清除早,抗体应答低下,也可出现阴性,因此,肥达试验阴性不能排除本病。相反,如结核病、结缔组织病等疾病在发热病程中出现肥达试验阳性,也不能因此而误诊为伤寒。

（8）伤寒、副伤寒患者的 Vi 抗体效价一般不高。但是,带菌者常有高水平的 Vi 抗体,并且持久存在,对慢性带菌者的调查有一定意义,效价大于 1:40 时有诊断参考价值。

【并发症】

（一）肠出血

肠出血为常见的严重并发症,多出现在病程第 2~3 周,发生率为 2%~15%。成人比小儿多见,常有饮食不当、活动过多、腹泻以及排便用力过度等诱发因素。大量出血时,常表现为体温突然下降、头晕、口渴、恶心和烦躁不安等症状;体检可发现患者有面色苍白、手足冰冷、呼吸急促、脉搏细速、血压下降等休克体征。

（二）肠穿孔

肠穿孔为最严重的并发症,发生率为 1%~4%,常发生于病程第 2~3 周。穿孔部位多发生在回肠末段,成人比小儿多见。穿孔可发生在经过病原治疗,患者的病情明显好转的数天内。穿孔前可有腹胀、腹泻或肠出血等前兆。临床表现为右下腹突然疼痛,伴恶心、呕吐,以及四肢冰冷、呼吸急促、脉搏细速、体温和血压下降等休克表现(休克期)。经过 1~2 小时,腹痛和休克症状可暂时缓解(平静期)。但是,不久体温迅速上升,腹痛持续存在并加剧;出现腹胀,腹壁紧张,全腹压痛和反跳痛,肠鸣音减弱或消失,移动性浊音阳性等腹膜炎体征;白细胞较原先升高,腹部 X 线检查可发现膈下有游离气体(腹膜炎期)。

（三）中毒性肝炎

中毒性肝炎常发生在病程第 1~3 周,发生率为 10%~50%。体检可发现肝大和压痛。血清丙氨酸转氨酶(ALT)轻至中度升高,仅有部分患者血清胆红素轻度升高,发生肝衰竭者少见。

（四）中毒性心肌炎

中毒性心肌炎常出现在病程第 2~3 周。患者有严重的毒血症状,主要表现为脉搏增快、血压下降、第一心音低钝、心律失常。心肌酶谱异常。心电图检查可出现 P-R 间期延长、ST 段下降或平坦、T波改变等异常。

（五）其他并发症

其他并发症包括支气管炎及肺炎、溶血性尿毒症综合征(hemolytic uremic syndrome,HUS)、急性胆囊炎、骨髓炎、肾盂肾炎、脑膜炎和血栓性静脉炎等。

【诊断】

（一）流行病学特点

当地的伤寒疫情,是否有过伤寒史,最近是否与伤寒患者有接触史,以及夏秋季发病等流行病学资料均有重要的诊断参考价值。

（二）临床症状及体征

临床症状和体征包括:持续发热 1 周以上,伴全身中毒症状,如表情淡漠、食欲缺乏、腹胀;胃肠症状,如腹痛、腹泻或便秘;相对缓脉,玫瑰疹和肝脾大等。如并发肠穿孔或肠出血,对诊断更有帮助。

(三) 实验室依据

血和骨髓培养阳性有确诊意义。外周血白细胞数减少,淋巴细胞比例相对升高,嗜酸性粒细胞减少或消失。肥达试验阳性有辅助诊断意义。

【鉴别诊断】

(一) 其他急性发热性疾病

伤寒病程第1周临床症状缺乏特征性,须与其他急性发热性疾病相鉴别。

1. **病毒性上呼吸道感染**　患者有高热、头痛、白细胞减少等表现,与伤寒相似。可借助患者起病急,咽痛、鼻塞、咳嗽等呼吸道症状明显,没有表情淡漠、玫瑰疹或肝脾大,病程不超过2周等临床特点与伤寒相鉴别。

2. **细菌性痢疾**　患者有发热、腹痛、腹泻等表现,与伤寒相似。可借助患者腹痛以左下腹为主,伴里急后重、排脓血便,白细胞数增高,粪便可培养到志贺菌等临床特点与伤寒相鉴别。

3. **疟疾**　患者有发热,肝脾大,白细胞减少,与伤寒相似。可借助患者寒战明显、体温每天波动范围较大、退热时出汗较多、红细胞和血红蛋白减少、外周血或骨髓涂片可找到疟原虫等临床特点与伤寒相鉴别。

(二) 其他长期发热性疾病

伤寒病程1~2周,临床特征逐渐得以表现,需要与以下长期发热性疾病进行鉴别。

1. **革兰氏阴性杆菌败血症**　患者高热、肝脾大、白细胞减少等表现与伤寒相似。可借助患者有胆道、泌尿道或呼吸道等原发性感染灶存在,寒战明显,弛张热多见,常有皮肤瘀点、瘀斑,血培养找到相应的致病菌等临床特点与伤寒相鉴别。

2. **血行播散性结核病**　患者有长期发热、白细胞降低,与伤寒相似。可借助患者常有结核病史或结核患者接触史,发热不规则,伴有盗汗,X线胸部照片或CT可见粟粒性结核病灶等临床特点与伤寒相鉴别。

【预后】

伤寒的病死率在抗菌药物问世之前大约为12%,使用氯霉素治疗之后下降至4%左右。尽管在发展中国家已有抗菌药物供应,但仍然有病死率超过10%的报道。伤寒住院患者的病死率在巴基斯坦、越南大约为2%,而在巴布亚新几内亚和印度尼西亚则高达30%~50%。相反,发达国家病死率已下降至1%以下。

【治疗】

(一) 一般治疗

1. **消毒和隔离**　患者入院以后应按照肠道传染病常规进行消毒隔离。临床症状消失后,每隔5~7天送粪便进行伤寒沙门菌培养,连续2次阴性才可解除隔离。

2. **休息**　发热期患者应卧床休息,热退后2~3天可在床上稍坐,热退后1周才由轻度活动逐渐过渡全正常活动量。

3. **护理**　观察体温、脉搏、血压和粪便性状等变化。注意口腔和皮肤清洁,定期更换体位,预防压疮和肺部感染。

4. **饮食**　发热期应给予流质或无渣半流质饮食,少量多餐。退热后饮食仍应从稀粥、软质饮食逐渐过渡,热退后2周才能恢复正常饮食。饮食应包括足量的碳水化合物、蛋白质和各种维生素,以补充发热期的消耗,促进恢复。过早进食多渣、坚硬或容易产气的食物有诱发肠出血和肠穿孔的危险。

(二) 对症治疗

1. **降温措施**　高热时可进行物理降温,使用冰袋冷敷和/或25%~30%乙醇四肢擦浴。发汗退热药如阿司匹林有时可引起低血压,以慎用为宜。

2. **便秘**　可使用生理盐水300~500ml低压灌肠。无效时可改用50%甘油60ml或液体石蜡

100ml 灌肠。禁用高压灌肠和泻剂。

3. **腹胀**　应减少豆奶、牛奶等容易产气的食物。腹部使用松节油涂擦，或者肛管排气。禁用新斯的明等促进肠蠕动的药物。

4. **腹泻**　应选择低糖、低脂肪的食物。酌情给予小檗碱 0.3g，口服，每天 3 次，一般不使用阿片制剂，以免引起肠蠕动减弱，产生腹中积气。

5. **肾上腺皮质激素**　仅适用于出现谵妄、昏迷或休克等严重毒血症状的高危患者，应在有效足量的抗菌药物配合下使用，可降低病死率。可选择地塞米松，5mg 静脉滴注，每天 1 次。或者氢化可的松，50～100mg 静脉滴注，每天 1 次。疗程一般为 3 天。使用肾上腺皮质激素有可能掩盖肠穿孔的症状和体征，在观察病情变化时应予重视。

（三）病原治疗

自 1948 年以来，氯霉素被用于治疗伤寒已有 50 余年的历史，曾被作为治疗伤寒的首选药物。20 世纪 50 年代已发现耐氯霉素的伤寒沙门菌株；有些伤寒沙门菌株则呈现多重耐药性。因此，氯霉素、氨苄西林和磺胺甲噁唑-甲氧苄啶（SMZ-TMP）仅用于敏感菌株的治疗。

第三代喹诺酮类药物具有口服吸收良好，在血液、胆汁、肠道和尿路的浓度高，能渗透进入细胞内，作用于细菌 DNA 旋转酶影响 DNA 合成从而发挥杀菌的药效，与其他抗菌药物无交叉耐药性，对氯霉素敏感的伤寒沙门菌株、氯霉素耐药的伤寒沙门菌株均有良好的抗菌活性等优点。因此，20 世纪 90 年代后，国内外许多报道推荐第三代喹诺酮类药物为治疗伤寒的首选药物。但随着第三代喹诺酮类药物的广泛应用，已报道伤寒沙门菌株对第三代喹诺酮类药物出现耐药，耐药机制与伤寒沙门菌 DNA 旋转酶（gyrase enzyme）基因 83 和 87 位发生点突变有关。相反，在一些地区，由于近年减少了对氨苄西林、庆大霉素和磺胺甲噁唑-甲氧苄啶（SMZ-TMP）等抗菌药物的应用，伤寒沙门菌对这些抗菌药物的敏感性有所恢复。

第三代头孢菌素的抗菌活性强，对伤寒沙门菌的最小抑菌浓度多≤0.25μg/ml，而且胆汁浓度高，不良反应少。尽管有报道称第三代头孢菌素治疗伤寒的退热时间比第三代喹诺酮类药物稍长，但是，第三代头孢菌素在治疗氯霉素敏感的伤寒菌株、氯霉素耐药的伤寒菌株以及多重耐药的伤寒菌株中都能获得满意的疗效，治愈率达 90% 以上，复发率低于 5%。

根据中国细菌耐药监测网（CHINET）2022 年数据监测，83 株伤寒和副伤寒沙门菌对抗菌药的耐药率最高依次是氨苄西林（67.6%）、氯霉素（55.6%）、氨苄西林/舒巴坦（41.5%）、磺胺甲噁唑-甲氧苄啶（32.5%）、头孢吡肟（20.6%）、头孢他啶（20.6%）、环丙沙星（19.7%）、头孢哌酮-舒巴坦（14%）、头孢曲松（13.6%）。2022 年 3 月，《中国疾病预防控制中心周报》（CCDC Weekly）报道了北京市昌平区一起由饮用水污染导致的泛耐药伤寒沙门菌感染病例，共有 23 例患者出现高热、腹泻等症状。因此，在没有药物敏感性试验结果之前，伤寒经验治疗的首选药物仍推荐使用第三代喹诺酮类药物，但 18 岁以下患者、哺乳期和孕妇伤寒患者仍首选头孢曲松钠。治疗开始以后，必须密切观察疗效，尽快取得药物敏感性试验的结果，以便决定是否需要进行治疗方案的调整。

1. **第三代喹诺酮类药物**

（1）左氧氟沙星（levofloxacin）：每次 0.5g，口服，每天 1 次，疗程 14 天。

（2）环丙沙星（ciprofloxacin）：每次 0.5g，口服，每天 2 次，疗程 14 天。

对于重型或有并发症的患者，先静脉滴注，症状控制后改为口服，总疗程仍为 14 天。

必要时可使用其他第三代喹诺酮类药物，如莫西沙星（moxifloxacin）、培氟沙星（pefloxacin）、洛美沙星（lomefloxacin）和司氟沙星（sparfloxacin）等。

2. **第三代头孢菌素**

（1）头孢噻肟（cefotaxime）：成人每次 2g，静脉滴注，每 8 小时 1 次；儿童每次 50mg/kg，静脉滴注，每 8 小时 1 次。疗程 14 天。

（2）头孢曲松（ceftriaxone）：成人每次 2g，静脉滴注，每天 1 次；儿童每次 75mg/kg，静脉滴注，每天

1 次。疗程 14 天。

（3）头孢他啶（ceftazidime，头孢噻甲羧肟）：成人每次 2g，静脉滴注，每 8 小时或 12 小时 1 次；儿童每次 50mg/kg，静脉滴注，每 8 小时或 12 小时 1 次。疗程 14 天。

（4）头孢哌酮（cefoperazone）：成人每次 2g，静脉滴注，每 12 小时 1 次；儿童每次 50mg/kg，静脉滴注，每 12 小时 1 次。疗程 14 天。

3. 其他抗感染药物（参照当地耐药情况）

（1）氨苄西林：500～1 000mg 静脉滴注/口服，每天 4 次；对于重型或有并发症的患者，先静脉滴注，症状控制后改为口服，总疗程仍为 14 天。

（2）阿莫西林：500～1 000mg 静脉滴注/口服，每天 4 次；对于重型或有并发症的患者，先静脉滴注，症状控制后改为口服，总疗程仍为 14 天。

（3）儿童及青少年：阿奇霉素 20mg/kg，静脉滴注，每天 1 次，总疗程为 14 天。

（四）带菌者的治疗

根据药敏试验选择治疗药物，一般可选择左氧氟沙星，每次 0.5g，每天 1 次，或者环丙沙星，每次 0.5g，口服，每天 2 次，疗程 4～6 周。

（五）复发治疗

根据药物敏感试验选择抗菌药物，用足剂量和疗程。

（六）并发症的治疗

1. 肠出血 ①绝对卧床休息，密切监测血压和粪便出血量。②暂时禁食。③如果患者烦躁不安，应给地西泮，每次 10mg，肌内注射，必要时隔 6～8 小时可重复 1 次，或者苯巴比妥，每次 0.1g，肌内注射，必要时隔 4～6 小时可重复 1 次。④补充血容量，维持水、电解质和酸碱平衡。⑤止血药。维生素 K_1 每次 10mg，静脉滴注，每天 2 次。卡巴克络，每次 10mg，肌内注射，每天 2 次。酚磺乙胺，0.5g/次，静脉滴注，每天 2 次。⑥按照出血情况，必要时给予输血。⑦内科止血治疗无效者，应考虑手术治疗。

2. 肠穿孔 ①局限性穿孔者应予禁食，使用胃管进行胃肠减压；除了对原发病给予有效的抗菌药物治疗外，还应加强控制腹膜炎症，如联合氨基糖苷类、第三代头孢菌素或碳青霉烯类等抗菌药物。警惕感染性休克的发生。②肠穿孔并发腹膜炎的患者，应及时进行手术治疗，同时加用足量有效的抗菌药物控制腹膜炎。

3. 中毒性心肌炎 ①严格卧床休息；②给予保护心肌的药物，如高渗葡萄糖、维生素 B_1、三磷酸腺苷和 1,6-二磷酸果糖等；③必要时加用肾上腺皮质激素；④如果出现心力衰竭，应给予洋地黄和利尿剂维持至症状消失。

4. 溶血性尿毒症综合征 ①足量有效的抗菌药物控制伤寒沙门菌的原发感染；②给予肾上腺皮质激素，如地塞米松或泼尼松龙；③输血，碱化尿液；④予小剂量肝素和/或低分子右旋糖酐进行抗凝；⑤必要时进行血液透析，促进肾功能的恢复。

5. 肺炎、中毒性肝炎、胆囊炎和 DIC 采取相应的内科治疗措施进行治疗。

【预防】

（一）管理传染源

患者应按肠道传染病隔离。体温正常后的第 15 天才解除隔离。如果有条件，症状消失后 5 天和 10 天各做尿、粪便培养，连续 2 次阴性，才能解除隔离。慢性携带者应调离饮食业，并给予治疗。接触者接受医学观察 15 天。

（二）切断传播途径

应做好水源管理、饮食管理、粪便管理和消灭苍蝇等卫生工作。要避免饮用生水，避免进食未煮熟的肉类食品，进食水果前应洗净或削皮。

（三）保护易感人群

对易感人群进行伤寒，副伤寒甲、乙三联菌苗预防接种，成人皮下注射 3 次，间隔 7～10 天，各

0.5ml、1.0ml、1.0ml；免疫期为 1 年。每年可加强 1 次，1.0ml，皮下注射。伤寒 Ty21a 活疫苗，第 1、3、5 和 7 天各口服 1 个胶囊。以上疫苗仅有部分免疫保护作用，因此，已经进行免疫预防的个体，仍然需要注意饮食卫生。

二、副伤寒

副伤寒（paratyphoid fever）是甲型、乙型、丙型副伤寒沙门菌引起的一组细菌性传染病。

副伤寒的临床疾病过程和处理措施与伤寒大致相同，以下为副伤寒与伤寒不同的临床特点。

（一）副伤寒甲、乙

副伤寒甲分布比较局限，副伤寒乙呈世界性分布。我国成人的副伤寒以副伤寒甲为主，儿童以副伤寒乙较常见。副伤寒甲、乙患者肠道病变表浅，范围较广，可波及结肠。潜伏期比较短，为 2～15 天，一般为 8～10 天。起病常有腹痛、腹泻、呕吐等急性胃肠炎症状，2～3 天后减轻，接着体温升高，出现伤寒样症状。体温波动比较大，稽留热少见，热程短，副伤寒甲大约 3 周，副伤寒乙 2 周左右。皮疹出现比较早，稍大，颜色较深，量稍多，可遍布全身。副伤寒甲复发率比较高，肠出血、肠穿孔等并发症少见，病死率较低。

（二）副伤寒丙

患者可表现为脓毒血症型、伤寒型或急性胃肠炎型，以脓毒血症型多见。临床表现比较复杂。起病急，寒战，体温迅速上升，热型不规则，热程 1～3 周。出现迁徙性化脓病灶时，病程延长，以肺部、骨骼及关节等部位的局限性化脓灶为常见。肠出血、肠穿孔少见。局部化脓病灶抽脓可检出丙型副伤寒沙门菌。

副伤寒甲、乙、丙的治疗与伤寒相同，当副伤寒丙患者出现脓肿形成时，应进行外科手术排脓，同时加强抗菌治疗。

（蔡大川）

第六节 ｜ 细菌性痢疾

细菌性痢疾（bacillary dysentery）简称菌痢，是由志贺菌引起的肠道传染病。菌痢主要通过消化道传播，终年散发，夏秋季可流行。其主要病理变化为直肠、乙状结肠的炎症与溃疡，主要表现为腹痛、腹泻、排黏液脓血便以及里急后重等，可伴有发热及全身毒血症状，严重者可出现感染性休克和/或中毒性脑病。由于志贺菌各组及各血清型之间无交叉免疫，且病后免疫功能差，故可反复感染。一般为急性，少数迁延成慢性。

【病原学】

志贺菌属（*Shigella*）俗称痢疾杆菌，属于肠杆菌科，革兰氏阴性杆菌，有菌毛，无鞭毛、荚膜及芽孢，无动力，兼性厌氧，但最适宜于需氧生长。

（一）抗原结构

志贺菌血清型繁多，根据生化反应和 O 抗原的不同，将志贺菌属分为 4 个血清群（痢疾志贺菌、福氏志贺菌、鲍氏志贺菌、宋内志贺菌，依次称为 A、B、C、D 群），共47个血清型或亚型（其中 A 群 15 个、B 群 13 个、C 群 18 个、D 群 1 个）。我国以福氏、宋内志贺菌占优势。福氏志贺菌感染易转为慢性；宋内志贺菌感染引起的症状轻，多呈不典型发作；痢疾志贺菌的毒力最强，可引起严重症状。

（二）抵抗力

志贺菌存在于患者与带菌者的粪便中，抵抗力弱，60℃加热 10 分钟可被杀死，对酸和一般消毒剂敏感。在粪便中数小时内死亡，但在污染物品及瓜果、蔬菜上可存活 10～20 天。D 群宋内志贺菌抵抗力最强，A 群痢疾志贺菌抵抗力最弱。

（三）毒素

志贺菌侵入上皮细胞后，可在细胞内繁殖并播散到邻近细胞，由毒素作用引起细胞死亡。志贺菌可以产生内毒素和外毒素。内毒素是引起全身反应如发热、毒血症及休克的重要因素;外毒素又称为志贺毒素(Shiga toxin),有肠毒性、神经毒性和细胞毒性,分别导致相应的临床症状。

【流行病学】

（一）传染源

传染源包括急、慢性菌痢患者和带菌者。非典型患者、慢性菌痢患者及无症状带菌者由于症状不典型而容易误诊或漏诊,所以在流行病学中具有重要意义。

（二）传播途径

菌痢主要经粪-口途径传播。志贺菌随患者粪便排出后,通过手、苍蝇、食物和水,经口感染。另外,还可通过生活接触传播,即接触患者或带菌者的生活用具而感染。

（三）人群易感性

人群普遍易感。病后可获得一定的免疫功能,但持续时间短,不同菌群及血清型间无交叉保护性免疫,易反复感染。

（四）流行特征

菌痢主要集中发生在发展中国家,尤其是医疗条件差且水源不安全的地区。全球每年志贺菌感染人次估计为 1.67 亿,其中绝大部分在发展中国家。在志贺菌感染者中,约 70% 的患者和 60% 的死亡患者为 5 岁以下儿童。

我国目前菌痢的发病率仍显著高于发达国家,但总体发病率有逐年下降的趋势。各地菌痢发生率差异不大,终年散发,有明显的季节性,夏秋季高发。

【发病机制与病理】

（一）发病机制

志贺菌进入机体后是否发病,取决于三个要素,即细菌数量、致病力和机体免疫功能。志贺菌进入消化道后,大部分被胃酸杀死,少数进入下消化道的细菌也可因正常菌群的拮抗作用、肠道分泌型 IgA 的阻断作用而不能致病。致病力强的志贺菌,即使 10~100 个细菌进入人体也可引起发病。当人体免疫功能下降时,少量细菌也可致病。

志贺菌经口进入,穿过胃酸屏障后,侵袭和生长在结肠黏膜上皮细胞,经基膜进入固有层,并在其中繁殖、释放毒素,引起炎症反应和小血管循环障碍,炎性介质的释放使志贺菌进一步侵入并加重炎症反应,导致肠黏膜炎症、坏死及溃疡,由黏液、细胞碎屑、中性粒细胞、渗出液和血液形成黏液脓血便。

志贺菌释放的内毒素入血后,可以引起发热和毒血症,并可通过释放各种血管活性物质,引起急性微循环衰竭,进而引起感染性休克、DIC 及重要器官功能衰竭,临床表现为中毒型菌痢。

外毒素是由志贺菌志贺毒素基因编码的蛋白,它能不可逆地抑制蛋白质合成,从而导致上皮细胞损伤,可引起出血性结肠炎和溶血性尿毒症综合征。

（二）病理解剖

菌痢的病理变化主要发生于大肠,以乙状结肠与直肠为主,严重者可以波及整个结肠及回肠末端。

急性菌痢的典型病变过程为初期急性卡他性炎,随后出现特征性假膜性炎和溃疡,最后愈合。肠黏膜的基本病理变化是弥漫性纤维蛋白渗出性炎症。早期可见点状出血,病变进一步发展,肠黏膜上皮形成浅表坏死,表面有大量的黏液脓性渗出物。渗出物中有大量纤维素,与坏死组织、炎性细胞、红细胞及细菌一起形成特征性的假膜。1 周左右,假膜开始脱落,形成大小不等、形状不一的"地图状"溃疡。肠道严重感染可引起肠系膜淋巴结肿大,肝、肾等实质脏器损伤。中毒型菌痢者肠道病变轻微,突出的病理改变为大脑及脑干水肿、神经细胞变性。部分病例肾上腺充血,肾上腺皮质萎缩。

慢性菌痢者肠黏膜水肿和肠壁增厚,肠黏膜溃疡不断形成和修复,导致瘢痕和息肉形成,少数病例出现肠腔狭窄。

【临床表现】

潜伏期一般为 1～4 天,短者数小时,长者可达 7 天。根据病程长短和病情轻重,菌痢可以分为下列各型。

(一)急性菌痢

根据毒血症及肠道症状轻重,急性菌痢可以分为 4 型。

1. **普通型(典型)** 起病急,有畏寒、发热,体温可达 39℃以上,伴头痛、乏力、食欲缺乏,并出现腹痛、腹泻,多先为稀水样便,1～2 天后转为黏液脓血便,每天排便 10 余次至数十次,便量少,此时里急后重明显。常伴肠鸣音亢进,左下腹压痛。自然病程为 1～2 周,多数可自行恢复,少数转为慢性。

2. **轻型(非典型)** 全身毒血症状轻微,可无发热或仅低热。表现为急性腹泻,每天排便 10 次以内,稀便有黏液,可无脓血。有轻微腹痛及左下腹压痛,里急后重较轻或缺如。1 周左右可自愈,少数转为慢性。

3. **重型** 多见于老年、体弱、有基础疾病和营养不良患者,急起发热,腹泻每天 30 次以上,为稀水脓血便,偶可排出假膜,甚至排便失禁,腹痛、里急后重明显。后期可出现严重腹胀及中毒性肠麻痹,常伴呕吐,严重失水可引起外周循环衰竭。部分病例以中毒性休克为突出表现,体温不升,常合并有酸中毒和水、电解质平衡紊乱,少数患者可出现心、肾功能不全。

4. **中毒型** 以 2～7 岁儿童多见,成人偶有发生。起病急骤,病势凶险,突起畏寒、高热,全身中毒症状严重,可有嗜睡或烦躁、昏迷及抽搐等,迅速发生循环和呼吸衰竭。临床以严重毒血症状、休克和/或中毒性脑病为主,而局部肠道症状很轻或缺如。开始时可无腹痛及腹泻症状,常于发病数小时后才出现痢疾样粪便。按临床表现可分为以下 3 型。

(1)休克型(周围循环衰竭型):较为常见,以感染性休克为主要表现。表现为面色苍白、四肢厥冷、皮肤出现花斑、发绀、心率增快、脉细速甚至不能触及,血压逐渐下降甚至测不出,并可出现心、肾功能不全及意识障碍等症状。重型病例不易逆转,可致多器官功能损伤与衰竭,危及生命。

(2)脑型(呼吸衰竭型):中枢神经系统症状为主要临床表现。脑血管痉挛,引起脑缺血、缺氧,导致脑水肿、颅内压增高,甚至脑疝。患者可出现剧烈头痛、频繁呕吐、嗜睡或烦躁、惊厥、昏迷、瞳孔不等大、对光反射消失等,严重者可出现中枢性呼吸衰竭等临床表现。此型较为严重,病死率高。

(3)混合型:兼有上述两型的表现,病情最为凶险,病死率很高(90% 以上)。该型包括循环系统、呼吸系统及中枢神经系统等多器官功能损害与衰竭。

(二)慢性菌痢

菌痢反复发作或迁延不愈达 2 个月以上者,即为慢性菌痢。根据临床表现可以分为 3 型。

1. **慢性迁延型** 急性菌痢发作后,迁延不愈,时轻时重。长期腹泻可导致营养不良、贫血、乏力等。

2. **急性发作型** 有慢性菌痢史,间隔一段时间又出现急性菌痢的表现,但发热等全身毒血症状不明显。

3. **慢性隐匿型** 有急性菌痢史,无明显临床症状,但粪便培养可检出志贺菌,结肠镜检可发现黏膜炎症或溃疡等病变。

【实验室及其他检查】

(一)一般检查

1. **血常规** 急性菌痢白细胞总数可轻至中度增多,可达(10～20)×10⁹/L,以中性粒细胞为主。慢性患者可有贫血表现。

2. **粪便常规** 粪便外观多为黏液脓血便,镜检可见白细胞(≥15 个/高倍视野)、脓细胞和少数红细胞,如有巨噬细胞则有助于诊断。

(二)病原学检查

1. **细菌培养** 粪便培养出志贺菌可以确诊。在抗菌药物使用前采集新鲜标本,取黏液脓血部分及时送检和早期多次送检均有助于提高细菌培养阳性率。

2. 特异性核酸检测　采用核酸杂交或 PCR 法,可直接检查粪便中的志贺菌核酸,具有灵敏度高、特异性强、快速简便、对标本要求低等优点,但临床较少使用。

(三) 免疫学检查

采用免疫学方法检测抗原具有早期、快速的优点,对菌痢的早期诊断有一定帮助,但由于粪便中抗原成分复杂,易出现假阳性。

【并发症和后遗症】

并发症和后遗症都少见。并发症包括菌血症、溶血性尿毒症综合征、关节炎和瑞氏综合征等。后遗症主要是神经系统后遗症,可产生耳聋、失语及肢体瘫痪等症状。

【诊断与鉴别诊断】

(一) 诊断

通常根据流行病学史,症状体征及实验室检查进行综合诊断,确诊依赖于病原学检查。菌痢多发于夏秋季,有不洁饮食或与菌痢患者接触史。急性期临床表现为发热、腹痛、腹泻、里急后重及黏液脓血便,左下腹有明显压痛。对老年、体弱、有基础疾病和营养不良患者,急起发热,腹泻每天 30 次以上者,须警惕重型菌痢可能。慢性菌痢患者则有急性痢疾史,病程超过 2 个月而迁延未愈。中毒型菌痢以儿童多见,有高热、惊厥、意识障碍及呼吸、循环衰竭,起病时胃肠道症状轻微,甚至无腹痛、腹泻,常须盐水灌肠或肛拭子行粪便检查方可诊断。粪便镜检有大量白细胞(≥15 个 / 高倍视野)、脓细胞及红细胞即可诊断。确诊有赖于粪便培养出志贺菌。

(二) 鉴别诊断

菌痢应与多种腹泻性疾病相鉴别,中毒型菌痢则应与夏秋季急性中枢神经系统感染或其他病因所致的感染性休克相鉴别。

1. 急性菌痢　与下列疾病相鉴别。

(1) 急性阿米巴痢疾:鉴别要点见表 5-1。

表 5-1　急性细菌性痢疾与急性阿米巴痢疾的鉴别

病种	鉴别要点						
	病原体	流行病学	潜伏期	临床表现	粪便检查	血白细胞	结肠镜检查
急性细菌性痢疾	志贺菌	散发性,可流行	数小时至 7d	多有发热及毒血症状,腹痛重,有里急后重,腹泻每天十余次至数十次,多为左下腹压痛	便量少,黏液脓血便,镜检有大量白细胞及红细胞,可见吞噬细胞。粪便培养有志贺菌生长	总数及中性粒细胞百分率明显增多	肠黏膜弥漫性充血、水肿及浅表溃疡,病变以直肠、乙状结肠为主
急性阿米巴痢疾	溶组织内阿米巴	散发性	数周至数月	多不发热,少有毒血症状,腹痛轻,无里急后重,腹泻每天数次,多为右下腹压痛	便量多,暗红色果酱样便,腥臭味浓,镜检白细胞少,红细胞多,有夏科-莱登结晶,可找到溶组织内阿米巴滋养体	早期略增多	有散发溃疡,边缘深切,周围有红晕,溃疡间黏膜充血较轻,病变主要在盲肠、升结肠,其次为乙状结肠和直肠

(2) 其他细菌性肠道感染:如肠侵袭型大肠埃希菌(*Entero-invasive Escherichia coli*,EIEC)、空肠弯曲菌(*Campylobacter*)以及产气单胞菌(*Aeromonas*)等细菌引起的肠道感染也可出现痢疾样症状,鉴别有赖于粪便培养检出不同的病原菌。

（3）细菌性胃肠型食物中毒：由进食被沙门菌、金黄色葡萄球菌、副溶血弧菌、大肠埃希菌等病原菌或其产生的毒素污染的食物引起。有进食同一食物集体发病病史，粪便镜检通常白细胞不超过5个/高倍视野。确诊有赖于从可疑食物及患者呕吐物、粪便中检出同一细菌或毒素。

（4）其他：急性菌痢还须与急性肠套叠及急性出血坏死性小肠炎相鉴别。

2. 中毒型菌痢

（1）休克型：其他细菌亦可引起感染性休克，故须与本型鉴别。血及粪便培养检出不同致病菌有助于鉴别。

（2）脑型：流行性乙型脑炎也多发于夏秋季，且有高热、惊厥、昏迷等症状。乙脑起病后进展相对较缓，循环衰竭少见，意识障碍及脑膜刺激征明显，脑脊液可有蛋白及白细胞增高，乙脑病毒特异性IgM阳性可鉴别。

3. 慢性菌痢　须与直肠癌、结肠癌、慢性血吸虫病及非特异性溃疡性结肠炎等疾病相鉴别，确诊依赖于特异性病原学检查、病理和结肠镜检。

【预后】

大部分急性菌痢患者于1～2周内痊愈，只有少数患者转为慢性或带菌者。中毒性菌痢患者预后差，病死率较高。

【治疗】

（一）急性菌痢（普通型）

1. 一般治疗　消化道隔离至临床症状消失，粪便培养连续2次阴性。毒血症状重者必须卧床休息。饮食以流食为主，忌食生冷、油腻及刺激性食物。

2. 抗菌治疗　轻型菌痢患者可不用抗菌药物，严重病例则须应用抗生素。近年来志贺菌对抗生素的耐药性逐年增长，并呈多重耐药。因此，应根据当地流行菌株药敏试验或粪便培养的结果进行选择。抗生素治疗的疗程一般为3～5天。

常用药物包括以下几种。

（1）喹诺酮类药物：抗菌谱广，口服吸收好，不良反应小，耐药菌株相对较少，可作为首选药物。首选环丙沙星，其他喹诺酮类也可酌情选用。不能口服者也可静脉滴注。儿童、孕妇及哺乳期妇女如非必要不宜使用。

（2）其他WHO推荐的二线用药：头孢曲松和匹美西林可应用于任何年龄组，同时对多重耐药菌株有效。

（3）小檗碱：因其有减少肠道分泌的作用，故在使用抗生素时可同时使用，每次0.1～0.3g，每天3次，7天为1个疗程。

3. 对症治疗　只要有水和电解质丢失，均应口服补液盐（ORS），只有对严重脱水者，才可考虑先静脉补液，然后尽快改为口服补液。高热者可以物理降温为主，必要时适当使用退热药；毒血症状严重者，可给予小剂量肾上腺皮质激素。腹痛剧烈者可用颠茄片或阿托品。

（二）急性菌痢（重型）

治疗方法包括：①支持、对症治疗；②抗菌治疗［可参考"急性菌痢（中毒型）"］；③重视基础疾病的治疗，预防和治疗可能发生的多器官损伤。

（三）急性菌痢（中毒型）

应采取综合急救措施，力争早期治疗。

1. 对症治疗

（1）降温止惊：高热者应给予物理降温，必要时给予退热药；高热伴烦躁、惊厥者，可采用亚冬眠疗法。

（2）休克型：①迅速扩充血容量，纠正酸中毒。快速给予葡萄糖盐水、5%碳酸氢钠及低分子右旋糖酐等液体，补液量及成分视脱水情况而定，休克好转后则继续静脉输液维持。②升压和改善微循环障碍。可给予多巴胺、去甲肾上腺素、间羟胺、酚妥拉明等药物,以升压及改善重要器官血流灌注。③保护重要器官功能,主要是心、脑、肾等重要器官的功能。④其他。可使用肾上腺皮质激素,有早期DIC 表现者可给予肝素抗凝等治疗。

(3)脑型:可给予20% 甘露醇每次 1～2g/kg 快速静脉滴注,每4～6小时注射1次,以减轻脑水肿。应用血管活性药物以改善脑部微循环,同时给予肾上腺皮质激素有助于改善病情。防治呼吸衰竭须保持呼吸道通畅、吸氧,如出现呼吸衰竭,可使用洛贝林等药物,必要时可应用呼吸机。

2. 抗菌治疗 药物选择基本与急性菌痢相同,但应先采用静脉给药,病情好转后改为口服,剂量和疗程同急性菌痢。

(四)慢性菌痢

由于慢性菌痢病因复杂,可采用全身与局部治疗相结合的原则。

1. 一般治疗 注意生活规律,进食易消化、吸收的食物,忌食生冷、油腻及刺激性食物,积极治疗可能并存的慢性消化道疾病或肠道寄生虫病。

2. 病原治疗 根据病原菌药敏结果选用有效抗菌药物,通常联用2种不同类型药物,疗程须适当延长,必要时可给予多个疗程治疗。也可药物保留灌肠,选用 0.3% 小檗碱液、5% 大蒜素液或 2%磺胺嘧啶银悬液等灌肠液1种,每次 100～200ml,每晚1次,10～14 天为1个疗程。灌肠液中添加小剂量肾上腺皮质激素可提高疗效。抗菌药物使用后,对菌群失调引起的慢性腹泻者可给予微生态制剂,包括益生菌和益生元。

3. 对症治疗 有肠道功能紊乱者可采用镇静或解痉药物。

【预防】

采用以切断传播途径为主的综合预防措施,同时做好传染源的管理。

(一)管理传染源

急、慢性患者和带菌者应隔离或定期进行访视管理,并给予彻底治疗,直至粪便培养阴性。

(二)切断传播途径

养成良好的卫生习惯,特别注意饮食和饮水卫生。

(三)保护易感人群

根据世界卫生组织报告,目前尚无获准生产的可有效预防志贺菌感染的疫苗。我国主要采用口服活菌苗,如 F2a 型依链株。活菌苗对同型志贺菌保护率约为 80%,而对其他型别菌痢的流行可能无保护作用。

(李用国)

第七节 | 细菌感染性腹泻

细菌感染性腹泻(bacterial diarrhea)是指由细菌引起,以腹泻为主要表现的一组常见肠道传染病,一般为急性表现,也有病程超过 14 天的,为迁延性腹泻,常伴有脱水和/或电解质紊乱。本节是指除霍乱、菌痢、伤寒、副伤寒以外的细菌感染性腹泻。该病发病呈全球性,一般为散发,也可暴发流行。临床表现以胃肠道症状为主,轻重不一,多为自限性,但少数患者可发生严重并发症,甚至死亡。

【病原学】

常见细菌有沙门菌属、志贺菌属、大肠埃希菌、弯曲菌、小肠结肠炎耶尔森菌、金黄色葡萄球菌、副溶血性弧菌、艰难梭菌等。本节介绍其他章节未涉及且近年来较受重视的病原菌。

(一)大肠埃希菌

大肠埃希菌(Escherichia coli)属于埃希菌属,肠杆菌科,短杆状革兰氏阴性菌,无芽孢,大多有鞭毛,运动活跃。在 15～46℃均能生长,最适宜温度为 37℃,在水中可存活数周至数月,在冰箱中可长期生存。对酸有较强抵抗力,对高温和化学消毒剂敏感,75℃以上 1 分钟死亡。该菌是国际公认的卫生监测指示菌,在现代遗传工程中也被用作主要的工程菌。与人类腹泻有关的大肠埃希菌包括肠致病型大肠埃希菌(enteropathogenic *E.coli*,EPEC)、肠产毒型大肠埃希菌(entrotoxigenic *E. coli*,ETEC)、肠侵袭型大肠埃希菌(enteroinvasive *E.coli*,EIEC)、肠出血型大肠埃希菌(enterohemorrhagic *E.coli*,EHEC)、肠聚集型大肠埃希菌(enteroaggregative *E. coli*,EAEC)。近年来造成美国、日本等许多国家暴发流行的出血性结肠炎主要为 EHEC O157:H7 所致,该菌显著的特点是能产生志贺样毒素。此毒素对非洲绿猴肾异倍体细胞(Vero 细胞)有毒性,故又称为 VT 毒素(verotoxin),具有神经毒、细胞毒和肠毒素作用。

(二)小肠结肠炎耶尔森菌小肠结肠炎亚种

小肠结肠炎耶尔森菌小肠结肠炎亚种(*Y. enterocolitica subsp. enterocolitica*)为革兰氏阴性球杆菌,无芽孢,无荚膜,兼性厌氧。耐低温,在 4℃ 能生长,最适温度为 20~28℃,最适 pH 为 7.6。本菌为肠道致病菌,具有侵袭性和产毒素性,可产生热稳定性肠毒素,对酸、碱稳定。本菌广泛存在于自然环境中,可以从人类、动物、土壤、水及各种食品中分离出,煮沸、干燥及常规消毒剂可杀灭。

(三)变形杆菌

变形杆菌(*Proteus*)属肠杆菌科,革兰氏阴性菌,多形性,无芽孢和荚膜,有周鞭毛,运动活跃,最适温度为 37℃,能产生肠毒素。该菌对外界适应力强,营养要求低,生长繁殖较迅速,存在于人及各种野生动物肠内,也存在于粪肥、土壤及水中,在鱼、蟹及肉类中变形杆菌污染率较高。

(四)艰难梭菌

艰难梭菌(*Clostridium difficile*)为革兰氏阳性杆菌,专性厌氧,有芽孢,能产生肠毒素,包括 A 和 B 两种毒素,对酶作用有抵抗力,酶作用 24 小时后仍保留全部活性,B 毒素较 A 毒素细胞毒性强。艰难梭菌原为人、畜肠道中的正常菌群,人在婴儿时带菌率尤高。

(五)类志贺邻单胞菌

类志贺邻单胞菌(*Plesiomonas shigelloides*)为革兰氏阴性菌,单独或成双存在,可呈短链或长丝状,兼性厌氧,有动力,无芽孢和荚膜。与志贺菌有一些共同的生化反应和抗原结构,但毒力比志贺菌低得多。不耐高盐,存在于淡水、温血及冷血动物体内。

(六)气单胞菌

气单胞菌(*Aeromonas*)为革兰氏阴性杆菌,单鞭毛,有荚膜,无芽孢。嗜水气单胞菌和豚鼠气单胞菌为主要致病菌种,广泛存在于淡水、污水、淤泥、土壤、食品和粪便中,能产生溶血素、肠毒素和细胞毒素以及杀白细胞素、上皮细胞黏附因子、细胞因子等,还可产生多种胞外酶。

【流行病学】

(一)传染源

传染源为患者、携带者。一些动物可成为储存宿主,在传染病传播中有重要意义,如牛可能是 EHEC O157:H7 的主要储存宿主。

(二)传播途径

传播途径为粪-口途径,可通过食用污染的食品、水而传播,人与动物的密切接触也可传播。苍蝇、蟑螂等昆虫因其生活习性特殊,在一些细菌性腹泻的传播中发挥了重要作用。通过医务人员的手或污染公共物品进行的院内传播,是非常值得重视的传播途径。

(三)人群易感性

人群普遍易感,没有交叉免疫。儿童、老年人、有免疫抑制或慢性疾病者为高危人群,并且容易发生严重并发症。一些正使用抗生素的患者是抗生素相关性腹泻的高危人群。另外,旅游者易发生细菌性腹泻,称为旅游者腹泻。患病后一般可获得免疫功能,但持续时间较短。

(四)流行特征

1. **地区性**　广泛流行于世界各地,欧美国家细菌性腹泻主要病原菌为非伤寒沙门菌,其次为弯曲菌和志贺菌属。发展中国家以志贺菌属、沙门菌属、大肠埃希菌为主。我国各个地区的报道结果差异较大,有的地区以志贺菌属为主,有的以大肠埃希菌为主,沿海地区则以沙门菌属、副溶血性弧菌更常见。

2. **季节性** 全年均可发病,好发于夏秋季,部分细菌性腹泻如耶尔森菌肠炎好发于冬季。

3. **年龄分布** 可侵犯各年龄组,最易感染的是免疫功能低下的儿童、年老体衰者。

4. **可散发、暴发或流行** 一般为散发感染,也可发生暴发流行,危害大。

【发病机制与病理】

（一）发病机制

1. **分泌性腹泻** 病原菌进入肠道后,并不侵入肠上皮细胞,仅在小肠内繁殖,黏附于肠黏膜,释放肠毒素与肠黏膜表面的受体结合,刺激肠黏膜分泌过多的水和 Na^+ 到肠腔,当分泌量超过吸收能力时可导致腹泻,故称为分泌性腹泻。此类细菌包括肠产毒型人肠埃希菌、金黄色葡萄球菌、变形杆菌、气单胞菌、不凝集弧菌、艰难梭菌等。

2. **侵袭性腹泻** 细菌通过菌毛等直接侵入肠上皮细胞,生长繁殖并分泌外毒素,导致细胞蛋白合成障碍,造成细胞的功能障碍和黏膜的坏死、溃疡形成以及炎性渗出,肠内渗透压升高,从而使电解质、溶质和水的吸收发生障碍,并产生前列腺素,进而刺激分泌,增加肠的动力,引起腹泻。脓血便为其特征表现,又被称为渗出性腹泻。沙门菌属、空肠弯曲菌、小肠结肠炎耶尔森菌、侵袭型大肠埃希菌、肠出血型大肠埃希菌等均能引起侵袭性腹泻。小肠结肠炎耶尔森菌既能引起侵袭性腹泻,又可释放肠毒素而引起分泌性腹泻。

EHEC O157:H7 毒力强,很少量细菌即可使人发病,对黏膜细胞破坏力大,一旦侵入人的肠内,依靠其黏附因子——紧密黏附素依附肠壁孳生并释放 VT 毒素,引起肠上皮损伤。VT 毒素可穿越肠上皮细胞进入血液循环,造成肠道、中枢神经系统及肾脏损伤。

（二）病理解剖

1. **分泌性腹泻** 毒素作用于空肠和十二指肠,黏膜病变轻微,绒毛顶端黏膜下水肿,隐窝细胞有伪足样突起伸向隐窝腔内。上皮杯状细胞的黏膜分泌增加,黏膜上皮固有层毛细血管充血,上皮细胞出现线粒体肿胀和嵴的消失、高尔基体泡囊增加及内质网的扩张和囊泡形成等。但艰难梭菌相关性腹泻主要发生在大肠,偶见于小肠。病变肠段黏膜早期充血、水肿、糜烂、溃疡,周围有红晕,不久便形成典型的假膜。病变进展时假膜可由点状融合成不规则片状,严重时可出现剥脱性改变及渗血。假膜在艰难梭菌相关性腹泻具有特征性,是确诊依据之一。

2. **侵袭性腹泻** 主要病变部位在小肠末端和结肠黏膜,肠上皮细胞肿胀、线粒体消失,内积脂质的膜样囊泡增多及核固缩,上皮细胞内可见病原菌。部分病原菌可侵入黏膜固有层和肠系膜淋巴结,引起固有层大量多形核白细胞聚积的趋化反应和炎性病变,并可在肠系膜淋巴结内繁殖,甚至引起全身感染或菌血症。

EHEC O157:H7 的 VT 毒素除了作用于肠上皮细胞外,还可作用于血管内皮细胞、肾脏、脾脏和神经组织细胞等,引起微血管病性溶血性贫血、血小板减少、广泛肾小管坏死,还可累及胰腺、肾上腺、心脏、中枢神经系统等部位。

【临床表现】

潜伏期数小时至数天、数周。多急性起病,少数起病较缓慢。临床表现轻重不一,以胃肠道症状最突出,出现食欲缺乏、恶心、呕吐、腹胀、腹痛、腹泻,可伴里急后重,腹泻次数可多至十几、二十几次,甚至不计其数,粪便呈水样便、黏液便、脓血便。分泌性腹泻者一般不出现腹痛,侵袭性腹泻者多出现腹痛。常伴畏寒、发热、乏力、头晕等表现,病情严重者,因大量丢失水分而发生脱水、电解质紊乱,甚至休克。病程为数天或 1~2 周,常为自限性,少数可复发。超过 14 天的腹泻,称为迁延性腹泻。

不同细菌所致腹泻的临床表现有所不同,现将常见类型分述如下。

1. **肠出血型大肠埃希菌感染** 病前多有食用生或半生肉类、生乳等不洁饮食史。往往急性起病,轻者水样泻,典型者突起剧烈腹痛、水样便,数天后出现血性便,发生腹痛、腹泻、低热或不发热,极易被误诊为痢疾。严重者伴有剧烈腹痛、高热、血便,感染 1 周后可合并溶血性尿毒综合征、血栓性血小板减少性紫癜、脑神经障碍等,危及生命。严重者可死亡,病死率达 5%~10%。

2. **小肠结肠炎耶尔森菌感染**　由于本菌易在低温下生长,所以在一些寒冷的国家和地区或在寒冷的季节较为常见,有人称其为"冰箱病"。近年来,随着人们生活水平的提高,暴发较为少见,以散发为主。婴幼儿及儿童胃肠炎症状突出,成人以肠炎为主。起病急,以发热、腹泻、腹痛为主要表现,热程多为 2~3 天,腹泻一般 1~2 天,重者达 1~2 周,粪便多水样,带黏液,可有脓血便,腹痛常见,可局限在右下腹,并且伴肌紧张和反跳痛,容易误诊为阑尾炎,尤其是幼儿患者。虽然小肠结肠炎耶尔森菌感染属于自限性疾病,但值得关注的是由它感染会引发多种肠外疾病,如结节性红斑、关节炎、耶尔森肝炎等。

3. **变形杆菌感染**　变形杆菌属于条件致病菌,是医院感染的常见机会致病菌,特别是免疫功能低下个体长期使用广谱抗生素后。变形杆菌在一定条件下可引起多种感染,如化脓性感染、尿路感染、胃肠炎、急性胃炎、心内膜炎、败血症等。主要表现为发热、恶心、呕吐、腹痛、腹泻,腹痛部位在上腹和脐周,腹泻轻者每天数次,重者 20~30 次。

4. **抗生素相关性腹泻**　指应用抗菌药物后发生的、与抗菌药物有关的腹泻,尤其多见于长期、大量使用广谱抗菌药物者,多由艰难梭菌引起,称为艰难梭菌相关性腹泻(*Clostridium difficile* associated diarrhea,CDAD),即假膜性肠炎(pseudomembranous enteritis)。其发生率近年来不断升高,是医院感染性腹泻的主要病因之一。大多数患者表现为轻到中度水样腹泻、发热、腹胀、下腹或全腹散在痉挛性疼痛。严重者也见黏液便,血便少见,严重的并发症有脱水、低蛋白血症、电解质紊乱、肠麻痹和肠穿孔,其致死率为 2%~5%,但老年人和衰弱患者致死率达 10%~20%,甚至达 30%~80%,与死亡相关的唯一原因是延误诊断。

5. **旅游者腹泻**　是出国旅行者中报道的最主要感染性疾病。在致病微生物中,细菌占 61%,肠产毒型大肠埃希菌是最重要的病原菌,其他病原菌包括肠聚集型大肠埃希菌、志贺菌属、沙门菌属、弯曲菌属、小肠结肠炎耶尔森菌、气单胞菌及非霍乱性弧菌等。通常情况下该病起病较急(数小时至数天),约 40% 的旅游者腹泻患者症状轻微,重者出现明显腹泻症状,伴有腹部绞痛、恶心、呕吐以及发热等症状。

6. **艾滋病相关性腹泻**　在艾滋病病程中 30%~80% 的患者有腹泻表现,其中细菌性腹泻的主要病原体包括志贺菌属、沙门菌属、空肠弯曲菌、鸟分枝杆菌、艰难梭菌、肠侵袭型大肠埃希菌等。腹泻常是艾滋病的首发症状和死亡原因。患者常伴有发热、周身不适、恶心、呕吐、厌食和体重下降等症状。急性腹泻病程一般不超过 2 周,慢性腹泻通常持续数周或数月。

【实验室及其他检查】

（一）外周血常规检查

一般白细胞总数升高或正常,中性粒细胞增多或伴核左移。

（二）粪便常规

肉眼观察粪便的外形、量、稠度及有无食物残渣、黏液、脓血等。不同细菌感染后粪便可呈稀水样便、洗肉水样便、脓血便、血便、黏液便等性状。如怀疑霍乱弧菌、弯曲菌感染,应用粪便悬滴检查:霍乱弧菌可见特征性鱼群样运动;弯曲菌则可见突进性运动的螺旋形细菌。

（三）粪便培养

粪便培养是确诊依据,但一般培养阳性率低。提高阳性率的方法包括:①应用抗生素之前取材;②取新鲜粪便的黏液脓血部分;③标本保温,及时送检;④连续多次培养;⑤结肠镜检时取材;⑥除采用双硫与血液琼脂培养基外,应根据可疑致病菌选用相应的培养基与培养条件。

（四）免疫学检查

常用方法有乳胶凝集试验、ELISA、被动血凝集试验、免疫荧光法、免疫磁球法、酶免疫荧光法等,用于粪便中细菌及毒素、血清中特异性抗原抗体的检测。

（五）核酸检测

利用基因探针技术和 PCR 技术检测病原菌特异性基因片段,该法简便、迅速、灵敏。DNA 指纹图谱、脉冲凝胶电泳等可追踪医院感染的播散,有利于流行病学调查。

【并发症】

（一）脱水、酸中毒和电解质紊乱

腹泻时大量水和电解质丢失,进而引起脱水、电解质紊乱、酸中毒,严重者可能死亡。如果数小时内腹泻丢失液体 3 000ml 以上而得不到补充,脱水、酸中毒和电解质紊乱很容易发生,尤其是儿童、老年人及体弱者,更易死亡。

（二）溶血性尿毒症综合征

溶血性尿毒症综合征可以由多种病原引起,如大肠埃希菌、伤寒沙门菌、志贺菌属等,尤以产志贺毒素大肠埃希菌 O157:H7 多见。通常发生于腹泻开始后的 1～2 周,主要表现为发热、血小板减少、微血管病性溶血性贫血、肾功能异常,部分患者还有头痛、嗜睡、烦躁、幻觉等表现,大约数小时或 12 小时后出现痉挛、昏睡等症状。

（三）吉兰-巴雷综合征

吉兰-巴雷综合征见于多种细菌感染,腹泻开始后 5～15 天。弯曲菌感染后较常见,且比其他原因引起的吉兰-巴雷综合征重,病死率高,通常表现为急性或亚急性的四肢对称性弛缓性瘫痪。

（四）其他

其他并发症包括肠穿孔、中毒性巨结肠、脑水肿、败血症、感染性休克、心包炎、反应性关节炎和虹膜炎、感染后肠易激综合征血栓性血小板减少性紫癜等。

【诊断】

根据流行病学资料,包括发病季节、地区、年龄,有无不洁饮食史、集体发病史、动物接触史、疫水接触史或抗生素使用、手术史,结合发病症状、体征、病程以及腹泻次数、性状等考虑可能的病原菌,确诊有赖于粪便病原菌的分离培养及特异性检查。

【鉴别诊断】

应与其他感染性腹泻鉴别,如病毒、真菌、寄生虫引起的腹泻;与非感染性腹泻鉴别,如溃疡性结肠炎、克罗恩病、肿瘤性腹泻及功能性腹泻。

【预后】

细菌感染性腹泻多为自限性疾病,预后良好,但儿童、老年人、免疫缺陷或合并其他疾病者病死率稍高。

【治疗】

（一）一般及对症治疗

腹泻时一般不禁食,可进流食或半流食,忌多渣、油腻和刺激性食物,暂时停饮牛奶及其他乳制品,避免引起高渗性腹泻。腹泻频繁,伴有呕吐和高热等严重感染中毒症状者,应卧床休息、禁食,并鼓励其多饮水。

腹泻伴有呕吐或腹痛剧烈者,可予阿托品类药物,但慎用或禁用阿片制剂,因其能强烈抑制肠蠕动,使肠毒素易被吸收而加重中毒或诱发中毒性巨结肠。也有学者主张使用肠黏膜保护制剂如蒙脱石散等,可吸附病原菌和毒素,并能通过与肠道黏液分子间的相互作用,增强黏液屏障,以防御病原菌的侵入。另外小檗碱具有良好的收敛和轻微抑菌作用,对于细菌性腹泻有一定作用。

（二）补充水和电解质

1. 口服补液盐（ORS）治疗　适用于急性腹泻轻、中度脱水及重度脱水的辅助治疗。WHO 推荐的 ORS 配方（于 2001 年纽约发布）含 Na^+ 75mmol/L、Cl^- 65mmol/L、K^+ 20mmol/L、柠檬酸根 10mmol/L、葡萄糖 75mmol/L,较治疗霍乱的 ORS 液渗透压低,更适合非霍乱腹泻。服用剂量和次数根据患者腹泻次数和脱水程度掌握。

2. **静脉补液疗法** 重症腹泻伴脱水、电解质紊乱、酸中毒或休克者,补液推荐用乳酸复方氯化钠注射液(乳酸林格液)。最初应快速静脉补液,遵循补液的基本原则。继发酸中毒者静脉给予 5% 碳酸氢钠或 11.2% 乳酸钠,用量可根据血气分析结果先给予半量,视具体情况再决定,注意补充钾、钙。当患者脱水纠正、呕吐好转后即改为口服补液。

(三) 抗菌治疗

1. **抗菌治疗原则** 不应常规使用抗菌药物,特别是轻、中度患者。以下情况考虑使用抗菌治疗:①发热伴有黏液脓血便的中、重度急性腹泻;②持续性志贺菌、沙门菌及弯曲菌感染;③中、重度的旅行者腹泻;④感染发生在免疫功能低下者、老年人和败血症患者;⑤出于防疫目的的特殊细菌感染者。

2. **对不同病原菌所使用的抗菌药物不同** 如小肠结肠炎耶尔森菌感染重症或并发败血症者,可用氨基糖苷类抗生素、磺胺类和氟喹诺酮类等药物治疗;肠侵袭型、肠致病型或肠产毒素型大肠埃希菌引起的腹泻一般可选用头孢菌素、氟喹诺酮类或磺胺类药物口服。

3. **特殊感染者抗菌治疗** 如肠出血性大肠埃希菌感染所致腹泻的治疗,由于抗生素可促使 O157 菌释放 VT 毒素,从而使患者并发溶血性尿毒症综合征的危险性增加,所以肠出血性大肠埃希菌 O157 患者和疑似患者禁止使用抗生素,疫区内的其他一般腹泻患者应慎用抗生素;艰难梭菌相关性腹泻轻症患者停用抗菌药即可使正常菌群恢复,症状缓解,如果停用抗菌药后腹泻持续 48 小时或 72 小时以上,应当考虑选用抗菌药。重症患者,应立即予以有效抗菌药治疗。95% 以上的艰难梭菌对甲硝唑和万古霉素敏感,二者疗效相仿。艾滋病相关性腹泻治疗应该及时早期足量应用抗菌药物,如头孢菌素及氟喹诺酮类药物。

(四) 微生态疗法

由于引起细菌性腹泻的原因在于外源细菌的侵入或正常细菌的易位、比例失调等,均导致肠道正常菌群的破坏,肠道微生态的失衡,故近年来细菌感染性腹泻的治疗中推广微生态疗法,目的是恢复肠道正常菌群,重建肠道生物屏障,拮抗病原菌定植侵袭,有利于腹泻的控制。常用制剂有益生菌、益生元和合生元。合生元是益生菌和益生元的复合制剂。

(五) 补锌

在锌缺乏高发地区和营养不良患儿中,补锌治疗可缩短 6 月龄～5 岁患儿的腹泻持续时间。<6 个月的患儿,每天补充元素锌 10mg;>6 个月的患儿,每天补充元素锌 20mg,疗程为 10～14 天。元素锌 20mg 相当于硫酸锌 100mg、葡萄糖酸锌 140mg。

【预防】

(一) 管理传染源

设置肠道专科门诊,早期发现患者并对部分感染性腹泻患者进行隔离与治疗。对从事饮食业、保育员和给水人员定期体检,以检出慢性患者、带菌者;对吐泻物及饮食用具要严格消毒;受感染动物就地处理。对于多发或暴发疫情,要立即隔离、治疗患者,采样做病原学和/或血清学检查,尽快查明病原菌,确定传染来源。

(二) 切断传播途径

切断传播途径是预防和控制腹泻的重要措施,包括养成良好个人卫生习惯,加强饮食、饮水卫生管理,以及对媒介昆虫的控制。处理好污物、污水,对患者的粪便等排泄物加入粪便量 1/5 的漂白粉或等量的 10% 漂白粉乳剂,处理后倒入便池。对于重点人群、集体单位、临时大型工地,要积极采取综合性预防措施,预防暴发和流行。

(三) 保护易感人群

采用预防接种的方法能使急性细菌性腹泻的暴发和流行得到控制,有关疫苗还在研究中。

对于医源性的细菌性腹泻的预防,应当隔离患者,严格执行消毒隔离措施,如医务人员严格洗手,接触患者时戴手套,使用一次性医疗器械,以防止交叉感染。保持医院环境清洁,对内镜等反复使用的设备及易于被粪便污染的场所,采用有效的消毒剂,充分消毒。由于艰难梭菌最主要的来源为医院环境,所以预防的重点在于正确使用抗菌药,尤其是林可霉素、克林霉素、第三代头孢菌素及其他广谱抗菌药等易引起艰难梭菌相关性腹泻的药物。

(李用国)

第八节 | 细菌性食物中毒

细菌性食物中毒(bacterial food poisoning)是指由进食被细菌或细菌毒素所污染的食物而引起的急性感染中毒性疾病。根据临床表现的不同,分为胃肠型食物中毒和神经型食物中毒。细菌性食物中毒的特征为:①在集体用膳单位常呈暴发起病,发病者与食入同一污染食物有明显关系;②潜伏期短,突然发病,临床表现以急性胃肠炎为主,肉毒杆菌中毒则以眼肌、咽肌瘫痪为主;③病程较短,多数在2~3天内自愈;④多发生于夏秋季。

一、胃肠型食物中毒

胃肠型食物中毒夏秋季较多见,以恶心、呕吐、腹痛、腹泻等急性胃肠炎症状为主要特征。

【病原学】
引起胃肠型食物中毒的细菌很多,常见的有以下几种。

(一)沙门菌属

沙门菌(Salmonella)为革兰氏阴性杆菌,需氧,不产生芽孢,无荚膜,绝大多数有鞭毛,能运动。对外界的抵抗力较强,在水和土壤中能存活数月,粪便中能存活1~2个月,在冰冻土壤中能越冬。不耐热,55℃ 1小时或60℃ 10~20分钟即被灭活;5%苯酚或1∶500升汞5分钟内即可将其杀灭。根据抗原结构和生化试验,目前已有2 000余种血清型,其中以鼠伤寒沙门菌、肠炎沙门菌、鸭沙门菌和猪霍乱沙门菌较为多见。致病食物主要是肉类,其次是蛋类、奶类及其他动物性食物。值得注意的是该类细菌在食品繁殖后,并不影响食物的色、香、味。

(二)副溶血性弧菌

副溶血性弧菌(Vibrio parahaemolyticus)为革兰氏阴性杆菌,有荚膜,为多形性球杆菌。菌体两端浓染,一端有单根鞭毛,运动活泼。本菌嗜盐生长,广泛存在于海水中,偶尔亦存在于淡水。在海水中能存活47天以上,淡水中生存1~2天。在37℃、pH 7.7、含氯化钠3%~4%的环境中生长最好。对酸敏感,食醋中3分钟即死亡。不耐热,56℃ 5~10分钟、90℃ 1分钟即可灭活。对低温及高浓度氯化钠抵抗力甚强。本菌根据菌体(O)抗原和鞭毛(H)抗原可分为25个血清型,其中B、E、H是引起食物中毒的主要血清型。致病性菌株能溶解人及家兔红细胞,称为神奈川试验(Kanagawa test)阳性。致病食物以鱼、虾、蟹、贝等海产品为主,其中带鱼、黄鱼、乌贼、梭子蟹等带菌率极高。

(三)变形杆菌

变形杆菌(Proteus species)为革兰氏阴性,两端钝圆,尢芽孢多形性小杆菌,有鞭毛,运动活泼。其抗原结构有菌体(O)及鞭毛(H)抗原2种。依生化反应的不同,可分为普通变形杆菌(P.vulgaris)、奇异变形杆菌(P.mirabilis)、产黏变形杆菌(P.myxofaciens)和潘氏变形杆菌(P.penneri)4种。前三种能引起食物中毒。本菌广泛存在于水、土壤、腐败的有机物及人和家禽、家畜的肠道中。变形杆菌在食物中能产生肠毒素,还可产生组氨酸脱羧酶,使蛋白质中的组氨酸脱羧成组胺,从而引起过敏反应。致病食物以动物性食品为主,尤其以水产类食品为多见,也见于凉拌菜、剩饭菜和豆制品。

(四)葡萄球菌

葡萄球菌主要是能产生血浆凝固酶的金黄色葡萄球菌(Staphylococcus aureus),广泛存在于人体皮肤、上呼吸道、甲沟等部位。该菌为革兰氏染色阳性,不形成芽孢,无荚膜。在乳类、肉类食物中极易繁殖,在剩饭菜中亦易生长,30℃经1小时即可产生耐热性很强的外毒素(肠毒素,enterotoxin)。此种毒素属于一种低分子量可溶性蛋白质,可分为8个血清型(A、B、C1、C2、C3、D、E、F),其中以A、

D 型引起食物中毒最多见,B、C 型次之。此菌污染食物后,在 37℃经 6～12 小时繁殖而产生肠毒素。此毒素对热的抵抗力很强,经加热煮沸 30 分钟仍能致病。常由带菌炊事人员的鼻咽部黏膜或手指污染食物致病。

(五)蜡样芽孢杆菌

蜡样芽孢杆菌(*Bacillus cereus*)为厌氧革兰氏阳性粗大芽孢杆菌,常单独、成双或短链状排列,芽孢常位于次极端;在体内形成荚膜,无鞭毛,不活动。芽孢对外界的抵抗力极强,能在 110℃存活 1～4 天,能分泌强烈的外毒素,依毒素性质可分为 6 型(A、B、C、D、E、F),引起食物中毒者主要是 A 型和 F 型,其中以 A 型(能产生肠毒素)为多,C 及 F 型偶可引起出血坏死性肠炎。本菌在自然界分布较广,污水、垃圾、土壤、人和动物的粪便、昆虫以及食品等均可检出。

(六)大肠埃希菌

大肠埃希菌为两端钝圆的革兰氏阴性短杆菌,多数菌株有周鞭毛,能运动,可有荚膜。对外界的抵抗力较强,在水和土壤中能存活数月,在阴凉处室内尘埃可存活 1 个月。本菌属以菌体(O)抗原分群,以荚膜(K)抗原(A、B、L)和鞭毛(H)抗原分型,目前已发现 170 多个血清型。本菌为人和动物肠道的正常寄居菌,特殊条件下可致病。在大肠埃希菌中,能引起食物中毒的菌种有 16 个血清型,亦称为致病型大肠埃希菌,其中常见的血清型为 O111、O114、O128、O55、O20、O119、O86、O125、O127 等。

【流行病学】

(一)传染源

被致病菌感染的动物如家畜、家禽及其蛋品、鱼类及野生动物和人为本病主要传染源。

(二)传播途径

病原菌通过进食被细菌污染的食物而传播。

(三)人群易感性

人群普遍易感,病后通常不产生明显的免疫功能,且致病菌血清型多,可反复感染发病。

(四)流行特征

细菌性食物中毒在 5～10 月份较多,7～9 月份尤易发生,与夏季气温高、细菌易于在食物中大量繁殖相关,常由食物不新鲜、食物保存与烹调不当而引起。病例可散发,有时集体发病。潜伏期短,有进食可疑食物史,病情轻重与进食量有关,未食者不发病,停止食用可疑食物后流行迅速停止。各年龄组均可发病。

【发病机制与病理】

细菌性食物中毒可分为感染型、毒素型和混合型三类。病原菌在污染的食物中繁殖,并产生毒素(肠毒素类物质或菌体裂解释放的内毒素)。发病与否及病情轻重与摄入食物被细菌和毒素污染的程度、进食量的多少及机体免疫功能强弱等有关。致病因素如下。

(一)肠毒素

上述细菌中大多数能产生肠毒素或类似的毒素,尽管其分子量、结构和生物学性状不尽相同,但致病作用基本相似。由于肠毒素刺激肠壁上皮细胞,激活其腺苷酸环化酶,在活性腺苷酸环化酶的催化下,细胞质中的三磷酸腺苷脱去 2 个磷酸,而成为环磷酸腺苷(cAMP)。cAMP 浓度增高可促进胞质内蛋白质磷酸化过程,并激活细胞有关酶系统,促进液体及氯离子的分泌,抑制肠壁上皮细胞对钠和水分的吸收,导致腹泻。耐热肠毒素是通过激活肠黏膜细胞的鸟苷酸环化酶,提高环磷酸鸟苷(cGMP)水平,引起肠隐窝细胞分泌增强和绒毛顶部细胞吸收能力降低而导致腹泻。

(二)侵袭性损害

沙门菌、副溶血弧菌、变形杆菌等,能侵袭肠黏膜上皮细胞,引起黏膜充血、水肿、上皮细胞变性、坏死、脱落并形成溃疡。侵袭性细菌性食物中毒的潜伏期较毒素引起者稍长,粪便可见黏液和脓血。

(三)内毒素

除鼠伤寒沙门菌可产生肠毒素外,沙门菌菌体裂解后释放的内毒素致病性也较强,能引起发热、胃肠黏膜炎症、消化道蠕动并产生呕吐、腹泻等症状。

（四）过敏反应

莫根变形杆菌能使蛋白质中的组氨酸脱羧而成组胺,引起过敏反应。其病理改变轻微,由于细菌不侵入组织,故可无炎症改变。

【临床表现】

潜伏期短,常在进食后数小时发病。金黄色葡萄球菌引起的食物中毒潜伏期一般为 1～5 小时,沙门菌 4～24 小时,蜡样芽孢杆菌 1～2 小时,副溶血弧菌 6～12 小时,变形杆菌 5～18 小时。

临床症状以急性胃肠炎为主,如恶心、呕吐、腹痛、腹泻等。严重者可出现脱水、酸中毒,甚至休克。腹痛以上、中腹部持续或阵发性绞痛多见,呕吐物多为进食之食物。常先吐后泻,腹泻轻重不一,每天数次至数十次,多为黄色稀便、水样或黏液便。葡萄球菌、蜡样芽孢杆菌食物中毒者呕吐较剧烈,呕吐物含胆汁,有时带血和黏液。侵袭性细菌引起的食物中毒者,可有发热、腹部阵发性绞痛、里急后重和黏液脓血便。鼠伤寒沙门菌食物中毒者的粪便呈水样或糊状,有腥臭味,也可见脓血便。部分副溶血弧菌食物中毒病例粪便呈血水样。变形杆菌引起者还可发生颜面潮红、头痛、荨麻疹等过敏症状。病程短,多在 1～3 天恢复,极少数可达 1～2 周。

【实验室及其他检查】

（一）血象

沙门菌感染者血白细胞计数多在正常范围。副溶血弧菌及金黄色葡萄球菌感染者,白细胞数可增高,达 $10×10^9/L$ 以上,中性粒细胞百分率增高。

（二）粪便检查

粪便呈稀水样,镜检可见少量白细胞;血水样便镜检可见多数红细胞,少量白细胞;血性黏液便则可见多数红细胞及白细胞,与痢疾样便无异。

（三）血清学检查

患病早期及病后 2 周的双份血清特异性抗体 4 倍升高者可明确诊断。由于患病数天即可痊愈,血清检查较少应用。但确诊变形杆菌感染应采患者血清,进行对 OX_{19} 及 OX_K 的凝集反应,效价在 1：80 以上有诊断意义。因变形杆菌极易污染食物及患者的吐泻物,培养阳性亦不足以证明其为真正的病原,而患者血清凝集效价增高,则可认为由变形杆菌感染引起。

（四）分子生物学检查

近年有学者采用特异性核酸探针进行核酸杂交和特异性引物进行 PCR 以检查病原菌,同时可做分型。

（五）细菌培养

将患者的呕吐、排泄物以及进食的可疑食物做细菌培养,如能获得相同病原菌有利于确诊。

【并发症和后遗症】

（一）急性肾衰竭

急性肾衰竭患者中,大部分为肾前型衰竭,与肾血流急剧障碍有关;小部分为肾型衰竭,是由肾单位损害所致,主要是肾小管上皮损害。

（二）肺炎

肺炎患者中,80% 以上为坠积性肺炎,75% 的肺炎定位于肺底后段,75% 为老年人,若延误诊断,可导致死亡。

（三）急性脑供血不足

急性脑供血不足者均有程度不同的脱水,绝大部分为老年人,超过 50% 有高血压病史。将近50% 的患者发生出血性脑卒中,缺血性脑卒中占小部分,另有约 1/3 的患者为短暂性血脑循环障碍。

（四）心肌梗死

心肌梗死患者中,老年人占大多数,其中85% 以上有冠心病史,发病隐匿,有血流动力学障碍,水、电解质代谢紊乱和酸碱失衡的背景。

（五）肠系膜血管血栓形成

肠系膜血管血栓形成者发生肠坏死,病死率高,达 90% 以上。

（六）休克

感染性休克者预后差,病死率高;血容量减少性休克者预后较好。

【诊断】

（一）流行病学资料

患者有进食变质食物、海产品、腌制食品、未煮熟的肉类、蛋制品等病史。共餐者在短期内集体发病,有重要的参考价值。

（二）临床表现

临床表现主要为急性胃肠炎症状,病程较短,恢复较快。

（三）实验室检查

收集吐泻物及可疑的残存食物进行细菌培养,重症患者做血培养,留取早期及病后 2 周的双份血清与培养分离所得的可疑细菌进行血清凝集试验,双份血清凝集效价递增者有诊断价值。怀疑细菌毒素中毒者,可做动物实验,以检测细菌毒素的存在。

【鉴别诊断】

（一）非细菌性食物中毒

食用发芽马铃薯、苍耳子、苦杏仁、河豚鱼或毒蕈等中毒者,潜伏期仅数分钟至数小时,一般不发热,以多次呕吐为主,腹痛、腹泻较少,但神经症状较明显,病死率较高。汞砷中毒者有咽痛、充血、吐泻物中含血,经化学分析可确定病因。

（二）霍乱及副霍乱

霍乱及副霍乱表现为无痛性泻吐,先泻后吐为多,且不发热,粪便呈米泔水样,因潜伏期可长达 6 天,故罕见短期内大批患者。粪便涂片荧光抗体染色镜检及培养找到霍乱弧菌或爱尔托弧菌,可确定诊断。

（三）急性细菌性痢疾

急性细菌性痢疾偶见食物中毒型暴发。一般呕吐较少,常有发热、里急后重,粪便多混有脓血,下腹部及左下腹明显压痛,粪便镜检有红细胞、脓细胞及巨噬细胞,粪便培养约半数有志贺菌生长。

（四）病毒性胃肠炎

病毒性胃肠炎由多种病毒引起,以急性小肠炎为特征,潜伏期为 24～72 小时,主要表现有发热、恶心、呕吐、腹胀、腹痛及腹泻,排水样便(可为稀便),吐泻严重者可发生水、电解质及酸碱平衡紊乱。

【预后】

病程一般较短,预后良好。

【治疗】

细菌性食物中毒病程较短。治疗主要包括一般治疗、对症支持治疗及病原治疗。

暴发流行时应做好思想工作和组织工作,将患者进行分类:轻者在社区卫生服务中心集中治疗;重症患者送往医院治疗。及时收集资料,进行流行病学调查及细菌学的检验工作,以明确病因。

（一）一般治疗

卧床休息,早期饮食应为易消化的流质或半流质饮食,病情好转后可恢复正常饮食。沙门菌食物中毒者应床边隔离。

（二）对症治疗

呕吐、腹痛明显者,可口服丙胺太林 15～30mg,或皮下注射阿托品 0.5mg,亦可注射山莨菪碱 10mg。能进食者应给予口服补液盐口服。剧烈呕吐不能进食或腹泻频繁者,给予葡萄糖生理盐水静脉滴注。出现酸中毒者,酌情补充 5% 碳酸氢钠注射液。脱水严重甚至休克者,应积极补充液体,保持电解质平衡并给予抗休克处理。

(三) 病原治疗

一般可不用抗菌药物。伴有高热的严重患者,可按不同的病原菌选用抗菌药物。如沙门菌、副溶血弧菌感染,成年患者可选用喹诺酮类抗菌药物治疗,儿童患者可选用第三代头孢菌素治疗。

【预防】

(一) 管理传染源

一旦发生可疑群体性食物中毒后,应立即报告当地卫生防疫部门,及时进行调查、分析,制订防疫措施,及早控制疫情。

(二) 切断传播途径

认真贯彻《中华人民共和国食品安全法》,加强食品卫生管理。对广大群众进行卫生宣传教育,进食前要将食物做好除菌工作,不吃不洁、腐败、变质食物或未煮熟的肉类食物。同时要对餐具进行消毒。

二、神经型食物中毒(肉毒中毒)

神经型食物中毒又称肉毒中毒(botulism),是由进食含有肉毒杆菌外毒素的食物而引起的中毒性疾病。临床上以中枢神经系统症状如眼肌及咽肌瘫痪为主要表现。临床虽罕见,但可危及生命,如若抢救不及时,病死率较高。

【病原学】

肉毒杆菌(Clostridium botulinum)亦称腊肠杆菌,属革兰氏阳性厌氧梭状芽孢杆菌,次极端有大形芽孢,有周鞭毛,能运动。按抗原性不同,肉毒杆菌可分 A、B、C(Ca、Cb)、D、E、F、G 8 种血清型,对人致病者以 A、B、E 3 型为主,F 型较少见,C、D 型主要见于禽畜感染。各型均能产生一种剧毒的嗜神经外毒素(肉毒素),对人的致死量仅为 0.01mg 左右。

肉毒杆菌广泛存在于自然界,以芽孢形式存在于土壤或海水中,可存在于牛羊、猪等粪便中,也可附着于蔬菜、水果上,极易污染食物。本菌芽孢体外抵抗力极强,干热 180℃ 15 分钟、湿热 100℃ 5 小时、高压灭菌 120℃ 20 分钟才可灭活。5% 苯酚、20% 甲醛 24 小时才能将其杀灭。毒素对胃酸有抵抗力,但不耐热。肉毒素在干燥、密封和阴暗的条件下,可保存多年。此毒素的毒性强,且无色、无臭、无味,不易察觉。

【流行病学】

(一) 传染源

肉毒杆菌存在于变质肉食品、豆制品及动物肠道中,芽孢可在土壤中存活较长时间,但仅在缺氧时才能大量繁殖。引起肉毒中毒的食品在我国多为变质的牛、羊肉类和发酵的豆、麦制品,国外主要为罐头食品。

(二) 传播途径

神经型食物中毒主要通过进食被肉毒杆菌外毒素污染的食物传播,如腌肉、腊肉及制作不良的罐头食品。部分地区病例曾因食用豆豉、豆瓣酱、臭豆腐及不新鲜的鱼、猪肉、猪肝而发病。肉毒杆菌的繁殖,不一定需要严格的乏氧条件及适当的温度,E 型菌可在 6℃ 低温繁殖并产生毒素;A 型及 B 型菌能产生蛋白水解酶,使食物变质;而 E 型菌不产生此酶,食物可不变质,易被疏忽而致病。

(三) 人群易感性

肉毒杆菌外毒素有很高致病力,人群普遍易感。患者无传染性,亦不产生病后免疫功能。

【发病机制与病理】

人摄入肉毒毒素后,胃酸及消化酶均不能将其破坏。肉毒毒素由上消化道吸收入血后主要作用于脑神经核、外周神经、肌肉接头处及自主神经末梢,其重链(HC)结合域特异且不可逆地与外周神经系统运动神经元突触前膜表面受体结合,通过胞吞作用进入神经元细胞内,通过抑制胆碱能神经传导介质乙酰胆碱的释放,阻断乙酰胆碱在神经肌肉接头的功能,使肌肉收缩运动障碍,发生弛缓性瘫痪。

脑及脑膜显著充血、水肿,并有广泛的点状出血和血栓形成。显微镜下可见神经节细胞变性。脑神经核及脊髓前角产生退行性变,使其所支配的相应肌群发生瘫痪,脑干神经核也可受损。

【临床表现】

潜伏期为 12～36 小时,可短至 2 小时,最长可达 8～10 天。潜伏期长短与外毒素的量有关,潜伏期越短,病情越重。但也可先起病轻,后发展成重型。

临床症状轻重不一。轻型者仅有轻微不适,重者可于 24 小时内死亡。一般起病突然,以神经系统症状为主。与一般食物中毒不同,患者胃肠炎症状很轻或完全缺如,病初可有头痛、头晕、眩晕、乏力、恶心、呕吐;继而眼肌瘫痪,出现眼部症状,如视力模糊、复视、眼睑下垂、瞳孔散大或两侧瞳孔不等大,光反应迟钝或对光反射消失。当胆碱能神经的传递作用受损时,可出现便秘、尿潴留及唾液和泪液分泌减少,重症者腭、舌、呼吸肌呈对称性弛缓性瘫痪,出现咀嚼困难、吞咽困难、语言困难、呼吸困难等脑神经损害症状。四肢肌肉弛缓性瘫痪表现为深腱反射减弱和消失,但不出现病理反射,肢体瘫痪较少见,感觉正常,意识清楚。

患者不发热,可于 5～9 天内逐渐恢复,但全身乏力及眼肌瘫痪持续较久,有时视觉恢复需数月之久。重症患者如抢救不及时多数死亡,病死率 30%～60%。

4～26 周婴儿食入少量肉毒杆菌芽孢,细菌在肠内繁殖,产生神经毒素,出现中毒综合征。首发症状为便秘、拒奶、哭声低沉、颈软不能抬头及脑神经损害。病情进展迅速,迅速出现脑神经麻痹,可因中枢性呼吸衰竭而死亡。

【实验室及其他检查】

(一) 细菌培养

将可疑食物、呕吐物或排泄物加热煮沸 20 分钟后,接种血琼脂做厌氧培养,可检出肉毒杆菌。

(二) 毒素检查

1. **动物实验** 将检查标本浸出液饲喂动物,或注射入豚鼠、小鼠腹腔内,同时设对照组,即 80℃ 30 分钟处理的标本或加注混合型肉毒抗毒素于标本中,如实验组动物肢体麻痹死亡,而对照组无此现象,则本病的诊断可成立。

2. **中和试验** 将各型抗毒素血清 0.5ml 注射小鼠腹腔内,随后接种检查标本 0.5ml,同时设对照组,从而判断毒素有无并作型别鉴定。

3. **ELISA** 以抗原抗体反应为基础,以抗体连接的酶来检测特定抗原的存在。检测时长一般需要 5～6 小时。该方法可以确定样品中肉毒的分型,且灵敏度高。

4. **禽眼睑接种试验** 视禽类大小,将含有毒素的浸出液 0.1～0.3ml 注入家禽眼内角下方眼睑皮下,禽类出现眼睑闭合或出现麻痹性瘫痪和呼吸困难,经数 10 分钟至数小时家禽死亡,可作出快速诊断。

5. **其他** 可用于检测肉毒毒素的方法包括侧向层析法、原位免疫聚合酶链反应等。侧向层析法系将毒素的捕获抗体固定到硝酸纤维试纸条上,毒素存在时与检测抗体结合后产生明显的颜色变化,尤其适用于现场快速检测,但灵敏度较低。免疫聚合酶链反应是一种与 ELISA 类似的免疫学试验,可实现 ELISA 信号的放大,灵敏度大幅度提高,但该法检测的是 DNA 分子,不是毒素蛋白质。

【并发症和后遗症】

重症患者如抢救不及时,多数死亡,病死率 30%～60%,死亡原因多为延髓麻痹所致呼吸衰竭,心功能不全及吸入性肺炎所致的继发性感染。

【诊断】

(一) 流行病学资料

患者有特殊饮食史,进食可疑食物,特别是火腿、腊肠、罐头等食品。同餐者集体发病。

（二）临床表现

有特殊的神经系统症状与体征,如复视、斜视、眼睑下垂、吞咽困难、呼吸困难等。

（三）实验室检查

确诊可用动物实验检查患者血清、粪便或胃液及可疑食物中的肉毒毒素,亦可用患者粪便、可疑食物进行厌氧培养,分离病原菌。

（四）婴儿肉毒中毒的确诊

婴儿肉毒中毒的确诊主要依据检测患儿粪便中肉毒杆菌或肉毒杆菌毒素,因为血中的毒素可能已被结合而不易检出。创伤性肉毒中毒,主要检测伤口肉毒杆菌或血清毒素。

【鉴别诊断】

早期由于咽干、红、痛,应与咽炎鉴别;呕吐、腹痛、便秘者,应与肠梗阻、肠麻痹相鉴别;黏膜干燥、瞳孔扩大者,应与阿托品或曼陀罗中毒相鉴别;还须与河豚或草蕈所致的食物中毒鉴别,这两种生物性食物中毒亦可产生神经麻痹症状,但河豚中毒轻者为指端麻木,重者则为四肢瘫痪。明显无力及瘫痪者须与多发性神经炎、重症肌无力、吉兰-巴雷综合征、白喉后神经麻痹、脊髓灰质炎等相鉴别。肉毒毒素的特异性检查可以鉴别肉毒中毒和其他疾病。

【预后】

患者病死率较高,A 型为 60%～70%,B 型 10%～30%,E 型 30%～50%。E 型患者死亡较快。近年来由于早期使用抗毒血清,A 型病死率已降至 10%～25%,B 型为 1.5% 左右。患者多死于发病后 10 天内。存活者经积极治疗后可逐渐恢复健康,一般无后遗症。

【治疗】

（一）一般及对症治疗

嘱患者卧床休息,并予适当镇静剂,以避免瘫痪加重。外毒素在碱性溶液中易被破坏,在氧化剂作用下毒力减弱。因此应尽早(进食可疑食物 4 小时内)用 5% 碳酸氢钠或 1∶4 000 高锰酸钾溶液洗胃及灌肠。对没有肠麻痹者,可服导泻剂或灌肠以清除未吸收的毒素,但不能用镁剂。吞咽困难者宜用鼻饲及输液补充每天必需的营养及水分。呼吸困难者应予吸氧,及早气管切开,给予人工呼吸器。加强监护,密切观察病情变化,防止肺部感染的发生。继发肺炎时给予抗菌药物治疗。

（二）抗毒素治疗

肉毒杆菌抗毒素对本病有特效,早期使用可有效阻止肌无力的进展,降低致死率,但不能逆转已有的瘫痪,因此应尽早使用肉毒杆菌抗毒素以改善患者预后。七价肉毒杆菌抗毒素（A、B、C、D、E、F 和 G 型肉毒杆菌毒素抗体的混合物）已获准用于治疗有症状的成年和儿童肉毒杆菌中毒患者。成人七价肉毒杆菌抗毒素标准解毒剂量是 1 支,小于 1 岁的婴儿治疗剂量为成人的 10%,儿童（1～16 岁）须根据体重确定剂量,一般为成人剂量的 20%～100%。

（三）其他治疗

盐酸胍啶有促进周围神经释放乙酰胆碱作用,被认为对神经瘫痪和呼吸功能有改进作用,剂量为每天 15～50mg/kg,可鼻饲给予,但可出现胃肠反应、麻木感、肌痉挛、心律不齐等。

为防止肉毒杆菌在肠道内繁殖产生神经毒素,可用青霉素消灭肠道内肉毒杆菌。抗菌药物如氨基糖苷类及克林霉素、镁钙和单胺氧化酶抑制剂、神经肌肉阻断剂等会增加肉毒杆菌中毒的风险,使用上述药物须谨慎。

【预防】

（一）管理传染源

一旦发生可疑群体性食物中毒,应立即报告当地卫生防疫部门,及时进行调查、分析,制订防疫措施,及早控制疫情。

（二）切断传播途径

切断传播途径的方法与胃肠型食物中毒相同,尤应注意罐头食品、火腿、腌腊食品、发酵豆的卫生检查。禁止出售变质食品,不食用变质食品。

(三)保护易感人群

如果进食的食物已证明有肉毒杆菌或其外毒素存在,或同进食者已发生肉毒中毒时,未发病者应立即注射多价抗毒血清 1 000～2 000U,可防止发病。

（李家斌）

第九节 │ 霍 乱

霍乱（cholera）是由霍乱弧菌（*Vibrio cholerae*）引起的烈性肠道传染病,在我国被列为甲类传染病,也是国际检疫传染病,主要通过污染的水或食物传染,在亚洲、非洲、拉丁美洲等地区为高发的感染性腹泻病因之一。霍乱患者典型的临床表现为:起病急,腹泻剧烈,多伴呕吐,并由此导致脱水、肌肉痉挛,严重者可发生循环衰竭和急性肾衰竭。

【病原学】

(一)霍乱弧菌的分类

霍乱弧菌于 1883 年由 Koch 发现。WHO 腹泻控制中心根据霍乱弧菌的菌体（O）抗原特异性、生化性状、致病性等不同,将其分为以下三群。

1. O1 群霍乱弧菌 是霍乱的主要致病菌,可分为古典生物型（classical bio-type）和埃尔托生物型（El Tor biotype）。根据三个不同 O 抗原血清型又可分为:①小川型（异型,Ogawa）,含 A、B 抗原;②稻叶型（原型,Inaba）,含 A、C 抗原;③彦岛型（中间型,Hikojima）,含 A、B 与 C 三种抗原。B、C 抗原可因弧菌的变异而互相转化,如小川型和稻叶型之间可以互相转化。

2. 非 O1 群霍乱弧菌 不被 O1 群霍乱弧菌的多价血清所凝集,故统称为不凝集弧菌（non-agglutinable Vibro,NAG Vibro）。目前非 O1 群霍乱弧菌已从 O2 群编排至 O220 以上血清群,其中,在 1992 年孟加拉霍乱流行时新发现的血清群,不被 O1 群和非 O1 群的 O2～O138 群霍乱弧菌诊断血清所凝集,被命名为 O139 群。因其含有与 O1 群霍乱弧菌相同的毒素基因,能引起流行性腹泻,故WHO 确定 O139 群所引起的腹泻与 O1 群霍乱弧菌引起的腹泻同样对待。其他非 O1/非 O139 群霍乱弧菌一般无致病性,仅少数血清型可引起散发性腹泻,如美国的 O141 和 O75 菌株,世界其他地区的 O37、O10、O12、O6 和 O14 菌株。

3. 不典型 O1 群霍乱弧菌 可被多价 O1 群血清所凝集,但在菌体内外均不产生肠毒素,因此没有致病性。

(二)霍乱弧菌生物学特点

霍乱弧菌为革兰氏染色阴性呈弧形或逗点状的杆菌,一般长 1.5～3.0μm,宽 0.3～0.4μm,尾端有一鞭毛,菌体运动活跃,在暗视野悬滴镜检中呈穿梭状运动,粪便直接涂片时可见弧菌纵列呈"鱼群"样。另外,在 O139 群霍乱弧菌的菌体外还有荚膜。霍乱弧菌属兼性厌氧菌,能在普通培养基中良好生长,在碱性环境中繁殖更快,可采用 pH 8.4～8.6 的 1% 碱性蛋白胨水行增菌培养。

霍乱弧菌有耐热的菌体（O）抗原和不耐热的鞭毛（H）抗原。H 抗原为霍乱弧菌属所共有;O 抗原特异性高,有群特异性和型特异性两种抗原,是霍乱弧菌分群和分型的基础。

霍乱弧菌的致病力包括鞭毛运动、霍乱肠毒素（cholera toxin,CT）、内毒素、黏蛋白溶解酶、黏附素、弧菌的代谢产物以及其他毒素。霍乱弧菌菌体有一种特殊的菌毛,能与霍乱肠毒素协同调节表达,故被称为毒素共调菌毛（toxin coregulated pilus,TCP）,其主要亚单位为 TcpA,在霍乱弧菌定居于人类肠道中起重要作用,被称为"定居因子"。

霍乱弧菌对热、干燥、酸和常用消毒剂均敏感,煮沸或加热 55℃ 10 分钟即可杀灭该菌。在正常胃酸中霍乱弧菌能存活 5 分钟,在加有 0.5mg/L 氯的自来水及深井水中可生存 15 分钟。霍乱弧菌在自然环境中存活时间较长,如在河水、海水和井水中,埃尔托生物型一般可存活 1～3 周,在鱼、虾和贝类食物中存活 1～2 周,在蔬菜、水果上存活 1 周左右。在有藻类或甲壳类生物的水中存活期可进一步延长,在合适的外环境中甚至可存活 1 年以上。

【流行病学】

(一) 传染源

主要传染源为患者和带菌者。患者发病期一般可连续排菌 5 天,也有 2 周以上者。其吐泻物中可有大量霍乱弧菌,可达 10^7～10^9 个/ml。霍乱的轻型和隐性感染者因不易诊断而得不到及时隔离和治疗,对疾病的传播有重要作用。

(二) 传播途径

患者和带菌者的粪便或排泄物污染水源和食物可引起霍乱暴发流行,霍乱弧菌能通过污染鱼、虾等水产品引起传播。日常生活接触和苍蝇亦引起间接传播。

(三) 人群易感性

人群对霍乱弧菌普遍易感,本病隐性感染较多。病后可获得一定免疫功能,能产生抗菌抗体和抗肠毒素抗体,但维持时间仅数月,之后仍可能再感染。

(四) 流行特征

霍乱在人群中流行已有两个多世纪。自 1817 年以来,霍乱发生了七次世界性大流行。霍乱全球流行史见表 5-2。

表 5-2 霍乱全球流行史

次	时间/年	地区	霍乱弧菌(分群)
1	1817—1823	从印度恒河三角洲蔓延到欧洲	O1 群古典生物型
2	1826—1837	穿越俄罗斯后扩散到整个欧洲	O1 群古典生物型
3	1846—1863	波及整个北半球	O1 群古典生物型
4	1865—1875	亚、欧、非、美	O1 群古典生物型
5	1883—1896	亚、欧、非、美	O1 群古典生物型
6	1899—1923	亚、欧、美	O1 群古典生物型
7	1961—	印度尼西亚,波及 140 多个国家和地区	O1 群埃尔托生物型,O139 群

1820 年霍乱传入我国。我国 1924—1948 年期间,几乎每年均有霍乱发生,有些年份报告患者数达数万至十余万,病死率也常达 30% 以上。1949 年后,我国未再出现古典型霍乱。1961 年起在南部地区流行埃尔托型霍乱,此后,埃尔托型霍乱在我国由南而北、由东而西逐渐播散,流行时起时伏,其间先后发生过 3 次较大流行。O139 霍乱弧菌在 1993 年传入我国,1993 年 3～4 月在广东顺德、深圳、佛山先后分离到 O139 霍乱弧菌,1993 年 5 月我国新疆南部的柯坪县出现 O139 霍乱暴发,发病以青壮年为主,至 9 月 15 日两个地区的 5 个县共报告 200 例患者,4 例死亡,检出带菌者 225 例。新疆这次 O139 霍乱流行地区较为局限。其后在其他一些地区也报告发生 O139 霍乱病例。从疫区及东南亚一些国家进口的海(水)产品,如甲鱼、牛蛙、鱼、虾等曾查出 O139 霍乱弧菌。至 2012 年,我国共报告 1 000 余例 O139 霍乱病例。

我国霍乱流行季节为夏秋季,以 7～10 月为多。流行地区主要是沿海一带,如广东、广西、浙江、江苏、上海等省市。O139 群霍乱病例无家庭聚集性,发病以成人为主,男多于女,主要经水和食物传播。O139 群是首次发现的新流行株,人群普遍易感。在霍乱地方性流行区,人群对 O1 群霍乱弧菌有免疫功能,但不能保护其免受 O139 群霍乱弧菌感染。现有的霍乱菌苗对 O139 群霍乱无保护作用。

【发病机制与病理】

(一) 发病机制

人体食入霍乱弧菌后是否发病,取决于自身免疫功能、弧菌的入侵数量和致病力。正常人体分泌的胃酸可杀灭相当数量的霍乱弧菌,不引起发病。但在胃酸分泌减少情况下,如胃大部切除、进食大量水或食物使胃酸稀释,或者食入霍乱弧菌数量超过 10^8 个均能引起发病。霍乱弧菌经胃抵达肠道后,通过鞭毛运动以及弧菌产生的蛋白酶作用,穿过肠黏膜上的黏液层,在毒素共调菌毛 TcpA 和霍乱弧菌血凝素的作用下,黏附于小肠上段肠黏膜上皮细胞刷状缘,定居于人类肠道中,并不侵入肠黏膜下层,故霍乱弧菌本身对肠道的致病力有限。在小肠碱性环境中细菌大量繁殖,产生霍乱肠毒素,引起发病。

霍乱肠毒素有 A、B 两个亚单位,前者为毒性部分,后者为结合部分,是引起霍乱症状的主要致病物质。当肠毒素与肠黏膜接触后,其 B 亚单位通过识别肠黏膜上皮细胞上的受体——神经节苷脂(ganglioside,GS),并与之结合。继而具有酶活性的 A 亚单位进入肠黏膜细胞内,其中 A1 肽链能从烟酰胺腺嘌呤二核苷(NAD)中转移二磷酸腺苷(ADP)-核糖单元至靶蛋白磷酸鸟嘌呤核苷调节酶(GTP 酶)中并与之结合,使 GTP 酶活性受抑制,导致腺苷环化酶(AC)持续活化,使三磷酸腺苷不断转变为环磷酸腺苷(cAMP)。细胞内 cAMP 浓度升高,刺激肠黏膜隐窝细胞过度分泌水、氯化物及碳酸盐。同时抑制绒毛细胞对钠和氯离子的吸收,使水和 NaCl 等在肠腔聚集,引起本病特征性的剧烈水样腹泻。霍乱肠毒素还能促使肠黏膜杯状细胞分泌黏液增加,使水样便中含大量黏液。当腹泻导致失水,胆汁分泌减少,腹泻出的粪便可成为"米泔水"样。

除肠毒素外,霍乱弧菌还产生其他毒素及代谢产物,也有一定的致病作用,如内毒素。已有 O139 霍乱弧菌引起败血症、脑膜炎的报道,尤其见于婴幼儿。

(二)病理生理

霍乱患者的粪便为等渗性,电解质的含量为钠 135mmol/L、氯 100mmol/L、钾 15mmol/L、碳酸氢盐 45mmol/L,其中钾和碳酸氢盐浓度为血浓度的 2～5 倍。霍乱引起的剧烈吐泻可导致脱水、电解质紊乱和酸碱失衡。

1. 水和电解质紊乱 在剧烈的腹泻与呕吐情况下,患者大量丧失水和电解质,导致脱水和电解质紊乱。严重者因血容量锐减出现循环衰竭,进一步由肾灌注量不足引起急性肾衰竭。

虽然霍乱患者丢失的液体是等渗液体,但其中含钾的量是血清钾的 4～6 倍,而钠和氯稍低于血清,故补液时,在有尿的时候应及时补钾,否则严重低血钾可导致心律失常。

2. 代谢性酸中毒 主要由腹泻丢失大量碳酸氢盐所引起。此外,失水导致周围循环衰竭,组织因缺氧而进行无氧代谢,所以乳酸产生过多,可加重代谢性酸中毒。急性肾衰竭者不能排泄代谢产生的酸性物质,也是引起酸中毒的原因。

(三)病理

霍乱的主要病理改变为严重脱水,器官实质性损害不重。可见皮肤苍白、干瘪、无弹性,皮下组织和肌肉脱水,心、肝、脾等器官因脱水而缩小。肾小球和肾间质毛细血管扩张,肾小管变性和坏死。小肠仅有轻微炎症,水肿,色苍白暗淡,黏膜面粗糙。

【临床表现】

潜伏期为 1～3 天(数小时～5 天)。多为急起发病。古典生物型和 O139 型霍乱弧菌引起的疾病,症状较重;埃尔托生物型所致者常为轻型,隐性感染较多。典型病例病程分三期。

(一)泻吐期

1. 腹泻 常为首发症状,为无痛性剧烈腹泻,不伴有里急后重,粪便性状由泥浆样或水样含粪质、见黏液,速转为米泔样水便或洗肉水样血便,无粪质,便次逐增,每天数次至十余次,重则从肛门直流而出,每次便量超过 1 000ml,无粪臭,稍有鱼腥味。O139 群霍乱的患者发热、腹痛比较常见(达 40%～50%),可并发菌血症等肠道外症状。

2. 呕吐 发生在腹泻之后,多不伴恶心,呈喷射性呕吐。呕吐物初为胃内容物,后为水样,严重者可呕吐"米泔水"样液体,与粪便性质相似。轻者可无呕吐。

(二)脱水期

频繁吐泻导致机体大量丢失水分和电解质,内环境紊乱,甚至发生循环衰竭。本期持续时间为数小时至数天,治疗是否及时和正确是缩短本期病程的关键。

1. **脱水** 轻度脱水者可见皮肤黏膜稍干燥,皮肤弹性略差,约失水 1 000ml,儿童 70~80ml/kg。中度脱水者可见皮肤弹性差,眼窝凹陷,声音嘶哑,血压下降及尿量减少,约失水 3 000~3 500ml,儿童 80~100ml/kg。重度脱水者出现皮肤干燥、无弹性、声音嘶哑,并可见眼眶下陷、两颊深凹、神志淡漠或不清的"霍乱面容"。患者极度乏力,尿量明显减少,约失水 4 000ml,儿童 100~120ml/kg。脱水的分度见表 5-3。

2. **肌肉痉挛** 吐泻使钠盐大量丢失,低钠可引起腓肠肌和腹直肌痉挛,表现为痉挛部位的疼痛,肌肉呈强直状态。

3. **低血钾** 频繁地腹泻使钾盐大量丧失,低血钾可引起肌张力减低,腱反射消失,鼓肠,甚至心律失常。

4. **尿毒症、酸中毒** 临床表现为呼吸增快,严重者除出现库斯莫尔大呼吸外,还可有意识障碍,如嗜睡、感觉迟钝甚至昏迷。

5. **循环衰竭** 是严重失水所致的低血容量性休克。出现四肢厥冷,脉搏细速甚至不能触及,血压下降或不能测出。继而由于脑部供血不足,脑缺氧而出现意识障碍,开始为烦躁不安,继而呆滞、嗜睡,甚至昏迷。

(三) 恢复期或反应期

腹泻停止,脱水纠正后多数患者症状消失,体温、脉搏、血压恢复正常,尿量增加,体力逐步恢复。有约 1/3 病例由于血液循环改善,残留于肠腔的内毒素被吸收进入血流,可引起轻重不一的发热,一般患者体温高达 38~39℃,持续 1~3 天自行消退,尤以儿童多见。

典型病例常见临床分型,见表 5-4。

除典型病例外,尚有一种罕见的暴发型或称中毒型,又称"干性霍乱"(cholera sicca)。本型起病急骤,发展迅速,患者尚未出现腹泻和呕吐症状即进入中毒性休克而死亡。

【实验室及其他检查】

(一) 一般检查

1. **血常规** 失水可引起血液浓缩,表现为红细胞和白细胞计数均升高。

2. **尿常规** 可有少量蛋白,镜检有少许红细胞、白细胞和管型。

3. **粪便常规** 可见黏液和少许红细胞、白细胞。

4. **生化检查** 可有尿素氮、肌酐升高,而碳酸氢离子下降。电解质可受治疗因素影响,治疗前由于细胞内钾离子外移,血清钾可在正常范围,当酸中毒纠正后,钾离子移入细胞内而出现低钾血症。

(二) 病原学检查

1. **粪便涂片染色** 取粪便涂片并做革兰氏染色,显微镜下可见革兰氏染色阴性的弧菌,呈鱼群样排列。

2. **动力试验和制动试验** 取发病早期的新鲜粪便或碱性胨水增菌培养 6 小时后,做暗视野显微镜检,可见穿梭状运动的弧菌,即为动力试验阳性。随后加上 1 滴 O1 群抗血清,如细菌停止运动,提示标本中有 O1 群霍乱弧菌;如细菌仍活动,再加 1 滴 O139 抗血清,细菌活动消失,则证明为 O139 霍乱弧菌。

3. **增菌培养** 所有怀疑霍乱的患者均应留取粪便,除做显微镜检外,还要进行增菌后分离培养。粪便留取应在使用抗菌药物之前,并尽快送到实验室做培养。增菌培养基一般用 pH 8.6 的碱性蛋白胨水,置 37℃培养 6~8 小时,再转种到霍乱弧菌能生长的选择性培养基,如庆大霉素琼脂、硫代硫酸盐柠檬酸盐胆盐蔗糖(TCBS)琼脂、四号琼脂和碱性营养琼脂等,18~24 小时菌落生长,然后与 O1 群、O139 群特异性的单克隆抗体或诊断血清进行玻片凝集试验。

4. **快速抗原检测** 目前使用较多的是霍乱弧菌胶体金快速检测法。该方法主要检测 O1 群和O139 群霍乱弧菌的抗原成分,操作简单。应用纯化的弧菌外膜蛋白抗血清,采用 ELISA 方法,可快速

表 5-3 霍乱患者脱水分度表

脱水分度	症状及体征															
	一般情况	尿量	体重减轻	估计体液减少/ml	桡动脉搏动	收缩期血压	呼吸	黏膜	皮肤弹性	眼眶	前囟(儿童)	眼泪	音哑	指纹	发绀	肌痉挛
轻度	口渴不明显	正常	2%~3%	1 000(儿童 70~80ml/kg)	快,充盈正常	正常	正常	潮湿	立即回缩(<2s)	正常	正常	存在	无	不皱	无	无
中度	口渴,不安,嗜睡	减少,<400ml/24h	4%~8%	3 000~3 500(儿童 80~100ml/kg)	快而弱	正常或低	深,稍快	干燥	回缩慢	凹陷	凹陷	无	有	皱瘪	轻度	有
重度	极度口渴,嗜睡,昏迷,肢体发绀	无尿,<50ml/24h	9%或更多	4 000(儿童 100~120ml/kg)	快,无力,测不到	<80mmHg	深快	很干燥	回缩很慢	深度凹陷	深度凹陷	无	有,可失声	洗衣工手	明显	严重

表 5-4 霍乱临床分型

临床分型	临床表现							
	便次与性状	意识	皮肤	眼窝/指纹	肌痉挛	脉搏	收缩压	尿量
轻型	10次以下,有粪质	正常	正常或弹性略低	稍陷/不皱	无	正常	正常	减少不明显
中型	10~20次,无粪质,米泔样	淡漠	干燥,缺乏弹性	下陷/皱瘪	有	细速	70~90mmHg	<500ml/24h
重型	20次以上	烦躁	无弹性	深陷/干瘪	严重	微弱而速或无脉	70mmHg以下	<50ml/24h

检测粪便中的弧菌抗原,用于快速诊断。

5. PCR检测 通过PCR方法识别霍乱弧菌毒素基因来诊断霍乱。该方法的特异性和灵敏度均较高。

(三)血清免疫学检查

霍乱弧菌感染后,能产生抗菌抗体和抗肠毒素抗体。抗菌抗体中的抗凝集素抗体一般在发病第5天出现,病程8~21天达高峰。血清免疫学检查主要用于流行病学的追溯诊断和粪便培养阴性的可疑患者的诊断。抗凝集素抗体双份血清滴度4倍以上升高有诊断意义。

【并发症】

(一)急性肾衰竭

剧烈泻吐导致脱水,低血容量性休克,可出现肾前性少尿。如果得不到及时纠正,可由于肾脏供血不足,肾小管缺血性坏死,发生器质性肾衰竭。低血钾也可以加重肾损害,表现为少尿和氮质血症,严重者出现尿闭,可因尿毒症而死亡。急性肾衰竭多发生于病后7~9天。

(二)急性肺水肿

代谢性酸中毒可导致肺循环高压和肺水肿,大量不含碱的盐水补充也可加重肺循环高压。患者表现有胸闷、呼吸困难或端坐呼吸、发绀、咳粉红色泡沫痰、颈静脉怒张及肺底湿啰音等。

【诊断】

在霍乱流行地区和流行季节,任何有腹泻和呕吐的患者均应疑及霍乱可能,因此,均须做排除霍乱的粪便细菌学检查。凡有典型症状者,应先按霍乱处理。

(一)诊断标准

具有下列之一者,可诊断为霍乱。

(1)有腹泻症状,粪便培养霍乱弧菌阳性。

(2)霍乱流行期间,在疫区内发现典型的霍乱腹泻和呕吐症状,并迅速出现严重脱水、循环衰竭和肌肉痉挛。虽然粪便培养未发现霍乱弧菌,但无其他原因可查。如有条件,可做双份血清凝集试验,滴度4倍上升者可诊断。

(3)疫源检索中发现粪便培养阳性前5天内有腹泻症状者,可诊断为轻型霍乱。

(二)疑似诊断

具有以下之一者,为疑似诊断。

(1)具有典型霍乱症状的首发病例,病原学检查尚未肯定前。

(2)霍乱流行期间与霍乱患者有明确接触史,并发生泻、吐症状,而无其他原因可查。

疑似患者应进行隔离、消毒,并每天做粪便培养,若连续2次粪便培养阴性,可排除诊断。

(三)带菌者

无霍乱临床表现,但粪便、呕吐物或肛拭子细菌培养分离到霍乱弧菌者为带菌者。

【鉴别诊断】

霍乱应与其他病原微生物引起的腹泻相鉴别,主要包括以下疾病。

(一)细菌性食物中毒

主要病原菌包括副溶血性弧菌、葡萄球菌、变形杆菌、蜡样芽孢杆菌等,由于细菌在食物中产生肠毒素,人进食后发病。起病急骤,有食用海(水)产品或不洁食物史,潜伏期短,常先吐后泻,排便前往往有肠鸣、阵发性腹部剧痛,粪便为黄色水样便,偶带脓血。收集患者粪便、呕吐物或可疑食物可检出相应的病原菌。

(二)急性细菌性痢疾

急性细菌性痢疾由志贺菌侵袭肠黏膜,引起肠黏膜炎症及溃疡,并排出炎性渗出物。临床表现以发热、腹痛、腹泻、里急后重、黏液脓血便为主要特征,有全身中毒症状。急性中毒性细菌性痢疾患者可出现高热,儿童患者在早期出现烦躁、谵妄、惊厥等,初期肠道症状不明显。成人患者主要表现为脓血便频繁,循环系统症状明显。从粪便或肛拭子等标本中检出志贺菌可确诊。

(三)大肠埃希菌性肠炎

大肠埃希菌性肠炎分为:①肠产毒型大肠埃希菌(ETEC)性肠炎,潜伏期 4～24 小时,有发热、恶心、呕吐及腹部绞痛,黄水或清水样便,无脓血便,严重腹泻者亦可产生重度脱水,婴幼患儿常因此而危及生命;②肠致病型大肠埃希菌(EPEC)性肠炎,主要症状为腹泻,粪便为黄色或黄绿色蛋花样便,量较多,常有特殊腥臭味,重者也会有脱水及全身症状。两者粪便培养均可获得相应的大肠埃希菌。

(四)病毒性肠炎

常见病原体为人轮状病毒,侵犯各年龄组,多见于婴幼儿,好发于秋冬季,可呈流行性,部分患者同时伴有上呼吸道感染症状及发热,中毒症状轻,常为自限性,粪便稀软或黄水样,临床表现与轻型霍乱相似。粪便培养霍乱弧菌阴性,轮状病毒检查阳性。其他如诺如病毒、腺病毒、冠状病毒和星状病毒等也可引起腹泻。

【预后】

霍乱的预后与所感染霍乱弧菌的生物型、临床病情轻重、治疗是否及时和正确有关。此外,年老体弱、婴幼儿或有并发症者预后差。死亡原因主要是循环衰竭和急性肾衰竭。

【治疗】

治疗原则:严格隔离,及时补液,辅以抗菌和对症治疗。重症患者应加强护理,密切观察病情,监测生命体征变化,记录出入量变化。

(一)严格隔离

患者应按甲类传染病进行严格隔离,及时上报疫情。确诊患者和疑似病例应分别隔离,患者排泄物应彻底消毒。患者症状消失后,隔天粪便培养 1 次,连续 2 次粪便培养阴性方可解除隔离。

(二)补液疗法

及时、正确地补充液体和电解质是治疗霍乱的关键。轻度脱水患者以口服补液为主,中、重型脱水患者或呕吐剧烈不能口服补液的患者进行静脉补液,待病情稳定、脱水程度减轻、呕吐停止后尽快开始口服补液。

1. 口服补液 霍乱肠毒素虽能抑制肠黏膜对 Na^+ 和 Cl^- 的吸收,但霍乱患者肠道对葡萄糖的吸收能力仍然完好,葡萄糖的吸收能带动 Na^+ 的配对吸收和 K^+、碳酸氢盐的吸收,而且葡萄糖还能增进水的吸收。WHO 推荐的口服补液盐(ORS)配方为葡萄糖 20g、氯化钠 3.5g、碳酸氢钠 2.5g、氯化钾 1.5g,溶于 1 000ml 可饮用水内。配方中各电解质浓度均与患者排泄液的浓度相当。

口服补液不仅适用于轻、中度脱水患者,而且适用于重度脱水患者,因其能减少中度脱水患者的静脉补液量,从而减少静脉输液的不良反应及医源性电解质紊乱,这对年老体弱、心肺功能不良以及需要及时补钾的患者尤为重要。ORS 用量在最初 6 小时,成人每小时 750ml,儿童(<20kg)每小时 250ml,以后的用量约为腹泻量的 1.5 倍。呕吐不一定是口服补液的禁忌,只是补液速度要慢一些,特别是儿童病例。

2. 静脉补液 适合于重度脱水、不能口服的中度脱水及极少数轻度脱水的患者。补液原则是:早期、迅速、足量,先盐后糖,先快后慢,纠酸补钙,见尿补钾,对老人、婴幼儿及心肺功能不全的患者补液不可过快,边补边观察治疗反应。

药液种类的选择,应以维持人体正常电解质与酸碱平衡为目的。目前国内常选择与患者丧失电解质浓度相似的 541 溶液(每升含氯化钠 5g,碳酸氢钠 4g 和氯化钾 1g,另加 50% 葡萄糖 20ml,以防低血糖),其配制可按以下比例组合:0.9% 氯化钠 550ml,1.4% 碳酸氢钠 300ml,10% 氯化钾 10ml,以及 10% 葡萄糖 140ml。幼儿由于肾脏排钠功能较差,为避免高血钠,其比例调整为每升液体含氯化钠 2.65g、碳酸氢钠 3.75g、氯化钾 1g、葡萄糖 10g。

补液量宜根据失水程度决定(表 5-5)。最初 1～2 小时宜快速滴入,中型者输液速度为每分钟 5～10ml,重型者开始按每分钟 40～80ml 的速度快速输入,以后按每分钟 20～30ml 的速度滴入,为此须使用多条输液管和/或加压输液装置,视脱水情况改善,逐步减慢输液速度。在脱水纠正且有排尿时,应注意补充氯化钾,剂量按0.1~0.3g/kg计算,浓度不超过0.3%。及时补充钾盐对儿童病例尤为重要,因其粪便含钾量高,腹泻时容易出现低钾血症。开始治疗24小时后的补液量和补液速度应根据病情再作调整,输液过快易致急性心力衰竭。

表5-5　霍乱患者不同失水程度最初24小时补液量

临床类型	成人/ml	儿童/(ml/kg)	含钠液量/(ml/kg)
轻度	3 000~4 000	120~150	60~80
中度	4 000~8 000	150~200	80~100
重度	8 000~12 000	200~250	100~120

(三) 抗菌治疗

抗菌治疗仅作为液体疗法的辅助治疗。目的在于缩短病程、减少腹泻频次和迅速清除粪便中的病原菌。目前常用药物见表5-6。

表5-6　霍乱常用口服抗生素

药物	成人单次剂量	频率/(次/d)
环丙沙星	250~500mg	2
诺氟沙星	200mg	3
多西环素	100mg	2
磺胺甲噁唑-甲氧苄啶	2片	2

(四) 对症治疗

重症患者补足液体酸中毒纠正后,如血压仍较低,可加用肾上腺糖皮质激素及血管活性药物。注意:当发现急性肺水肿和心力衰竭的临床表现时,应调整输液速度,给予镇静剂、利尿剂及强心剂。严重低钾血症者应静脉滴注氯化钾治疗,浓度不能超过0.3%。对急性肾衰竭者应纠正酸中毒及电解质紊乱,如出现高血容量、高血钾、严重酸中毒,必要时可采用透析治疗。氯丙嗪和小檗碱有抗肠毒素作用,目前认为氯丙嗪能抑制上皮细胞腺苷环化酶的活性,而小檗碱能抗菌及抑制霍乱肠毒素的毒性作用,临床应用可减轻腹泻。

【预防】

(一) 管理传染源

建立、健全肠道门诊,对腹泻患者进行登记和采便培养是发现霍乱患者的重要方法。对患者隔离治疗,并做好疫源检索,对接触者应严密检疫5天,留粪便培养并服药预防。

(二) 切断传播途径

加强饮水消毒和食品管理,建立良好的卫生设施。对患者和带菌者的排泄物进行彻底消毒。此外,应消灭苍蝇等传播媒介。

(三) 保护易感人群

肠道黏膜免疫在霍乱免疫保护中起主要作用,霍乱疫苗的研制主要为口服疫苗。口服菌苗可使肠道产生特异性IgM、IgG和IgA抗体,亦能阻止弧菌黏附于肠壁而免于发病。目前国际上批准的口服霍乱疫苗包括二价灭活全菌体疫苗(O1群和O139群)、灭活全菌体与基因重组B亚单位联合疫苗(WC-rBS)、减毒活疫苗CVD103-HgR,主要用于保护地方性流行区的高危人群。我国市场供应的主要是国产重组B亚单位/菌体霍乱疫苗(肠溶胶囊)。到霍乱流行地区旅行和工作的人员,包括出国旅游、出国劳务、医疗援助、维和部队、宗教朝觐人群等,尤其是所赴地区正处于流行中或易流行季节,建议提前3周或4周口服霍乱疫苗。2017年10月,由50多个联合国机构、学术和非政府组织等组成多元化的技术合作网络——全球霍乱控制任务小组（Global Task Force on Cholera Control）发布《结束霍乱：2030 年全球路线图》（*Ending Cholera：A Global Roadmap to 2030*），制定了在未来十年让霍乱致死人数减少 90% 的目标，将帮助多达 20 个国家在相同的时间框架内根除霍乱传播。该路线图基于三个关键点：早期监测、集中预防以及国家和合作伙伴间的合作。引入口服霍乱疫苗是控制霍乱进程中具有决定性的一步。

（黄　燕）

第十节 │ 布鲁菌病

布鲁菌病（brucellosis），简称布病，又称马耳他热、波状热，是布鲁菌（*Brucella*）引起的自然疫源性传染病，临床上以长期发热，多汗，乏力，肌肉和关节疼痛，肝、脾及淋巴结肿大为特点。

【病原学】

布鲁菌属是一组革兰氏染色阴性短小杆菌，细胞内寄生，没有鞭毛，无芽孢。根据储存宿主、生化、代谢和免疫学的差异分类，布鲁菌属分为 6 个种 19 个生物型，羊种（马耳他布鲁菌，*B.melitensis*）、牛种（流产布鲁菌，*B.abortus*）、猪种（*B.suis*）、犬种（*B.canis*）、绵羊附睾种（*B.ovis*）及沙林鼠种（*B.neotomae*），其中前四种对人类致病，其致病力有所差异。在我国流行的主要是羊种，近年来也发现一些新的种。

布鲁菌含 20 余种蛋白抗原和脂多糖，其中脂多糖在致病中起重要作用。该菌在自然环境中生存力较强，在乳及乳制品、皮毛中能生存数月，在病畜的分泌物、排泄物及死畜的脏器中能生存 4 个月左右。对常用的物理消毒方法和化学消毒剂敏感，湿热 60℃或紫外线照射 20 分钟即死亡。

【流行病学】

（一）传染源

目前已知有 60 多种家畜、家禽、野生动物是布鲁菌的宿主。与人类有关的传染源主要是羊、牛及猪，其次是犬、鹿、马、骆驼等。布鲁菌病首先在染菌动物间传播，造成带菌或发病，然后波及人类。

（二）传播途径

1. 经皮肤及黏膜接触传染　直接接触病畜或其排泄物、阴道分泌物、娩出物；在饲养、挤奶、剪毛、屠宰以及加工皮、毛、肉等过程中没有注意防护，可经受损的皮肤或眼结膜感染；也可间接接触病畜污染的环境及物品而感染。

2. 经消化道传染　食用含菌的乳类、水和食物而受到感染。

3. 经呼吸道传染　病菌污染环境后形成气溶胶，可经呼吸道感染。

4. 其他　苍蝇携带、蜱叮咬也可传播本病。人与人之间罕有传播。

（三）人群易感性

人群普遍易感，病后可获较强免疫功能。因不同种布鲁菌之间存在交叉免疫，所以再次感染者很少。疫区居民可因隐性感染而获免疫。

（四）流行特征

布鲁菌病为全球性疾病，来自 100 多个国家每年上报 WHO 的布鲁菌病超过 50 万例，实际发病数远高于上报数。我国于 20 世纪 60 年代到 70 年代曾进行大规模的动物布鲁菌感染防治，使发病率显著降低，但自 20 世纪 90 年代中期起疫情持续快速上升，布鲁菌病成为报告发病率上升速度最快的传染病之一。2016 年报告 47 139 例，主要流行于西北、东北、青藏高原及内蒙古等牧区。变化趋势体现为由牧区向半牧半农区甚至农区转变，聚集暴发向散在发病转变。每年该病高峰位于春夏之间，与动物产仔季节有关。我国主要以牛种菌和羊种菌为主的病原体。

【发病机制与病理】

布鲁菌病的发病机制较为复杂，细菌、毒素以及变态反应均不同程度地参与疾病的发生和发展过程。

布鲁菌自皮肤或黏膜侵入人体,随淋巴液到达淋巴结,细菌在胞内生长繁殖,形成局部原发病灶。细菌在吞噬细胞内大量繁殖导致吞噬细胞破裂,随之大量细菌进入淋巴液和血液循环形成菌血症。在血液里细菌又被血流中的单核细胞吞噬,并随血流带至全身,在肝、脾、淋巴结、骨髓等处的单核/巨噬细胞系统内繁殖,形成多发性病灶。在机体各因素的作用下,病原菌释放出内毒素及菌体其他成分,可造成临床上的菌血症、毒血症和败血症。内毒素在病理损伤、临床症状方面起着重要作用。机体免疫功能正常者,通过细胞免疫及体液免疫清除病菌而获痊愈。如果免疫功能不健全,或感染的菌量大、毒力强,则部分细菌被单核/巨噬细胞吞噬带入各组织和器官形成新感染灶,感染灶的细菌生长繁殖再次入血,导致疾病复发,如此反复成为慢性感染。本病的病理变化极为广泛,几乎所有组织和器官均可被侵犯,其中以单核/巨噬细胞系统最为常见。在急性期常有弥漫性细胞增生,慢性期则以迟发型变态反应为主,可出现由上皮细胞、巨噬细胞、浆细胞及淋巴细胞组成的肉芽肿。其他如心血管系统、运动系统、生殖系统、神经系统等均常有轻重不等的病变。

【临床表现】

临床表现多样,感染羊种和猪种者大多临床表现较重,而感染牛种者症状较轻。潜伏期一般 1~3 周,平均 2 周,也可长至数月甚至 1 年以上。病程 6 个月以内为急性感染,超过 6 个月则为慢性感染。

(一) 急性感染

多缓慢起病,主要症状为发热、多汗、乏力、肌肉和关节疼痛、睾丸肿痛等。发热多为不规则热,仅 5%~20% 的患者出现最具特征性的波状热。波状热热型特点为:发热 2~3 周,间歇数天至 2 周,发热再起,反复多次,故本病又曾被称为"波状热"。多汗亦为本病突出的症状之一,常于夜间或凌晨热退时大汗淋漓。几乎全部病例都有乏力症状。肌肉和关节痛常较剧烈,为全身肌肉和多发性、游走性大关节疼痛,也可表现为滑膜炎、腱鞘炎、关节周围炎。部分患者脊柱受累,腰椎为主,主要表现为腰痛。另外,布鲁菌病可累及泌尿生殖系统,男性表现为睾丸炎及附睾炎,女性可为卵巢炎。睾丸肿痛具特征性,占男性患者的 20%~40%,多为单侧。肝、脾、淋巴结肿大常见。其他尚可有头痛、神经痛、皮疹等。

(二) 慢性感染

慢性感染可由急性期发展而来,也可无急性期病史而直接表现为慢性。本期表现更是多种多样,基本上可分两类:一类是全身性非特异性症状,类似神经症和慢性疲劳综合征;另一类是各系统的器质性损害,其中以骨骼-肌肉系统最为常见,如大关节损害、肌腱挛缩、脊柱炎、椎旁脓肿等。神经系统和精神系统病变也较常见,如周围神经炎、脑膜炎、脑脓肿、精神症状等。泌尿生殖系统病变也可见到,如睾丸炎、附睾炎、卵巢炎、肾小球肾炎等。血液系统病变者可有白细胞升高或降低、血小板缺乏、贫血等。心血管系统受累者,可发生心内膜炎、血管炎、心肌炎等。其中神经系统受累和心内膜炎虽不常见,却是造成死亡的主要原因。

【实验室及其他检查】

(一) 外周血象

白细胞计数正常或偏低。淋巴细胞相对或绝对增加,可出现少数异型淋巴细胞。红细胞沉降率在急性期加快,慢性期则正常或偏高,持续增高提示有活动性。

(二) 病原学检查

取血液、骨髓、组织、脑脊液等做细菌培养,急性期培养阳性率高。

(三) 血清学检查

1. 平板凝集试验　虎红平板(RBPT)或平板凝集试验(PAT)结果为阳性,用于初筛。

2. 试管凝集试验(SAT)　效价 1:100 及以上并出现显著凝集(液体 50% 清亮);或病程 1 年以上,效价 1:50 及以上并出现显著凝集;或半年内有布鲁菌疫苗接种史,效价 1:100 及以上并出现显著凝集。

3. 补体结合试验(CFT)　效价 1:10 及以上。

4. **抗人免疫球蛋白试验（库姆斯试验,Coombs test）** 效价 1∶400 及以上。

5. **ELISA** 1∶320 为阳性,可分别定量检测特异性 IgG、IgM 和 IgA 型抗体水平,灵敏度和特异性均较好。

(四) 其他检查

并发骨关节损害者可行影像学检查。有心脏损害者可查心电图和心肌酶。有肝损伤者做肝功能检查。对于肿大的淋巴结,必要时可做淋巴结活检。有脑膜或脑实质病变者可做脑脊液及脑电图检查。脑膜炎时脑脊液的变化类似结核性脑膜炎:脑脊液中淋巴细胞增多,蛋白质增多,葡萄糖轻度减少,细菌培养及抗体检测均可出现阳性。

【并发症和后遗症】

(一) 血液系统

血液系统并发症可见贫血、白细胞和血小板减少、血小板减少性紫癜、再生障碍性贫血以及噬血细胞综合征。

(二) 眼睛

眼睛的并发症可见葡萄膜炎、视神经炎、视盘水肿及角膜损害,多见于慢性布鲁菌病。

(三) 神经系统

3%~5% 的患者可出现脑膜炎、脑膜脑炎、脊髓炎、多发性神经根神经炎等神经系统并发症。部分患者还可出现精神症状。

(四) 心血管系统

心血管系统并发症主要为心内膜炎,病死率较高。此外,偶可见心肌炎、心包炎、主动脉炎等。

(五) 运动系统

部分患者表现为关节疼痛、畸形和功能障碍等,骨骼肌肉持续不定地钝痛,反反复复,迁延不愈,有的发展为关节强直、肌肉挛缩、畸形和瘫痪等。

(六) 其他

妊娠妇女罹患布鲁菌病,如不进行抗菌治疗,流产、早产、死产均可发生。

【诊断与鉴别诊断】

急性感染可通过流行病学史、临床表现和实验室检查诊断:①流行病学接触史。有传染源密切接触史或疫区生活接触史。②具有该病临床症状和体征并排除其他疑似疾病。③实验室检查。病原分离、试管凝集试验、ELISA 等检查阳性。凡具备①、②项和第③项中的任何一项检查阳性即可确诊为布鲁菌病。慢性感染者和局灶性感染者诊断有时相当困难,获得细菌培养结果最为可靠。

本病急性感染应与长期发热性疾病进行鉴别,特别是同时有多汗、关节疼痛、肝脾大者,如伤寒、结核、类风湿关节炎、淋巴瘤、胶原病等。慢性感染则须与慢性骨关节病、神经症、慢性疲劳综合征等进行鉴别。

【预后】

布鲁菌病一般预后良好,经规范治疗大部分可治愈,部分患者因诊治不及时、不彻底,会出现复发和慢性化。急性感染者经抗菌治疗后约 10% 出现复发,往往发生在初次治疗结束后 3~6 个月,与细菌的耐药性、细菌在细胞内的定位以及不规范治疗有关。慢性病例治疗较为复杂,部分患者治疗效果较差。少数病例可遗留骨和关节的器质性损害,使肢体活动受限。有的病例出现中枢神经系统后遗症。在死亡病例中,主要的致死原因是心内膜炎和严重的神经系统并发症等。

【治疗】

(一) 急性感染

1. **对症和一般治疗** 注意休息,在补充营养的基础上,给予对症治疗。高热者可用物理方法降温,持续不退者可用退热剂;合并睾丸炎者,可短期加用小剂量糖皮质激素;合并脑膜炎者须给予脱水治疗。

2. 病原治疗 应选择能进入细胞内的抗菌药物,治疗原则为早期、联合、规律、适量、全程,必要时延长疗程,防止复发和慢性化,减少并发症的发生。

（1）成人及8岁以上儿童:WHO首选多西环素（每次100mg,每天2次,口服,6周）联合利福平（每次600～900mg,每天1次,口服,6周）或链霉素（每次1000mg,每天1次,肌内注射,2～3周）。如果不能使用上述药物或效果不佳,可采用多西环素联合磺胺甲噁唑-甲氧苄啶（SMZ-TMP）或利福平联合氟喹诺酮类药物。

（2）8岁以下儿童:可采用利福平联合磺胺甲噁唑-甲氧苄啶治疗,也可采用利福平联合庆大霉素治疗。

（3）孕妇:可采用利福平或联合磺胺甲噁唑-甲氧苄啶治疗。建议利福平单药疗程6周;利福平联合磺胺甲噁唑-甲氧苄啶为4周,但磺胺甲噁唑-甲氧苄啶不可用于孕12周以前或孕36周以后的患者。药物治疗对孕妇存有潜在的危险,应权衡利弊使用。

（4）并发症:存在合并症者一般可考虑应用三联或三联以上药物治疗,并须适当延长疗程。合并中枢神经系统并发症者,须采用易于透过血脑屏障的药物,可应用多西环素、利福平联合磺胺甲噁唑-甲氧苄啶或头孢曲松;合并心内膜炎者,也可采用上述治疗方案,但常须同时采取瓣膜置换术,疗程也应适当延长;合并脊柱炎者,可采用多西环素、利福平联合链霉素（2～3周）或庆大霉素（1周）,总疗程至少3个月或以上,必要时行外科手术治疗。

（二）慢性感染

慢性感染者治疗较为复杂,包括病原治疗、脱敏治疗及对症治疗。

1. 病原治疗 与急性感染者治疗相同,必要时需要重复治疗几个疗程。

2. 脱敏治疗 采用少量多次注射布鲁菌抗原,既避免引起剧烈的组织损伤,又起到一定的脱敏作用。

3. 对症治疗 根据患者的具体情况采取相应的治疗方法。

【预防】

对疫区的传染源进行检疫,治疗或捕杀病畜,加强畜产品的消毒和卫生监督,做好高危职业人群的劳动防护和菌苗接种。对流行区家畜普遍进行菌苗接种可防止本病流行。必要时可用药物预防。

（李用国）

第十一节 ｜ 炭 疽

炭疽（anthrax）是由炭疽芽孢杆菌引起的自然疫源性传染病,为法定乙类传染病,主要发生于草食动物,特别是牛、马和羊。人主要通过接触病畜及其排泄物或食用病畜的肉类而被感染。临床上主要为皮肤炭疽,其次为肺炭疽和肠炭疽,严重时可继发炭疽杆菌败血症和炭疽脑膜炎。

【病原学】

炭疽杆菌（Bacillus anthracis）是革兰氏染色阳性需氧芽孢杆菌,菌体较大,（5～10）μm×（1～3）μm,两端钝圆,芽孢居中呈卵圆形,排列成长链,呈竹节状。细菌在宿主体内形成具有抗吞噬作用和很强致病性的荚膜。细菌可产生由保护性抗原（protective antigen,PA）、水肿因子（edema factor,EF）和致死因子（lethal factor,LF）等三种毒性蛋白组成的复合多聚体外毒素。单一毒素成分注射,对动物不致病,只有三种成分混合注射才可致小鼠死亡。细菌在有氧条件下普通培养基上生长良好,在体外可形成芽孢。芽孢抵抗力极强,在动物尸体及土壤中存活数年,可用于制作生物武器,威胁人类。细菌的繁殖体对热和普通消毒剂敏感。

【流行病学】

（一）传染源

传染源主要为患病的牛、羊、马和骆驼等草食动物,其次是猪和狗。动物的皮毛、肉和骨粉可携带细菌造成传播。炭疽患者的痰、粪便及病灶渗出物中虽然可检出细菌,但作为传染源意义不大,人与人之间的传播极少见。

(二)传播途径

皮肤炭疽主要通过直接或间接接触病畜或其排泄物,有菌的动物皮毛、肉、骨粉等传播。肺炭疽通过吸入带芽孢的粉尘或气溶胶等传播。肠炭疽通过进食被炭疽杆菌污染的肉类和乳制品传播。

(三)人群易感性

人群对炭疽杆菌普遍易感,动物饲养、屠宰、贩运、销售、制品加工以及兽医等职业为高危人群。炭疽以散发为主,病后可获得持久的免疫功能。

(四)流行特征

炭疽散布于世界各地,发达国家动物及人类炭疽病几乎消灭。在南美洲、亚洲及非洲牧区等经济欠发达国家仍在一定范围内时有流行,WHO每年仍有约2万~10万左右的病例报告。我国1955—2014年共报告120 111例人感染炭疽病例,2017—2019年报告病例数在297~392例之间,仍有散发病例。

【发病机制与病理】

炭疽杆菌通过皮肤、黏膜侵入人体,在局部吞噬细胞繁殖,产生并释放外毒素和抗吞噬作用的荚膜物质。炭疽毒素可引起明显的细胞水肿和组织坏死,形成原发性皮肤炭疽。局部吞噬细胞吞噬细菌后使之播散至局部淋巴结,细菌经淋巴管或血管扩散,引起局部淋巴结出血、坏死、水肿,形成淋巴结炎,细菌在血液循环中繁殖引起败血症。

炭疽的特征性病理改变为受侵袭组织和器官的出血、坏死和水肿。皮肤炭疽呈痈样肿胀、溃疡和出血性焦痂,形成凝固性坏死区,其周围组织呈高度水肿和渗出。肺炭疽为小叶出血性肺炎,常累及胸膜和心包。肠炭疽主要表现为回盲部出血性炎症伴周围组织高度水肿,肠系膜淋巴结炎,腹腔有血性浆液性渗出液。上述病灶内均可检出炭疽杆菌。

【临床表现】

潜伏期因细菌侵入途径不同而不同:皮肤炭疽的潜伏期在数小时至2周,平均为1~5天;肺和肠炭疽的潜伏期较短,在数小时之内。

(一)皮肤炭疽

皮肤炭疽(cutaneous anthrax)最常见,约占90%以上,多见于面、颈、肩、手和脚等裸露部位的皮肤。初期为斑疹或丘疹,次日出现水疱,内含淡黄色液体,周围组织肿胀(图5-1)。第3~4天中心呈现出血性坏死而稍下陷,四周有成群小水疱,水肿区不断扩大,第5~7天坏死区溃破成浅溃疡,血样渗出物结成硬而黑似炭块状焦痂(图5-2、图5-3),痂内有肉芽组织(炭疽痈)。焦痂坏死区直径大小不等,其周围皮肤浸润及水肿范围较大。由于局部末梢神经受压而疼痛不明显,稍有痒感,无脓肿形成。此后水肿消退,黑痂在1~2周内脱落,逐渐愈合成瘢痕。病程中常有轻至中度发热、头痛和全身不适等中毒症状。

(二)肺炭疽

肺炭疽(pulmonary anthrax)较少见,但病情危重,病死率高,而且诊断较困难。病初有短暂流感样表现,2~4天后出现持续高热、呼吸困难、发绀、咯血、喘鸣、胸痛和出汗。肺部可有少量湿啰音、哮鸣音和胸膜摩擦音。X线胸部检查可见纵隔影增宽、胸腔积液和支气管肺炎等征象。患者可在24小时内发生休克而死亡,常并发败血症和脑膜炎。

(三)肠炭疽

肠炭疽(intestinal anthrax)极罕见,主要表现为高热、剧烈腹痛、腹泻、呕血、黑便,并很快出现腹水。腹部可有明显的压痛、反跳痛,甚至腹肌紧张,易并发败血症休克而死亡。

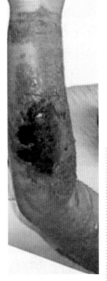

图5-1 炭疽早期皮肤水疱

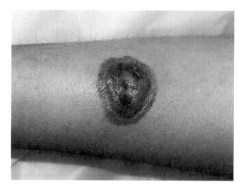

图 5-2　炭疽早期皮肤损害

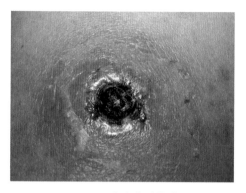

图 5-3　炭疽皮肤焦痂

（四）炭疽败血症

炭疽败血症常继发于肺、肠和严重皮肤炭疽。原发局部炎症表现加重,全身毒血症症状更为严重,持续高热、寒战、谵妄、抽搐与昏迷,易发生感染性休克、DIC 和脑膜炎,病情迅速恶化而死亡。

【实验室及其他检查】

（一）血常规

外周血白细胞增高,一般为（10～20）×10^9/L,可高达（60～80）×10^9/L,中性粒细胞显著增多。

（二）病原学检查

分泌物、水疱液、血液、脑脊液细菌培养阳性是确诊依据。涂片染色见竹节样排列革兰氏染色阳性粗大棒状杆菌有助于临床诊断。

（三）血清学检查

血清学检查主要用于炭疽的回顾性诊断和流行病学调查。抗荚膜抗体和保护性抗原外毒素抗体的免疫印迹试验对未及时获得病原学诊断依据的病例是特异和敏感的方法。

（四）动物接种

分泌物、水疱液等标本接种于豚鼠或小鼠皮下,出现局部肿胀、出血等阳性反应。接种动物多于48 小时内死亡。

【诊断】

流行病学资料在诊断中至关重要,特别是对散发病例的诊断更有意义。患者有与病畜及污染动物制品接触史,临床上皮肤出现无痛性非凹陷性水肿、水疱和焦痂溃疡等典型皮肤炭疽改变即可临床诊断皮肤炭疽,确定诊断需涂片和培养阳性。肺炭疽和肠炭疽的诊断异常困难。肺炭疽的特点是肺部 X 线表现为出血性肺炎和纵隔影增宽,肠炭疽的特点为出血性肠炎,须结合流行病史及细菌检查阳性结果确定诊断。

【鉴别诊断】

皮肤炭疽应同痈、蜂窝织炎和恙虫病等鉴别;肺炭疽应与大叶性肺炎、钩端螺旋体病和肺鼠疫等鉴别;肠炭疽须与出血坏死性肠炎、肠套叠等鉴别。

【预后】

预后与就诊时间的早晚有直接关系。若不及时诊治,炭疽病死率较高。皮肤型炭疽的病死率一般为 5%～11%,肺炭疽的病死率高达 80% 以上,肠炭疽的病死率为 25%～75%,炭疽败血症病死率最高,可达 80%～100%。

【治疗】

（一）一般治疗和对症治疗

患者应严格隔离,卧床休息。多饮水及给予流食或半流食,对呕吐、腹泻或进食不足者给予适量静脉补液。对有出血、休克和神经系统症状者,应给予相应处理。对皮肤恶性水肿和重症患者,可应用肾上腺皮质激素,对控制局部水肿的发展及减轻毒血症有效。皮肤炭疽者局部可用 1∶20 000

高锰酸钾溶液温敷,切忌挤压和切开引流。重度颈部肿胀导致呼吸困难者,可考虑气管插管或气管切开。

(二) 病原治疗

青霉素 G 是治疗炭疽的首选药物,尚未发现耐药菌株。皮肤炭疽者用青霉素 G,每天 240 万～320 万 U,静脉注射,疗程 7～10 天;肺、肠炭疽和并发脑膜炎者,应用大剂量青霉素 G,400 万～800 万 U,每 6 小时 1 次,静脉滴注。还可用头孢菌素和氨基糖苷类抗生素。新近证实喹诺酮类抗菌药物对本病亦有疗效。

【预防】

(一) 管理传染源

皮肤炭疽者按乙类传染病进行管理,肺炭疽者按甲类传染病管理。患者严密隔离至痊愈,其分泌物和排泄物应彻底消毒,接触者医学观察 8 天。对疫区草食动物进行包括动物减毒疫苗接种、动物检疫、病畜治疗和焚烧深埋等处理。

(二) 切断传播途径

对从事可能接触污染物职业的高危人群加强劳动保护,污染细菌的皮毛可用甲醛消毒处理。牧畜收购、调运、屠宰加工要有兽医检疫。防止水源污染,加强饮食、饮水及乳制品的监督。

(三) 保护易感人群

对畜牧养殖、屠宰、加工、销售、兽医等从业人员及疫区的人群注射炭疽杆菌活疫苗。我国使用的是"人用皮上划痕炭疽减毒活疫苗",接种后 2 天可产生免疫功能,可维持 1 年,在发生疫情时应进行应急接种。方法为 0.1ml 皮肤划痕法接种,每年 1 次。在流行区动物的预防接种也十分重要。

(李智伟)

第十二节 | 鼠 疫

鼠疫(plague)是鼠疫耶尔森菌(*Yersinia pestis*)引起的烈性传染病,主要流行于鼠类、旱獭及其他啮齿动物,属于自然疫源性传染病。临床主要表现为高热、淋巴结肿痛、出血倾向、肺部特殊炎症等。人间主要通过带菌的鼠蚤为媒介,经人的皮肤传入引起腺鼠疫,经呼吸道传入发生肺鼠疫,均可发展为败血症。鼠疫传染性强,病死率高,属国际检疫传染病和我国法定的甲类传染病。

【病原学】

鼠疫耶尔森菌亦称鼠疫杆菌,属肠杆菌科,耶尔森菌属,革兰氏染色阴性。外观为两端钝圆,两极浓染的短小杆菌。菌体长 1.0～1.5μm,宽 0.5～0.7μm,有荚膜,无鞭毛,无芽孢。鼠疫耶尔森菌最适生长温度为 28～30℃,最适 pH 为 6.9～7.1,对高温和常用化学消毒剂敏感。

细菌的抗原成分:①荚膜 F1(fraction 1)抗原,抗原性较强,特异性较高,有抗白细胞吞噬作用,可通过凝集试验、补体结合试验或间接血凝试验检测;②毒力 V/W 抗原,为菌体表面抗原,其中 V 抗原可使机体产生保护性抗体,V/W 抗原结合物有促使产生荚膜、抑制吞噬的作用,与细菌的侵袭力相关。

鼠疫耶尔森菌产生两种毒素:一种为鼠毒素或外毒素(毒性蛋白质),对小鼠和大鼠有很强毒性;另一种为内毒素(脂多糖),能引起发热、DIC、组织和器官内溶血、中毒性休克、局部及全身施瓦茨曼反应,较其他革兰氏阴性菌内毒素毒性强。

本菌对外界抵抗力较弱,对光、热、干燥及一般消毒剂均敏感。日光直射 4～5 小时即死,加热 55℃ 15 分钟或 100℃ 1 分钟、5% 苯酚、5% 甲酚皂、0.1 氯化汞、5%～10% 氯胺均可将病菌杀死。但其在潮湿、低温与有机物内存活时间则较久,在痰和脓液中可存活 10～20 天,在蚤粪中可存活 1 个月,在尸体中可存活数周至数月。

【流行病学】

(一) 传染源

鼠疫为典型的自然疫源性传染病,自然感染鼠疫的动物都可以作为鼠疫的传染源,包括啮齿类动物(鼠类、旱獭等)、野生食肉类动物(狐狸、狼、猞猁、鼬等)、野生偶蹄类动物(黄羊、岩羊、马鹿等)、家养动物(犬、猫、藏系绵羊等)。其中,最主要的传染源是啮齿类动物。黄鼠属和旱獭属为主要储存宿主,褐家鼠、黄胸鼠为次要储存宿主,但却是人间鼠疫的主要传染源。

各型鼠疫患者均为传染源,主要是肺型鼠疫患者,在疾病早期即具有传染性。败血型鼠疫患者早期的血液有传染性。腺鼠疫患者在脓肿破溃后或被蚤叮咬时也可作为传染源。无症状感染者不具有传染性。

(二) 传播途径

1. 经跳蚤叮咬传播　最常见的是寄生于家栖鼠类的印鼠客蚤,其次是不同类型鼠疫自然疫源地宿主动物的主要寄生蚤,通过蚤叮咬构成"啮齿动物—蚤—人"的传播方式。

2. 经直接接触传播　人类通过捕猎、宰杀、剥皮及食肉等方式直接接触染疫动物。鼠疫耶尔森菌可通过手部细小伤口进入人体,然后经淋巴管或血液引起腺鼠疫或败血型鼠疫。

3. 经飞沫传播　肺鼠疫患者或动物呼吸道分泌物中含有大量鼠疫耶尔森菌,可通过呼吸、咳嗽将鼠疫耶尔森菌排入周围空气中,形成细菌微粒及气溶胶,造成肺鼠疫传播。

4. 实验室感染　鼠疫实验室工作人员由于防护不严、操作不当和实验室事故,可通过吸入、锐器刺伤等途径感染鼠疫。

(三) 人群易感性

人类对鼠疫普遍易感,无性别年龄差别,存在一定数量的隐性感染。病后可获持久免疫功能。预防接种可获一定免疫功能,可降低易感性。

(四) 流行特征

1. 流行情况　鼠疫自然疫源地分布在亚洲、非洲、美洲的60多个国家和地区。我国目前存在12种类型的鼠疫自然疫源地,分布于19个省区。近年来我国一直有散发病例发生,须引起高度重视。

2. 流行性　本病多由疫区通过交通工具向外传播,形成外源性鼠疫,引起流行。

3. 人间鼠疫与鼠间鼠疫的关系　人间鼠疫流行均发生于动物间鼠疫之后。人间鼠疫多由野鼠传至家鼠,由家鼠传染于人引起。

4. 季节性　与鼠类活动和鼠蚤繁殖情况有关。人间鼠疫多在6～9月。肺鼠疫多在10月以后流行。

5. 隐性感染　职业感染性差异与接触传染源的机会和频次有关。

【发病机制与病理】

鼠疫耶尔森菌经皮肤侵入后,首先在局部被中性粒细胞和单核/巨噬细胞吞噬,迅速经由淋巴管至局部淋巴结,在其中繁殖,引起原发性淋巴结炎(腺鼠疫)。鼠疫耶尔森菌的组织破坏性和抗吞噬作用使其易进入血液循环,形成败血症。鼠疫耶尔森菌可经血液循环进入肺组织,引起"继发性肺鼠疫"。由呼吸道排出的鼠疫耶尔森菌通过飞沫传入他人体内,则引起"原发性肺鼠疫"。

不同于大多数细菌,鼠疫耶尔森菌通过一系列逃避大然免疫系统成分的作用而致感染。逃逸过程与其pCD1质粒编码的Ⅲ型分泌系统T3SS和分泌的6种毒力蛋白Yops(YopE、YopJ、YopH、YopO、YopT、YopM)密切相关。这6种毒力蛋白分别从破坏细胞骨架、诱导细胞凋亡、抑制细胞因子分泌、抵抗细胞吞噬及破坏肌动蛋白微丝等多方面干扰宿主细胞的正常免疫功能,实现体内免疫反应逃逸而导致持续感染。

鼠疫的基本病理改变为淋巴管、血管内皮细胞损害和急性出血坏死性炎症。腺鼠疫为淋巴结的出血性炎症和凝固性坏死。肺鼠疫肺部病变以充血、水肿、出血为主。发生鼠疫败血症时,全身各组织、器官均可有充血、水肿、出血及坏死改变,多浆膜腔发生血性渗出物。

【临床表现】

潜伏期较短,一般1~6天,多为2~3天,其中腺鼠疫潜伏期较长,约为2~8天,原发性肺鼠疫和败血型鼠疫潜伏期较短,约为1~3天。曾经接受预防接种者,潜伏期可长达9~12天。

临床上有腺型、肺型、败血型及轻型等。鼠疫的全身症状主要表现为发病急剧、高热、寒战,体温骤升至39~41℃,呈稽留热。剧烈头痛,有时出现中枢性呕吐、呼吸急促、心动过速、血压下降。重症患者早期即可出现血压下降、意识不清、谵妄等。

(一)腺鼠疫

腺鼠疫最为常见,除具有鼠疫的全身症状以外,受侵犯部位所属淋巴结肿大为其主要特点,可以发生在任何被侵犯部位的所属淋巴结,以腹股沟、腋下、颈部及颌下淋巴结多见,多为单侧(图5-4)。其主要特征表现为淋巴结迅速弥漫性肿胀,大小不等,质地坚硬,疼痛剧烈,与皮下组织粘连,失去移动性,周围组织亦充血、出血。由于疼痛剧烈,患者常呈被动体位。

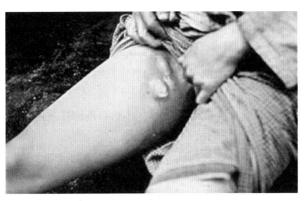

图 5-4　腹股沟淋巴结肿大

(二)肺鼠疫

根据感染途径不同,肺鼠疫可分为原发性和继发性两种类型。原发性肺鼠疫是临床上最重的病型,不仅病死率高,而且在流行病学方面危害也最大。主要表现为:起病急骤、寒战、高热,在起病24~36小时内可发生剧烈胸痛、咳嗽、咳大量粉红色泡沫或鲜红色血痰;呼吸急促并呼吸困难;肺部仅可闻及少量散在湿啰音或轻微的胸膜摩擦音,较少的肺部体征与严重的全身症状常不相称。胸部X线可随着病程的不同阶段而表现不同:早期可见肺内单一或多发的高密度阴影,分布在多个叶段;随着病情进展,可迅速发展为双肺大片实变,甚至"白肺"。

继发性肺鼠疫是在腺鼠疫或败血症型鼠疫症状基础上,病情突然加剧,出现原发性肺鼠疫呼吸系统表现。

(三)败血症型鼠疫

败血症型鼠疫分为原发性和继发性两种类型。继发性者病初有肺鼠疫、腺鼠疫或其他类型的相应表现而病情进一步加重,主要表现为寒战、高热、剧烈头痛、神志不清、谵妄或昏迷,进而发生感染性休克。病情进展异常迅猛,常于1~3天死亡。因皮肤广泛出血、瘀斑、发绀、坏死,故死后尸体呈紫黑色,俗称"黑死病"。原发败血症型鼠疫少见。

(四)轻型鼠疫

轻型鼠疫又称小鼠疫,发热轻,局部淋巴结肿大,轻度压痛,偶见化脓。血培养可阳性。轻型鼠疫多见于流行初、末期或预防接种者。

(五)其他类型鼠疫

其他类型鼠疫如皮肤鼠疫、肠鼠疫、眼鼠疫、脑膜炎型鼠疫、扁桃体鼠疫等,均少见。

【实验室及其他检查】

(一)实验室操作生物安全要求

根据国家卫生健康委员会《人间传染的病原微生物名录》中的分类,鼠疫菌为二类高致病性病原微生物。对鼠疫菌进行大量活菌操作(如菌冻干种、离心等)以及对动物的感染实验应当在动物生物安全三级实验室内进行;对样本的检测,如病原菌的分离纯化、生化鉴定、核酸提取、涂片等,须在生物安全二级实验室内进行;非感染性材料的实验,例如不含病原菌的分子生物学、免疫学实验,可在生物安全一级实验室内进行。在不同等级的生物安全实验室内进行相关的实验操作,应当在相应等级的设施、设备及个人防护条件下进行。

（二）常规检查

1. **血常规**　白细胞总数大多升高,常达（20～30）$\times 10^9$/L。初为淋巴细胞百分率增高,后中性粒细胞百分率显著增高,红细胞、血红蛋白与血小板减少。

2. **尿常规**　见蛋白尿及血尿。尿沉渣中可见红细胞、白细胞和细胞管型。

3. **粪常规**　粪便潜血可阳性。

4. **凝血功能**　肺鼠疫和败血症型鼠疫患者在短期可出现 DIC,表现为纤维蛋白原浓度减少（小于 2g/L）,凝血酶原时间和活化部分凝血活酶时间明显延长,D-二聚体和纤维蛋白原降解产物明显增加。

5. **脑脊液**　脑膜炎型病例可表现为压力升高,外观混浊,白细胞常大于 4×10^9/L,中性粒细胞为主,蛋白明显增加,葡萄糖和氯化物明显下降,脑脊液鲎试验（limulus assay）阳性。

（三）病原学检查

1. **涂片检查**　取患者血、尿、粪及脑脊液做涂片,找到革兰氏阴性两端浓染的短杆菌。阳性率为50%～80%。

2. **细菌培养**　取患者的淋巴结穿刺液、脓、痰、血、脑脊液等,接种于普通琼脂或肉汤培养基,分离出鼠疫耶尔森菌。

3. **分子生物技术**　利用 PCR、环介导等温扩增技术（LAMP）检测鼠疫耶尔森菌特异性基因。

（四）抗原检查

用反相间接血凝试验（RIHA）、ELISA、胶体金纸上色谱方法检测 F1 抗原。

（五）抗体检查

利用间接血凝法（IHA）,通过 F1 抗原检测患者或动物血清中的 F1 抗体。F1 抗体持续 1～4 年,常用于流行病学调查及回顾性诊断。ELISA 检测 F1 抗体较 IHA 更为敏感,适合大规模流行病学调查。荧光抗体法（FA）用荧光标记的特异性抗血清检测可疑标本,可快速、准确诊断,特异性、灵敏度较高。恢复期与急性期相比,血清 F1 抗体滴度升高 4 倍以上具有诊断价值。

【诊断】

1. **流行病学资料**　患者发病前 10 天内曾到过动物鼠疫流行区,或接触过来自鼠疫疫区的疫源动物、动物制品,进入过鼠疫实验室或接触过鼠疫实验用品,或接触过鼠疫动物或鼠疫患者。

2. **临床表现**　突然发病,有严重的全身中毒症状及早期循环衰竭、出血倾向,并有淋巴结肿大、肺部受累、败血症等表现。

3. **实验室检查**　对可疑患者须进行病原学或抗原、抗体检查,检出鼠疫耶尔森菌是确诊的最重要依据。

【鉴别诊断】

（一）腺鼠疫

1. **急性淋巴结炎**　常继发于其他感染病灶,受累区域的淋巴结肿大、压痛,常有淋巴管炎,全身症状较轻。

2. **丝虫病淋巴结肿大**　本病急性期,淋巴结炎与淋巴管炎常同时发生,数天后可自行消退,全身症状轻微,夜间血液涂片检查可找到微丝蚴。

（二）肺鼠疫

1. **大叶性肺炎**　患者咳铁锈色痰,肺部可有肺实变体征,痰培养获得相应的病原菌可明确诊断。

2. **炭疽**　患者发病后多出现低热、疲劳和心前区压迫等,持续 2～3 天突然加重。而肺鼠疫病例临床表现重,进展快。

（三）败血症型鼠疫

应及时检测疾病的病原或抗体,并根据流行病学、症状体征与其他原因所致的败血症、钩端螺旋体病、肾综合征出血热、流行性脑脊髓膜炎等相鉴别。

【预后】

以往鼠疫病死率极高,近年来,由于抗生素的及时应用,病死率降至 10% 左右。

【治疗】

凡确诊或疑似鼠疫患者,均应迅速组织严密的隔离,就地治疗,不宜转送。

(一) 一般治疗及护理

1. **严格隔离消毒患者**　病区内必须做到无鼠、无蚤。入院时对患者做好卫生处理(更衣、灭蚤及消毒)。病区、室内定期进行消毒,对患者的排泄物和分泌物应用含氯石灰或甲酚皂溶液彻底消毒。

2. **饮食与补液**　急性期患者应卧床休息,给予流质饮食,或葡萄糖和生理盐水静脉滴注,维持水、电解质平衡。

(二) 病原治疗

治疗原则是早期、联合、足量应用敏感的抗菌药物。

1. **腺鼠疫**　链霉素成人首次 1g,以后 0.50~0.75g,每 4 小时或 6 小时肌内注射(2~4g/d)。治疗过程中可根据体温下降至 37.5℃ 以下,全身症状和局部症状好转而逐渐减量。即使患者体温恢复正常,全身症状和局部症状消失,也应按常规用量继续用药 3~5 天。疗程一般为 10~20 天,链霉素使用总量一般不超过 60g。腺体局部按外科常规进行对症治疗。

2. **肺鼠疫和败血症型鼠疫**　链霉素成人首次 2g,以后 1g,每 4 小时或 6 小时肌内注射(4~6g/d)。全身症状和呼吸道症状显著好转后逐渐减量。疗程一般为 10~20 天,链霉素使用总量一般不超过 90g。儿童参考剂量为 30mg/(kg·d),每 12 小时 1 次。

3. **皮肤鼠疫**　按一般外科疗法处置皮肤溃疡,必要时局部滴注链霉素或敷磺胺软膏。

4. **有脑膜炎症状的患者**　在特效治疗的同时,辅以氯霉素治疗,成人 50mg/(kg·d),儿童(>1岁) 50mg/(kg·d),每 6 小时 1 次,静脉滴注,疗程 10 天,注意氯霉素的骨髓毒性等不良反应。

亦可选用氨基糖苷类、氟喹诺酮类、第三代头孢菌素及四环素等。

(三) 对症治疗

对高热者给予冰敷、乙醇擦浴等物理降温措施。发热 >38.5℃,或全身酸痛明显者,可使用解热镇痛药。儿童禁用水杨酸类解热镇痛药。烦躁不安或疼痛者用镇静止痛剂。注意保护重要器官功能,有心力衰竭或休克者,及时强心和抗休克治疗。有 DIC 者,在给予血小板、新鲜冰冻血浆和纤维蛋白原等进行替代治疗的同时还应给予肝素抗凝治疗。中毒症状严重者可适当使用肾上腺皮质激素。

【预防】

(一) 管理传染源

应灭鼠、灭蚤,监控鼠间鼠疫。加强疫情报告。严格隔离患者,患者和疑似患者应分别隔离。腺鼠疫者隔离至淋巴结肿大完全消散后再观察 7 天。肺鼠疫者隔离至痰培养 6 次阴性。接触者医学观察 9 天,曾接受预防接种者应检疫 12 天。患者的分泌物与排泄物应彻底消毒或焚烧。死于鼠疫者的尸体应用尸袋严密包扎后焚化。

(二) 切断传播途径

加强国际检疫与交通检疫,对来自疫区的车、船、飞机进行严格检疫并灭鼠、灭蚤。对可疑旅客应隔离检疫。

(三) 保护易感人群

1. **加强个人防护**　参与治疗或进入疫区的医护人员必须穿防护服和高筒靴,戴面罩、厚口罩、防护眼镜、橡皮手套等。

2. **预防性服药**　可选用四环素、多西环素、磺胺类、环丙沙星等药物,必要时肌内注射链霉素进行预防性治疗,疗程均为 7 天。

3. **预防接种**　主要对象是疫区及其周围的人群,参加防疫的工作人员及进入疫区的医务工作者。非流行区人员应在鼠疫菌苗接种 10 天后方可进入疫区。

(朱传龙)

第十三节 ｜ 结核病

结核病(tuberculosis)是结核分枝杆菌(*Mycobacterium tuberculosis*,MTB)引起的慢性感染性疾病,可累及全身多个器官,以肺结核(pulmonary tuberculosis)最为常见,占各器官结核病总数的 80%～90%,是最主要的结核病类型。痰中排菌者称为传染性肺结核病,除少数可急起发病外,临床上多呈慢性过程。2014 年,WHO 提出了"2035 年终结结核病流行"的目标。

【病原学】

(一) 生物学分类

结核分枝杆菌简称结核杆菌,在分类学上属于放线菌目(*Actinomycetes*)、分枝杆菌科、分枝杆菌属(*Mycobacterium*)。分枝杆菌属包含结核分枝杆菌、非结核分枝杆菌和麻风分枝杆菌。分枝杆菌所致感染中,结核分枝杆菌感染约占 90%。结核分枝杆菌再分为人结核分枝杆菌、牛结核分枝杆菌、非洲分枝杆菌和田鼠分枝杆菌。其中人结核分枝杆菌为人类结核病的病原体,而免疫接种常用的卡介苗(Bacillus Calmette Guérin,BCG)则来源于牛结核分枝杆菌,利用人结核分枝杆菌与牛结核分枝杆菌的抗原交叉免疫原性提供免疫保护。

(二) 生物学特性

结核分枝杆菌细长而稍弯,约 0.4μm×40μm,两端微钝,不能运动,无鞭毛或芽孢,不易染色,但经品红加热染色后不能被酸性乙醇脱色,故称抗酸杆菌。

结核分枝杆菌是专性需氧菌,最适宜生长温度为 37℃。结核分枝杆菌对营养要求较高,在特殊的培养基中才能生长。常用的培养基为罗氏培养基。结核分枝杆菌培养生长缓慢,增殖周期为 15～20 小时,至少需要 2～4 周才有可见菌落。培养是确诊结核病的重要手段,但往往耗时过长,给临床工作带来了较大的影响。

结核分枝杆菌细胞的结构十分复杂,它含有许多结合成大分子复合物的不同蛋白质、糖类和脂类。结核分枝杆菌的脂质成分中磷脂、索状因子、蜡质 D 和硫酸脑苷脂与感染致病特点密切相关。除脂质外,荚膜和蛋白质亦是致病性物质。

【流行病学】

(一) 流行环节

1. **传染源**　开放性肺结核患者的排菌是结核传播的主要来源。

2. **传播途径**　主要为患者与健康人之间经空气传播。患者咳嗽排出的结核分枝杆菌悬浮在飞沫核中,当被他人吸入后即可引起感染。其他途径如饮用带菌牛奶经消化道感染,患病孕妇经胎盘引起母婴间传播,经皮肤伤口感染和上呼吸道直接接种均属罕见。

3. **人群易感性**　生活贫困、居住拥挤、营养不良等因素是社会经济落后地区人群结核病高发的原因。免疫抑制状态患者尤其好发结核病。

(二) 流行概况

结核病是第二大致死性传染病,位列全球死因第 13 位(WHO 按死亡例数统计)。自 2000 年以来,全球努力抗击结核病取得了卓有成效的进展,挽救了 7 500 多万人的生命。但是目前全球结核病防控成效距离世界卫生组织和联合国提出的 2035 年结束全球结核病流行(结核病发病率＜10/100 000)的目标还存在很大差距。新型冠状病毒感染的全球大流行对结核病疫情产生了破坏性的影响。世界卫生组织《2022 年全球结核病报告》指出全球结核病发病率上升了 3.6%,扭转了过去 20 年中每年约 2% 的下降趋势,估算全球全年有 1 060 万新发结核病患者,预计死亡人数 160 万。新发病例大多数出现在东南亚、非洲和西太平洋区域。我国2022年估算的结核病新发患者数为74.8万(2021年78万),死亡数估算为3万,疾病防控形势仍较为严峻。在全球30个结核病高负担国家中,中国结核病发病数估算占全球年发病患者病例数的7.1%,低于印度(10%)和印度尼西亚(27%),居世界第三。结核病发病率的快速下降主要依靠诊断、治疗、预防领域的重大技术突破。我国政府不断加大政策支持,倡导医防融合、以患者为中心的综合治疗和预防,实现"无结核世界"——结核病零死亡、零患病和零痛苦。

【发病机制与病理】

(一)发病机制

吸入肺泡的结核分枝杆菌可被吞噬细胞吞噬和杀灭,巨噬细胞与树突状细胞吞噬结核分枝杆菌后可以提呈结核抗原,并且释放细胞因子,引起局部免疫反应。结核分枝杆菌可以继续感染新的吞噬细胞并逐渐深入肺泡上皮。此后炎性细胞被募集至病灶处,巨噬细胞逐渐分化并最终形成分层结构的结核结节或结核肉芽肿(granuloma)。随着肉芽肿外周的纤维致密化,进入肉芽肿的血管消失,加剧了巨噬细胞的泡沫化,形成干酪样坏死(caseous necrosis)。大部分感染者体内的结核分枝杆菌可以处于静止状态持续存活,处于结核潜伏感染状态。

结核感染的发病机制中,由T淋巴细胞介导的细胞免疫(cell mediated immunity,CMI)对结核病发病、演变及转归产生决定性影响。迟发型变态反应(delay type hypersensitivity,DTH)则是宿主对结核分枝杆菌形成免疫应答的标志。DTH是德国微生物学家Robert Koch在1890年观察到的重要现象,又被称为Koch现象。

(二)病理

结核病是一种慢性病变,其基本病变包括:①渗出型病变,常常是病变组织内菌量多、致敏淋巴细胞活力高和变态反应强的反映。②增生型病变,当病灶内菌量少而致敏淋巴细胞数量多,则形成结核病的特征性病变结核结节。中央为巨噬细胞衍生而来的朗汉斯巨细胞(Langhans giant cell),周围由巨噬细胞转化来的类上皮细胞成层排列包绕。增生型病变的另一种表现是结核性肉芽肿,是一种弥漫性增生型病变。③干酪样坏死,为病变进展的表现。坏死区域逐渐出现肉芽组织增生,最后成为纤维包裹的纤维干酪性病灶。上述三种基本病理改变可以互相转化、交错存在,很少单一病变独立存在,而以某一种改变为主。

【临床表现】

原发结核感染后结核菌可向全身传播,可累及肺脏、胸膜以及肺外器官。免疫功能正常的宿主往往将病灶局限在肺脏或其他单一的器官,而免疫功能较弱的宿主往往发生播散性结核病或者多器官受累。一般人群中的结核病约80%的病例表现为肺结核,15%表现为肺外结核,而5%则两者均累及。

(一)肺结核的症状和体征

1. **全身症状** 发热为肺结核最常见的全身毒性症状,多数为长期低热,每于午后或傍晚开始,次晨降至正常,可伴有倦怠、乏力、夜间盗汗、食欲缺乏、体重减轻,或无明显自觉不适。有的患者表现为体温不稳定,于轻微劳动后体温略见升高,虽经休息半小时以上仍难平复;妇女于月经期前体温增高,月经后亦不能迅速恢复正常。当病灶急剧进展扩散时则出现高热,呈稽留热或弛张热热型,可以有畏寒,但很少寒战。女性患者可伴有月经失调或闭经。儿童肺结核还可表现为发育迟缓,儿童原发性肺结核可因气管或支气管旁淋巴结肿大压迫气管或支气管,或发生淋巴结-支气管瘘,常出现喘息症状。少数患者可伴有结核性超敏感症候群,包括结节性红斑、疱疹性结膜炎/角膜炎等。当合并有肺外结核病时,可出现相应累及器官的症状。

2. **呼吸系统症状** 咳嗽、咳痰≥2周,或痰中带血或咯血为肺结核可疑症状。浸润性病灶者咳嗽轻微,干咳或仅有少量黏液痰。有空洞形成时痰量增加,若伴继发感染,痰呈脓性。合并支气管结核则咳嗽加剧,可出现刺激性呛咳,伴局限性哮鸣或喘鸣。1/3~1/2的患者在不同病期有咯血。此外,重度毒血症状和高热可引起气急,广泛肺组织破坏、胸膜增厚和肺气肿时也常发生气急,严重者可并发肺源性心脏病和心肺功能不全。

3. **体征** 取决于病变性质、部位、范围或程度。粟粒性肺结核者偶可并发急性呼吸窘迫综合征,表现为严重呼吸困难和顽固性低氧血症。病灶是以渗出型病变为主的肺实变且范围较广或为干酪性肺炎时,叩诊浊音,听诊闻及支气管呼吸音和细湿啰音。继发性肺结核好发于上叶尖后段,故听诊于肩胛间区闻及细湿啰音有较大提示性诊断价值。空洞性病变位置浅表而引流支气管通畅时有支气管呼吸音或伴湿啰音;巨大空洞可闻及带金属调空瓮音。慢性纤维空洞性肺结核的体征有患侧胸廓塌陷、气管和纵隔移位、叩诊音浊、听诊呼吸音降低或闻及湿啰音,以及肺气肿征象。支气管结核患者可闻及局限性哮鸣音,于呼气或咳嗽末较为明显。病变累及胸膜时,早期患侧可闻及胸膜摩擦音,随着胸腔积液的增加,患侧胸廓饱满,肋间隙增宽,气管向健侧移位,患侧叩诊浊音至实音,听诊呼吸音减弱或消失。当胸腔积液减少后,可出现胸膜增厚、粘连,气管向患侧移位,患侧胸廓塌陷,肋间隙变窄,呼吸运动受限,叩诊浊音,听诊呼吸音减弱。血行播散性肺结核者可伴肝脾大、眼底脉络膜结节。儿童患者可伴皮肤粟粒疹。

(二)肺外结核的临床类型和表现

肺结核是结核病的主要类型,但结核病可累及全身多器官系统,其他如淋巴结结核、骨关节结核、消化系统结核、泌尿系统结核病、生殖系统结核以及中枢神经系统结核等多器官系统结核构成整个结核病的疾病谱。腹腔内结核病变,包括肠结核、肠系膜淋巴结结核及输卵管结核等,在发展过程中往往涉及其邻近腹膜而导致局限性腹膜炎。肾结核占肺外结核的15%,是结核分枝杆菌由肺部等原发病灶经血行播散至肾脏所引起,起病较为隐匿,多在原发性结核感染后5~20年才发病,多见于成年人,儿童少见。女性生殖系统结核则可在出现不明原因月经异常、不育等情况下被发现。结核性脑膜炎者则可表现出头痛、喷射性呕吐、意识障碍等中枢神经系统感染症状。总之,结核病是一个全身性的疾病,肺结核仍是结核病的主要类型,但其他系统的结核病亦不能忽视。

【诊断与鉴别诊断】

(一)诊断原则

结核病是以病原学检查为主,结合流行病史、临床表现、胸部影像、相关的辅助检查及鉴别诊断等,进行综合分析作出诊断,以病原学(包括细菌学、分子生物学)、病理学结果作为确诊依据。

(二)诊断依据和方法

1. **流行病学史** 有肺结核患者密切接触史。

2. **临床表现** 凡遇下列情况者应高度警惕结核病的可能性:①反复发作或迁延不愈的咳嗽、咳痰,或呼吸道感染经抗感染治疗3~4周仍无改善;②痰中带血或咯血;③长期低热或所谓"发热待查";④体检肩胛间区有湿啰音或局限性哮鸣音;⑤有结核病诱因或好发因素,尤其是糖尿病、免疫功能低下疾病或接受糖皮质激素和免疫抑制剂治疗者;⑥有关节疼痛和皮肤结节性红斑等变态反应性表现;⑦有渗出性胸膜炎、肛瘘、长期淋巴结肿大既往史,以及有其他肺结核可疑症状和体征者。

3. **实验室检查**

(1)细菌学检查:痰液或其他标本的涂片抗酸染色显微镜检查阳性,分枝杆菌培养及菌种鉴定为结核分枝杆菌复合群。除已接受抗结核化疗的病例偶可出现涂片阳性、痰菌培养阴性的情况,在未治疗的肺结核患者中痰菌培养的敏感性和特异性均高于涂片检查。当涂片阴性或诊断有疑问时,结核分枝杆菌培养尤其重要。

(2)分子生物学检查:PCR技术可以将标本中微量的结核菌DNA加以扩增。结核病的分子生物学检查近年有了突破,其标志就是以 Xpert MTB/RIF 为代表的盒式诊断技术,可直接从患者新鲜痰液或冻存痰液中检测结核分枝杆菌及其对利福平的耐药性,全程约2小时即获得结果。Xpert MTB/RIF以半套式实时定量 PCR 扩增技术为基础,能自动抽提 DNA 并扩增 *rpo B* 基因。由于95%以上的利福平耐药菌株有 *rpo B* 基因变异,而大部分利福平耐药菌株同时对异烟肼耐药,所以不仅可鉴定其是否为利福平耐药菌株,又可在一定程度上判断其是否为耐多药结核(multi-drug resistant tuberculosis, MDR-TB)菌株。据多中心研究结果表明,以培养法为参考标准,Xpert MTB/RIF 的灵敏度为 92.2%,特异度为 99.2%。Xpert MTB/RIF Ultra 作为 Xpert MTB/RIF 的更新版,检测靶标在 rpo B 基因的基础上,新增了结核分枝杆菌基因组中的插入序列 IS6110 和 IS1081。与 Xpert MTB/RIF 相比,Xpert MTB/RIF Ultra 的灵敏度提高至 97.2%,特异度为 99.3%。

（3）结核病病理学检查:结核病组织病理学改变表现为上皮细胞样肉芽肿性炎,光学显微镜下可见大小不等和数量不同的坏死性和非坏死性的肉芽肿。典型的结核病变由融合的上皮样细胞结节组成,中心为干酪样坏死,周边可见朗汉斯巨细胞,外层为淋巴细胞浸润和增生的纤维结缔组织。病理确诊结核病,需要在病变区找到结核菌,常借助抗酸染色找到结核分枝杆菌从而明确诊断。多数结核病灶,特别是干酪样坏死组织中及其周围组织内可查到结核分枝杆菌。还可采用分子生物学检测手段,如 PCR 法、原位杂交和基因测序等分子病理作为辅助诊断。

（4）免疫学检查:包括结核菌素皮肤试验中度阳性或强阳性、γ-干扰素释放试验阳性、结核分枝杆菌抗原或抗体阳性。

结核菌素皮肤试验(tuberculin skin test,TST):目前我国推广的方法系国际通用的结核菌素纯蛋白衍化物(purified protein derivative,PPD)皮内注射法(结核菌素皮内试验,Mantoux test)。在左前臂掌侧前 1/3 中央皮内注射 5IU PPD,以局部出现 7～8mm 大小的圆形橘皮样皮丘为宜。48～96 小时(一般为 72 小时)观察反应,结果判断以局部皮肤硬结直径为依据:硬结平均直径＜5mm 或无反应者为阴性反应;硬结平均直径≥5mm 者为阳性(硬结平均直径≥5mm,＜10mm 为一般阳性;硬结平均直径≥10mm,＜15mm 为中度阳性;硬结平均直径≥15mm 或局部出现双圈、水疱、坏死及淋巴管炎者为强阳性)。然而,PPD 与卡介苗(BCG)存在交叉反应,在接种卡介苗的人群中虽无结核感染亦可出现PPD 皮试阳性,因此特异性低。此外,在免疫缺陷患者中,特别是合并 HIV 感染患者、重症疾病者、年幼儿童及营养不良者,缺乏足够的灵敏度。

γ-干扰素释放试验(interferon gamma release assays,IGRAs):用特异性结核抗原多肽刺激全血或细胞后进行 IFN-γ 测定,比结核菌素皮肤试验有更高的敏感性与特异性。其原理是被结核分枝杆菌抗原刺激而致敏的 T 淋巴细胞,再遇到同类抗原时能产生 γ-干扰素,对分离的全血或单个核细胞在特异性抗原刺激后产生的干扰素进行检测,可以反映机体是否存在结核感染。

（5）支气管镜检查:可直接观察气管和支气管病变,也可以抽吸分泌物、刷检及活检。

4. 影像学检查 X 线影像取决于病变类型和性质。原发性肺结核的典型表现为肺内原发灶、淋巴管炎和肿大的肺门或纵隔淋巴结组成的哑铃状病灶。急性血行播散型肺结核在 X 线胸片上表现为散布于两肺野、分布较均匀、密度和大小相近的粟粒状阴影。继发性肺结核的 X 线表现复杂多变,或云絮片状,或斑点(片)结节状,干酪性病变密度偏高而不均匀,常有透亮区或空洞形成。气管及支气管结核主要表现为气管或支气管壁不规则增厚、管腔狭窄或阻塞,狭窄支气管远端肺组织可出现继发性不张或实变、支气管扩张及其他部位支气管播散病灶等。结核性胸膜炎分为干性胸膜炎和渗出性胸膜炎。干性胸膜炎为胸膜的早期炎性反应,通常无明显的影像表现;渗出性胸膜炎主要表现为少量或中、大量的胸腔积液,积液吸收缓慢者常合并胸膜增厚、粘连,也可演变为胸膜结核瘤及脓胸等。胸部 CT 有助于发现隐蔽区病灶和孤立性结节的鉴别诊断。X 线影像对于诊断肠道结核、泌尿系统结核、生殖系统结核以及骨关节结核亦具重要价值。

（三）诊断分类

中华人民共和国国家卫生和计划生育委员会于 2018 年 5 月 1 日实施《结核病分类标准》,将结核病分为结核分枝杆菌潜伏感染者、活动性结核病和非活动性结核病三大类。

结核分枝杆菌潜伏感染者(latent tuberculosis infection,LTBI)是指机体内感染了结核分枝杆菌,但没有发生临床结核病,没有临床细菌学或者影像学方面活动结核的证据。

活动性结核病者具有结核病相关的临床症状和体征,结核分枝杆菌病原学、病理学、影像学等检查有活动性结核的证据。活动性结核按照病变部位、病原学检查结果、耐药状况、治疗史分类。

活动性结核病按病变部位分类,分为肺结核和肺外结核两大类。

肺结核指的是结核病变发生在肺、气管、支气管和胸膜等部位,分为以下五种类型:原发性肺结核;血行播散性肺结核;继发性肺结核;气管、支气管结核;结核性胸膜炎,详见表5-7。

表5-7 中国肺结核分类法(按病变部位)

分类	分类标准
原发性肺结核	为原发结核感染所致的临床病症,包括原发复合征及胸内淋巴结结核(儿童尚包括干酪性肺炎和气管、支气管结核)
血行播散型肺结核	包括急性、亚急性和慢性血行播散性肺结核
继发性肺结核	肺结核中的一个主要类型,包括浸润性肺结核、结核球、干酪性肺炎、慢性纤维空洞性肺结核和毁损肺等
气管、支气管结核	包括气管、支气管黏膜及黏膜下层的结核病
结核性胸膜炎	临床上已排除其他原因引起的胸膜炎,包括结核性干性胸膜炎、结核性渗出性胸膜炎、结核性脓胸

肺外结核指结核病变发生在肺以外的器官和部位,如淋巴结(除外胸内淋巴结)、眼、骨、关节、泌尿生殖系统、消化系统、中枢神经系统等部位。肺外结核按照病变器官及部位命名。

活动性肺结核病按病原学检查结果分为:①涂片阳性肺结核,涂片抗酸染色阳性;②涂片阴性肺结核,涂片抗酸染色阴性;③培养阳性肺结核,结核分枝杆菌培养阳性;④培养阴性肺结核,结核分枝杆菌培养阴性;⑤分子生物学阳性肺结核,结核分枝杆菌核酸检测阳性;⑥未痰检肺结核,患者未接受痰抗酸染色涂片、痰结核分枝杆菌培养。

活动性结核病按耐药状况分为非耐药结核病和耐药结核病两大类。非耐药结核病是指患者感染的结核分枝杆菌在体外检测未发现对所使用的抗结核药物耐药。耐药结核病是指患者感染的结核分枝杆菌在体外被证实在一种或多种抗结核药物存在时仍能生长。

(四)诊断标准

1. 结核分枝杆菌潜伏感染 是宿主感染结核分枝杆菌后尚未发病的一种特殊状态,以皮肤结核菌素试验或 γ-干扰素释放试验阳性而无活动性结核的临床表现和影像学改变为特征。接种 BCG 的地区由于皮肤结核菌素试验出现假阳性的比率较高,γ-干扰素释放试验更适宜用于诊断潜伏结核感染。

2. 活动性肺结核 分为确诊病例、临床诊断病例和疑似病例。

(1)确诊病例。以病原学(包括细菌学、分子生物学)、病理学结果作为确诊依据。

涂片阳性肺结核病例诊断标准,须符合下列三项之一:①2 份痰标本直接涂片抗酸杆菌镜检阳性;②1 份痰标本直接涂片抗酸杆菌镜检阳性加肺部影像学检查符合活动性肺结核影像学表现;③1 份痰标本直接涂片抗酸杆菌镜检阳性加 1 份痰标本结核分枝杆菌培养阳性。

仅结核分枝杆菌分离培养阳性肺结核诊断标准,须同时符合下列两项:①肺部影像学检查符合活动性肺结核影像学表现;②至少 2 份痰标本涂片阴性并且结核分枝杆菌培养阳性。

分子生物学检查阳性肺结核诊断标准,须同时符合下列两项:①肺部影像学检查符合活动性肺结核影像学表现;②结核分枝杆菌核酸检测阳性。

肺组织病理学阳性肺结核诊断标准,须符合肺结核组织病理改变:结核病组织病理学改变表现为上皮细胞样肉芽肿性炎,典型的结核病变由融合的上皮样细胞结节组成,中心为干酪样坏死,周边可见朗汉斯巨细胞,外层为淋巴细胞浸润和增生的纤维结缔组织。如病理改变不典型,常须在病变区借助抗酸染色或分子检测手段找到结核分枝杆菌。

(2)病原学阴性肺结核的诊断标准必须满足:经鉴别诊断排除其他肺部疾病,胸部影像学检查显示与活动性肺结核相符的病变,且至少满足以下 5 条中的 1 条。①有肺结核可疑症状;②结核菌素试验中度以上阳性;③γ-干扰素释放试验阳性;④结核分枝杆菌抗原或抗体检查阳性;⑤肺外组织病理检查证实为结核病变。

儿童病原学阴性肺结核诊断必须同时满足:有肺结核可疑症状,胸部影像学检查显示与活动性肺结核相符的病变,且至少满足以下 2 条中的 1 条。①结核菌素试验中度以上阳性;②γ-干扰素释放试验阳性。

(3)疑似病例。以下两种情况属于疑似病例:①5 岁及以下儿童,有肺结核可疑症状,同时有与涂片阳性肺结核患者密切接触史或结核菌素试验中度以上阳性或 γ-干扰素释放试验阳性;②成人及 5 岁以上儿童仅胸部影像学检查显示与活动性肺结核相符的病变。

3. 肺外结核的诊断　肺外结核累及的系统、器官、部位及病变类型多样,确诊需要病变部位的浆膜腔积液及在活检标本中获得细菌学证据,因上述标本获取过程困难,同时结核分枝杆菌阳性率较痰标本低,所以肺外结核较难实现病原学确诊。为提高早期诊断率,通常须结合病史、临床表现、实验室及其他检查、诊断性抗结核治疗效果综合诊断。

(五)鉴别诊断

1. 肺癌　中央型肺癌常有痰中带血,肺门附近有阴影,与肺门淋巴结结核相似。周围型肺癌可呈球状、分叶状块影,须与结核球鉴别。肺癌多见于 40 岁以上男性,多有刺激性咳嗽、胸痛和进行性消瘦。胸片上结核球周围可有卫星灶、钙化,而肺癌病灶边缘常有切迹、毛刺。胸部 CT 对鉴别有帮助。结合痰结核菌、脱落细胞检查及纤维支气管镜检查和活检等能及时鉴别。肺癌和肺结核可有并存,须注意发现。

2. 肺炎　原发复合征的肺门淋巴结结核不明显或原发灶周围存在大片渗出,病变波及整个肺叶并将肺门掩盖时,以及继发性肺结核主要表现为渗出性病变或干酪性肺炎时,须与细菌性肺炎鉴别。细菌性肺炎者起病急,高热,寒战,胸痛伴气急,X 线上病变常局限于一个肺叶或肺段,血白细胞总数和中性粒细胞增多,抗生素治疗有效可协助鉴别;肺结核须与其他病原体肺炎鉴别,如肺炎支原体肺炎,关键是病原学检测,是重要的鉴别证据。

3. 肺脓肿　空洞多见于肺下叶,脓肿周围的炎症浸润较严重,空洞内常有液平面。肺结核空洞则多发生在肺上叶,空洞壁较薄,洞内很少有液平面或仅见浅液平。此外肺脓肿起病急,高热,有大量脓痰,痰中无结核分枝杆菌,但有多种其他细菌,血白细胞总数和中性粒细胞总数增高,抗菌药物治疗有效。慢性纤维空洞合并感染时易与慢性肺脓肿混淆,后者痰结核菌阴性,鉴别不难。

4. 支气管扩张　有慢性咳嗽、咳脓痰及反复咯血史,须与继发性肺结核鉴别。X 线胸片多无异常发现或仅见局部肺纹理增粗或卷发状阴影,CT 有助于确诊。应当警惕化脓性支气管扩张症可以并发结核感染,细菌学检测时应考虑到结核感染的可能。

5. 非结核分枝杆菌肺病　非结核分枝杆菌(nontuberculous mycobacteria,NTM)指结核和麻风分枝杆菌以外的所有分枝杆菌,其中非结核分枝杆菌肺病临床和 X 线表现类似肺结核。鉴别诊断依据菌种鉴定。

6. 其他疾病　伤寒、白血病、纵隔淋巴瘤等与结核病有诸多相似之处。具体需要结合患者临床表现、体征及辅助检查加以鉴别。

【治疗】

(一)治疗原则

化学治疗是现代结核病最主要的基础治疗,简称化疗。其他治疗方法,如对症治疗、手术治疗等均为辅助治疗。化疗的目标不仅是杀菌和防止耐药性的产生,而且在于最终灭菌,防止和杜绝复发。当前国际公认的化疗原则是:早期、联合、适量、规律、全程。

(二)化疗药物

抗结核药物按效力和不良反应大小,分为两类:①一线(类)抗结核药物,疗效好,不良反应小,如异烟肼（isoniazid，INH，H）、利福平（rifampin，RFP，R）、吡嗪酰胺（pyrazinamide，PZA，Z）、乙胺丁醇（ethambatal，EB，E）、链霉素（streptomycin，SM，S）；②二线（类）抗结核药物，在一线药物耐药或者不良反应等其他因素导致不能耐受时被选用，包括左氧氟沙星、莫西沙星、贝达喹啉、利奈唑胺、氯法齐明、环丝氨酸、乙胺丁醇、德拉马尼、亚胺培南西司他丁/美罗培南、丙硫异烟胺、卷曲霉素、阿米卡星、对氨基水杨酸等。

1. **异烟肼**　具有强杀菌作用、价格低廉、不良反应少、可口服的特点，是治疗肺结核病的基本药物之一。异烟肼对于胞内、外代谢，活跃持续繁殖和近乎静止的结核分枝杆菌均有杀菌作用。小分子的异烟肼能渗入全身各组织中，可通过血脑屏障，通透比例为90%~95%，胸腔积液、干酪样病灶中药物浓度高。异烟肼常规剂量不良反应发生率低，主要包括周围神经炎、中枢神经系统中毒和肝脏损害（以 ALT 升高为主）。

2. **利福平**　对胞内和胞外代谢旺盛和偶尔繁殖的结核分枝杆菌均有杀菌作用，属于利福霉素的半合成衍生物，通过抑制 RNA 聚合酶，阻止 RNA 合成发挥杀菌活性。利福平主要从肝脏代谢，胆汁排泄。利福平在组织中浓度高，能穿透干酪样病灶，进入巨噬细胞内，正常情况下不易通过血脑屏障，通透比例仅 5%~25%，脑膜炎症时可增加药物渗透能力。主要不良反应为胃肠道不适、肝功能损害（ALT 升高和黄疸）和药物热。

3. **吡嗪酰胺**　是类似于异烟肼的烟酸衍生物。吡嗪酰胺能杀灭巨噬细胞内，尤其是酸性环境中的结核分枝杆菌，成为结核病短程化疗中不可缺少的主要药物。吡嗪酰胺被结核分枝杆菌摄入后经吡嗪酰胺酶转变为吡嗪酸，发挥杀菌作用。胃肠道吸收好，全身各部位均可到达，易通过血脑屏障，通透比例高达 95%~100%。常见的不良反应为药物性肝炎（ALT 升高和黄疸）、高尿酸血症。

4. **乙胺丁醇**　通过抑制结核分枝杆菌 RNA 合成发挥抗菌作用，不易通过血脑屏障，通透比例为10%~50%。常见不良反应为视神经炎、过敏反应、药物性皮疹、皮肤黏膜损伤等。

（三）标准化的抗结核治疗

1. **敏感肺结核的标准治疗方案**　新发现的敏感肺结核标准治疗方案为：包含利福平在内的 6 个月治疗，分为 2 个阶段，即 2 个月的强化期和 4 个月巩固期治疗。2HRZ（E）/4HR，最佳服药频率是整个疗程每天服药，总疗程 6 个月。斜杠前的"2"代表强化期 2 个月，斜杠后的"4"代表巩固期继续治疗 4 个月。条件允许的情况下也可以使用固定剂量复合制剂（FDC）治疗药物敏感结核病患者。

2. **敏感肺结核的短程治疗方案**　世界卫生组织在 2022 年增加了对药物敏感非重症肺结核 4 个月短程方案的推荐。12 周岁以上药物敏感非重症肺结核患者，有条件的推荐使用由异烟肼、利福喷丁、莫西沙星以及吡嗪酰胺组成的 4 个月方案治疗（2HPMZ/2HPM）。3 个月到 16 周岁的儿童和青少年药物敏感非重症肺结核患者，强烈推荐使用 4 个月治疗方案［2HRZ（E）/2HR］。

3. **利福平耐药结核病（RR TB）和耐多药结核病（MDR TB）的治疗**　MDR/RR TB 是全球结核病防控的难点和重点，经过世界卫生组织和国际学术组织长期的探索，其治疗方案在不断地更新和改进。传统的耐多药结核病方案为 2008 年 WHO 提出的至少 4 个有效药物联合方案治疗到痰培养转阴后至少治疗 18 个月方案，整个疗程至少 20 个月。经过多年的努力实施，全球范围内耐多药结核病的治疗成功率约为 54%。截至 2019 年，我国 MDR/RR TB 治疗成功率仍不足 60%。治疗成效不尽如人意。由此，MDR/RR TB 短程化疗方案应运而生。2010 年孟加拉国方案出台，开启了耐多药结核病短程治疗时代。该方案包括莫西沙星、吡嗪酰胺、高剂量异烟肼、氯法齐明、阿米卡星、乙胺丁醇和丙硫异烟胺 7 种药物，成功地将疗程缩短至 9~11 个月，治疗成功率提高至 87.9%。在此基础上，通过继续优化治疗药物，以氟喹诺酮类、利奈唑胺、贝达喹啉为基础的全口服短程方案将成为下一阶段 MDR/RR TB 治疗的主要策略选择。

（四）手术治疗

对药物治疗失败或威胁生命的单侧肺结核，特别是局限性病变，如一侧肺毁损、不能控制的大咯血等，外科治疗仍是可选择的重要治疗方法。

(五) 对症治疗

加强营养支持治疗,有益于提高结核病患者的治疗成功率,以及降低药物不良反应。糖皮质激素抗炎治疗有助于改善结核病严重毒性症状,亦可促进渗出液的吸收,减少粘连,降低远期并发症的发生风险,但须在有充分有效抗结核药物保护下才能予以应用。对于肺结核的大咯血,药物治疗可用垂体后叶素。药物控制无效时可考虑纤维支气管镜止血、支气管动脉栓塞或手术切除。肺结核的大咯血会导致窒息而危及生命,应尽早发现窒息征象,立即畅通气道,予以生命支持。

(六) 结核病的预后

早期诊断的患者接受正规的抗结核治疗多可痊愈。随着耐药结核病以及艾滋病等免疫功能低下疾病的增多,治疗难度加大。无法控制的大咯血是肺结核患者常见的死因。而肺外结核病,如肾结核未经治疗可导致肾毁损,脊柱结核则是造成波特病的主要病因,生殖系统结核未能得到早期有效的治疗则是造成不孕不育的关键病因。

【预防】

(一) 建立防治系统

根据我国结核病疫情,为搞好防治工作,仍须强调医防融合,建立、健全和稳定各级结核防治机构,负责组织和实施治、管、防、查的系统和全程管理,按本地区疫情和流行病学特点,制订防治规划,并开展防痨宣传,教育群众养成良好文明卫生习惯,培训防痨业务技术人员,推动社会力量参与和支持防痨事业。

(二) 早期发现和彻底治疗患者

从当地疫情实际出发,对服务性行业、学校、托幼机构及儿童玩具工作人员等定期进行健康检查,每 1~2 年 1 次。在疫情已经控制的地区可开展重点线索调查,主要是门诊因症就诊病例的及时发现和诊断,避免漏诊和误诊。查出必治,治必彻底,只有彻底治疗患者,大幅度降低传染源密度,才能有效降低感染率和减少发病。

(三) 疫苗

目前广泛使用的结核疫苗是卡介苗,是一种减毒牛型结核分枝杆菌活菌疫苗,自 1921 年用于预防结核病以来,虽被积极推荐和推广,但迄今对它的作用和价值仍有争论。BCG 尚不足以预防感染,但可以显著降低儿童发病及其严重性,特别减少结核性脑膜炎等严重结核病,并可减少此后内源性恶化的可能性。WHO 已将 BCG 列入儿童扩大免疫计划。我国结核病感染率和发病率仍高,推行 BCG 接种仍有现实意义,规定新生儿出生时即接种 BCG。由于 BCG 疫苗的预防价值有限,仍须加大结核病新型疫苗的研究与转化力度。

根据我国结核病疫情,促进医防融合,建立以完善的以患者为中心的综合治疗和预防系统至关重要。早期发现和彻底治疗患者,对重点及高危人群开展潜伏感染预防性治疗,防止耐药病例的形成和积累,不仅是临床治疗的目标,亦是预防工作的中心环节。

(张文宏)

本章目标测试

第六章 | 深部真菌病

本章介绍最常见的深部真菌病(deep mycosis),包括念珠菌病、新型隐球菌病和曲霉病。真菌在环境中广泛存在,大多数是条件致病菌,能否感染很大程度上取决于人体的免疫功能。侵袭性感染是最具破坏性的疾病形式,主要见于免疫抑制患者,临床表现为脑膜炎、肺炎、鼻窦炎等。诊断方法包括非侵入性检测、真菌培养、影像学检查和组织病理学评估。隐球菌性脑膜炎和侵袭性曲霉病的病死率高,其预后取决于患者免疫抑制状态的改善、抗真菌药物的早期应用以及特定病例的手术干预。

第一节 | 念珠菌病

念珠菌病(candidiasis)是由各种致病性假丝酵母菌引起的局部或全身感染性疾病,好发于免疫功能低下的患者。近年来,随着侵袭性诊疗技术的广泛开展,加上艾滋病、糖尿病、恶性肿瘤等高危人群的增多,念珠菌病的发病率呈明显上升趋势,是目前发病率最高的深部真菌病。它的临床症状根据感染部位和播散范围不同而差异较大,常见的有皮肤黏膜念珠菌病和播散性念珠菌病。该病如早期诊断、早期治疗,预后较好,延误治疗或播散性感染者预后不佳。

【病原学】

念珠菌(*Candida albicans*)又称假丝酵母菌,广泛存在于自然界,也可定植于正常人体内。假丝酵母菌有 300 余种,为条件致病菌,至少有 20 余种可致人类疾病,其中以白色假丝酵母菌(*C.albicans*)最为常见,占假丝酵母菌感染的 50%～70%,其他如热带假丝酵母菌(*C.tropicalis*)、克柔假丝酵母菌(*C.krusei*)、光滑假丝酵母菌(*C.glabrata*)、高里假丝酵母菌(*C.quillermoudii*)等也可致病,但少见。白色假丝酵母菌及热带假丝酵母菌致病力最强。

假丝酵母菌体在显微镜下呈圆形或卵圆形酵母细胞,直径为 4～6μm,革兰氏染色阳性,发(出)芽繁殖,又称芽生孢子。菌体能发育伸长成假菌丝,少数形成厚膜孢子及真菌丝,但光滑假丝酵母菌不形成菌丝。在血琼脂及沙氏琼脂上生长良好,适宜温度为 25～37℃。假丝酵母菌对热和多种消毒剂敏感,56℃ 1 小时可被灭活。

【流行病学】

假丝酵母菌广泛存在于自然界的土壤、医院环境、各种用品表面及水果、奶制品等食品上,亦广泛存在于正常人体的皮肤、口腔、鼻咽部、胃肠道和阴道等处。

(一)传染源

念珠菌病患者、带菌者以及被假丝酵母菌污染的食物、水等均为传染源。

(二)传播途径

1. 内源性 较为多见,因假丝酵母菌是人体正常菌群,在一定条件下大量增殖并侵袭周围组织,引起自身感染,常见部位是消化道及肺部。

2. 外源性 主要通过直接接触感染,包括性传播、垂直传播、亲水性作业等,也可通过医护人员、医疗器械等间接接触感染,还可通过饮水、食物等方式传播。

(三)人群易感性

念珠菌病好发于有严重基础疾病及免疫功能低下患者,如患有糖尿病、恶性肿瘤等严重基础疾病、应用细胞毒性免疫抑制剂、长期大量使用广谱抗生素以及长期导管留置的患者,其中各种类型的导管留置是假丝酵母菌感染的主要入侵途径之一。

(四) 流行特征

念珠菌病遍及全球,全年均可发病,无性别差异。免疫功能正常的患者,以皮肤黏膜感染为主,各年龄段均可发生,最常见于婴幼儿,治疗效果好。免疫功能低下或缺陷的患者则好发系统性念珠菌病。近 20 年来,深部念珠菌病的发病率呈明显上升趋势,且随着抗真菌药物的广泛应用,临床耐药菌株的产生也日益增多。

【发病机制与病理】

念珠菌病的发生取决于病原体本身和宿主相关因素。

(一) 病原菌本身相关因素

1. **黏附和入侵**　黏附是假丝酵母菌侵入人体的第一步。假丝酵母菌大量繁殖,首先形成芽管,并借助胞壁最外层的黏附素等结构黏附于宿主细胞表面,以白色假丝酵母菌及热带假丝酵母菌黏附性最强。随后芽管逐渐向芽生菌丝或菌丝相转变,并穿入宿主细胞,在宿主细胞内菌丝又直接形成新的菌丝。菌丝形成可避免白细胞的吞噬作用,导致假丝酵母菌进一步扩散。

2. **毒力作用**　假丝酵母菌能产生水解酶、磷脂酶、蛋白酶等多种酶,促进病原菌的黏附、侵袭,造成细胞变性、坏死及血管通透性增加,导致组织和器官损伤。

3. **激发炎症**　菌丝侵入机体后,可激发补体系统及抗原抗体反应,导致炎症介质的大量释放,产生特异性免疫反应及迟发型变态反应。

4. **耐药**　假丝酵母菌可通过改变其多药外排载体功能,或改变唑类药物的靶酶基因而对唑类药物耐药,也可通过改变其胞膜结构而影响两性霉素 B 与麦角固醇及磷脂的结合,从而导致对非唑类药物的耐药。

(二) 宿主相关因素

1. **宿主防御功能减退**

（1）局部防御屏障受损:烧伤、创伤、手术、某些介入性操作,使病原体易于透过受损的皮肤、黏膜而入侵人体。

（2）免疫系统功能缺陷:免疫系统先天性发育障碍或后天性受破坏,如放射治疗、长期使用免疫抑制剂、损害免疫系统的病毒（如 HIV）感染,均可造成假丝酵母菌的机会感染。

2. **医疗操作**　各种手术、导管留置、内镜检查、机械通气、介入治疗等,为病原体侵入机体提供了通路。

3. **抗生素的广泛应用**　广谱抗菌药物的大量使用,不仅抑制了人体内的正常菌群,有利于假丝酵母菌的定植,而且抑制了对抗生素敏感的菌株,使假丝酵母菌这种条件致病菌大量繁殖,造成医院感染。

根据不同器官和发病阶段,组织病理改变可呈炎症性（如皮肤、肺）、化脓性（如脑、肺、肾）或者肉芽肿性（皮肤）。食管及小肠病变一般为浅表性糜烂或小溃疡,侵及心内膜可引起瓣膜增生性改变及赘生物附着,而急性播散性病例常可形成多灶性微脓肿。

【临床表现】

(一) 皮肤念珠菌病

1. **念珠菌性间擦疹**　又名擦烂红斑,是最为常见的皮肤念珠菌病,多见于健康体胖的中年妇女或儿童。假丝酵母菌感染皮肤皱褶处(间擦部位),如腋窝、腹股沟、乳房下、会阴部、肛门周围,自觉瘙痒,表现为界限清晰的皮肤红斑及糜烂,周围散在丘疹、水疱和脓疱,呈卫星状分布。

2. **念珠菌性甲沟炎和甲床炎**　多发于手足经常泡水者,为假丝酵母菌侵犯甲沟、甲床所致,表现为甲沟红肿化脓,可伴有糜烂及渗出,指/趾甲变厚,呈淡褐色。

3. **念珠菌性肉芽肿**　好发于婴幼儿面部、头皮、指甲、甲沟等,为假丝酵母菌感染皮肤所致组织增生、结节、溃疡或肉芽肿形成,特点为富含血管的丘疹,上覆黄棕色痂,刮除痂皮可见新鲜的肉芽组织。

4. 慢性皮肤黏膜念珠菌病 又称 Hausen-Rothman 肉芽肿,可能为常染色体隐性遗传病,儿童好发,常伴有多种全身疾病或免疫功能障碍,表现为皮肤、黏膜及甲沟的复发性持久性念珠菌感染。

(二)黏膜念珠菌病

1. 口腔念珠菌病 为最常见的浅表性念珠菌病,包括急性假膜性念珠菌病(鹅口疮)、念珠菌性唇炎、念珠菌性口角炎、急慢性萎缩性念珠菌病、慢性增生性念珠菌病等。鹅口疮最为常见,好发于新生儿,系白色假丝酵母菌的菌丝及孢子组成的灰白色薄膜附着于口腔黏膜上,边界清楚,周围有红晕,散在或融合成块,擦去假膜可见红色湿润面,也可累及喉、食管、气管等。成人如发生该病,多有免疫缺陷或免疫功能减退,并常同时伴有消化道念珠菌病甚或播散性假丝酵母菌感染,应予重视。

2. 念珠菌性阴道炎 孕妇好发,阴道黏膜附有灰色假膜,形似鹅口疮。阴道分泌物浓稠,呈黄白色凝乳状或奶酪样,有时杂有豆腐渣样白色小块,但无恶臭。局部可红肿、瘙痒、糜烂,甚至形成溃疡。皮损可扩展至外阴及肛周。

3. 念珠菌性包皮炎 多无自觉症状,常表现为阴茎龟头包皮轻度潮红,龟头冠状沟处白色奶酪样斑片以及鳞屑性丘疹,严重者可局部红肿、糜烂及渗出,出现尿频及刺痛,注意与慢性包皮炎鉴别。

(三)系统性念珠菌病

1. 消化系念珠菌病 多为鹅口疮下行感染,导致食管炎及肠炎。食管念珠菌病以进食不适、吞咽困难为主要症状,内镜可见食管壁下段充血水肿,假性白斑或表浅溃疡;肠道念珠菌病多发于儿童,以长期腹泻多见。肝、脾念珠菌病及腹腔念珠菌病多继发于播散型念珠菌病。

2. 泌尿系念珠菌病 原发感染多由导尿管留置后念珠菌上行感染引起,患者表现为尿频、尿急、排尿困难甚至血尿等膀胱炎症状。肾脏感染多为血行播散,可累及肾皮质和髓质,局部坏死、脓肿,可导致肾功能损害,患者表现为发热、寒战、腰痛和腹痛。尿常规检查可见红细胞和白细胞,直接镜检可发现菌丝和芽孢,培养阳性有助确诊。

3. 念珠菌菌血症 多为局灶感染发生血行播散所致,又称为播散性念珠菌病,可累及全身各组织和器官,以肾脏和心内膜损害多见。临床表现为高热,抗生素治疗无效,严重时可出现感染性休克、少尿、肾衰竭及 DIC 等并发症,病死率高达 40%。确诊有赖于血培养,但阳性率不到 50%。

4. 念珠菌性心内膜炎 常继发于心脏瓣膜病、人工瓣膜、心脏手术或心导管检查术后患者,临床表现类似其他感染性心内膜炎,瓣膜赘生物通常较大,栓子脱落易累及大动脉,预后差。

5. 呼吸系念珠菌病 假丝酵母菌从口腔直接蔓延或者经血行播散,引起支气管和肺部感染,多数合并有细菌感染,通常表现为慢性支气管炎和肺炎。患者常出现低热、咳嗽、咳痰,痰液黏稠呈拉丝状,甚至咯血,肺部听诊可闻及湿啰音,X 线检查可见支气管周围致密阴影或双肺弥漫性结节性改变。用纤维支气管镜获取支气管分泌物做真菌培养结果较为可靠。

6. 念珠菌性脑膜炎 少见,由血行播散所致,可致脑膜炎及脑脓肿,表现为发热、头痛、呕吐、烦躁、颈项强直,但颅内压增高不明显。脑脊液中细胞数轻度升高,糖含量偏低,蛋白含量升高,真菌培养阳性。

【实验室及其他检查】

(一)常规实验室检查

血常规多正常,部分患者可出现淋巴细胞比例增高,轻至中度贫血,红细胞沉降率可正常或轻度增加。病变不累及泌尿系统时,尿常规无异常。

(二)病原学检查

1. 直接镜检 标本直接镜检发现大量菌丝和成群芽孢有诊断意义。菌丝的存在提示假丝酵母菌处于致病状态,如只见芽孢,特别是在痰液或阴道分泌物中,可能为正常定植,无诊断价值。

2. 培养 真菌培养阳性结果是诊断念珠菌病的可靠依据。皮肤黏膜、创口、痰液、尿液以及粪便样本中分离出念珠菌并不能直接作为念珠菌感染的确诊依据,须进一步检查以排除标本污染和人体正常定植菌群的可能性。若标本是在无菌条件下获得的,如来自血液、脑脊液、腹水、胸腔积液、中段清洁尿液或活检组织,可作为诊断深部假丝酵母菌感染的可靠依据。但是血培养的阳性率不高,即使是多器官受累的患者的血培养阳性率也仅为 50% 左右。念珠菌显色培养基可用于鉴别常见念珠菌的菌种。

3. **血清学检查**

(1) **β-1,3-*D*-葡聚糖试验**(β-1,3-*D*-glucan test, G 试验):属假丝酵母菌抗原检测试验。β-1,3-*D*-葡聚糖是真菌的细胞壁成分,广泛存在于除隐球菌和接合菌外的各类真菌细胞壁中,占细胞壁成分的 50% 以上,尤以酵母菌为高,细菌、病毒、人体细胞及其他病原菌无此成分,故其作为真菌抗原有较高的特异性。人体单核/巨噬细胞吞噬真菌后,能持续释放该物质,使血液及体液中含量增高。血清 β-1,3-*D*-葡聚糖含量能够反映侵袭性真菌感染情况,其敏感性及特异性分别为 76% 和 85%。G 试验虽比培养阳性早,但存在假阳性,如连续≥2 次 G 试验阳性,对侵袭性真菌病早期诊断有一定价值。假丝酵母菌定植 G 试验不会升高,抗真菌治疗不影响其敏感性。

(2) **假丝酵母菌特异性抗体检测**:可采用 ELISA 等方法检测。由于健康人群也可检测到不同滴度的假丝酵母菌的特异性抗体,且患者在疾病早期或深部真菌病患者多有免疫功能低下等因素致抗体滴度低,使其临床应用受到限制。

4. **组织病理学检查**　一般不推荐直接使用组织病理学检查,但对于难以确诊的患者,可行组织穿刺或活检取得组织标本。组织标本经切片和革兰氏染色或亚甲蓝染色后,镜检如发现念珠菌芽孢或菌丝即可确诊。正常无菌部位组织中同时存在芽孢和假菌丝或真菌丝可诊断为念珠菌病。

(三) 分子生物学检查

假丝酵母菌菌种鉴定可采用 PCR 法,但方法的标准化尚待建立。

(四) 其他

胸片、B 超、CT 或 MRI 等影像学检查,虽无特异性,但对发现肺、肝、肾、脾侵袭性损害有一定的帮助。

【诊断与鉴别诊断】

念珠菌病的临床表现常无特异性,较难与细菌感染相鉴别。在原发病的基础上出现病情波动,经抗生素治疗病情反而加重且无其他原因可解释,结合用药史及存在的诱因,应考虑念珠菌感染的可能,确诊有赖于病原学检查。

皮肤黏膜念珠菌病须注意与细菌性、病毒性、过敏性等皮肤黏膜病鉴别。消化系念珠菌病应与其他原因引起的消化道炎症鉴别。念珠菌脑炎、肺炎、心内膜炎须与结核性、细菌性及其他真菌性炎症鉴别。

【预后】

局部念珠菌病预后尚好。然而,假丝酵母菌在任何部位的出现,均是引起潜在致命性播散性或全身性念珠菌病的危险因素。尽管有时假丝酵母菌数量并不多,但如果存在严重的慢性基础疾病或免疫功能低下等高危因素,则极有可能发生全身性播散。一旦发现侵袭性念珠菌病,其归因病死率成人为 15%～25%,最高达 47%,新生儿及儿童为 10%～15%。

【治疗】

(一) 一般治疗

1. **对症、支持治疗**　首先去除各种诱发因素,积极治疗原发病,加强营养,使用免疫调节剂以增强机体的免疫功能,如粒细胞减少患者应提高白细胞总数,大面积烧伤患者应促进伤口的愈合等。

2. **清除局部感染灶**　一旦考虑导管相关性念珠菌菌血症,应尽早拔除或更换导管。化脓性血栓性静脉炎者须行外科手术治疗,如节段性静脉切除术。念珠菌心内膜炎患者,因内科保守治疗效果较差,须行瓣膜置换术。

(二) 病原治疗

1. **治疗原则**　因感染部位和感染方式不同,以及患者的免疫状况不同,病原治疗时的药物选择、给药方式及疗程都不尽相同,须根据患者的具体情况制订个体化治疗方案。

2. **药物选择** 抗真菌分级治疗策略包括预防治疗(prophylaxis therapy)、经验性治疗(empirical therapy)、诊断驱动治疗(pre-emptive therapy)和目标治疗(targeted therapy),由此选择相应的治疗药物。

(1)经验性治疗:指有念珠菌病高危因素的患者,已出现感染临床特征而采取的抗真菌治疗。推荐选用棘白菌素类药物如卡泊芬净、米卡芬净或伏立康唑或两性霉素 B 脂质体。

(2)诊断驱动治疗(又称抢先治疗):指有念珠菌病高危因素的患者出现感染的临床特征,并有病原学非确诊检查阳性结果时给予的抗真菌治疗。

1)对于有念珠菌病高危因素、病情危重患者,推荐棘白菌素类药物治疗;对病情相对稳定、近期未使用过唑类药物或已知氟康唑敏感菌株感染者,可予以足量氟康唑治疗。

2)如为耐药菌株,可选用伏立康唑或两性霉素 B 治疗;抗真菌治疗 5 天左右应进行初步疗效评估。

(3)目标治疗:侵袭性念珠菌病一旦确诊,可根据感染部位、药敏试验结果和经验性或诊断驱动治疗的效果选用抗真菌药物。推荐首选棘白菌素类药物。

3. **用药方式** 包括局部用药和全身用药。

(1)局部用药:适用于部分皮肤和黏膜念珠菌病。除口服制霉菌素或唑类抗真菌药外,可同时用制霉菌素软膏、洗剂、阴道栓剂或制霉菌素甘油,也可用咪唑类霜剂或栓剂。局部避免用肥皂和热水洗浴,保持干燥。

(2)全身用药:适用于系统性念珠菌病以及局部用药无效的皮肤、黏膜念珠菌病,包括口服或静脉滴注。

4. **治疗疗程** 皮肤和黏膜念珠菌病疗程一般为 1~2 周,系统性念珠菌病的疗程相对较长,至少 1~2 周,严重感染患者可延长至 1~2 个月。念珠菌菌血症患者抗真菌治疗应持续至症状和体征消失,且血培养(隔日或每日 1 次)转阴后 2 周以上。播散性念珠菌病如肝脾念珠菌病,抗真菌治疗至少应持续至血培养转阴和影像学提示病灶完全吸收,常需数月时间。中枢神经系统念珠菌病的治疗应持续至临床症状、体征和影像学异常完全恢复后至少 4 周。心内膜炎患者应在瓣膜置换术后继续治疗 6 周以上;眼内炎患者术后应继续治疗 6~7 周。

【预防】

对易感人群应经常检查,并采取以下积极措施。

(1)尽量减少各种导管留置及监护设施的使用次数及时间,并加强留置导管的护理及定期更换,同时注意口腔卫生,保持皮肤和黏膜完整及生理屏障完善。ICU 患者每天氯己定沐浴,可减少念珠菌菌血症的发生。

(2)加强和规范医护人员手卫生,控制医用生物材料及周围环境的污染,防止医院感染的发生。

(3)合理应用抗生素及免疫抑制剂。有基础疾病,长期大剂量使用抗生素者可予氟康唑或伊曲康唑等预防性治疗,疗程不宜超过 3 周。

(张 权)

第二节 │ 新型隐球菌病

新型隐球菌病(cryptococcosis neoformans)是由新型隐球菌(*Cryptococcus neoformans*)感染引起的一种深部真菌病,可侵犯人体脑膜、肺、皮肤、骨骼等组织和器官,好发于细胞免疫低下者。由于艾滋病的流行和免疫抑制剂的广泛应用,近年,该病发病率有明显增高的趋势。隐球菌脑膜炎为最常见的临床类型,占隐球菌感染的 80% 以上,其临床特点为慢性或亚急性起病,剧烈头痛,脑膜刺激征阳性,脑脊液的压力明显增高,呈浆液性改变。除中枢神经系统外,肺、皮肤、骨骼等其他部位也可发生新型隐球菌感染。

【病原学】

新型隐球菌是隐球菌属（*Cryptococcus*）的一个种，属于酵母型真菌。隐球菌属至少有 38 个种，对人致病的主要是新型隐球菌，90% 以上的隐球菌病由该菌引起。已报道可引起人类疾病的还有浅黄隐球菌、浅白隐球菌和罗伦特隐球菌等，但很少见，故我们常说的隐球菌主要是新型隐球菌。新型隐球菌的形态在病变组织内呈圆形或卵圆形，直径为 5～10μm，外周围绕着一层宽厚的多糖荚膜（capsule）。新型隐球菌以芽生方式进行繁殖，有新型变种（variety neoformans）与格特变种（variety gattii）两个变种。根据荚膜多糖抗原特异性的差异可分为 A、B、C、D 和 AD 五种血清型，以 A 型最常见。血清型 A、D 和 AD 属于新型隐球菌新型变种，血清型 B 和 C 属于新型隐球菌格特变种。A、D 型呈全球性分布，艾滋病患者对这两型隐球菌易感，B 和 C 型感染较少见，主要分布于热带和亚热带地区，易侵犯免疫功能正常者，侵犯脑实质后可形成隐球菌结节。

新型隐球菌是单相菌。采用葡萄糖蛋白胨琼脂 35～37℃培养，新型隐球菌新型变种在几天内可形成光滑的褐色菌落，新型隐球菌格特变种生长较为缓慢，而非致病性的隐球菌菌种生长不良或几乎不生长。

隐球菌对紫外线敏感，日晒可以杀死隐球菌。

【流行病学】

（一）传染源

新型隐球菌为环境腐生菌，广泛存在于土壤、鸽粪中，也可从健康人的皮肤、黏膜、粪便中以及桉树等树木分离到新型隐球菌，偶可在蔬菜、水果、牛乳等处分离到新型隐球菌。鸽子是新型隐球菌最重要的自然宿主，鸽粪中新型隐球菌的密度高，被认为是最重要的传染源。

（二）传播途径

呼吸道传播是新型隐球菌病最重要的传播途径，也可通过皮肤伤口或消化道进入人体引起疾病，或成为带菌者。人通常是通过吸入环境中气溶胶化的新型隐球菌孢子而感染。尚未证实存在动物与人或人与人之间的直接传播。

（三）人群易感性

一些正常人体内存在新型隐球菌感染，但只有严重基础疾病或免疫功能异常者才易感染和发病，如艾滋病、糖尿病、器官移植以及长期大量使用糖皮质激素和其他免疫抑制剂等患者。艾滋病患者对新型隐球菌的易感性增加，全球范围内大约 80% 的新型隐球菌病患者同时合并艾滋病病毒感染。另外，隐球菌也可以定植于人体呼吸道中，在机体免疫功能下降的时候表现出致病性。

（四）流行特征

新型隐球菌病呈世界性分布，呈高度散发。青壮年多见，男女比例约为 3∶1，没有明显的种族和职业发病倾向。

【发病机制与病理】

新型隐球菌病的发病机制尚未完全阐明，目前认为隐球菌感染的发病机制是多因素所致，与病原体的数量、毒力、致病力以及宿主的免疫状态等相关，其中，宿主的免疫状态对发病与否起重要作用。

1. **宿主因素**　机体的非特异性免疫和特异性免疫在隐球菌感染中均发挥重要作用。吸入气溶胶化的新型隐球菌孢子之后，多数感染从无症状的肺部定植开始。这一时期宿主的防御功能发挥了重要作用，由补体、促炎细胞因子（γ-干扰素、肿瘤坏死因子、IL-8 和 IL-12 等）介导中性粒细胞和巨噬细胞发挥对新型隐球菌的吞噬作用。自然杀伤细胞、$CD4^+$ 和 $CD8^+$ T 淋巴细胞等非吞噬效应细胞通过氧化和非氧化机制杀伤新型隐球菌。T 淋巴细胞免疫功能的发挥是限制新型隐球菌复制的最重要宿主因素，使新型隐球菌被局限于肺，不发生活动性病变，最后呈自限经过。如果宿主免疫防御功能不全，则肺部出现侵袭病灶，或者经血行播散至肺外其他器官。艾滋病患者由于 T 淋巴细胞免疫功能缺陷，对新型隐球菌尤为易感。

2. **病原体因素**　新型隐球菌在体外无荚膜，进入人体后很快形成荚膜。荚膜多糖为新型隐球菌的主要毒力因子,参与抑制机体免疫功能,增强免疫耐受性。荚膜多糖还能抑制补体参与粒细胞的吞噬过程,削弱 T 淋巴细胞特异性抗隐球菌的免疫应答,使隐球菌能够在体内存活,发挥致病性。

黑色素是新型隐球菌的另一致病因子,能清除宿主效应细胞产生的过氧化物和其他氧化物,以保护隐球菌免受攻击。黑色素缺如的隐球菌致病性明显低下,易被宿主细胞吞噬。其可能与菌体产生对两性霉素 B 和卡泊芬净的耐药有关。

相较于血清,正常人脑脊液中缺乏补体、可溶性抗隐球菌因子,以及脑组织中缺乏杀灭新型隐球菌的炎性细胞,再加上脑组织具有高浓度的儿茶酚胺介质,通过酚氧化酶系统为新型隐球菌产生黑色素,促进新型隐球菌的生长,所以,肺外播散一般先累及中枢神经系统。

中枢神经系统新型隐球菌病常表现为脑膜炎,脑膜增厚,以颅底为明显,蛛网膜下腔充满含大量新型隐球菌的胶冻样物质和少量的巨噬细胞,有时出现血管内膜炎,形成肉芽肿,脑膜和脑组织可出现粘连。新型隐球菌可沿着血管周围间隙进入脑组织,形成小囊肿,严重时发展为脑膜脑炎。

肺新型隐球菌病表现为自限性感染的病灶时,病灶直径多在 1.5cm 以内,而表现为活动性感染病灶时,直径多在 1.5~7.0cm,呈胶冻样或肉芽肿,多靠近胸膜,有时中心可坏死、液化,形成空洞。显微镜下,肉芽肿内可见大量新型隐球菌和少量巨噬细胞。

皮肤新型隐球菌病多表现为小丘疹、斑疹,表皮下坏死形成溃疡,溃疡的炎症反应较轻,周围的淋巴结不肿大。

骨骼新型隐球菌病可出现溶骨性病变,形成冷脓肿。

【临床表现】

新型隐球菌感染部位无特异性,存在严重免疫功能缺陷的患者,甚至可出现播散性隐球菌感染,同时累及多个器官。本病潜伏期为数周至数年不等。临床表现轻重不一,变化多样。

(一)中枢神经系统新型隐球菌病

中枢神经系统新型隐球菌病以新型隐球菌脑膜炎最常见。患者起病缓慢,病初症状不明显,常有头部胀痛或钝痛,呈间歇性,伴低热或不发热。随后头痛程度逐渐加重,发作频率和持续时间增加。在数周之内,随着颅内压的进一步增加,患者的头痛加剧,可伴恶心、呕吐、烦躁和性格改变等表现,体检可发现步态蹒跚,颈项强直、布鲁津斯基征或克尼格征等脑膜刺激征阳性。老年人可仅表现为痴呆,其他神经系统的表现不明显。

如果得不到有效的治疗,患者病情恶化,病变累及脑实质,可出现淡漠、意识障碍、抽搐或偏瘫,病理神经反射阳性。病灶累及视神经和听神经时,可出现视力模糊、畏光、复视、眼球后疼痛、听力下降或丧失等表现。垂危的患者可发生颞叶沟回疝或小脑扁桃体疝而危及生命。

艾滋病患者继发中枢神经系统新型隐球菌病,发热和抽搐的表现比没有免疫抑制的患者更为常见,病程呈进行性发展。

(二)肺新型隐球菌病

新型隐球菌虽主要通过呼吸道进入人体,但肺新型隐球菌病的发病率常不足 15%。肺新型隐球菌病可发生在无肺外病变的情况下,同样,中枢神经系统新型隐球菌病等肺外感染者,肺也可没有感染病灶。

肺新型隐球菌病临床症状轻重不一,可以从无症状的自限性感染,或单纯性肺部结节,至发生急性呼吸窘迫综合征而迅速死亡。大多数肺新型隐球菌病患者,症状轻微,表现为低热、乏力和体重减轻等慢性消耗症状,咳嗽、黏液痰和胸痛常见,但咯血少见。

使用免疫抑制剂或有艾滋病基础的免疫抑制患者如继发肺新型隐球菌病,其病程常呈进展性,更容易发生血行播散,或者发展为急性呼吸窘迫综合征。

(三)皮肤新型隐球菌病

新型隐球菌发生血行播散时,大约有 5% 患者出现皮肤病变,可表现为痤疮样皮疹,皮疹出现破溃时可形成溃疡或瘘管。

（四）骨骼、关节新型隐球菌病

骨骼、关节新型隐球菌病约占新型隐球菌病的 10%，表现为连续数月的骨骼、关节肿胀和疼痛。出现溶骨性病变时，通常以冷脓肿形式出现，并可累及皮肤。

（五）播散性或全身性新型隐球菌病

播散性或全身性新型隐球菌病由肺原发性病灶血行播散所引起，除了中枢神经系统外，几乎可波及全身各组织和器官，如肾、肾上腺、甲状腺、心、肝、脾、肌肉、淋巴结、唾液腺和眼球等。一般症状类似结核病，出现肉芽肿病变时，个别患者在组织学上与癌性病变类似。

【实验室及其他检查】

（一）常规实验室检查

血常规多正常，部分患者可出现淋巴细胞比例增高，轻至中度贫血，红细胞沉降率可正常或轻度增加。艾滋病患者白细胞计数降低，有不同程度的贫血。病变不累及泌尿系统时，尿常规无异常。

（二）T 淋巴细胞检测

T 淋巴细胞绝对计数降低，$CD4^+$ T 淋巴细胞计数也下降，$CD4^+/CD8^+<1$。

（三）脑脊液检查

大多数中枢神经系统新型隐球菌病患者的脑脊液压力明显升高，病情严重的患者可高达 $600mmH_2O$（5.4kPa）以上。在腰椎穿刺之前，用 20% 甘露醇 250ml 快速静脉滴注可降低发生脑疝的危险性。脑脊液外观澄清或稍为混浊，细胞数一般在（40～400）$\times10^6$/L 之间，以淋巴细胞为主，蛋白水平轻至中度升高，葡萄糖和氯化物水平下降。

（四）病原学检查

1. **直接镜检**　脑脊液墨汁涂片直接镜检是诊断隐球菌脑膜炎最简便、最快速的方法，约 70% 的隐球菌脑膜炎患者可以获得阳性结果。染色后显微镜下可发现出芽的酵母样菌，外周有透亮的厚壁荚膜，或者用黏蛋白胭脂红染色，酵母样菌的荚膜呈深玫瑰红色时，强烈提示新型隐球菌病。

2. **分离培养**　从脑脊液、痰液、皮肤病灶的分泌物，冷脓肿穿刺液和血液等标本培养分离出新型隐球菌仍是确诊的"金标准"。沙氏琼脂培养基、血液或脑脊液均可用于培养新型隐球菌，培养 2～3 天可见到菌落。由于脑脊液中隐球菌的含量较少，故须增加脑脊液培养次数才能提高阳性率，若连续培养 6 周仍没有菌落出现可视为培养阴性。

从人体的各种组织活检标本、尿液、血液、骨髓或脑脊液中发现新型隐球菌，均提示有侵袭性隐球菌感染。从痰液中分离到新型隐球菌，除提示侵袭性肺新型隐球菌病可能，也提示处于共生状态可能，如血清隐球菌荚膜抗原阳性或者有浸润性或结节性肺部病变存在，则支持侵袭性肺新型隐球菌病的诊断。

（五）病理检查

在新型隐球菌感染组织形成的角质样团块及肉芽肿病变内均可检出新型隐球菌。皮肤、骨骼和关节新型隐球菌病的病原学诊断除了依靠分泌物或脓液的涂片和培养外，还可从病理活检标本中找到病原。多种染色方法，如苏木精染色、伊红染色等，都可以查找到组织中的新型隐球菌。隐球菌细胞呈圆形或椭圆形，偶有伸长形或多样形。

（六）血清学检查

针对新型隐球菌荚膜抗原的乳胶隐球菌凝集试验及酶联免疫吸附测定具有高达 90% 以上的特异性和敏感性，且在感染的早期，就能在患者的血清和脑脊液中检测到隐球菌荚膜抗原。中枢神经系统新型隐球菌病患者，其脑脊液中的隐球菌荚膜抗原的阳性率几乎达 100%，血清为 75% 左右，且抗原的滴度与感染的严重性呈正相关，还可以作为疗效的观察指标。艾滋病合并中枢神经系统新型隐球菌病患者，其脑脊液中的隐球菌荚膜抗原滴度常大于 1∶1 000，血清的阳性率大于 90%，可作为艾滋病患者是否并发中枢神经系统新型隐球菌病的筛查工具。值得注意的是中枢神经系统以外的新型隐球菌病，隐球菌荚膜抗原的阳性率仅有 25%～50%。

（七）分子生物学检测

采用 PCR 方法检测痰液、支气管肺泡灌洗液、经支气管吸出物等的新型隐球菌 DNA 具有很高的特异性和敏感性，不仅可以用于新型隐球菌感染的早期诊断，还可以区别变种，且不受治疗的影响。

（八）影像学检查

典型新型隐球菌肺部感染，影像学表现为单个或多个界限清楚的肺部团块或结节影，严重者可出现阶段性、大叶性或弥漫性肺部浸润病灶，少数情况下还可出现胸腔积液、肺门淋巴结肿大和肺空洞；如果出现血行播散时，可出现粟粒性肺结核样的影像。一般不出现纤维性变和钙化，肺门淋巴结肿大和肺萎陷少见。免疫抑制患者的影像学表现广泛多变，除了结节团块病灶外，还常见弥漫的、播散的肺炎样浸润和实变，容易形成空洞和晕征。

中枢神经系统新型隐球菌病患者的头颅影像学表现多样，缺乏特异性，主要包括脑血管周围间隙扩大、胶状假性囊肿、脑膜强化、脑积水、肉芽肿、脑萎缩、血管炎等，基底节区和脑膜是最常见的受累部位。骨骼新型隐球菌病患者的 X 线照片、CT 或 MRI 检查可显示溶骨病变的部位和范围。

【并发症和后遗症】

部分艾滋病患者肺部新型隐球菌病呈现暴发性经过，可并发急性呼吸窘迫综合征。胸椎和腰椎的新型隐球菌病者可并发截瘫。部分中枢神经系统新型隐球菌病患者治愈后留有严重的后遗症，包括听力和视力降低或丧失、脑积水、性格改变和痴呆等。

【诊断与鉴别诊断】

新型隐球菌病是一种临床疾病谱复杂多变的全身性真菌病。诊断可依据以下资料综合分析。

（一）诊断

1. **流行病学资料** 应注意患者：是否有暴露于鸟粪，特别是鸽粪史；是否存在影响免疫防御功能的基础疾病和因素，如恶性肿瘤、结缔组织病、器官移植和使用糖皮质激素或免疫抑制剂等，其中，HIV 感染是本病重要的易感因素，即使没有流行病学资料也不能排除本病可能。

2. **临床表现** 典型的肺新型隐球菌病者有咳嗽、黏液痰、胸痛等表现。中枢神经系统新型隐球菌病者有逐渐加重的剧烈头痛、呕吐、脑膜刺激征阳性；严重时，可有意识障碍、抽搐、病理神经反射阳性等表现。皮肤新型隐球菌病者有痤疮样皮疹，皮疹中间坏死形成溃疡等表现。骨骼新型隐球菌病者有胀痛、冷脓肿形成等表现。

3. **实验室检查** 在脑脊液、血液、皮肤病灶、全身其他组织和体液标本墨汁涂片、培养分离以及组织病理标本中找到有荚膜的酵母菌是新型隐球菌病的确诊依据。对于确诊为肺新型隐球菌病的患者，均应进行一次腰椎穿刺脑脊液检查，以明确是否发生了中枢神经系统感染。新型隐球菌荚膜抗原检测对中枢神经系统新型隐球菌病有辅助诊断意义。影像学检查可发现新型隐球菌病引起的浸润或肉芽肿病灶。

（二）鉴别诊断

新型隐球菌病的临床表现缺乏特征性，一次病原学检查阴性不能排除新型隐球菌病，部分患者需 2~5 次标本送检才发现新型隐球菌，所以，应进行细心的鉴别诊断。中枢神经系统新型隐球菌病须与其他病原体如病毒性、细菌性、结核性引起的中枢神经系统感染进行鉴别，有时还须与颅内肿瘤鉴别。中枢神经系统新型隐球菌病最易被误诊为结核性脑膜炎（简称结脑），除病因学检查外，以下几点有助于鉴别诊断，如：该病的发病年龄较结脑患者偏大；起病和病情进展较结脑缓慢；早期多无发热、颅内压增高、视神经受累比结脑常见；正规抗结核治疗无效。骨骼、关节新型隐球菌病应与骨骼、关节结核以及骨肿瘤等疾病相鉴别。

【预后】

未经治疗的隐球菌脑膜炎患者病死率为 100%，治疗后仍有 10%~40% 的病死率，存活者有 20%~25% 的复发率。艾滋病患者继发新型隐球菌病与非艾滋病患者的预后截然不同，前者有很高的复发率并最终以不治告终。在非艾滋病新型隐球菌病患者中，如存在以下情况，常提示预后不良：

①有糖尿病、恶性肿瘤等严重基础疾病;②中枢神经系统新型隐球菌病急性起病,出现意识障碍及明显的神经系统定位体征;③脑脊液培养和/或涂片治疗后始终不转阴;④脑脊液新型隐球菌荚膜抗原的滴度>1∶1 024,且治疗后滴度持续不下降。

【治疗】

新型隐球菌病的治疗方案根据感染部位和患者免疫功能的不同而有所不同。所有中枢神经系统以及肺外的新型隐球菌病均需要治疗。

（一）中枢神经系统隐球菌病

1. 抗真菌药物　目前,有效抗隐球菌的药物和方案仍多局限于多烯类、三唑类、嘧啶类中的两性霉素 B、氟康唑和 5-氟胞嘧啶的单独或联合使用(图 6-1)。

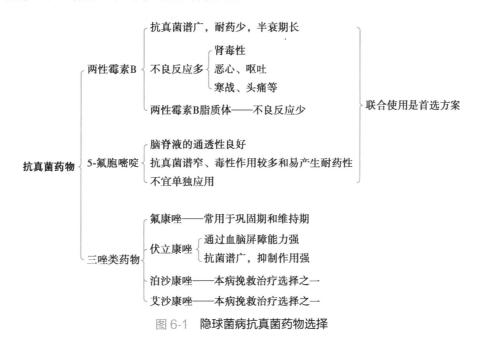

图 6-1　隐球菌病抗真菌药物选择

（1）两性霉素 B:属多烯类抗真菌药物,能选择性地与真菌细胞膜上的麦角固醇结合,使细胞膜通透性增加,核苷酸和氨基酸等外渗,最终导致真菌死亡。两性霉素治疗中枢神经系统隐球菌病的疗效肯定。该药虽具有抗真菌谱广,耐药真菌少,半衰期长及每天只须用药 1 次的优点,但不良反应也较突出,包括寒战、发热、头痛、食欲缺乏、恶心、呕吐、静脉炎、低血钾、肾功能损害、贫血和肝功能损害等,其中肾毒性较常见,可引起肾小球滤过率降低。推荐剂量为 0.7～1.0mg/（kg·d）。

两性霉素 B 脂质体（liposomal amphotericin B,LAmB）是两性霉素 B 与脂质体的结合物,其突出优势在于不良反应低于两性霉素 B,尤其是肾毒性。脂质体增加了对真菌细胞膜内麦角固醇的亲和力,降低对宿主细胞膜胆固醇的亲和力,提高了药物作用的靶向性,减少对宿主器官的损伤。与两性霉素 B 相比,该药半衰期长（26～38 小时）,在单核/巨噬细胞系统、肝、脾和肺组织中的药物浓度高,在血浆、肾脏、淋巴结、脑组织及心脏中浓度低,肾内药物浓度较两性霉素 B 低 3～8 倍,肾毒性明显下降。两性霉素 B 脂质体通过抑制中性粒细胞、巨噬细胞炎症反应介质的释放,减少其所致高热、寒战、血栓形成等不良反应。对于不能耐受两性霉素 B 的患者,可选用两性霉素 B 脂质体。推荐剂量为 3～6mg/（kg·d）。

（2）5-氟胞嘧啶:属嘧啶类抗真菌药物。该药通过抑制真菌细胞内 DNA 合成而达到杀菌作用,脑脊液的通透性良好,脑脊液浓度可达到血液浓度的 75%。本药因抗真菌谱窄、毒性作用较多和易快速产生耐药性,不宜单独应用,临床常与两性霉素 B 联合应用。5-氟胞嘧啶的不良反应有食欲缺乏、恶心、呕吐和腹泻等胃肠反应,以及骨髓抑制、肝损害和皮疹等,但停药后可缓解。有条件时应监测氟胞嘧啶的血清浓度,维持在 50～100mg/L 的范围。

（3）三唑类药物:目前该类药物种类较多,作用机制均是通过与菌体胞膜结合,使胞质外渗,菌体溶解死亡。

1）氟康唑（fluconazole）:血脑屏障通透性良好,在脑脊液中浓度高、起效快,在中枢神经系统中的半衰期长,不良反应有粒细胞减少、消化道症状以及皮疹等。该药不单用于中枢神经系统隐球菌病的诱导期,而常用于巩固期和维持期治疗。

2）伏立康唑（voriconazole）:对隐球菌的作用较强,脑脊液浓度较高。有报道称,伏立康唑对隐球菌性脑膜炎患者的疗效优于两性霉素 B,伏立康唑单药（200mg,每 12 小时 1 次）治疗组的总体应答率为 100%。

3）泊沙康唑（posaconazole）:针对机会性霉菌感染如曲霉菌、镰刀菌以及毛霉菌感染,抗菌活性增强,口服制剂吸收后与蛋白结合率高,全身分布广,在国外已被批准用于严重免疫功能不全者中预防曲霉病和念珠菌病,对于免疫受损患者的隐球菌感染也有较好疗效。肠溶片或注射液首日剂量为 4.5～6.0mg/kg,2 次/d,其后维持剂量为 4.5～6.0mg/kg,1 次/d,最大剂量 300mg/次,并加强治疗药物监测（TDM）;根据血药浓度监测血药谷浓度情况,也可选择口服混悬液治疗深部真菌感染,4.5～6.0mg/kg,3 次/d,最大剂量 200mg/次。使用口服混悬液时,建议与高脂膳食（牛奶、肉类）或酸性碳酸饮料同服,以促进泊沙康唑的吸收。使用针剂时,应使用经外周静脉穿刺中心静脉置管（PICC）或深静脉给药,建议每次输注大于 90 分钟。

4）艾沙康唑（isavuconazole）:被推荐用于治疗侵袭性曲霉病（IA）和侵袭性毛霉病（IM）,也有效用于治疗隐球菌感染。艾沙康唑具有与伏立康唑治疗侵袭性曲霉病及两性霉素 B 治疗侵袭性毛霉病相似的临床疗效,并具有较好的安全性。

2. 治疗方案　目前各种指南仍推荐两性霉素 B 联合 5-氟胞嘧啶为治疗首选方案,尤其适用于中、重型的患者,以及出现昏迷、失明、脑神经麻痹和脑积水等并发症的患者。隐球菌脑膜炎的治疗分诱导期、巩固期以及维持期三个阶段。诱导期经典方案为两性霉素 B 联合 5-氟胞嘧啶。两性霉素 B 不良反应较大,不能耐受者可选择两性霉素 B 脂质体。诱导治疗期至少 2 周,在脑脊液培养阴转后改用氟康唑每天 400～800mg 进行至少 8 周的巩固治疗,而后续用氟康唑每天 200mg 进行维持期治疗,非 HIV 感染者维持治疗至少 12 个月,艾滋病患者需终身维持治疗以预防复发。患者若不能耐受氟康唑,可换用泊沙康唑每天 300mg 或两性霉素 B 静脉滴注,每周 1～3 次,每次 1mg/kg。艾滋病患者在有效抗病毒治疗后,如果患者 CD4$^+$ T 淋巴细胞计数持续 1 年在 100 个/μl 以上,且无脑膜炎复发表现,可停用抗真菌药物维持治疗,但须密切观察病情变化,一旦 CD4$^+$ T 淋巴细胞降至 100 个/μl 以下,则须恢复维持治疗以防复发。诱导期替代治疗方案:①氟康唑每天 800～1 200mg,每天 1 次,联合 5-氟胞嘧啶每天 100～150mg/kg,分 4 次口服,疗程 6 周;②氟康唑每天 1 200～2 000mg,每天 1 次,疗程 10～12 周。

目前,鞘内注射两性霉素 B 已经较少使用。对于脑脊液细胞增多症和颅内压增高症状明显的患者,须早期采取降颅内压的措施以降低发生脑疝的风险,可通过甘露醇脱水、侧脑室外引流和腰椎穿刺脑室-腹腔分流术等控制脑脊液压力,直到症状稳定和颅内压正常。

3. 对症支持治疗

（1）降低颅内压:是降低早期病死率的关键。首选 20% 甘露醇（每次 1～2g/kg）快速静脉滴注,按颅内压的升高程度决定每天的脱水次数,严重时每天 4～6 次,可加用呋塞米与白蛋白等加强脱水效果,糖皮质激素不宜常规应用。颅内压不易控制者可行腰椎穿刺术降低颅内压,重症者可行侧脑室外引流或脑脊液脑室-腹腔分流术。

（2）纠正电解质紊乱:患者由于食欲缺乏,钾摄入减少,加之大量使用脱水药物以及使用两性霉素 B 等,易发生顽固性低钾血症,故在病程中须密切注意监测血钾,及时补充钾离子。

（3）支持治疗:加强营养支持,必要时可静脉输注脂肪乳、新鲜血浆或全血。免疫功能低下者,可给予免疫增强剂治疗。

（4）外科治疗：在病原治疗的过程中，如果影像学提示脑积水并伴有反应迟钝或昏迷的患者，在脱水降低颅内压治疗效果不明显时，应施行脑室-腹腔内引流术。

（5）随访：中枢神经系统新型隐球菌病临床缓解出院后，应争取每3～6个月复查脑脊液1次，持续2年，以便及早发现复发。

（二）其他部位的隐球菌感染

1. **肺新型隐球菌病**　对免疫功能正常的无症状者，可临床观察随访。存在其他免疫抑制因素、肺部病灶呈侵袭性发展的患者以及艾滋病合并肺新型隐球菌病患者，均需要进行抗真菌治疗。可选用氟康唑、泊沙康唑或两性霉素B，疗程为6～12个月。氟康唑一般用于轻、中型肺新型隐球菌病，重症患者尤其是合并中枢神经系统新型隐球菌病者可联合两种抗真菌药物治疗，如两性霉素B联合5-氟胞嘧啶治疗。治疗应进行至临床症状、肺部影像学病灶消失以及病原学检查阴性。出现广泛的肺叶实变和大块状病变时，应进行手术切除并辅以抗真菌治疗。艾滋病合并隐球菌肺炎的患者应在抗隐球菌治疗2周内尽早进行抗反转录病毒治疗。

2. **皮肤、黏膜隐球菌病**　可单用两性霉素B或合并5-氟胞嘧啶进行治疗。氟康唑、泊沙康唑等三唑类抗真菌药物在皮肤、黏膜分布良好，不良反应轻微，虽然是抑菌剂，也足以治愈皮肤、黏膜的隐球菌病。

3. **骨骼隐球菌病**　除了用两性霉素B进行治疗外，尚需进行外科清创术。三唑类抗真菌药物对治疗骨骼新型隐球菌病的疗效还需进一步评价。

【预防】

防止吸入带鸽粪的尘埃；做好家鸽和广场鸽子饲养的卫生管理，及时处理鸽粪，防止鸽粪污染空气。

高危人群如恶性肿瘤、长期使用免疫抑制剂、慢性消耗性疾病、艾滋病等患者，应避免与流行区鸟粪接触。

艾滋病防治也极为关键。艾滋病的患病率与该病的发生率密切相关，艾滋病的有效控制能降低隐球菌脑膜炎的发生。若艾滋病患者CD4$^+$ T淋巴细胞计数小于200个/μl，氟康唑每天200mg口服，能有效地减少全身性真菌感染的发病率，然而有存在诱导耐药的风险，仍未被列为常规。近年来针对新型隐球菌疫苗的研究有较多进展，但是尚无投入临床使用的疫苗。

（张　权）

第三节 | 曲霉病

曲霉病（aspergillosis）是由各种曲霉所致的一组疾病，主要包括变态反应综合征和侵袭性感染。曲霉可侵犯人体皮肤、黏膜、肺、脑、眼、耳等全身各组织和器官，以肺和鼻窦最为常见。因免疫状态不同，其临床表现也各异，主要表现为过敏性、腐生性（或慢性）及侵袭性曲霉病（invasive aspergillosis）三种临床类型。

【病原学】

曲霉属丝状真菌，分为18个群和132个种，绝大多数为非致病菌。引起人类疾病的曲霉有20余种，包括烟曲霉（A.fumigatus）、黄曲霉（A.flavus）、黑曲霉（A.niger）等，其中以烟曲霉最常见。每种曲霉都有各自的形态学特征。一些曲霉毒素可引起急性中毒或有致癌作用，其中黄曲霉素致癌作用最强。

【流行病学】

（一）传染源

曲霉广泛分布于自然界，曲霉孢子存在于尘埃及土壤中，是主要的传染源。

（二）传播途径

外界环境中的曲霉分生孢子较小，且容易脱落，悬浮于空气中。人主要通过呼吸道吸入大量含曲霉孢子的尘埃而受感染。部分患者可通过皮肤创伤直接接触感染。免疫功能低下者可发生血行播散致全身感染。医院空气污染可引起暴发流行。人与人之间的传播未见报道。

(三) 人群易感性

健康人对曲霉有极强的免疫力,感染后不发病,只有当免疫功能低下时才发病。有严重慢性基础疾病,长期大量使用广谱抗生素、糖皮质激素、免疫抑制剂,长期中性粒细胞减少,异基因造血干细胞移植(allogeneic hematopoietic stem cell transplantation,HSCT),实体器官移植(solid organ transplantation,SOT),遗传性或获得性免疫缺陷等患者为主要的高危人群。艾滋病患者极易感染发病,侵袭性曲霉病是艾滋病患者常见的机会性感染之一。

(四) 流行特征

曲霉病散发,呈世界性分布,近年发病率有增多趋势。

【发病机制与病理】

曲霉是条件致病菌。曲霉主要致病方式有两种:一种为变态反应,另一种为侵袭性致病。免疫功能正常者,以非侵袭性曲霉病为主;免疫功能低下者,以侵袭性曲霉病为主。

曲霉孢子吸入肺内可不侵入组织。对于过敏性体质患者,曲霉抗原可致机体过敏,通过 IgE 介导的Ⅰ型和 IgG 介导的Ⅲ型变态反应导致过敏性曲霉病。当肺部有基础疾病时,曲霉可寄生于这些疾病所致的空洞中,破坏空洞壁及周围的肺组织,导致慢性炎症性改变。当免疫功能低下时,曲霉孢子大量繁殖,产生菌丝并侵入组织。侵入组织的曲霉菌丝具有嗜血管性,菌丝穿透血管可引起血管炎、血管周围炎、血栓形成等,血栓形成又使组织缺血、坏死。曲霉侵入血管可导致血行播散,累及全身其他器官。

曲霉最常侵犯支气管和肺,可侵犯鼻窦、外耳道、眼和皮肤,或经血行播散至全身各器官。侵袭性曲霉病的特点是整个组织的弥漫性浸润。病变早期为弥漫性渗出性改变;晚期为坏死、化脓或肉芽肿形成。病灶内可找到大量菌丝。

【临床表现】

(一) 过敏性曲霉病

过敏性曲霉病多见于过敏性体质患者,长期、反复接触含有曲霉孢子的霉变谷物、干草以及从事某些发酵工作者发病率高。

1. 过敏性支气管肺曲霉病　为一种过敏性肺病,与曲霉引起的气道炎性破坏有关,可有哮喘、咳嗽、疲乏、胸痛等症状,体检可闻及哮鸣音,胸部 X 线检查可见节段性阴影,外周血及痰中嗜酸性粒细胞增加,血清 IgE>1 000IU/ml。长期接触者可发生过敏性肺炎、不可恢复的肺纤维化或肺组织肉芽肿。短期接触者病情差别较大,常在吸入霉变物质后 6 小时左右发病,可有咳嗽、呼吸困难,有时发热、寒战,胸部 X 线检查可见广泛间质性浸润,血中嗜酸性粒细胞增加。停止接触过敏原后可自行恢复。

2. 过敏性曲霉鼻窦炎　最为常见,好发于青壮年,常有反复发作的鼻窦炎、鼻息肉或哮喘史,表现为:间歇性单侧或双侧鼻塞、头痛;鼻腔、鼻窦内存在呈黄绿色、极其黏稠的分泌物,含变应性黏蛋白;真菌涂片或培养阳性,是该病的重要特征。CT 扫描示鼻窦中央密度增高影。随着变应性黏蛋白的不断堆积,窦壁骨质变薄,变形和扩张。病变波及眼眶时可出现突眼症状,波及颅内可引起相应定位体征。

(二) 腐生性曲霉病

腐生性曲霉病包括慢性空洞型曲霉病和曲霉球。曲霉球(aspergilloma)也称真菌球(fungus ball),是本病的特有类型,可以由慢性过敏性曲霉病发展而来,也可以由曲霉栖生于其他疾病引起的空洞或一些空腔发展而来,以肺部最为常见,也见于鼻窦。症状有咳嗽、咳痰、咯血等,部分患者疲乏、消瘦,有的咳出菌块,其中有大量菌丝,偶见分生孢子头(conidial head)。此外,曲霉球也可见于泌尿系统,尿中可排出絮状物或块状物,也可见到菌丝及分生孢子头。肺曲霉球患者多无全身症状,随着肺曲霉球缓慢增大、侵及血管,可出现刺激性咳嗽、咯血、胸痛、低热。部分肺曲霉球不与气管连通,患者不咳出菌块,痰真菌检查难以发现。X 线胸片显示在原有的慢性空洞内有一团球影,随体位改变而在空腔内移动。鼻窦曲霉球多见于女性,病程较长,多单发,常有头痛、鼻塞、流脓涕、鼻腔分泌物恶臭等。鼻内镜检查见黏膜肿胀、黏稠或块状分泌物,CT扫描见鼻腔内有密度不均的结节状或团块状高密度影,部分患者可见钙化灶。

(三)侵袭性曲霉病

1. 侵袭性肺曲霉病 是侵袭性曲霉病最常见的类型,病情较为凶险,多为局限性肉芽肿或广泛化脓性肺炎,伴脓肿形成。病灶呈急性凝固性坏死、坏死性血管炎、血栓及菌栓,甚至累及胸膜。症状以干咳、胸痛常见,部分患者有咯血,病变广泛时出现气急及呼吸困难,甚至呼吸衰竭。

2. 消化系统曲霉病 以肝脏受累为多见,其次是小肠、胃、食管、舌和胰脏。实质器官表现为脓肿或慢性纤维化,胃肠道可见溃疡形成。

3. 心血管系统曲霉病 通过血液循环或直接蔓延累及心内膜、心肌或心包,引起化脓、坏死或肉芽肿病变。曲霉常侵犯中小动脉,导致血管壁坏死或血栓,很少侵犯大血管。曲霉是仅次于念珠菌引起真菌性心内膜炎的病因。曲霉感染性心内膜炎预后较差,病死率接近100%。

4. 脑曲霉病 较少见,可由眼或邻近组织如耳、鼻、鼻窦等直接蔓延,或由肺原发病灶经血液循环引起,多表现为脑脓肿,其他还可出现皮质及皮质下梗死。临床表现为癫痫发作或局灶性神经系统体征。预后极差。

5. 泌尿生殖系统曲霉病 以肾为主,可达40%,有时前列腺也可受累。生殖器曲霉病男女均可发生,但较少见。

6. 皮肤黏膜曲霉病 原发性较少见,多继发于播散性曲霉病。皮损表现为红斑、丘疹、结节、脓肿及肉芽肿,严重者可出现溃疡及坏死。曲霉败血症患者的皮损常表现为皮下脓肿、真皮内蜂窝织炎或脓肿。

7. 曲霉败血症 多继发于肺曲霉病,通过血行播散而累及全身各组织和器官。临床表现与念珠菌或革兰氏阴性菌败血症极为相似,起病急骤,进展迅速,病死率高。

8. 其他 曲霉引起的耳曲霉病在耳癣中约占80%,大都为继发性。眼曲霉病以角膜损害最常见,表现为深浸润溃疡或表浅结节,主要由外伤引起。

【实验室及其他检查】

(一)一般检查

曲霉败血症或侵袭性肺曲霉病外周血白细胞总数增高;过敏性曲霉病外周血嗜酸性粒细胞增高,血清IgE水平常增高。

(二)病原学检查

1. 直接镜检 是诊断侵袭性曲霉病最简单的方法之一。对所获得的临床标本进行直接涂片镜检,镜下见45°分枝分隔曲霉菌丝。痰标本中出现烟曲霉不具诊断价值,而来自无菌部位的标本如支气管肺泡灌洗液(bronchoalveolar lavage fluid,BALF)涂片阳性,诊断价值较大,更常见于感染而非定植。

2. 培养 曲霉在37℃的沙氏培养基上生长迅速,菌落呈毛状,黄绿色;镜下可见分生孢子头和足细胞等曲霉特征性结构。培养阳性率通常只有10%～30%。

3. PCR方法 临床尚未广泛开展。只有在培养出非典型生长的菌株或考虑存在耐药时,才采用该法进行菌种鉴定。

(三)组织病理学检查

深部曲霉感染常表现为组织坏死、出血、多发性脓肿或肉芽肿形成等,病灶边缘可有小动脉栓塞,组织内查见菌丝及孢子为诊断本病的"金指标",组织学检查阴性不能排除侵袭性曲霉病。

(四)病原学与血清学诊断

1. 曲霉抗原检查 抗原检测方法中以G试验、半乳甘露聚糖(GM)试验值得推广,两者联合检查可提高曲霉的检出率。

(1)G试验:血清和BALF的G试验可辅助诊断侵袭性曲霉病。G试验虽快速简便,但不具曲霉特异性,假阳性率较高,菌血症患者的假阳性率约为60%,革兰氏阳性球菌菌血症高达73%。

（2）GM 试验：半乳甘露聚糖（GM）抗原是广泛存在于曲霉属和青霉属细胞壁中的一类多糖。血清和 BALF 中的 GM 抗原可作为早期诊断侵袭性曲霉感染的诊断指标。GM 试验的敏感性和特异度为71%～89%。对高危成人患者 1 周检测 2 次，连续 2 次＞0.5 为阳性；对儿童，以 GM 连续 2 次＞0.8 或单次＞1.5 为阳性标准。约 2/3 的侵袭性肺曲霉病患者，血清 GM 试验阳性早于临床症状、体征和影像学表现。

血清 GM 和 BALF-GM 特异性相当，但后者诊断敏感性高于血清 GM，也高于组织学、细胞学及培养，故在条件允许的情况下，对疑似侵袭性肺曲霉病患者均应行纤维支气管镜检查，将标准化采集的BALF 常规送真菌培养、细胞学检查及 GM 试验。

2. 曲霉抗体检测 应用于免疫功能正常者，用于诊断过敏性曲霉病、肺曲霉球、慢性坏死性曲霉病及其他免疫功能正常者的侵袭性曲霉感染，包括心内膜。

（五）影像学检查

侵袭性肺曲霉病患者 X 线胸片可见以胸膜为基底的多发楔形、结节、肿块阴影或空洞。胸部 CT利于早期检出病灶。早期表现为晕轮征（halo sign），即肺结节影（水肿或出血）周围环绕有低密影（缺血），后期为新月体征（crescent sign）。临床疑诊侵袭性肺曲霉病时，均应行胸部 CT 检查，当结节或肿块靠近大血管时，须行胸部增强 CT。除非患者病情恶化，一般在治疗 2 周以后才复查 CT 以评估侵袭性曲霉病对治疗的反应。

【诊断与鉴别诊断】

曲霉病临床表现无特异性，有时诊断较难。除询问病史，尤其是职业史外，还须结合临床症状、体征及胸部影像学检查结果进行综合诊断，确诊有赖于血液、痰液或支气管肺泡灌洗液多次真菌镜检、培养，以及受损器官和组织检查发现病原菌。血清学试验（G 试验、GM 试验）阳性或非无菌体液分离出曲霉，仅可临床诊断曲霉病，如果从临床无菌标本分离出曲霉或在病理组织中发现曲霉菌丝，可确诊侵袭性曲霉病。

肺曲霉病应与一般支气管炎、细菌性或病毒性肺炎、肺结核鉴别。曲霉球尚需与结核球、肺脓肿及肺癌等鉴别。

【预后】

预后决定于基础疾病。若能早期诊断，早期抗病原治疗，一般人群中大多数患者可治愈。非侵袭性曲霉病进展缓慢，病情相对较轻，而侵袭性曲霉病进展较快，如艾滋病患者一旦发生侵袭性肺曲霉病（invasive pulmonary aspergillosis，IPA），呈进行性恶化，未经治疗患者病死率为 50% 以上。

【治疗】

（一）一般治疗

去除各种感染诱因，治疗基础疾病，增强机体免疫功能。高度免疫功能低下的患者应被安置在一个受保护的环境中，以减少霉菌暴露。

（二）抗病原治疗

伏立康唑、伊曲康唑、泊沙康唑、两性霉素 B、卡泊芬净及米卡芬净均可用于侵袭性曲霉病的治疗，其中伏立康唑为首选治疗药物，疗程至少 6～12 周。过敏性曲霉病治疗除抗真菌治疗外，还须联合应用肾上腺皮质激素。局部曲霉球可手术摘除。

抗曲霉治疗多以单药治疗为主，但对于单药治疗失败或无法耐受、多部位或耐药曲霉感染的患者，可选择两种作用机制不同的药物联合进行抗曲霉菌治疗。联合治疗可发挥药物的协同或加强作用。伏立康唑联合棘白菌素类治疗时，其疗效较单药治疗明显提高。治疗方案参考表 6-1。

【预防】

（一）减少高危患者曲霉菌的暴露

侵袭性曲霉病高危患者，须采取合理的防护措施，减少真菌暴露机会，如避免园艺、施肥劳作，避免接触施工或翻修场所。住院治疗的异基因造血干细胞移植受者应被安置于防护病房中，如无法提供防护病房，应入住单人病房，且病房应远离施工场地，杜绝将绿色植物或鲜花带入病房。

表 6-1 曲霉病治疗方案

感染类型	治疗[a]	
	首选	备选[b]
侵袭性肺曲霉病	伏立康唑,第 1 天 6mg/kg 静脉注射,12h 1 次;随后 4mg/kg 静脉注射,12h 1 次;口服剂量为 200mg,12h 1 次	L-AMB,3~5mg/(kg·d),静脉注射;ABLC,5mg/(kg·d),静脉注射;卡泊芬净,第 1 天 70mg 静脉注射,随后 50mg/d 静脉注射;米卡芬净,100~150mg/d 静脉注射,尚未确定标准剂量[c];泊沙康唑,初始剂量 200mg,4 次/d,病情稳定后改为 400mg,口服,2 次/d;伊曲康唑,剂量根据不同的剂型来确定[d]
颅内曲霉病	强化期:注射用伏立康唑,首日 6mg/kg,12h 1 次,次日始 4mg/kg,12h 1 次; 维持期:伏立康唑片,200mg,12h 1 次	强化期:注射用艾沙康唑,首日及次日 200mg,8 小时 1 次,第 3 日始 200mg/d

注:[a] 大部分类型曲霉病的最佳疗程尚未确定。治疗肺部曲霉感染时,治疗至所有的临床和影像学表现消失或稳定。颅内曲霉病强化期推荐 8~12 周,维持期推荐 9~12 个月。

[b] 备选(补救)治疗用于首选治疗无效或不能耐受的患者。

[c] 已评价了米卡芬净作为侵袭性曲霉病补救治疗的疗效,但这一适应证尚需进一步研究,而且剂量尚未确定。

[d] 伊曲康唑治疗侵袭性肺曲霉病的剂量决定于其剂型。片剂剂量为 600mg/d,服用 3d,随后 400mg/d。虽然有一些病例报道中应用了伊曲康唑口服液,但其实口服液尚未被批准用于侵袭性曲霉病的治疗。

L-AMB. 两性霉素 B 脂质体;ABLC. 两性霉素 B 脂质复合体。

(二)严格消毒

病房空气定期消毒,手术器械必须严格消毒,规范无菌操作规程,防止被曲霉污染的器械接触人体。

(三)减少各种诱因及预防性治疗

在患者病情允许的情况下,可适当减停免疫抑制剂。合理使用抗生素、糖皮质激素等药物,对高危人群应定期做咽鼻拭子及痰真菌培养以早期诊疗。高危人群可选择泊沙康唑、伏立康唑和/或米卡芬净预防性治疗。

（张 权）

本章目标测试

第七章 | 螺旋体病

螺旋体（Spirochetes）是一类细长、柔软、弯曲呈螺旋状、运动活泼的革兰氏染色阴性的原核细胞微生物，通过破损的皮肤或黏膜侵入机体，经血管或淋巴系统进入血液繁殖，产生轻重不等的全身感染症状。对人类具有重要致病作用的螺旋体有三个属，即疏螺旋体属的伯氏疏螺旋体、密螺旋体属的苍白密螺旋体和钩端螺旋体属的钩端螺旋体，分别引起莱姆病、梅毒和钩端螺旋体病，均是人类古老的传染病。传统的诊断方法是通过查找或培养螺旋体，但耗时长且阳性率低。近年发展的血清学方法、分子生物学方法，对早期诊断和疗效评价有较大帮助。螺旋体对多种抗生素敏感，临床治疗首选青霉素，但可以引起赫氏反应，导致病情的加重甚至促发严重的合并症，故须重视预防和处理。

第一节 | 钩端螺旋体病

钩端螺旋体病（leptospirosis）简称钩体病，是由致病性钩端螺旋体（Leptospira，简称钩体）所引起的急性动物源性传染病。该病几乎遍及世界各地，我国的绝大部分地区有本病散发或流行。鼠和猪、犬等家畜是主要传染源，经皮肤和黏膜接触含钩体的疫水而感染。主要临床特征早期为钩端螺旋体血症，中期为各器官损害和功能障碍，后期为各种变态反应性后发症，重症患者有明显的肝、肾、中枢神经系统损害和肺弥漫性出血，甚至危及生命。

【病原学】

钩体呈细长丝状，大小约（6～12）μm×（0.1～0.2）μm，菌体的一端或两端弯曲，呈钩状。革兰氏染色阴性，但不易着色，镀银染色易查见。在暗视野显微镜或相差显微镜下，可看见钩体沿长轴旋转运动，有较强的穿透力。电镜观察到钩体结构包括圆柱形菌体、轴丝（又称鞭毛）和外膜3部分。外膜具有抗原性和免疫原性，其相应抗体为保护性抗体。

钩体需氧，常用含兔血清柯氏培养基和无血清培养基培养，培养的适宜温度为28～30℃，生长缓慢，需1周以上。用幼龄豚鼠腹腔内接种分离，可显著提高分离阳性率。钩体抵抗力弱，在干燥环境下数分钟死亡，对常用的各种消毒剂敏感，极易被稀盐酸、75% 乙醇、漂白粉、苯酚和肥皂水所灭活，但在 pH 7.0～7.5 的潮湿土壤和水中，可存活 1～3 个月。

钩体的抗原结构复杂，全世界已发现 25 个血清群，273 个血清型，新血清型仍在不断发现中。我国已知有 19 群 75 型，波摩那群分布最广，是洪水型和雨水型的主要菌群；黄疸出血群毒力最强，是稻田型的主要菌群。钩体的型别不同，其毒力和致病性也不同。某些钩体的细胞壁含有内毒素样物质，有较强的致病作用。

【流行病学】

（一）传染源

钩体的动物宿主相当广泛，鼠类和猪、犬等家畜是主要的储存宿主和传染源。鼠类是我国南方稻田型钩体病的主要传染源。鼠类所带菌群主要为黄疸出血群，其次为波摩那群、犬群和流感伤寒群。猪是我国北方钩体病的主要传染源，易引起洪水型或雨水型流行。猪携带的钩体主要是波摩那群，其次是犬群和黄疸出血群。犬的带菌率也较高，是造成雨水型流行的重要传染源。犬所带钩体主要是犬群，其毒力较低，所致钩体病较轻。牛、羊、马等亦能长期带菌，但其传染源作用远不如猪和犬重要。人带菌时间短，排菌量小，人尿为酸性不适宜钩体生存，作为传染源的意义不大。

(二) 传播途径

1. **直接接触传播** 为主要传播途径。带钩体动物排尿污染周围环境,人通过皮肤,尤其是破损的皮肤和黏膜,接触受污染的水是本病的主要感染方式,如在南方收割水稻、洪水、暴雨时接触疫水易受感染。在饲养或屠宰家畜过程中,可因接触病畜或带菌牲畜的排泄物、血液和脏器等而受感染。

2. **消化道传播** 进食被鼠尿污染的食物和水,经口腔和食管黏膜也可感染。

3. **其他** 有报道经鼠、犬咬伤后可感染,也有护理者和实验室工作人员感染的报道。

(三) 人群易感性

人群普遍易感,感染后可获较强同型免疫力,部分型间或群间也有一定的交叉免疫,可二次感染。新入疫区人口的发病率往往高于疫区居民,病情也较重。

(四) 流行特征

1. **地区分布** 钩体病分布广泛,几乎遍及世界各地,热带、亚热带地区流行较为严重。但由于对本病缺乏认识,常忽视其存在或低估实际发病率。根据世界卫生组织钩端螺旋体病疾病负担流行病学组所建立的模型估计,每年全球病例数约为 873 000 例,死亡病例数约为 48 600 例。我国 2021 年钩端螺旋体病发病数为 403 例,除新疆、甘肃、宁夏、青海外,其他地区均有本病散发或流行,尤以西南和南方各省多见。

2. **季节分布** 全年均可发病,主要流行于夏秋季,6～10 月发病最多。

3. **年龄、性别及职业分布** 青壮年为主,男性高于女性,疫区儿童亦易感染。钩体病多发生于农民、渔民、屠宰工人、野外工作者和矿工等。

4. **流行形式** 主要为三个类型,稻田型、雨水型和洪水型,其主要特征见表 7-1。

表 7-1　钩体病主要流行类型及其特点

流行类型	主要传染源	主要菌群	传播因素	感染地区	发病情况	国内地区	临床类型
稻田型	鼠类	黄疸出血群	鼠尿污染	稻田、水塘	较集中	南方水稻耕作区	流感伤寒型,黄疸出血型,肺出血型
雨水型	猪、犬等家畜	波摩那群	暴雨积水	地势低洼村落	分散	北方和南方	流感伤寒型
洪水型	鼠类和猪等家畜	波摩那群	洪水淹没	洪水泛滥区	较集中	北方和南方	流感伤寒型,少数脑膜脑炎型

【发病机制与病理】

钩体经皮肤与黏膜侵入人体后,经淋巴管或直接进入血流繁殖产生毒素,形成钩端螺旋体血症(leptospiremia),引起感染中毒症状。其后,钩体进入内脏器官,使其受到不同程度损害,造成中期多个器官损伤。各器官损害严重程度因钩体血清型、毒力和机体免疫反应不同而异,表现为相应不同的临床类型。多数患者为单纯败血症,内脏器官损害轻,少数患者有较重的器官损害,出现肺出血、黄疸、肾衰竭、脑膜脑炎等。起病后数天至数月为恢复期或后发症期,因免疫病理反应,可出现后发热、眼后发症和神经系统后发症等。

钩体病病情轻重与菌型和机体免疫状态有关。毒力强的钩体常引起黄疸、出血或其他严重表现;而毒力弱者很少引起黄疸与出血。但病情轻重更决定于机体的免疫状态:初入疫区而患病者,病情较重;久居疫区者或接受免疫接种者,病情多较轻。同一菌型可引起不同的临床表现,不同菌型也可引起相同的临床表现。本病临床表现复杂,病情轻重不一,临床上因某一器官病变突出,而出现不同临床类型。

钩体病的病变基础是全身毛细血管中毒性损伤。病理改变的突出特点是器官功能障碍较为严重,而组织形态变化轻微。轻症者常无明显组织和器官损伤或损伤较轻,重症者则可有下列病理改变。

（一）肺脏

肺脏常见病变为肺弥漫性点状出血。光镜下可见肺毛细血管广泛充血，支气管腔和肺泡充满红细胞。电镜下毛细血管未见裂口，但血管内皮细胞间隙增宽。肺弥漫性出血的机制是非破裂性弥漫性肺毛细血管漏出性出血。钩体及其毒素作用于肺毛细血管导致肺微循环障碍，因凝血异常形成双肺弥漫性大出血。

（二）肝脏

肝脏可有肝大，包膜下出血；肝细胞肿胀、脂肪变性、坏死，炎性细胞浸润，胆小管内胆汁淤积。

（三）肾脏

间质性肾炎是钩体病患者肾脏的基本病变，可有肾肿大，肾小管上皮细胞变性坏死，间质水肿，单核细胞、淋巴细胞浸润和小出血。

（四）其他

脑膜与脑实质有血管损伤和炎性浸润，表现为脑膜炎和脑炎。心脏包膜有出血点，间质炎症和水肿，心肌坏死及肌纤维溶解。肌肉以腓肠肌病变明显，表现为肌纤维肿胀、横纹消失、出血及炎性细胞浸润。

【临床表现】

潜伏期多为 7～14 天，可长至 28 天，短至 2 天。典型的临床经过可分为 3 期，早期、中期和后期。

（一）早期（钩体血症期）

早期为起病后 1～3 天内，急性起病，表现为发热和全身感染中毒症状。

1. **发热** 急起发热，伴畏寒或寒战，体温 39℃左右，多为稽留热，部分为弛张热，热程约 7 天，亦可达 10 天。

2. **头痛、身痛** 头痛症状有时突出，可至恢复期仍有症状。全身肌肉酸痛明显。

3. **全身乏力** 乏力显著，特别是腿软明显，甚至不能站立和行走。

4. **眼结膜充血** 发病第 1 天即可出现眼结膜充血，以后迅速加重，可发生结膜下出血。

5. **腓肠肌疼痛** 发病第 1 天即可出现腓肠肌疼痛。轻者仅感小腿胀，轻度压痛；重者疼痛剧烈，不能行走，甚至拒按，有一定的特征性。

6. **淋巴结肿大** 一般病后第 2 天即可出现，以腹股沟淋巴结多见，其次是腋窝淋巴结。一般为黄豆或蚕豆大，个别也可大如鸽蛋。质较软，有压痛，但无红肿和化脓。

其他还可有咽部疼痛和充血，扁桃体肿大，软腭小出血点，恶心、呕吐、腹泻和肝脾轻度大等。

（二）中期（器官损伤期）

中期为起病后 3～10 天，为症状明显阶段，其表现各异，分为以下五型。

1. **流感伤寒型** 是早期钩体血症症状的继续，主要表现为感染中毒症状，无明显器官损害，是钩体病的轻型。经治疗热退或自然缓解，病程一般为 5～10 天。此型最多见。

2. **肺出血型** 在早期感染中毒表现的基础上，出现咳嗽、血痰或咯血，临床上分为以下两型。

（1）肺出血普通型：痰中带血或咯血，肺部无明显体征或闻及少许啰音，X 线胸片仅见肺纹理增多、点状或小片状阴影，经及时而适当治疗较易痊愈。

（2）肺弥漫性出血型（massive pulmonary hemorrhage）：原称肺大出血型，以肺出血缺氧、窒息为特点。本型是在渐进性变化的基础上突然恶化，病情重，进展快，是近年无黄疸型钩体病的常见死因，其进展可分为 3 期。

1）先兆期：患者气促、心慌、烦躁，呼吸、心率进行性增快，肺部呼吸音增粗，双肺可闻及散在而逐渐增多的湿啰音，可有血痰或咯血。X 线胸片可见散在点片状阴影或小片融合。此期治疗及时，病情尚可逆转。

2）出血期：若患者在先兆期未得到及时、有效的治疗，数小时内出现面色极度苍白或青灰，气促，发绀，烦躁迅速加重；有窒息和恐惧感；呼吸、心率显著增快，第一心音减弱或呈奔马律，双肺满布湿啰音,多数有不同程度的咯血。X线胸片见双肺广泛点片状阴影或大片融合。救治难度很大。

3)垂危期:如病情未得到控制,可在1～3小时或稍长时间内迅速加重。表现为:极度烦躁、神志模糊或昏迷;呼吸不规则,高度发绀;大量咯血,继而可从口鼻涌出不凝泡沫状血液,迅即窒息死亡。亦有患者咯血不多,而在进行人工呼吸或死后搬动时才从口鼻涌出大量血液。

以上3期演变,短则数小时,长则24小时,有时3期难以截然划分。偶有暴发起病者,可迅速出现肺弥漫性出血而死亡。

3. **黄疸出血型**　又称外耳病(Weil's disease),于病程4～8天出现进行性加重的黄疸、出血和肾损害。

(1)肝损害:患者食欲减退,恶心、呕吐;血清丙氨酸转氨酶(ALT)升高,黄疸于病程第10天左右达到高峰;肝脏轻至中度肿大,触痛;部分患者有轻度脾大。轻症者预后较好;重型者黄疸达正常值10倍以上,可出现肝性脑病,多有明显出血倾向和肾衰竭,预后较差。

(2)出血:常见为鼻出血,皮肤黏膜瘀点、瘀斑,咯血,血尿,阴道流血,呕血,严重者有消化道大出血导致休克或死亡。少数患者在黄疸高峰期出现肺弥漫性出血而死亡。

(3)肾脏损害:轻者仅少量蛋白尿,镜下血尿,少量白细胞和管型。重者出现肾衰竭,表现为少尿、大量蛋白尿和肉眼血尿、电解质紊乱、氮质血症与尿毒症。肾衰竭是黄疸出血型的主要死亡原因,占死亡病例的60%～70%。

4. **肾衰竭型**　各型钩体病都可有不同程度肾损害,黄疸出血型的肾损害最为突出。单纯肾衰竭型较少见。

5. **脑膜脑炎型**　出现严重头痛,烦躁,颈强直、克尼格征、布鲁津斯基征阳性等脑膜炎表现,以及嗜睡、神志不清、谵妄、瘫痪、抽搐与昏迷等脑炎表现。严重者可发生脑水肿、脑疝及呼吸衰竭。

(三)后期(恢复期或后发症期)

后期多在起病10天后,多数患者热退之后各种症状逐渐消失,趋于痊愈。少数患者热退后于恢复期可再次出现症状和体征,称钩体后发症。

1. **后发热**　热退后1～5天,再次出现发热,体温38℃左右,不需抗生素治疗,经1～3天而自行退热。后发热与青霉素剂量、疗程无关,主要与迟发型变态反应有关。

2. **眼后发症**　多发生于波摩那群钩体感染,热退后1周至1个月出现。以葡萄膜炎、虹膜睫状体炎常见,也有虹膜表层炎、球后视神经炎或玻璃体混浊等。

3. **神经系统后发症**　临床上以变态反应性脑膜炎、闭塞性脑动脉炎较为常见。前者见于少数患者,在后发热的同时出现脑膜炎表现,但脑脊液钩体培养阴性,预后良好。后者见于病后半个月至5个月出现偏瘫、失语、多次反复短暂肢体瘫痪,脑血管造影证实有脑基底部多发性动脉狭窄。

【实验室及其他检查】

(一)一般检查

血白细胞总数和中性粒细胞数轻度增高或正常。重型患者可有外周血中性粒细胞核左移,血小板数量下降。约2/3的患者尿常规有轻度蛋白尿,镜检可见红细胞、白细胞及管型。

(二)血清学检查

1. **显微凝集试验**(microscopic agglutination test,MAT)　检测血清中特异性抗体,一般在病后1周出现阳性,15～20天达高峰。1次凝集效价1:400,或早、晚期两份血清比较,效价增加4倍即有诊断意义。此法是目前国内最常用的钩体血清学诊断方法。

2. **ELISA**　近年国外已较广泛地应用ELISA测定血清钩体IgM抗体,其特异性和敏感性均高于显微凝集试验。该法还可用于检测脑脊液中的钩体IgM抗体,在鉴定原因不明脑膜炎的病因方面有较高的价值。

(三)病原学检查

1. **血培养**　发病1周内抽血接种于柯氏培养基,28℃培养1～8周,阳性率20%～70%。由于培养时间长,该法对急性期患者帮助不大。

2. **分子生物学检查**　应用 PCR 法,可特异、敏感、简便、快速检测全血、血清、脑脊液(发病 7～10 天)或尿液(发病 2～3 周)中的钩体 DNA,适于钩体病发生血清转换前的早期诊断。

3. **暗视野镜检法**　病程第 1 周取血,有脑膜炎者取脑脊液,第 2 周取尿为检材。离心后取沉淀涂片,可直接镜检或经镀银染色后镜检,阳性率 50% 左右,有助于早期诊断。

(四) 其他检查

约 70% 的脑膜脑炎型患者脑脊液检查可见压力增高、蛋白增加,白细胞多在 $500×10^6/L$ 以下,淋巴细胞为主,糖正常或稍低,氯化物正常。脑脊液中分离到钩体的阳性率较高。肺出血型 X 线胸片可见双肺呈毛玻璃状或有弥散性点、片状或融合性片状阴影。

【诊断与鉴别诊断】

(一) 诊断

1. **流行病学**　流行地区、流行季节,易感者在 28 天内有接触疫水或接触病畜史。

2. **临床表现**　急起发热,全身酸痛,腓肠肌疼痛与压痛,腹股沟淋巴结肿大;或并发有肺出血、黄疸、肾损害、脑膜脑炎;或在青霉素治疗过程中出现赫氏反应等。

3. **实验室及其他检查**　特异性血清学检查或病原学检查阳性,可明确诊断。

(二) 鉴别诊断

根据不同的临床类型进行鉴别。流感伤寒型需与上呼吸道感染、流感、伤寒、败血症等鉴别;肺出血型应与肺结核咯血和大叶性肺炎鉴别;黄疸出血型与急性黄疸型病毒性肝炎、肾综合征出血热、急性溶血性贫血相鉴别;脑膜脑炎型须与病毒性脑膜脑炎、化脓性脑膜炎、结核性脑膜炎等鉴别;肾衰竭型与急性肾炎及肾综合征出血热相鉴别。

【预后】

钩体病的预后与病情轻重、治疗早晚和正确与否有关。轻症者预后良好,起病 2 天内接受抗生素和对症治疗者,恢复快,病死率低。重症者,如肺弥漫性出血型,肝、肾衰竭或未得到及时、正确处理者,预后不良,病死率高。葡萄膜炎与脑内动脉栓塞者,可遗留长期眼部和神经系统后遗症。

【治疗】

治疗原则为"三早一就",即早发现、早诊断、早治疗和就近治疗。治疗措施包括一般治疗、病原治疗与对症治疗。

(一) 一般治疗

早期卧床休息,给予易消化、高热量饮食,补充液体和电解质,高热者可给予物理降温,并加强病情观察与护理。

(二) 病原治疗

杀灭病原菌是治疗本病的关键和根本措施,因此强调早期应用有效的抗生素。轻症者可应用多西环素、阿莫西林、氨苄西林或阿奇霉素口服;重症者可应用青霉素、头孢曲松或头孢噻肟钠静脉注射,疗程一般为 7 天。其他抗生素可能有潜在治疗作用,如喹诺酮类及大环内酯类等。

青霉素治疗国外常用大剂量,国内常用剂量为 40 万 U/次,每 6～8 小时肌内注射 1 次,疗程 7 天,或至热退后 3 天,重症者须根据病情调整剂量。青霉素首剂后患者半小时至 4 小时易发生赫氏反应 (Herxheimer reaction)。赫氏反应是一种青霉素治疗后加重反应,由大量钩体被青霉素杀灭后释放毒素所致,当青霉素剂量较大时,容易发生。表现为突然出现寒战、高热,头痛、全身痛,心率和呼吸增快,原有症状加重,部分患者出现体温骤降、四肢厥冷,一般持续 30 分钟至 1 小时。少数可诱发肺弥漫性出血。赫氏反应亦可发生于其他钩体敏感抗菌药物的治疗过程中。

(三) 对症治疗

对于较重钩体病患者均宜常规给予镇静剂,如异丙嗪、氯丙嗪、地西泮、苯巴比妥等,必要时可选用哌替啶。

1. **赫氏反应** 尽快使用镇静剂,并静脉滴注氢化可的松。

2. **肺出血型** 尤其是肺弥漫性出血型患者,应及早使用镇静剂,并给予氢化可的松缓慢静脉注射,严重者每天用量可达 1 000～2 000mg。根据心率、心音情况,可给予强心药。应注意慎用升压药和提高血容量的高渗溶液,补液不宜过快过多,以免加重出血。

3. **黄疸出血型** 加强护肝、解毒、止血等治疗,可参照病毒性肝炎的治疗。如有肾衰竭,可参照急性肾衰竭治疗。

(四)后发症治疗

1. **后发热、反应性脑膜炎** 一般采取简单对症治疗,短期即可缓解。

2. **葡萄膜炎** 可采用 1% 阿托品或 10% 去氧肾上腺素滴眼扩瞳,必要时可用肾上腺糖皮质激素治疗。

3. **闭塞性脑动脉炎** 大剂量青霉素联合肾上腺糖皮质激素治疗,辅以血管扩张药物等。

【预防】

采取综合性预防措施,改善环境和预防接种是控制钩体病流行和减少发病的关键。

(一)控制传染源

1. **灭鼠** 鼠类是钩体病的主要储存宿主,疫区应因地制宜,采取各种有效办法尽力消灭田间鼠类,同时也要消灭家舍鼠类。

2. **猪的管理** 开展圈猪积肥,不让畜尿粪直接流入附近的水沟、池塘、稻田,防止雨水冲刷,加强检疫及预防接种等。

3. **犬的管理** 消灭野犬,拴养家犬,进行检疫。

(二)切断传播途径

1. **改造疫源地** 开沟排水,消除死水,在许可的情况下,收割水稻前 1 周放干田中积水。兴修水利,防止洪水泛滥。

2. **环境卫生和消毒** 牲畜饲养场所、屠宰场等应搞好环境卫生和消毒工作。

3. **注意防护** 流行地区、流行季节,人们不要在池沼、水沟中捕鱼、游泳、嬉戏,减少不必要的疫水接触。工作需要时,可穿长筒橡皮靴,戴胶皮手套。

(三)保护易感人群

1. **预防接种** 在常年流行地区采用多价钩体菌苗接种。目前常用的钩体疫苗为灭活全菌疫苗。应在钩体病流行前 1 个月对易感人群完成菌苗接种,一般是 4 月底或 5 月初。接种后约 1 个月产生免疫力,该免疫力可保持 1 年左右。

2. **药物预防** 对进入疫区短期工作的高危人群,可服用多西环素预防,0.2g/次,每周 1 次。对高度怀疑已受钩体感染但尚无明显症状者,可每天肌内注射青霉素 80 万～120 万 U,连续 2～3 天。

(李用国)

第二节 │ 梅 毒

梅毒(syphilis)是由梅毒螺旋体引起的一种慢性传染病,主要通过性接触传播。早期主要侵犯皮肤黏膜,晚期可侵犯血管、中枢神经系统及全身各器官,是一种复杂的全身性疾病。

【病原学】

梅毒螺旋体(*Treponema pallidum*,TP),1905 年由 Schaudinn 与 Hoffmann 鉴定,属于螺旋体目(*Spirochaetales*),密螺旋体科(*Treponemataceae*),密螺旋体属(*Genus Treponema*),是一种小而纤细的螺旋状微生物,长 4～14μm,直径 0.1～0.2μm,有 8～14 个规则紧密的螺旋,用普通染料不易着色,故又被称为苍白螺旋体。TP 有旋转、蛇行、伸缩三种运动方式,借此可与其他螺旋体区别。TP 的抵抗力极弱,在体外不易生存,煮沸、干燥、肥皂水以及一般的消毒剂如苯酚、乙醇等很容易将其杀死,但在低温（−78℃）下可保存数年,仍能保持其形态。TP 对青霉素敏感。

【流行病学】

(一) 传染源

梅毒是人类特有的疾病,显性患者和隐性感染者均是传染源。感染者的皮肤黏膜分泌物、血液、精液、乳汁和唾液均含有 TP。

(二) 传播途径

1. 性接触传染　是主要的传染途径,约 95% 的患者通过性接触由皮肤黏膜微小破损传染。

2. 垂直传播　在怀孕的任何阶段 TP 均可轻易通过胎盘及脐静脉由母体传染给胎儿;分娩过程中新生儿通过产道时皮肤擦伤处发生接触性感染。

3. 其他途径　少数患者可经医源性途径、接吻、哺乳或接触被污染的衣物、用具而感染。

(三) 人群易感性

人群对梅毒螺旋体普遍易感,发生不洁性行为或者存在多个性伴侣的人群、吸毒者及免疫功能低下者均为梅毒的高危人群。

(四) 流行特征

梅毒呈世界性流行,主要集中在南亚、东南亚和次撒哈拉非洲,于 1505 年经印度传入我国广东省,至今已超 500 年。自从青霉素被用于治疗梅毒以来,我国梅毒发病率曾一度下降。近年来,梅毒似乎有死灰复燃的迹象,发病率总体呈上升趋势,其中 60 岁以上老年人群体发病率较高且增长速度较快。

【发病机制与病理】

梅毒的免疫反应极其复杂,在 TP 感染的不同病期,细胞免疫和体液免疫均部分地涉及。组织病理变化为:①闭塞性动脉内膜炎和小血管周围炎。闭塞性动脉内膜炎指小动脉内皮细胞及纤维细胞增生,使管壁增厚、血管腔狭窄闭塞。小血管周围炎指围管性单核细胞、淋巴细胞和浆细胞浸润。②树胶样肿,又称梅毒瘤(syphiloma)。该肉芽肿质韧而有弹性,如树胶,故得名树胶样肿(gumma)。镜下结构似结核结节,中央为凝固性坏死,形态类似干酪样坏死,但坏死不如干酪样坏死彻底,弹力纤维尚保存。

【临床表现】

(一) 临床分型与分期

梅毒根据传播途径不同,分为胎传(先天性)梅毒与获得性(后天)梅毒,又可根据病程的发展分为早期梅毒、晚期梅毒(表 7-2)。

表 7-2　梅毒临床分型与分期

获得性梅毒(后天)	胎传梅毒(先天)	获得性梅毒(后天)	胎传梅毒(先天)
早期(病程<2 年)	早期(年龄<2 岁)	晚期(病程>2 年)	晚期(年龄>2 岁)
一期硬下疳		皮肤黏膜骨梅毒	皮肤、黏膜、骨梅毒
二期早发、复发		心血管梅毒	心血管梅毒(少见)
早期潜伏		神经梅毒	神经梅毒(少见)
		晚期潜伏梅毒	先天潜伏梅毒

(二) 潜伏期

获得性梅毒潜伏期一般为 9～90 天,此期血清反应呈阳性,但无明显症状。胎传梅毒婴儿大多数会在出生 5 周后出现症状。

(三) 临床症状

1. 潜伏梅毒　感染梅毒后经过一定的活动期,由于机体免疫功能增强或不规则治疗的影响,症状暂时消退,但未完全治愈,梅毒血清反应仍阳性,且脑脊液检查正常,此阶段称为潜伏梅毒。感染 2 年以内者称早期潜伏梅毒,感染 2 年以上者称晚期潜伏梅毒。先天性梅毒未经治疗,无临床症状,而血清反应呈阳性,为先天潜伏梅毒。

2. 获得性梅毒

(1)一期梅毒:主要表现为硬下疳,发生于不洁性交后 2~4 周。典型的硬下疳初为单个无痛性丘疹,迅速发展为糜烂,形成具有特征性的溃疡,上有少量渗出物,触之边缘及基底软骨样硬度,好发于男性龟头、冠状沟和包皮及女性阴唇、阴唇系带、尿道和会阴等外生殖器处,少数可发生在唇、咽等部位。硬下疳出现 1 周内,大部分患者还可有腹股沟或患部近处淋巴结肿大,无痛,相互孤立而不粘连,质硬,不化脓破溃,表面皮肤无红肿,称为硬化性淋巴结炎。疳疮不经治疗,可在 3~8 周内自然消失,而淋巴结肿大持续较久。

(2)二期梅毒:硬下疳如不治疗或治疗不彻底,TP 可由淋巴系统进入血液循环,形成菌血症播散全身,引起皮疹、骨关节病变、眼部病变、神经系统病变及其他器官病变等多系统表现,称二期梅毒。大约 25% 的患者在初次感染后 4~10 周就会出现二期梅毒征象。

1)皮疹:大约有 90% 的患者出现皮疹,常为斑疹和斑丘疹。皮疹呈泛发,80% 累及躯干,约半数的患者有掌跖受累,皮疹不痒或轻微瘙痒、铜红色和对称分布是其特征。患者可同时伴有脱发,多为虫蚀状脱发,多是暂时性的,也可以是二期梅毒的唯一表现。在肛周、阴唇、腹股沟、阴茎、大腿内侧等潮湿部位,常可见到扁平湿疣,其中还有大量 TP,极具传染性。此外,在口腔、鼻腔和生殖器黏膜等部位,可出现表浅的糜烂斑,有较强的传染性。上述各种二期梅毒表现常重叠出现。不管治疗与否,一般在 2~10 周消退,不留瘢痕。

2)骨关节病变:骨膜炎最为常见,关节炎次之,亦可见骨炎、骨髓炎、腱鞘炎或滑膜炎,伴有局部疼痛。

3)眼部病变:表现为虹膜炎、虹膜睫状体炎、脉络炎、视神经视网膜炎、视神经炎等,常为双侧,房水中可找到 TP。

4)神经系统病变:多无明显症状,但至少 25% 的二期梅毒患者的脑脊液异常,脑脊液快速血浆反应素试验(RPR test)阳性。

5)其他:包括肾小球肾炎、肌炎、肝炎、脾大、胃肠疾病等表现。

二期梅毒症状一般在 3~12 周内自行恢复,之后进入无症状潜伏期。

(3)三期(晚期)梅毒:发生在感染梅毒后 2 年,大约 1/3 的患者会出现三期梅毒表现。此期梅毒主要表现为皮肤黏膜的溃疡性损害或内脏器官的肉芽肿病变。

1)梅毒性树胶肿:树胶肿是晚期梅毒发生的非特异性肉芽肿样损害。皮肤树胶肿表现为结节或结节溃疡。结节损害表现为豌豆大或更小的深在硬结,棕红色,好发于面部、肩胛和四肢,皮疹可以持续数周或数月,不破溃而愈合,可留瘢痕。如结节破溃,则成结节溃疡型,需数年才会愈合,形成萎缩性瘢痕,经过"结节—溃疡—愈合"病变过程,最后可见大片瘢痕形成。皮肤树胶肿治疗后很快吸收,可以完全痊愈。骨骼树胶肿 X 线表现有:骨膜炎、骨膜增厚成层、密度增高;骨质结构或骨髓破坏;硬化性骨炎。临床症状包括疼痛、压痛、肿胀、骨肿块、僵直和活动受限。上颚及鼻中隔黏膜树胶肿可导致上颚及鼻中隔穿孔和马鞍鼻。

2)晚期心血管梅毒:好发于升主动脉,引起主动脉瓣关闭不全和冠状动脉狭窄,其次为主动脉弓横部,肾动脉水平以下的腹主动脉很少受累。

3)晚期神经梅毒:发生率约 10%,神经梅毒分为 5 种主要类型,即无表现神经梅毒、脑膜梅毒、脑膜血管梅毒、脑实质梅毒和树胶肿性神经梅毒。

3. 先天性梅毒 分为早期(2 岁内诊断)和晚期(2 岁之后)。

(1)早期先天性梅毒:多在生后 2~10 周发病,病变类似于成人的严重二期梅毒,有传染性。皮肤黏膜损害可表现为皮肤干燥、皱纹、斑疹、丘疹、水疱或大疱、脓疱、表浅脱屑、瘀点、黏膜斑和扁平湿疣等。

（2）晚期先天性梅毒：2 岁后发病，无传染性，骨骼、感觉器官（眼、耳）受累多见。可出现：①哈钦森（Hutchinson）三联症，包括间质性角膜炎、哈钦森牙和神经性耳聋；②无表现神经梅毒；③其他病变，包括前额圆凸、上颌骨短小、马鞍鼻、下颌骨突出、高弓腭、桑葚牙、Higoumenakis 征（锁骨内 1/3 增厚）、佩刀胫、舟形肩胛、Clutton 关节、口腔周围裂纹、皮肤黏膜树胶肿、精神发育迟缓和脑积水。

【实验室及其他检查】

（一）暗视野显微镜检查

暗视野显微镜下，典型的 TP 呈白色发光，其螺旋体较密而均匀，其运动方式包括旋转式、蛇形式、伸缩移动。此检查对梅毒有病原学诊断的价值。

（二）梅毒血清检测

1. 非梅毒螺旋体抗原血清试验　以心磷脂加卵磷脂及胆固醇为抗原，用来检测抗心磷脂抗体，可用作临床筛选，并可定量，用于疗效观察，如快速血清反应素试验。

2. 梅毒螺旋体抗原血清试验　以 TP 或特异性重组蛋白为抗原，检测抗 TP 抗体。这类试验特异性高，主要用于诊断试验。

（三）梅毒核酸检测

采用 PCR 对血浆、血清、皮肤破损部位组织液、淋巴结穿刺液和脑脊液等标本进行 TP 核酸检测，其优点是特异性较高，对早期梅毒、神经梅毒、先天性梅毒和伴艾滋病的梅毒的诊断，以及梅毒发病期与既往感染的鉴别诊断均具有重要价值。

（四）脑脊液检查

脑脊液检查主要用于神经梅毒的诊断。检查项目应包括细胞计数、总蛋白测定、性病研究实验室试验及胶体金试验。

【并发症和后遗症】

黏膜病变易发展为慢性间质性舌炎，是一种癌前病变，应严格观察；心血管系统可相继发生单纯性主动脉炎、主动脉瓣关闭不全、心肌梗死、主动脉瘤或猝死等；神经梅毒发病缓慢，可发生脊髓膜炎，可压迫脊髓导致痉挛、瘫痪。

【诊断】

由于梅毒的临床表现复杂多样，所以必须仔细询问病史、认真体格检查和反复实验室检查，尽早明确诊断。

（一）流行病学史

流行病学史主要包括不洁性交史，婚姻配偶或性伴侣有无梅毒，已婚妇女有无早产、流产、死产史，父母、兄弟姐妹有无性病。

（二）临床表现

临床表现包括皮肤、黏膜、外阴、肛门、口腔等处皮疹或硬下疳。梅毒不同分期，表现有各自的特点。对感染时间较长的患者，除检查其皮肤黏膜外，还应注意检查心血管、神经系统、眼、骨骼等。潜伏梅毒患者缺乏临床表现，主要依靠梅毒血清学检查。

（三）实验室检查

暗视野显微镜检查：早期梅毒皮肤黏膜损害可查到 TP。梅毒血清试验：用非梅毒螺旋体抗原试验做初筛，如阴性，若怀疑为梅毒患者，应做进一步检查；如果阳性，结合病史及体格检查符合梅毒，可以确定诊断。

【鉴别诊断】

一期梅毒应与软下疳、生殖器疱疹、固定型药疹、白塞病、生殖器部位肿瘤相鉴别。二期梅毒应与药疹、玫瑰糠疹、银屑病、麻风、尖锐湿疣、扁平苔藓、皮肤淋巴瘤等相鉴别。三期梅毒应与皮肤结核、麻风和皮肤肿瘤相鉴别。神经梅毒应与其他中枢神经系统疾病相鉴别，心血管梅毒应与其他心血管疾病相鉴别。

【预后】

早期梅毒经过规范的治疗,硬下疳可达到根治。二期梅毒疹经规范治疗,皮疹消失,无功能性障碍。晚期皮肤黏膜、骨、关节梅毒者经规范治疗能够痊愈,虽形成瘢痕,但功能障碍部分得到恢复,有些损害如鼻骨的树胶肿、上腭穿孔等则不能恢复。心血管梅毒者如出现心力衰竭、心绞痛发生,则不能根治。主动脉弓降段的梅毒性动脉瘤,经抗 TP 治疗,可病情稳定,不再恶化。早期神经梅毒者的脑顶部脑膜炎、脑底部脑膜炎、横断性脊髓炎、脑动脉炎如不严重,经治疗后可望全部或部分恢复功能,严重者治疗则多无裨益。

【治疗】

(一)治疗原则

强调早诊断、早治疗,疗程规则,剂量足够。应注意不规则治疗可增加复发及促使晚期损害提前发生。青霉素为首选药,常用苄星青霉素 G、普鲁卡因青霉素 G 及水剂青霉素 G。头孢曲松近年来被证实为高效的抗 TP 药物,可作为对青霉素过敏者的优先选择药物。四环素和大环内酯类疗效较青霉素差,通常作为青霉素过敏者的替代治疗药物。治疗后应定期随访,一般至少检查 3 年:第 1 年内每 3 个月复查 1 次,第 2 年内每半年复查 1 次,第 3 年在年末复查 1 次;神经梅毒者同时每 6 个月进行脑脊液检查;梅毒孕妇分娩出的婴儿应在生产后第 1、2、3、6 和 12 个月进行随访。如有血清复发或临床症状复发,除立即加倍剂量进行复治外,还应考虑是否需要做腰椎穿刺进行脑脊液检查。

(二)治疗方案

1. **早期梅毒**　苄星青霉素 G 240 万 U,分两侧臀部肌内注射,1 次/周,连续 2 次,或普鲁卡因青霉素 G 80 万 U/d,肌内注射,连续 10~15 天。对青霉素过敏者可选用以下药物:头孢曲松钠 0.5~1.0g/d,静脉滴注,连续 10~14 天;多西环素 100mg/次,每天 2 次或盐酸四环素 500mg/次,每天 4 次,连续口服 15 天;不耐药的梅毒可以选用大环内酯类药物(阿奇霉素 0.5g/次,1 次/d 或红霉素 0.5g/次,4 次/d)连续口服 15 天。

2. **晚期梅毒及二期复发梅毒**　苄星青霉素 G 240 万 U,分两侧臀部肌内注射,1 次/周,3 或 4 次,或普鲁卡因青霉素 G 80 万 U/d,肌内注射,连续 20 天,也可考虑给第 2 个疗程,疗程间停药 2 周。对青霉素过敏者可用多西环素,连服 30 天(肝肾功能不全者禁用),剂量同上。

3. **心血管梅毒**　患者应住院治疗。对于并发心力衰竭患者,应控制心力衰竭后再行驱梅治疗。注射青霉素,须从小剂量开始,且不宜用苄星青霉素 G,以避免发生赫氏反应,造成病情加剧或死亡。首选水剂青霉素 G,剂量:第 1 天 10 万 U;第 2 天 20 万 U(分 2 次);第 3 天 40 万 U(分 2 次);第 4 天起肌内注射普鲁卡因青霉素 G 80 万 U/d,连续 15 天为 1 个疗程,共 2 个疗程(或更多),疗程间停药 2 周,或苄星青霉素 G 240 万 U,分两侧臀部肌内注射,1 次/周,3 次。对青霉素过敏者可用多西环素。

4. **神经梅毒**　水剂青霉素 G 1 200 万~2 400 万 U 静脉滴注,分 4~6 次/d,静脉滴注,连续 10~14 天。必要时,继以苄星青霉素 G 240 万 U,1 次/周,肌内注射,连续 3 次,或普鲁卡因青霉素 G 240 万 U,1 次/d,肌内注射,同时口服丙磺舒,每次 0.5g,每天 4 次,共 10~14 天。替代方案:头孢曲松 2g,每天 1 次静脉给药,连续 10~14 天。对青霉素过敏者可用多西环素。

5. **早期胎传梅毒(<2 岁)**　脑脊液异常者,水剂青霉素 G 10 万~15 万 U/(kg·d),分 2 或 3 次静脉滴注,疗程 10~14 天,或普鲁卡因青霉素 G,5 万 U/(kg·d),肌内注射,每天 1 次,疗程 10~14 天。脑脊液正常者,苄星青霉素 G 5 万 U/kg,1 次分两侧臀部肌内注射。如无条件检查脑脊液者,可按脑脊液异常者治疗。

6. **晚期胎传梅毒(>2 岁)**　水剂青霉素 G,20 万~30 万 U/(kg·d),分 4~6 次静脉滴注,疗程 10~14 天,可用 1 或 2 个疗程,或普鲁卡因青霉素 G,每天 5 万 U/kg,肌内注射,疗程 10~14 天;对较大儿童的青霉素用量,不应超过成人同期患者的治疗量。脑脊液正常者:苄星青霉素 G,5 万 U/kg,1 次分两侧臀部肌内注射。<8 岁儿童禁用四环素,对青霉素过敏者选用红霉素,20~30mg/(kg·d),分 4 次口服,连续 30 天,也可选用头孢曲松,注意交叉过敏。

7. 妊娠期梅毒 按相应梅毒分期治疗。用法及用量与同期其他梅毒患者相同,妊娠初 3 个月及妊娠末 3 个月各进行 1 个疗程的治疗。禁用四环素、多西环素。青霉素过敏者选用红霉素类药物口服。治疗后每个月做一次定量非梅毒螺旋体血清学试验,观察有无复发及再感染。

【预防】

洁身自爱,杜绝不安全的性行为。若有可疑梅毒接触史,应及时进行梅毒血清试验,及时发现,及时治疗;对可疑患者均应行梅毒血清试验检查;如发现梅毒患者,必须积极隔离治疗,避免传染他人;对可疑患梅毒的孕妇,应及时给予预防性治疗,以防胎儿受染。

(张缭云)

第三节 | 莱姆病

莱姆病(Lyme disease,LD),也称莱姆疏螺旋体病(Lyme borreliosis),是伯氏疏螺旋体(*Bolrelia burgdorferi*)通过硬蜱虫叮咬人而传播的自然疫源性传染病。本病病程长,临床上以发热、头痛、乏力、慢性游走性红斑、关节炎、心脏异常、神经系统等多器官、多系统受损为主要表现。1975 年本病在美国东北部康涅狄格州莱姆(Lyme)镇发生流行,于 1977 年被首次报道,1980 年被正式命名为莱姆病,并确定本病与硬蜱虫叮咬有关。1992 年世界卫生组织(WHO)将莱姆病列为重点防治疾病。

【病原学】

伯氏疏螺旋体属于原核生物界,螺旋体目(*Spirochaetales*),螺旋体科(*Spirochaetaceace*),疏螺旋体属(*Borrelia*),是一种单细胞疏松盘绕的左旋螺旋体。其形态较小,长 4~30μm,横径约 0.22μm,有 3~10 个以上大而稀疏的螺旋,电镜下可见每端有 7~15 条鞭毛,细胞结构由表层、外膜、鞭毛及原生质 4 部分组成。伯氏疏螺旋体蛋白至少有 30 种,其中鞭毛抗原在各分离株间无差别,感染人体后 6~8 周产生特异性的 IgM 抗体达高峰,以后下降,可用于诊断;A 和 B 为两种主要外膜抗原,株间变异较大,可致机体在感染后 2~3 个月出现特异性 IgG 及 lgA 抗体并持续多年,用作流行病学调查。伯氏疏螺旋体微嗜氧,属发酵型菌,在含发酵糖、酵母、矿盐和还原剂的固体和液体 BSK-Ⅱ培养基内生长良好;革兰氏染色阴性,吉姆萨染色可使螺旋体呈淡蓝色。伯氏疏螺旋体对热、干燥、紫外线和一般消毒剂如乙醇、戊二醛、漂白粉等均较敏感;对潮湿、低温有较强抵抗力;对青霉素、氨苄西林、四环素、红霉素等抗生素均敏感,对庆大霉素、卡那霉素等不敏感。

【流行病学】

(一) 传染源

主要传染源和储存宿主是啮齿目的小鼠,中国以黑线姬鼠、大林姬鼠、黄鼠、褐家鼠等为主。犬是我国北方林区莱姆病非常重要的宿主动物,也是重要传染源之一。此外,还发现鹿、兔、狗等 30 余种哺乳类动物和 49 种鸟类可作为本病的储存宿主。鸟类对莱姆病的远距离传播有重要作用。患者仅在感染早期血液中存在伯氏疏螺旋体,作为传染源的意义不大。

(二) 传播途径

硬蜱是主要传播媒介,在我国北方林区,全沟硬蜱是主要传播媒介,而在南方林区,二棘血蜱和粒形硬蜱则是主要的传播媒介。此外,蚊、马蝇和鹿蝇等也可成为本病的传播媒介。伯氏疏螺旋体可以通过硬蜱的吸血活动等多途径、多方式在宿主动物与宿主动物及人之间造成传播。

另外,莱姆病还存在非媒介的传播方式,包括接触传播、经输血传播和垂直传播。

(三) 人群易感性

人群普遍易感,以散发为主。感染后显性感染与隐性感染之比例为 1∶1,感染者体内均可产生特异性 IgM 和 IgG 抗体。特异性 IgG 抗体可长期存在,但可反复感染,故认定特异性 IgG 抗体对人体无保护作用。

（四）流行特征

莱姆病呈全球性分布。我国主要流行地区是东北林区、内蒙古林区和西北林区。林区感染率为5%～10%,平原地区感染率在5%以下。全年均可发病,但6～10月呈季节高峰,以6月最为明显。感染者以青壮年、从事野外工作的人员为主,发病与室外接触机会关系密切。

【发病机制与病理】

（一）发病机制

蜱叮咬人体时,伯氏疏螺旋体随唾液进入宿主皮肤,经3～32天由原发性浸润灶向外周迁移,并经淋巴或血液蔓延到其他部位的皮肤及器官(如中枢神经系统、关节、心脏和肝、脾等)。伯氏疏螺旋体游走至皮肤导致慢性游走性红斑,同时螺旋体入血引起全身中毒症状。伯氏疏螺旋体黏附在细胞外基质、内皮细胞和神经末梢上,诱导免疫反应,活化与神经、心脏和关节等大血管闭塞发生有关的特异性T和B淋巴细胞;同时螺旋体的脂多糖具有内毒素的生物学活性,非特异性激活单核/巨噬细胞、滑膜纤维细胞、B淋巴细胞和补体,产生多种细胞因子,引起脑膜炎、脑炎、心脏和关节受损。HLA-2、死亡受体3(DR3)及DR4等免疫遗传因素与本病的发生有关。

（二）病理解剖

皮肤病变:早期可见充血,表皮淋巴细胞浸润,浆细胞、巨噬细胞浸润等非特异性的改变,偶见嗜酸性粒细胞,生发中心的出现有助于诊断。晚期出现表皮和皮下组织以浆细胞为主的细胞浸润,明显的皮肤静脉扩张和内皮增生。

神经系统病变:主要为进行性脑脊髓炎和轴索性脱髓鞘病变。

关节病变:主要表现为滑膜绒毛肥大、纤维蛋白沉着、单核细胞浸润等。

此外,还可出现心脏、肝、脾、淋巴结、眼等部位的受累。

【临床表现】

潜伏期为3～32天,平均为7天。本病临床表现多种多样,是以某一器官或某一系统的反应为主的多器官、多系统受累的炎性综合征。主要特征为慢性游走性红斑(erythema chronicum migrans,ECM)。根据病程经过可将莱姆病分为三期,各期可依次或重叠出现,患者可仅有一个病期,也可第一、二期症状不明显,直接进入第三期。个别患者可以出现后遗症。

（一）第一期（局部皮肤损害期）

伯氏疏螺旋体通过蜱叮咬而被注入机体后,60%～80%的患者发生慢性游走性红斑或丘疹,此为莱姆病的特异性临床表现。一般发生在蜱叮咬后1～20天,在叮咬处出现红色斑疹或小丘疹,逐渐扩大,形成圆形或椭圆形皮疹,外缘有鲜红边界,中央逐渐褪色似平常皮肤,直径一般为5～50mm,呈牛眼状。有的中心部可出现水疱或者坏死,周边皮疹可以出现显著充血或者皮肤变硬,伴有灼热、瘙痒或者痛感。ECM不仅出现在蜱虫叮咬处,全身各部位的皮肤均可发生红斑,但以腋下、腹部、大腿及腹股沟等皮肤松软处多见,儿童多见于耳后发际及颜面部。多数患者红斑随着病程进展而逐渐增大,一般在3～4周内消退,少数患者可持续数月。约25%的患者不出现特征性的皮肤表现。另外,此期比较罕见的皮肤表现有莱姆性淋巴细胞瘤,其可作为莱姆病的唯一临床表现。本期患者多伴有发热、寒战、肌肉关节痛、剧烈头痛、颈强直等症状。

（二）第二期（播散感染期）

第二期出现在病后2～4周,主要表现为神经和心血管系统损害。

1. 神经系统表现　15%～20%的患者可出现明显的脑膜炎、脑炎、舞蹈病、小脑共济失调、脑神经炎、运动及感觉性神经根炎以及脊髓炎等神经系统受累表现,病变可反复发作,偶可发展为痴呆及人格障碍。神经炎可见于半数患者,面神经损害最为常见,动眼神经、视神经、听神经及周围神经均可受损伤。面神经损害表现为面肌不完全麻痹,麻木或刺痛,但无明显的感觉障碍。青少年多可完全恢复,中、老年患者常出现后遗症。

2. 循环系统表现　约80%的患者在皮肤病变后3～10周发生房室传导阻滞、心肌炎、心包炎及左心室功能障碍等心血管系统损害。主要表现为急性发病、心前区疼痛、呼吸短促、胸痛、心音低钝、心动过速和房室传导阻滞，严重者可发生完全性房室传导阻滞、心肌病和心功能不全。心脏损害一般持续数天至 6 周，但可反复发作。

（三）第三期（持续感染期）

第三期的主要特点是关节损害。60% 的患者在发病几周至 2 年出现关节病变。膝、踝和肘等大关节受累多见，表现为反复发作的单关节炎，出现关节和肌肉僵硬、疼痛，关节肿胀、活动受限，可伴随体温升高和中毒症状等。从关节液中分离螺旋体较困难，患者血液中特异性莱姆病抗体常呈阳性。

此外，莱姆病晚期可出现慢性萎缩性肢端皮炎，主要见于老年妇女前臂或小腿皮肤，初期表现为皮肤微红，数年后出现萎缩硬化。少数患者于第二、三期可有间质性角膜炎、弥漫性脉络炎、全眼炎、缺血性视神经病、视神经炎、正常颅内压或假脑瘤的视盘水肿、皮质性盲和眼的运动性麻痹。莱姆病可通过垂直传播引起先天性感染，影响胎儿发育，可导致婴儿畸形。

【实验室及其他检查】

（一）血常规检查

外周血白细胞总数多正常，红细胞沉降率增高。

（二）病原学检查

1. 伯氏疏螺旋体检查　取患者病损皮肤、滑膜、淋巴结及脑脊液等标本，用暗视野显微镜或银染色镜检发现伯氏疏螺旋体即可诊断，但检出率低。还可用游走性红斑周围皮肤培养分离螺旋体，阳性即可诊断，但培养需 1～2 个月。

2. PCR 检测　检测血液及其他组织标本中的伯氏疏螺旋体 DNA，具有较高的敏感性和特异性，皮肤的检出率高于脑脊液。

（三）血清学检查

（1）免疫荧光分析和/或酶联免疫吸附试验检测血清或脑脊液中的特异性抗体：是莱姆病实验室检查的首选方法。该法快速、简便，主要用于初筛检查，但急性感染早期阶段阳性率低。特异性 IgM 抗体多在游走红斑发生后 2～4 周出现，6～8 周达高峰，4～6 个月降至正常水平；特异性 IgG 抗体多在病后 6～8 周开始升高，4～6 个月达高峰，持续至数年以上。

（2）蛋白免疫印迹法检测血清或脑脊液中的特异性抗体：特异性优于上述免疫荧光分析和酶联免疫吸附试验。蛋白免疫印迹法用于经免疫荧光分析或酶联免疫吸附试验初筛阳性或可疑阳性患者的确诊。

【并发症和后遗症】

部分莱姆病患者在进行有效抗生素治疗后，仍留有疲劳、肌肉骨骼疼痛和神经认知困难等后遗症，持续症状平均达 6.2 年。

【诊断】

莱姆病主要根据流行病学资料、临床表现和实验室检查进行诊断。流行病学资料：生活在流行区或数月内曾到过流行区，或有蜱虫叮咬史。临床表现：疾病早期出现皮肤慢性游走性红斑损害有诊断价值；晚期出现神经、心脏和关节等受累。实验室检查：分离培养到伯氏疏螺旋体或采取血清学"两步法"进行确诊。"两步法"即首先采用酶联免疫吸附试验或免疫荧光分析作为初筛，初筛阳性的标本再用蛋白免疫印迹法进行确诊。

【鉴别诊断】

莱姆病临床表现复杂，出现多系统损害，须与下列疾病进行鉴别。

（一）鼠咬热

鼠咬热发热、斑疹、多发性关节炎并可累及心脏等临床表现与本病相似，但都有鼠或其他动物咬伤史，血培养小螺菌阳性，并可检出特异性抗体可以与本病鉴别。

（二）恙虫病

恙虫病发热、淋巴结肿大等临床表现与本病相似,但可见恙螨叮咬处皮肤焦痂、溃疡、周围有红晕等特征表现;进行血清学检测可帮助鉴别。

（三）风湿病

风湿病发热、环形红斑、关节炎及心脏受累等临床表现与本病相似,但抗溶血性链球菌 O 抗体、C 反应蛋白阳性,并可分离出链球菌等可帮助鉴别。

此外,本病还应与病毒性脑炎、脑膜炎、神经炎及皮肤真菌感染等疾病进行鉴别。

【预后】

莱姆病若能早期发现,及时进行抗病原治疗,则预后良好。若在播散感染期进行治疗,绝大多数患者能在 1 年或 1 年半内获痊愈。若在晚期或持续感染期进行治疗,大多数也能缓解,但偶有关节炎复发;也可能出现莱姆病治疗后综合征(post-treatment Lyme disease syndrome,PTLDS),即经准确诊断和充分治疗后 6 个月仍出现主观症状,并持续 6 个月以上的莱姆病病症,主要表现为疲劳、肌肉骨骼疼痛以及认知困难等症状,可能的原因有伯氏疏螺旋体在体内持续存在、蜱虫多次叮咬引起的反复感染、伯氏疏螺旋体的抗原组分引起的自身免疫失调等。有中枢神经系统严重损害者,少数可能留有后遗症或残疾。

【治疗】

尽早应用抗菌药物治疗是莱姆病最主要的治疗措施。

（一）病原治疗

及早应用抗菌药物治疗既可使典型的游走性红斑迅速消失,也可防止后期的心肌炎、脑膜炎或复发性关节炎等并发症出现。约 6% 的患者应用青霉素时可出现赫氏反应,应密切观察并及时处理。

1. **第一期** 成人可应用多西环素 0.1g/ 次,2 次 /d,或阿莫西林 500mg/ 次,3 次 /d,或红霉素 0.25g/ 次,4 次 /d,或头孢呋辛酯 500mg/ 次,2 次 /d,口服,疗程 3～4 周。儿童首选阿莫西林治疗,剂量为 40mg/(kg·d),也可按红霉素 30mg/(kg·d)进行治疗,分 4 次口服;头孢呋辛酯 20～30mg/(kg·d),分 2 次,口服,最大剂量为 1 000mg/d,疗程 3～4 周。

2. **第二期** 无论是否伴有其他神经系统病变,出现脑膜炎的患者都应静脉用药。成人可选用头孢曲松钠 2g/d 治疗,也可应用头孢噻肟钠 3g/ 次,2 次 /d 或青霉素 G 2 000 万 U/d,分 6 次给药进行治疗;儿童可给予头孢曲松钠 75～100mg/(kg·d)或头孢噻肟钠 90～180mg/(kg·d)治疗,疗程均为 2～4 周。

3. **第三期** 有严重心脏、神经或关节损害者,可采用静脉滴注青霉素 2 000 万 U/d 或头孢曲松钠 2g/d 治疗,疗程均为 14～21 天。

（二）对症治疗

患者应卧床休息,维持热量及水、电解质平衡。发热、皮损部位疼痛者,给予解热镇痛剂治疗;高热及全身症状重者,可给予肾上腺皮质激素治疗;出现完全性房室传导阻滞时,可应用起搏器治疗。关节损伤者应避免关节腔内注射治疗。PTLDS 无确证的治疗方法,建议对症治疗。

【预防】

（一）管理传染源

森林地区住地及工作场所应做好环境卫生,加强灭鼠、灭蜱工作。

（二）切断传播途径

在蜱栖息地的高危地带喷洒低毒杀虫剂,管理或处理宿主动物。

（三）保护易感人群

进入森林、草地等疫区的人员要做好个人防护,可穿防护服,扎紧裤脚、袖口、颈部等。裸露部位可搽防蚊油或全身喷洒驱蜱剂,防止硬蜱虫叮咬。目前尚无有效的预防疫苗。VLA15 是目前正在研发的一种人用莱姆病疫苗,已被证明具有很强的免疫原性和安全性。

（四）蜱叮咬后处理

由于大量病原体存在于蜱的口器内，所以在除去蜱时，连同蜱的口器一同去除至关重要。当发现皮肤有蜱叮咬时，应首先使用含有麻醉剂和/或抗感染的软膏涂抹蜱叮咬处 15～20 分钟，以利于蜱口器放松，然后使用镊子夹住蜱头部将其拔出，检查取出的蜱是否含有头部及口器，同时严密观察叮咬处皮肤有否残留蜱的成分，去除后要用肥皂和清水清洗蜱附着的部位并使用抗感染软膏涂抹患处。因为蜱虫叮咬吸血，蜱虫叮咬后可给予多西环素进行预防性治疗。不能使用多西环素者可考虑阿莫西林或头孢呋辛替代治疗。

（张缭云）

本章目标测试

第八章 | 原虫病

原虫病（protozoiasis）是原虫（protozoon）侵入人体所致的疾病，呈世界性分布，以热带和亚热带地区多见。原虫进入人体后，可寄生在腔道、体液或内脏组织中，有的则为细胞内寄生，表现出不同的临床症状。本病可经口或媒介生物传播。对人体的危害程度也因虫种、寄生部位及寄主免疫状态等而异，通常寄生于组织的原虫比寄生于腔道的危害要大。

第一节 | 阿米巴病

由溶组织内阿米巴（*Entamoeba histolytica*）感染所致疾病统称为阿米巴病（amebiasis）。按病变部位和临床表现的不同，可分为肠阿米巴病（intestinal amebiasis）和肠外阿米巴病（extraintestinal amebiasis）。肠阿米巴病的主要病变部位在结肠，表现为痢疾样症状；肠外阿米巴病的病变可发生在肝、肺或脑，表现为各器官的脓肿。

一、肠阿米巴病

肠阿米巴病又称阿米巴痢疾（amebic dysentery），是由溶组织内阿米巴寄生于结肠引起的疾病，主要病变部位在近端结肠和盲肠，典型的临床表现有果酱样粪便等痢疾样症状。本病易复发，易转为慢性。

【病原学】

溶组织内阿米巴生活史有滋养体和包囊两个期。

（一）滋养体

滋养体（trophozoite）是溶组织内阿米巴的致病形态。大滋养体大小为 20～40μm，依靠伪足作一定方向移动，见于急性期患者的粪便或肠壁组织中，吞噬组织和红细胞，故又称组织型滋养体。小滋养体大小为 6～20μm，伪足少，以宿主肠液、细菌、真菌为食，不吞噬红细胞，亦称肠腔型滋养体。其胞质分内外两层，内、外质分明。内质呈颗粒状，可见被吞噬的红细胞和食物颗粒。只有溶组织内阿米巴可吞噬红细胞，其吞噬的红细胞数，一至数个不等。外质透明，运动时外质伸出，形成伪足，能做定向变形运动侵袭组织，形成病灶，有时亦可自组织内落入肠腔，逐渐变成包囊，随粪便排出体外。

（二）包囊

包囊（cyst）是溶组织内阿米巴的感染形态，包囊抵抗力强，能耐受人体胃酸的作用，在潮湿的环境中能存活数周或数月。包囊呈无色透明的类圆形，直径为 10～16μm，碘染色后呈黄色，外周包围一层透明的囊壁，内含 1～4 个核，每个核具有 1 个位于中央的核仁。未成熟包囊有 1 或 2 个核，常见含有染成棕色的糖原泡和透明的杆状拟染色体；成熟包囊具有 4 个核，糖原泡和拟染色体不易见到。包囊能起传播作用，感染人体后，包囊在小肠下端受碱性消化液的作用，囊壁变薄，虫体活动，并从囊壁小泡逸出而形成滋养体。在回盲肠部黏膜皱褶或肠腺窝处分裂繁殖，重复其生活过程。

【流行病学】

（一）传染源

慢性患者、恢复期患者及无症状包囊携带者粪便中持续排出包囊，为主要传染源。

（二）传播途径

经口感染是主要传播途径。阿米巴包囊污染食物和水,人摄入被包囊污染的食物和水而感染。水源污染引起地方性流行。生食污染包囊的瓜果蔬菜亦可致病。苍蝇、蟑螂也可起传播作用。

（三）人群易感性

人群对溶组织内阿米巴包囊普遍易感,但婴儿与儿童发病机会相对较少。营养不良、免疫低下及接受免疫抑制剂治疗者,发病机会较多,病情较重。人群感染后特异性抗体滴度虽高,但不具保护作用,故可重复感染。

（四）流行特征

本病分布遍及全球,以热带、亚热带及温带地区发病较多,感染率高低与当地的经济水平、卫生状况及生活习惯有关。近年来我国仅个别地区有病例散发。

【发病机制与病理】

（一）发病机制

被溶组织内阿米巴包囊污染的食物和水经口摄入后,经过胃后未被胃液杀死的包囊进入小肠下段,经胰蛋白酶作用脱囊而逸出 4 个滋养体,寄生于结肠腔内。被感染者的免疫功能低下时,滋养体发育并侵入肠壁组织,吞噬红细胞及组织细胞,损伤肠壁,形成溃疡性病灶。

溶组织内阿米巴对宿主损伤主要通过其接触性杀伤机制,包括变形、活动、黏附、酶溶解、细胞毒和吞噬等作用。大滋养体的伪足运动可主动靠近、侵入肠组织,数秒钟内滋养体通过分泌蛋白水解酶、细胞毒性物质,使靶细胞于 20 分钟后死亡。滋养体亦可分泌具有肠毒素样活性的物质,可引起肠蠕动增快、肠痉挛而出现腹痛、腹泻。

（二）病理表现

病变主要在结肠,依次多见于盲肠、升结肠、直肠、乙状结肠、阑尾和回肠末段。典型的病变初期为细小、散在的浅表糜烂,继而形成较多孤立而色泽较浅的小脓肿。脓肿破溃后形成边缘不整、口小底大的烧瓶样溃疡,基底为结肠肌层,腔内充满棕黄色坏死物质,内含溶解的细胞碎片、黏液和滋养体。溃疡由针帽大小至 4cm,圆形或不规则,溃疡间黏膜正常。继发细菌感染时,黏膜广泛充血、水肿。当溃疡不断深入,破坏黏膜下层时,有大片黏膜坏死脱落,若溃疡累及肌层及浆膜层时,可并发肠穿孔,溃疡累及血管时并发肠出血。慢性期病变,组织破坏与修复并存,局部肠壁肥厚,可有肠息肉、肉芽肿或呈瘢痕性狭窄等。

【临床表现】

潜伏期一般为 3 周,亦可短至数天或长达年余。

（一）无症状型（包囊携带者）

无症状型患者临床常不出现症状,多次粪检时发现阿米巴包囊。当被感染者的免疫功能低下时,此型可转变为急性阿米巴痢疾。

（二）急性阿米巴痢疾

1. **轻型** 临床症状较轻,表现为腹痛、腹泻,粪便中有溶组织内阿米巴滋养体和包囊。肠道病变轻微,有特异性抗体形成。当机体免疫功能下降时,可发生痢疾症状。

2. **普通型** 起病缓慢,全身症状轻,无发热或低热、腹部不适、腹泻。典型表现为黏液血便、呈果酱样,每天 3～10 余次,便量中等,粪质较多,有腥臭味,伴有腹胀或轻中度腹痛,盲肠与升结肠部位轻度压痛。粪便镜检可发现滋养体。典型急性表现,历时数天或几周后自发缓解,未经治疗或治疗不彻底者易复发或转为慢性。

症状轻重与病变程度有关,如病变局限于盲肠、升结肠,黏膜溃疡较轻时,仅有便次增多,偶有血便。溃疡明显时表现为典型阿米巴痢疾。直肠受累明显时,可出现里急后重。

3. **重型** 少见,多发生在感染严重、体弱、营养不良、孕妇或接受激素治疗者。起病急,中毒症状重,高热,出现剧烈肠绞痛,随之排出黏液血性或血水样粪便,每天 10 余次,伴里急后重,粪便量多,伴有呕吐、失水,甚至虚脱或肠出血、肠穿孔或腹膜炎。如不积极抢救,可于1~2周内因毒血症或并发症死亡。

(三) 慢性阿米巴痢疾

急性阿米巴痢疾患者的临床表现若持续存在达2个月以上,则转为慢性。慢性阿米巴痢疾患者常表现为食欲缺乏、贫血、乏力、腹胀、腹泻,体检肠鸣音亢进、右下腹压痛较常见。腹泻反复发作,或与便秘交替出现。症状可持续存在或有间歇。间歇期内可无任何症状,间歇期长短不一。

(四) 其他型阿米巴病

其他型阿米巴病可见泌尿道、生殖系统、皮肤等处感染,但极少见,亦可以并发症起病,容易误诊。

【 实验室及其他检查 】

(一) 血象

重型与普通型阿米巴痢疾患者伴细菌感染时,血白细胞总数和中性粒细胞比例增高,轻型、慢性阿米巴痢疾患者白细胞总数和分类均正常。少数患者嗜酸性粒细胞比例增多。

(二) 粪便检查

粪便呈暗红色果酱样,腥臭,粪质多,含血及黏液。在粪便中可检到滋养体和包囊。

粪便标本必须新鲜,因为滋养体在被排出后半小时就会丧失活动能力,发生形态改变。粪便做生理盐水涂片检查可见大量聚团状红细胞、少量白细胞和夏科 - 莱登结晶(Charcot-Leyden crystals);检到伸展伪足活动、吞噬红细胞的阿米巴滋养体具有确诊意义。粪便可先直接涂片找包囊,也可经过碘液或苏木素染色后观察包囊结构。

(三) 血清学检查

1. **检测特异性抗体** 人感染溶组织内阿米巴后可产生多种抗体,即使肠阿米巴已治愈,阿米巴原虫已从体内消失,抗体还可在血清中存在相当长的一段时间,故阳性结果反映既往或现在感染。常用 ELISA、间接血凝试验(IHA)、间接荧光抗体试验(IFTA)等。血清学检查 IgG 抗体阴性者,一般可排除本病。特异性 IgM 抗体阳性提示近期或现症感染,阴性者不排除本病。

2. **检测特异性抗原** 单克隆抗体、多克隆抗体检测患者粪便溶组织内阿米巴滋养体抗原灵敏度高、特异性强,检测阳性可作为明确诊断的依据。

(四) 分子生物学检查

DNA 探针杂交技术、 PCR 法可应用于检测或鉴定患者粪便、脓液或血液中溶组织内阿米巴滋养体 DNA,也是特异和灵敏的诊断方法。

(五) 结肠镜检查

必要时做结肠镜检查,可见肠壁大小不等散在性溃疡,中心区有渗出,边缘整齐,周边围有一圈红晕,溃疡间黏膜正常,取溃疡边缘部分涂片及活检可查到滋养体。

【 并发症和后遗症 】

(一) 肠道并发症

1. **肠出血** 肠黏膜溃疡侵袭肠壁血管引起不同程度肠出血。小量出血多由浅表溃疡渗血所致,可有血便。大量出血因溃疡达黏膜下层,侵袭大血管,或由肉芽肿破坏所致。大量出血虽少见,但一旦发生,病情危急,患者常因出血而休克。

2. **肠穿孔** 急性肠穿孔多发生于严重的肠阿米巴病患者,是威胁生命最严重的并发症。穿孔使肠腔内容物进入腹腔,形成局限性或弥漫性腹膜炎。穿孔部位多见于盲肠、阑尾和升结肠。慢性穿孔先形成肠粘连,后常形成局部脓肿或穿入附近器官形成内瘘,一般无剧烈腹痛,而有进行性腹胀、肠鸣音消失及局限性腹膜刺激征。

3. **阑尾炎** 因肠阿米巴病好发于盲肠部位,故累及阑尾的机会较多。

4. **结肠病变** 由增生性病变引起,包括阿米巴瘤(amoeboma)、肉芽肿及纤维性狭窄,多见于盲肠、乙状结肠及直肠等处,部分患者发生完全性肠梗阻或肠套叠。

5. **直肠-肛周瘘管** 溶组织内阿米巴滋养体自直肠侵入,形成直肠-肛周瘘管,也可为直肠-阴道瘘管,管口常有粪臭味的脓液流出。若只做手术而不做病原治疗,常复发。

(二)肠外并发症

阿米巴滋养体自肠道经血液或淋巴蔓延至肠外远处器官,形成相应各器官脓肿或溃疡,如阿米巴肝脓肿、阿米巴肺脓肿、阿米巴脑脓肿、阿米巴胸膜炎等。阿米巴滋养体还可侵犯泌尿生殖系统,引起阿米巴尿道炎、阴道炎等。

【诊断】

(一)流行病学资料

询问发病前是否有不洁食物史或与慢性腹泻患者密切接触史。

(二)临床表现

起病较缓慢,主要表现为腹痛、腹泻,每天排暗红色果酱样粪便 3～10 次,每次粪便量较多,腥臭味浓。患者常无发热或仅有低热,常无里急后重感,但腹胀、腹痛、右下腹压痛常较明显,肠鸣音亢进。

(三)实验室检查

粪便中检测到阿米巴滋养体和包囊可确诊。可在血清中检出抗溶组织内阿米巴滋养体的抗体。粪便中可检出溶组织内阿米巴滋养体抗原与特异性 DNA。

(四)乙状结肠镜检查

乙状结肠镜检查可见大小不等的散在潜行性溃疡,边缘略隆起、红晕,溃疡间黏膜大多正常。自溃疡面刮取标本镜检,发现病原体机会较多。

(五)X 线钡剂灌肠检查

X 线钡剂灌肠检查对肠道狭窄、阿米巴瘤的诊断有一定价值。

【鉴别诊断】

(一)细菌性痢疾

细菌性痢疾急性起病,临床上以发热、腹痛、腹泻、里急后重感及黏液脓血便为特征,每次排便量少,呈黏液脓血样,粪质少,左下腹压痛常见。血中白细胞总数增多,中性粒细胞比例升高。粪便镜检有大量红细胞、白细胞,并有脓细胞。培养可有志贺菌生长。

(二)细菌性食物中毒

细菌性食物中毒患者有不洁食物进食史,同食者常同时或先后发病,潜伏期较短,多为数小时。急性起病,呕吐常见,脐周压痛,每次排便量较多,中毒症状较重。剩余食物、呕吐物或排泄物培养可有致病菌生长。

(三)血吸虫病

血吸虫病患者有疫水接触史。急性血吸虫病患者有发热、尾蚴皮炎、腹痛、腹泻、肝大,每天排便 10 次以下,粪便稀薄,黏液血性便。血中白细胞总数与嗜酸性粒细胞显著增多。慢性与晚期血吸虫病患者,有长期不明原因的腹痛、腹泻、便血、肝脾大,粪检出血吸虫虫卵或孵出毛蚴,血吸虫循环抗原或抗体阳性。

(四)肠结核

肠结核患者长期低热、盗汗、消瘦,粪便多呈黄色稀糊状,带黏液而少脓血,腹泻与便秘交替。大多数患者有原发性结核灶存在。

(五)直肠癌、结肠癌

直肠癌患者常有腹泻,每天排便次数多,每次量少,带黏液、血液。左侧结肠癌患者常有排便习惯改变,粪便变细、含血液,伴渐进性腹胀。右侧结肠癌患者有不规则发热,进行性贫血,排便不畅,粪便糊状伴黏液,隐血试验可阳性,很少有鲜血。晚期扪及腹块。结肠镜检查和钡剂灌肠有助于诊断。

(六)慢性非特异性溃疡性结肠炎

慢性非特异性溃疡性结肠炎临床表现与肠阿米巴病相似。粪便多次病原体检查阴性,血清阿米巴抗体阴性,病原治疗无效时常须考虑本病,结肠镜检查有助于诊断。

【预后】

无并发症患者及接受有效病原治疗患者预后良好。重型者预后差。肠道内形成不可逆转的广泛性病变及屡经不彻底治疗、病情顽固者预后差。

【治疗】

(一)一般治疗

急性患者应卧床休息,给流质或少渣软食。慢性患者应加强营养,注意避免进食刺激性食物。腹泻严重时可适当补液及纠正水与电解质紊乱。对重型患者,给予输液、输血等支持治疗。

(二)病原治疗

目前常用的抗溶组织内阿米巴药物有硝基咪唑类如甲硝唑(metronidazole)、替硝唑(tinidazole)、奥硝唑(ornidazole)、塞克硝唑(secnidazole)。肠道内抗阿米巴药物包括巴龙霉素、二氯尼特、双碘喹啉。

1. **硝基咪唑类**　对阿米巴滋养体有强大杀灭作用,口服或肠外给药后,组织抗阿米巴药物在血液和组织中达到高浓度,是目前治疗肠内、外各型阿米巴病的首选药物。对阿米巴结肠炎患者,应给予静脉或口服硝基咪唑类药物治疗。该类药物偶有一过性白细胞减少和头晕、眩晕、共济失调等神经系统障碍。妊娠(尤其最初 3 个月)、哺乳期以及有血液病史和神经系统疾病者禁用。

(1)甲硝唑:成人口服,每次 0.4g,每天 3 次,10 天为 1 个疗程。儿童每天 35mg/kg,分 3 次服,10 天为 1 个疗程。重型阿米巴病可选甲硝唑静脉滴注,成人每次 0.5g,每隔 8 小时 1 次,病情好转后每 12 小时 1 次,或改口服,疗程 10 天。

(2)替硝唑:成人每天 2g,1 次口服,连服 5 天为 1 个疗程。重型阿米巴病可静脉滴注。

(3)其他硝基咪唑类:成人口服奥硝唑,每次 0.5g,每天 2 次,10 天为 1 个疗程。成人口服塞克硝唑,每天 2g,1 次口服,连服 5 天为 1 个疗程。

2. **肠道内抗阿米巴药物**　巴龙霉素 25～30mg/(kg·d),分 3 次,疗程为 7 天。二氯尼特,又名糠酯酰胺(furamide),是目前最有效的杀包囊药物,口服,每次 0.5g,每天 3 次,疗程 10 天。双碘喹啉,成人每次 650mg,疗程 20 天。

3. **抗菌药物**　主要通过作用于肠道共生菌而影响阿米巴生长,尤其在合并细菌感染时效果好。可选用巴龙霉素或喹诺酮类抗菌药物。

【预防】

针对肠阿米巴病的流行环节进行预防。做好卫生宣教工作。

(一)管理传染源

检查和治疗从事饮食业的排包囊者及慢性患者。患者治疗期间应调换工作。

(二)切断传播途径

防止食物被污染,饮水应煮沸,不吃生菜。平时注意个人卫生,饭前便后洗手。做好卫生宣教工作。

二、阿米巴肝脓肿

阿米巴肝脓肿(ambic liver abscess)由溶组织内阿米巴通过门静脉到达肝脏,引起细胞溶化坏死,形成脓肿,又称为阿米巴肝病。肝脓肿也可在没有阿米巴痢疾的患者中出现。目前有特效的治疗药物和方法,治愈率较高。疗效欠佳或病死者多数是未经正规治疗或未及时接受治疗者,病情危重或有并发症、伴有其他疾病者。

【发病机制与病理】

(一)发病机制

阿米巴肝脓肿可发生在溶组织内阿米巴感染数月或数年后。侵入肠壁的溶组织内阿米巴滋养体可经门静脉、淋巴管或直接蔓延侵入肝脏。如果侵入肝脏的原虫数量不多，且机体免疫功能强，原虫可被消灭而不造成损害。若机体免疫功能下降，并有肝组织营养障碍、淤血及细菌感染时，少数存活的原虫继续繁殖，引起小静脉炎和静脉周围炎。在门静脉分支内，由原虫引起的栓塞造成该部位肝组织缺血、缺氧，大滋养体从被破坏的血管内逸出，借助溶组织及原虫的分裂作用造成肝组织局灶性坏死，局部液化形成微小脓肿并逐渐融合成肝脓肿。脓肿的中央为大量巧克力酱样坏死物质。自原虫入侵到脓肿形成需 1 个月以上。脓肿可因不断扩大，逐渐浅表化，向邻近体腔或脏器穿破。慢性脓肿可招致细菌继发感染。细菌感染后，脓液失去其典型特征，呈黄色或黄绿色，有臭味，并有大量脓细胞，临床上可出现毒血症表现。

（二）病理表现

肝脓肿通常为单个大脓肿，也可为多发性，大多位于肝右叶顶部，与盲肠及升结肠血液汇集于肝右叶有关。部分位于左叶，少数可累及左、右两叶。脓肿的中央为大量巧克力酱样坏死物质，含红细胞、白细胞、脂肪、坏死组织及夏科-莱登结晶。脓肿有明显的薄壁，附着有尚未彻底液化的坏死组织，外观似棉絮样。

【临床表现】

临床表现的轻重与脓肿的位置、大小及有否继发细菌感染等有关。起病大多缓慢，体温逐渐升高，热型以弛张热型居多，清晨体温较低，黄昏时体温最高，常夜间热退而盗汗，可持续数月。常伴食欲缺乏、恶心、呕吐、腹胀、腹泻及体重下降等。肝区疼痛为本病重要症状，疼痛的性质和程度轻重不一，可为钝痛、胀痛、刺痛、灼痛等，深呼吸及体位变化时疼痛加重。当肝脓肿向肝脏顶部发展时，刺激右侧膈肌，疼痛可向右肩部放射。脓肿位于右肝下部时可出现右上腹痛或腰痛。部分患者右下胸部或上腹部饱满，肝区有叩击痛。体检可发现肝大，边缘多较钝，有明显的叩击痛。脓肿位于肝的中央部位时症状常较轻，靠近肝包膜者常较疼痛，而且较易发生溃破。左叶肝脓肿患者，疼痛出现早，有类似溃疡病穿孔样表现或有中、左上腹部包块。脓肿压迫右肺下部发生肺炎、反应性胸膜炎时，可有气急、咳嗽、右胸腔积液。少数患者由于脓肿压迫胆小管、较大的肝内胆管或肝组织受损范围过大而出现黄疸，但多为隐性或轻度黄疸。

【实验室及其他检查】

（一）血白细胞计数

阿米巴肝脓肿者外周血白细胞总数往往增多，以急性期增多较著，可达 $50×10^9/L$ 以上。慢性期则白细胞总数接近正常甚或减少。有继发细菌感染者白细胞总数常高于单纯阿米巴肝脓肿，有的可达 $80×10^9/L$。通常白细胞总数超过 $30×10^9/L$，多提示有细菌继发感染的可能。但若血白细胞总数不太高，也并不能否定肝脓肿的存在。文献报道的 143 例阿米巴肝脓肿，白细胞总数在 $10×10^9/L$ 以下者占 20%，尤其见于起病隐匿或老年患者。

（二）溶组织内阿米巴的检查

在粪便中可检查滋养体和包囊，在组织中只能检查滋养体。滋养体多见于流质或半流质样粪便，或带脓血的痢疾粪便中。标本需新鲜，滋养体排出后半小时就丧失活动能力，发生形态改变，1~2 小时内死亡。容器不可加消毒药物，且不要混有尿液，因消毒药及尿液可杀死滋养体，并有形态改变。成形粪便可在 20~22℃保存 24 小时，在冰箱保存 10 天，仍可保留包囊的鉴别特性。

（三）免疫学血清试验

免疫学血清试验包括抗原检测和抗体检测。检测到血中的抗原提示肠外阿米巴病。而抗体只有在阿米巴接触到宿主组织，引起免疫应答时才能产生；当只局限于肠管时，结果多属阴性；而阿米巴从体内消失以后，抗体还可在血清中存在相当长的一段时间，故阳性结果反映既往或现在受到阿米巴侵袭。

【并发症和后遗症】

脓肿穿破与病程长、脓肿靠近肝脏边缘、脓肿较大、穿刺次数较多及腹压增高等因素有关。脓肿穿破并发症中，以向肺实质和胸腔穿破最为多见，向右胸腔溃破可致脓胸。肝脓肿向腹腔溃破可引起急性腹膜炎,向心包溃破可发生心包压塞和休克,是阿米巴肝脓肿的严重并发症。有时脓肿可穿破至胃、胆等处,尚可引起膈下脓肿、肾周脓肿和肝-肺-支气管瘘等。肝-肺-支气管瘘患者可咳血痰或咳出含滋养体的坏死组织。

继发细菌感染是阿米巴肝脓肿的重要并发症。寒战、高热,中毒症状明显,血白细胞总数及中性粒细胞比例均显著增多,单用抗阿米巴药物治疗无效,必须加用有效的抗菌药物。

【诊断】

(一)流行病学资料

流行病学资料包括患者所居住的地区阿米巴病的流行情况、就诊时的季节、有无疫区旅居史、卫生条件、近期有无肠阿米巴史等。当然不少患者肠阿米巴病症状轻微,甚至为携带滋养体状态而无明显症状。

(二)症状和体征

患者体温逐日上升,血白细胞总数增多,肝区疼痛,粪便中找到溶组织内阿米巴,表示开始形成肝脓肿。若体温升高,伴有寒战及出汗,血白细胞总数增多,肝区疼痛明显,出现肝大和压痛,提示肝脓肿的存在。粪便中未找到溶组织内阿米巴滋养体,并不反映无阿米巴肝脓肿,因脓肿可发生于肠道感染自行消失,或经治疗消失之后。

(三)影像学检查

1. **X线检查** 由于本病多位于肝脏右叶,故肝大明显时向上扩大,可刺激右侧膈肌或压迫右肺底,在X线上表现为右侧横膈抬高、活动受限或伴右肺底云雾状阴影、胸膜反应或积液。

2. **超声检查** B型超声常用,脓肿形成后可见液性病灶,可了解脓肿的数目、部位、大小,以指导临床医师做肝穿刺排脓或手术治疗。

3. **其他** CT可检出脓肿小于1cm的病灶;肝动脉造影、放射性核素肝扫描及磁共振检查均可发现肝内占位性病变。

影像学检查虽有助于脓肿的诊断,但必须与其他肝脏占位性疾病作鉴别。

【鉴别诊断】

(一)细菌性肝脓肿

阿米巴肝脓肿与细菌性肝脓肿的鉴别诊断见表8-1。

表8-1 阿米巴肝脓肿与细菌性肝脓肿的鉴别诊断

病种	病史	症状	肝脏	肝穿刺	血象	阿米巴抗体	治疗反应	预后
阿米巴肝脓肿	有阿米巴肠病史	起病较慢、病程长	肿大与压痛较显著,可有局部隆起,脓肿常为大型单个,多见于右叶	脓量多,大都呈棕褐色,可找到阿米巴滋养体	白细胞计数轻、中度增高,细菌培养阴性	阳性	甲硝唑、氯喹、依米丁等有效	相对较好
细菌性肝脓肿	常继败血症或腹部化脓性疾病后发生	起病急,毒血症状显著,如寒战、高热、休克、黄疸	肿大不显著,局部压痛亦较轻,通常无局部隆起,脓肿以小型、多个为多见	脓液少,黄白色,细菌培养可获阳性结果,肝组织病理检查可见化脓性病变	白细胞计数,特别是中性粒细胞百分率显著增多,细菌培养可获阳性结果	阴性	抗菌药物治疗有效	易复发

(二)原发性肝癌

原发性肝癌临床表现酷似阿米巴肝脓肿。患者一般不发热,可有慢性肝炎或肝硬化病史,进行性消瘦,肝大质硬有结节。经甲胎蛋白测定及影像学检查可明确诊断。

(三) 胆囊炎、胆石症

胆囊炎、胆石症起病急骤,右上腹阵发性绞痛,急性发作时可有发热、寒战、恶心、呕吐、黄疸,右上腹局部性肌紧张,墨菲征阳性,B 超可发现胆道结石或胆囊肿大,抗菌药物治疗有效。

(四) 其他

阿米巴肝脓肿还应与肝棘球蚴病、先天性肝囊肿、肝血管瘤、肝结核、继发性肝癌等相鉴别。

【预后】

预后与脓肿的大小、部位,患者的体质,治疗的效果及有无并发症有关。得到早期诊治者预后较佳。晚期及并发多处穿孔者预后较差。治疗不彻底者易复发。

【治疗】

阿米巴肝脓肿的治疗多主张以内科治疗为主。

(一) 病原治疗

抗阿米巴治疗应选用组织内杀阿米巴药物,并辅以肠道内抗阿米巴药物,以达根治。

1. 硝基咪唑类药物

(1) 甲硝唑:为国内外首选药物,每次 0.4g,每天 3 次,连服 10 天为 1 个疗程,必要时可酌情重复。一般病情在 2 周左右恢复,脓腔吸收需 4 个月左右。重者可选甲硝唑静脉滴注,成人每次 0.5g,每隔 8 小时 1 次,疗程 10 天。

(2) 替硝唑:口服吸收良好,药物能进入各种体液。成人每天 2g,1 次口服,连服 5 天为 1 个疗程。重者可静脉滴注。

2. 氯喹 少数对硝基咪唑类无效者应换用氯喹。口服磷酸氯喹,成人每次 0.5g(基质 0.3g),每天 2 次,连服 2 天后改为每次 0.25g(基质 0.15g),每天 2 次,以 2~3 周为 1 个疗程。

3. 肠道内抗阿米巴药物 巴龙霉素 25~30mg/(kg·d),分 3 次,疗程 7 天。二氯尼特是目前最有效的杀包囊药物,口服,每次 0.5g,每天 3 次,疗程 10 天。双碘喹啉,成人每次 650mg,疗程 20 天。

4. 抗菌药物 对有继发细菌感染者,应选用对病原菌敏感的抗菌药物。

(二) 肝穿刺引流

B 型超声显示肝脓肿直径 3cm 以上、靠近体表者,可行肝穿刺引流,应于抗阿米巴药物治疗 2~4 天后进行。穿刺应在 B 型超声探查定位下进行。超声引导下穿刺并向脓肿内注射抗阿米巴药物比单独内科或外科治疗更有效。脓液稠厚、不易抽出时,注入生理盐水或用 α 糜蛋白酶 5mg 溶于生理盐水 50ml 内,抽取 1/2 的量注入脓腔,可使脓液变稀。较大脓肿在抽脓后注入甲硝唑 0.5g,有助于脓腔愈合。

(三) 对症与支持治疗

患者应卧床休息,给予高蛋白、高热量饮食,补充维生素。营养不良者应加强支持治疗。

(四) 外科治疗

对肝脓肿穿破引起化脓性腹膜炎者、内科治疗疗效欠佳者,可做外科手术引流。同时应加强抗阿米巴药物和抗菌药物的应用。

【预防】

阿米巴病的传播,主要是摄入被溶组织内阿米巴包囊污染的食物所致。蝇及蟑螂等昆虫亦可作为媒介。预防阿米巴病必须保护水源,扑灭苍蝇、蟑螂,注意饮食卫生,不吃生冷蔬菜,不喝生水,饭前便后洗手,杜绝阿米巴包囊传播的机会。

溶组织内阿米巴常隐伏于肠腺窝和绒毛间隙之间,肠腔和组织内的药物不易发挥作用,故常难根治而迁延寄居。抗阿米巴用药须针对原虫的生物特性,注意选择配伍、给药途径、剂量及疗程,并加强宿主防御功能。对无症状的阿米巴携带者亦须彻底治疗,消灭肠道寄生的病原体,杜绝传染源,防止后患。

(李家斌)

第二节 ｜ 疟　疾

疟疾（malaria）是由人类疟原虫感染引起的寄生虫病，主要由雌性按蚊（Anopheles，Anopheline mosquito）叮咬传播。疟原虫先侵入肝细胞发育繁殖，再侵入红细胞繁殖，引起红细胞成批破裂而发病。临床上以反复发作的间歇性寒战、高热、继以大汗后缓解为特点。间日疟及卵形疟者可出现复发，恶性疟者发热常不规则，病情较重，并可引起脑型疟等凶险发作。

疟疾是人类的一种古老疾病。我国早在3 000多年前的殷商时代就已有疟疾流行的记载，《黄帝内经·素问》中《疟论》和《刺疟论》全面总结了秦汉及其以前人们对疟疾的认识，形成了较为系统的疟疾医学理论。中国研究团队在中医古籍的启发下从植物中提取高效抗疟药青蒿素和双氢青蒿素，为此作出突出贡献的科学家屠呦呦获得2015年诺贝尔生理学或医学奖。2021年6月30日，世界卫生组织发布公报，中国正式消除疟疾，成为西太平洋地区第一个消除疟疾的国家。这是一项了不起的壮举，为全人类应对疟疾作出了积极贡献。当前我们的任务是，谨防输入性疟疾，持续巩固消除成果。

【病原学】

疟疾的病原体为疟原虫。疟原虫属于真球虫目（Eucoccidiida）疟原虫科（Plasmodidae）疟原虫属（Plasmodium）。疟原虫种类繁多，虫种宿主特异性强。可感染人类的疟原虫分为间日疟原虫（Plasmodium vivax）、恶性疟原虫（P. falciparum）、三日疟原虫（P. malariae）和卵形疟原虫（P. ovale），分别引起间日疟、恶性疟、三日疟和卵形疟。人猴共患的诺氏疟原虫（Plasmoidum knowlesi）会经猴—蚊—人进行传播。

几种疟原虫的生活史基本相同，包括在人体内和在蚊体内发育繁殖两个阶段。

（一）人体内阶段

疟原虫在人体内的裂体增殖阶段为无性繁殖期（asexual stage）。寄生于雌性按蚊体内的感染性子孢子（sporozoite），在按蚊叮人吸血时随其唾液腺分泌物进入人体，经血液循环迅速进入肝脏。裂殖子（merozoite）在肝细胞内经9～16天发育为成熟的裂殖体（schizont）。被寄生的肝细胞破裂，释放大量裂殖子入血液循环，侵犯红细胞，开始红细胞内的无性繁殖周期。经环状体（ring form）、滋养体（trophozoite）发育为内含数个至数十个裂殖子的成熟裂殖体。当被寄生的红细胞破裂时，释放出裂殖子及代谢产物，引起疟疾发作。血中的裂殖子再侵犯未被感染的红细胞，重新开始新一轮的无性繁殖，导致临床症状周期性发作。间日疟及卵形疟原虫于红细胞内的发育周期约为48小时。三日疟原虫约为72小时。恶性疟原虫的发育周期为36～48小时，且发育先后不一，故临床发作亦不规则。

间日疟和卵形疟原虫既有速发型子孢子（tachysporozoite），又有迟发型子孢子（bradysporozoite）。速发型子孢子在肝细胞内的发育较快，经12～20天发育为成熟的裂殖体。迟发型子孢子发育缓慢，需6～11个月才能发育为成熟的裂殖体。迟发型子孢子亦叫休眠子（hypnozoite），是间日疟与卵形疟复发的根源。三日疟和恶性疟原虫无迟发型子孢子，故无复发。

部分疟原虫裂殖子在红细胞内经3～6代增殖后发育为雌性配子体（female gametocyte）与雄性配子体（male gametocyte）。配子体在人体内的存活时间为30～60天。

（二）按蚊体内阶段

疟原虫在按蚊体内进行有性繁殖期（sexual stage）。雌性按蚊吸血时，配子体被吸入体内，雌、雄配子体分别发育为雌、雄配子（gamete），两者结合后形成合子（zygote），发育后成为动合子（ookinete），侵入按蚊的肠壁发育为囊合子（oocyst）。每个囊合子中含有数千个子孢子母细胞（sporoblast），发育后形成具感染能力的子孢子。这些子孢子可主动移行到按蚊唾液腺中，当按蚊再次叮人吸血时，子孢子就进入人体，并继续其无性繁殖周期（图8-1）。

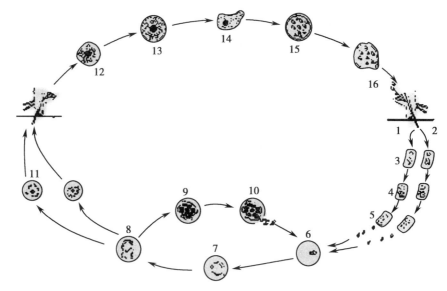

图 8-1　间日疟原虫和卵形疟原虫生活史

雌性按蚊叮咬人体时子孢子进入人体。1. 速发型子孢子；2. 迟发型子孢子；3. 肝细胞内滋养体；4. 肝细胞内裂殖体；5. 被寄生的肝细胞破裂，释出裂殖子；6. 裂殖子侵入红细胞；7. 红细胞内环状体；8. 滋养体；9. 裂殖体；10. 被寄生的红细胞破裂，释出裂殖子，再侵入新的红细胞；11. 红细胞内的雌、雄配子体；12. 按蚊消化道中雌、雄配子结合；13. 合子；14. 动合子；15. 囊合子，内含数千个子孢子母细胞；16. 囊合子发育成熟、破裂，释出子孢子，侵入按蚊唾液腺，按蚊叮咬时再次进入人体。

【流行病学】

(一) 传染源

疟疾患者和带疟原虫者是间日疟、卵形疟、三日疟和恶性疟的传染源。猴是诺氏疟的传染源。

(二) 传播途径

疟疾的传播媒介为雌性按蚊，经叮咬人体传播。少数病例可因输入带有疟原虫的血液或经垂直传播感染。垂直传播的疟疾称为先天性疟疾(congenital malaria)或经胎盘传播的疟疾(transplacental malaria)。

(三) 人群易感性

人对疟疾普遍易感。感染后虽可获得一定程度的免疫功能，但不持久。再次感染同种疟原虫，临床症状较轻，甚至可无症状。当来自非疟疾流行区的人员感染疟原虫时，临床表现常较严重。各型疟疾之间无交叉免疫性。妊娠妇女对疟疾易感，并易发展为重症，可导致流产或胎儿先天性感染。

(四) 流行特征

疟疾主要流行于热带和亚热带，其次为温带，分布于全球北纬 60° 和南纬 45° 之间的广泛地域，与按蚊的生活及繁殖环境密切相关。

疟疾在全球致死性寄生虫病中居第一位。2020 年全球有超过 2 亿疟疾病例，60 多万例死亡，死亡主要见于 <5 岁的非洲儿童。非洲撒哈拉沙漠以南地区疟疾流行最为严重，每年疟疾发病数和死亡数均占全球的 90% 以上，绝大多数是恶性疟。间日疟广泛分布在南美洲、东南亚和东地中海地区。三日疟和卵形疟多见于非洲和东南亚地区。诺氏疟主要发现于马来西亚和印度尼西亚。

历史上，疟疾曾是严重危害中国人民健康的重要传染病。在 20 世纪 1940 年，我国每年报告 3 000 万例以上疟疾病例。新中国成立后，党和政府高度重视疟疾防治，全面开展消除疟疾工作，2021 年世卫组织宣布中国获得无疟疾认证，成为 WHO 西太平洋区域 30 多年来第一个获得无疟疾认证的国家。然而，中国消除疟疾并不意味着没有疟疾，随着国际交流合作的发展和出入境人员的增加，我国面临的输入性疟疾威胁将长期存在。每年仍有 4 000 余例境外输入病例，数百例重症疟疾。输入来源主要为非洲(撒哈拉沙漠以南国家)和东南亚国家,各种疟疾均有输入,以恶性疟为主,间日疟次之,部分患者可为混合感染。

【发病机制与病理】

疟原虫在肝细胞及红细胞内增殖时不引起症状。当成批红细胞被胀破,释放出大量裂殖子、代谢产物、虫体蛋白、变性血红蛋白及红细胞碎片,它们作为致热原,刺激机体产生强烈免疫反应,引起寒战、高热,随着血液内刺激物被吞噬和降解,机体通过大量出汗,使体温逐渐恢复正常,进入发作间歇期。释放出来的一部分裂殖子继续侵入其他红细胞并重复红细胞内期增殖过程,使临床症状呈现周期性发作。随着机体对疟原虫产生的免疫功能增强,大量疟原虫被消灭,发作可自行停止。部分患者经过反复发作,机体获得一定的免疫功能,此时患者体内虽仍有疟原虫增殖,但可无疟疾发作的临床表现,成为带疟原虫者。

疟疾的严重程度与感染疟原虫的种类和密度有关。疟原虫寄生并大量破坏红细胞引起贫血。间日疟原虫和卵型疟原虫常侵犯年幼红细胞,受染红细胞一般不超过 2%,贫血较轻;三日疟原虫侵犯衰老红细胞,受染红细胞一般不超过 1%,贫血不明显。恶性疟原虫能侵犯不同年龄的红细胞,且感染密度较高,贫血出现较早且严重。诺氏疟原虫在红细胞内的裂体增殖周期为 24 小时,短时间内可生成大量裂殖子,且裂殖子可侵袭不同发育阶段的红细胞,与感染恶性疟原虫相似。为清除疟原虫、代谢排泄物和红细胞碎片,单核/巨噬细胞系统细胞增生活跃,故患者常出现脾大和脾功能亢进。

恶性疟原虫在红细胞内繁殖时,可使受感染的红细胞体积增大呈球形,胞膜出现微孔,彼此较易黏附成团,并较易黏附于微血管内皮细胞上,引起微血管局部管腔变窄或堵塞,使相应部位的组织细胞缺血性缺氧而变性、坏死。

脑型疟疾(cerebral malaria)的发病机制学说不一。目前倾向于是多因素参与的免疫病理过程。患者体内 CD8$^+$ T 淋巴细胞介导血管内皮损伤,导致细胞因子、疟原虫抗原和黏附因子等通过血脑屏障进入脑实质,是引起脑型疟疾发病的重要因素。如过量的 TNF-α、IFN-γ 等细胞因子激活内皮细胞表达黏附受体,增强内皮细胞的黏附性,使受染红细胞黏附于脑的微血管内,导致血管阻塞,造成脑局部缺氧和营养耗竭,出现中枢神经系统功能紊乱。

大量被疟原虫寄生的红细胞在血管内裂解,可引起高血红蛋白血症,出现腰痛、酱油色尿,严重者可出现中度以上贫血、黄疸,甚至发生急性肾衰竭,称为溶血性尿毒综合征,亦称为黑尿热(blackwater fever)。此种情况也可由抗疟药物如伯氨喹所诱发。

疟疾的病理改变随疟原虫的种类、感染时间而异,主要有脾大、肝大、软脑膜充血、脑组织水肿。由于脾脏有充血性改变及网状内皮细胞增生,疟疾患者常有脾大,反复感染者可发生脾脏纤维化。其他器官如肾和胃肠道黏膜也有充血、出血和变性。

【临床表现】

间日疟和卵形疟的潜伏期通常为 13～15 天,三日疟为 24～30 天,恶性疟为 7～12 天,诺氏疟为 10～12 天。间日疟原虫温带株的潜伏期可长达数月。经输血感染各种疟原虫的潜伏期一般在 1 周左右。

在临床表现上疟疾分为普通型疟疾(包括典型、不典型)和重症疟疾。

(一)普通型疟疾

1. **典型** 可分为三期。初发者有低热、乏力、头痛及食欲缺乏等前驱症状。首次发作时发热多不规则,逐渐转为有规律的周期性发作。

(1)发冷期:骤起畏寒,剧烈寒战,口唇发绀,皮肤苍白或青紫,脉搏快而强,可有头痛、肌痛、乏力、恶心、呕吐、上腹部不适等,持续 10～15 分钟。反复发作数次后,发冷期可逐渐延长,持续 30～45 分钟。

(2)发热期:寒战停止,继而高热,常可达 39～41℃。颜面潮红,头痛及口渴。严重者可出现谵妄、抽搐及昏迷。一般持续 2～6 小时。

（3）出汗期：高热后突然大汗，体温骤降，感觉明显好转，但困倦思睡，历时 2～3 小时。

整个典型发作历时 6～10 小时，间歇期一般无症状。间日疟和卵形疟的间歇期约为 48 小时，三日疟约为 72 小时。恶性疟者发热不规律，发热常达 39℃ 以上，且无明显的间歇发作现象。反复发作造成大量红细胞破坏，可使患者出现不同程度的贫血和脾大。

2. **不典型**　热型不典型（发冷—发热—出汗症状不明显），发作周期不规律。部分非洲输入病例以发热伴呼吸系统症状，或发热伴消化系统症状，或发热伴神经系统症状为主要表现，易误诊。妊娠期疟疾发作可致流产、早产及死产。胎盘屏障受损或分娩过程中母血污染胎儿伤口可致先天性疟疾，婴儿出生后不久即可有疟疾发作。年龄越小的儿童症状越不典型，另外可出现发育迟缓、营养不良、贫血及巨脾等。

（二）重症疟疾

重症疟疾多见于无疟疾免疫功能人群，4 种疟原虫均可引起，多由恶性疟原虫所致，以脑型疟疾多见。主要临床表现为发热、意识受损、全身无力、多次抽搐、酸中毒、低血糖、严重贫血、肾功能损害、黄疸、肺水肿或急性呼吸窘迫综合征、显著出血、休克。

WHO 将血中恶性疟原虫密度＞10% 定义为高原虫血症，也是诊断重症疟疾的依据之一。由于我国已消除疟疾，人群对疟疾免疫功能极低，患者原虫密度＞5% 即可导致重症疟疾。急性血小板下降（＜$50×10^9$/L）、血铁蛋白显著增高患者须警惕发展至重症。

（三）复发与再燃

1. **复发**　与肝内疟原虫休眠子或迟发型子孢子有关，只见于间日疟和卵形疟。因此，间日疟和卵形疟的抗疟治疗，除用抗红内期疟原虫药物外，还需要加服抗肝内期疟原虫的药物。

2. **再燃**　与血液内残存的疟原虫有关。再燃常出现在临床治愈后 1 个月内，4 种疟原虫均可引起。

【诊断】

（一）流行病学资料

流行病学资料包括在非洲或东南亚疟疾流行区有夜间停留史或近 2 周内输血史。

（二）诊断标准

1. **无症状带虫者**　疟疾病原学检查阳性，无临床表现。

2. **临床诊断病例**　有流行病学史和临床表现，疟疾病原学检查阴性。

3. **确诊病例**　疟疾病原学检查阳性，有临床表现及流行病学史。

4. **重症病例**　确诊病例，同时出现重症疟疾临床表现。

非典型疟疾患者临床表现复杂，应注意与其他发热性疾病鉴别。临床表现酷似疟疾，但反复检查血涂片均系阴性者，须按疟疾临床诊断病例进行传染病报告，做快速疟原虫抗原检测（rapid diagnostic test，RDT），并留取抗凝血样本送当地疾病预防控制机构，通过镜检和核酸复核以确认或排除疟疾。

（三）实验室检查

1. **血常规**　白细胞及中性粒细胞在急性发作时可增加，发作后则正常。多次发作后，白细胞减少而单核细胞增多。有不同程度的血红蛋白下降和血小板减少。

2. **病原学检查**

（1）外周血涂片显微镜检测：外周血涂制厚、薄血片，吉姆萨或瑞氏染色，显微镜检测疟原虫。目前，血涂片疟原虫显微镜检测是 WHO 推荐疟疾诊断的"金标准"，不仅能确定疟疾感染和鉴别疟原虫株，还能识别疟原虫期和原虫密度，协助重症疟疾救治。骨髓涂片的阳性率稍高于外周血涂片。

（2）快速疟原虫抗原检测：RDT 诊断试纸条检测简便、快速。不同试纸条的敏感度和特异度有很大差异。

（3）疟原虫基因检测：以 PCR 检测技术为主的核酸诊断方法，以及近些年快速发展的宏基因检测不仅能进行虫种的鉴别，还可以用于疟原虫抗药相关基因的检测，特异度和敏感度高。

【鉴别诊断】

疟疾应与以发热为主要症状的其他感染性疾病相鉴别,如急性上呼吸道感染、登革热、流行性乙型脑炎、流行性脑脊髓膜炎、中毒性菌痢、败血症、肾综合征出血热、发热伴血小板减少综合征、急性肾盂肾炎、伤寒、钩端螺旋体病、恙虫病、巴贝虫病、黑热病、急性血吸虫病及旋毛虫病等。同时需要与伴有发热、肝脾大等症状的溶血性疾病、淋巴瘤、白血病及噬血细胞性淋巴组织细胞增多症等非感染性疾病相鉴别。流行病学资料对鉴别诊断非常重要。恶性疟患者表现为不规则发热,如果忽视流行病学资料,则易误诊。

【预后】

疟疾的病死率因感染的虫种不同而差异较大,间日疟、三日疟和卵形疟病死率很低。恶性疟的病死率较高,婴幼儿、感染原虫密度高、延误诊治和耐多种抗疟药虫株感染的患者预后较差。

【治疗】

疟疾治疗包括基础治疗、抗疟疾药物治疗、对症及支持治疗。

（一）基础治疗

采取虫媒隔离措施,病室应防蚊灭蚊;发作期及热退后 24 小时应卧床休息。寒战时注意保暖;高热时采用物理降温,过高热患者可药物降温;大汗者应及时用毛巾擦干,并更换汗湿的衣被,以免受凉;注意补足水分,对食欲不佳者给予流质或半流质饮食;吐泻不能进食者适当补液;贫血者可辅以铁剂。对凶险发作者应严密观察生命征,记录出入量,做好基础护理。

（二）抗疟原虫治疗

1. 选药原则　根据诊断是否为恶性疟疾、血中原虫密度大小、病情轻重、是否来自耐药流行区、当地疟原虫的耐药类型、当地药物的可及性来选择药物。在全球大多数地区,恶性疟原虫已对氯喹、周效磺胺-乙胺嘧啶和单独使用的其他传统抗疟疾药物产生耐药性。

2. 常用药物

（1）杀灭红细胞内疟原虫的药物:控制临床发作。

1）青蒿素及其衍生物:是从我国传统中草药黄花蒿中提取的一种倍半萜内酯类新型抗疟药物,能杀灭各种疟原虫的红内期无性体,并可阻碍恶性疟原虫配子体发育,广泛用于抗氯喹恶性疟的治疗,较易通过血脑屏障。目前主要包括青蒿琥酯与蒿甲醚注射剂和以青蒿素为基础的复方口服药物两大类。为缩短青蒿素类药物疗程并延缓抗药性产生,WHO 强烈要求青蒿素类药物的口服制剂应采用以青蒿素类药物为基础的复方或联合用药（artemisinin based combination therapy, ACT）。目前,在我国可及的 ACT 有双氢青蒿素/磷酸哌喹片、青蒿琥酯/阿莫地喹片和青蒿素/哌喹片。

2）磷酸氯喹（chloroquine phosphate）:对各种疟原虫的红内期无性期均有较强杀灭作用。口服吸收迅速而完全。主要不良反应有头痛、恶心、呕吐及视力模糊等,偶见抑制心肌兴奋性和房室传导,大剂量使用可对视神经造成不可逆损害。因大部分疟疾流行区的恶性疟原虫对氯喹已出现抗性,所以不推荐磷酸氯喹用于恶性疟治疗。

3）磷酸哌喹（piperaquine phosphate）:4-氨基喹啉类,对各种疟原虫的红内期无性期均有较强杀灭作用,但与氯喹有交叉抗药性。主要不良反应有头晕、头痛、恶心及呕吐等。该药有肝内蓄积作用,可致血清丙氨酸转氨酶短期升高,1 个月内不要重复使用,肝病患者及孕妇慎用。

4）磷酸咯萘啶（pyronaridine phosphate）:苯并萘啶类新型抗疟药,对各种疟原虫的红内期无性期均有较强杀灭作用,与氯喹无交叉抗药性,可用于抗氯喹恶性疟的治疗。该药可口服、肌内注射和静脉滴注。不良反应一般较轻,对心脏无不良反应。

（2）杀灭红细胞内疟原虫配子体和肝细胞内迟发型子孢子的药物:防止疟疾的传播与复发。

磷酸伯氨喹:能杀灭肝内期疟原虫,防止复发,且能抑制成熟配子体在蚊体内发育,减少疟疾传播,但对红内期疟原虫几乎无作用。伯氨喹可使红细胞内 6-磷酸葡萄糖脱氢酶（G6PD）缺陷的患者发生急性血管内溶血,严重者可发生急性肾衰竭而致命,因此,使用前应常规做 G6PD 活性检测。其他不良反应包括厌食、呕吐、腹痛等胃肠道反应,偶有头晕、中性粒细胞减少等。临床上伯氨喹常联合杀红内期疟原虫药物用于根治间日疟和卵型疟,但 G6PD 缺乏人群使用时应在医护人员的监护下进行,孕妇禁用。

3. 治疗方案

（1）非重症疟疾治疗

1）间日疟及卵形疟:磷酸氯喹/磷酸伯氨喹 8 日疗法,适用于国内生产的磷酸伯氨喹。成人总剂量:磷酸氯喹(基质)1.2g,磷酸伯氨喹(基质)180mg。磷酸氯喹第 1 天口服 0.6g,第 2 和第 3 天各 0.3g;从服磷酸氯喹第 1 天起,同时服用磷酸伯氨喹,1 次/d,22.5mg/次,连服 8 天。

青蒿素复方制剂联合磷酸伯氨喹:不同青蒿素复方制剂的剂量和疗程不同(参照三日疟和诺氏疟的用法、用量),从服用青蒿素复方制剂第 1 天起,同时服用磷酸伯氨喹(剂量和疗程同上)。该方法也适用于恶性疟与间日疟混合感染。

2）三日疟和诺氏疟:双氢青蒿素/磷酸哌喹片,成人总剂量为 8 片,口服。首剂 2 片,8、24 和 32 小时各服 2 片。青蒿琥酯/阿莫地喹片,成人总剂量为 6 片,口服,1 次/d,2 片/次,连服 3 天。青蒿素/哌喹片,成人总剂量为 4 片,口服,1 次/d,2 片/次,连服 2 天。蒿甲醚/奈酚喹片,成人总剂量为 8 片,顿服。

（2）重症疟疾治疗:重症疟疾患者病情凶险,病死率高,除抗疟治疗外,还须应用综合性急救措施,病因治疗和对症治疗并重。

1）首选青蒿琥酯注射剂静脉注射。成人 120mg/次(儿童按 2.4mg/kg 体重计算剂量),于 0、12 和 24 小时各 1 次,以后 1 次/d,连续用药至少 7 天;如患者清醒且能进食,可改口服复方青蒿素继续治疗 1 个疗程,如仍有疟原虫,可延长疗程至疟原虫消失。

2）蒿甲醚注射剂肌内注射。成人首剂 160mg,以后 1 次/d,80mg/次;儿童首剂 3.2mg/kg,以后 1.6mg/kg,连续用药至少 7 天;如患者清醒且能进食,可改口服复方青蒿素。

3）磷酸咯萘啶静脉滴注。成人 160mg/次,儿童 3.2mg/kg,1 次/d,连续 3 天。

（3）妊娠 3 个月内的孕妇患恶性疟的治疗:磷酸哌喹(基质)总量 1 500mg,分 3 天口服。第 1 天 600mg,顿服,第 2 天和第 3 天各服 1 次,每次 450mg。妊娠中晚期以及非恶性疟孕妇,治疗与非妊娠人群相同。

（三）对症及支持治疗

1. 高热　可采用物理降温,尽可能使体温降至 38℃以下。对乙酰氨基酚等解热镇痛药可加快退热速度,对超高热患者可酌情应用肾上腺皮质激素。

2. 脑水肿、抽搐　昏迷患者多有脑水肿,可用脱水剂,如呋塞米、甘露醇等。严重脑水肿者可酌情短期应用中等剂量肾上腺糖皮质激素。使用胶体液扩容,改善微循环,增加血容量,降低血液黏度。对抽搐患者可用镇静剂,肌内注射或静脉注射地西泮,频繁抽搐者则采用氯丙嗪联合异丙嗪肌内注射,必要时也可应用亚冬眠疗法。

对低氧血症或呼吸窘迫、酸中毒、低血糖等患者,须给予相应治疗。

【预防】

（一）管理传染源

健全疫情报告制度,及时发现和报告疟疾输入病例,根治疟疾现症患者及带疟原虫者。

（二）切断传播途径

切断传播途径主要是消灭按蚊,防止被按蚊叮咬。

旅行者在疟疾流行区停留期间,做好防蚊措施,可用驱避剂或蚊帐等,避免被按蚊叮咬。若在流行区长期居住,可采用长效杀虫剂处理蚊帐以及杀虫剂室内滞留喷洒等,并加强居住地的环境治理,清除按蚊幼虫孳生场所,减少蚊虫孳生。

（三）保护易感人群

疟疾疫苗接种与药物干预相结合将有望大大降低疟疾的发病率和病死率,但疟原虫抗原的多样性给疫苗研制带来很大困难。

目前研制比较成功的 RTS,S 疫苗包含基于恶性疟原虫子孢子表面的环子孢子抗原中 4 个氨基酸的重复序列组成的靶点,是一种针对恶性疟原虫的重组抗原。在非洲进行Ⅲ期临床试验显示该疫苗对儿童和婴幼儿有部分保护作用。世界卫生组织已于 2021 年 10 月批准将 RTS,S 疫苗用于撒哈拉以南非洲和其他高传播地区的儿童。

赴疟疾流行区前,应了解目的地疟疾流行状况,做好个人防护准备。在流行区停留期间可根据当地流行的疟原虫株及耐药情况选择化学药物进行预防。成人常用氯喹,口服 0.5g,每周 1 次,或磷酸哌喹 0.6g,每个月 1 次(连续服用不超过 3 个月);在耐氯喹疟疾流行区,可用甲氟喹 0.25g,每周 1 次,亦可选用乙胺嘧啶 25mg,每周 1 次,或多西环素 0.2g,每周 1 次。孕妇、儿童宜服用氯喹、甲氟喹或联合使用这两种药物作为预防。

(张晓红)

第三节 ｜ 黑热病

黑热病(kala-azar)又称内脏利什曼病(visceral leishmaniasis),是杜氏利什曼原虫(*Leishmania donovani*)感染引起的慢性地方性丙类传染病,经白蛉(*Sandfly*)叮咬传播。临床上以长期不规则发热、消瘦、肝脾大(尤以脾大更为显著)、全血细胞减少及血清球蛋白增多为特征,此外,还可出现面部、手、足及腹部皮肤色素沉着。黑热病因发热及皮肤色素沉着而得名。染病后若得不到及时、有效的治疗,可能会出现心衰、血栓等严重并发症而影响预后。

【病原学】

利什曼原虫归类于利什曼属,可分为 30 种,其中约 20 种可致病,常见致病的有杜氏利什曼原虫、婴儿利什曼原虫(*L. infantum*)以及热带利什曼原虫(*L. tropica*)等。引起黑热病的病原体基因型是杜氏利什曼原虫复合体,包括杜氏利什曼原虫、婴儿利什曼原虫。其为细胞内寄生的鞭毛虫,生活史有前鞭毛体(promastigote)和无鞭毛体(amastigote)两个时期。前鞭毛体见于白蛉消化道,在 22～25℃培养基中,呈纺锤形,前端有一游离鞭毛,其长度与体长相仿,为 11～16μm。无鞭毛体(利杜体,Leishman-donovan body)见于人和哺乳动物单核/巨噬细胞内,在 37℃组织培养中呈卵圆形,大小约 4.4μm×2.8μm。

当雌白蛉叮咬患者或被感染动物时,血中利杜体被吸入白蛉胃中,经 2～3 天发育为成熟前鞭毛体,活动力加强并迅速繁殖,1 周后具有感染性的前鞭毛体大量聚集于白蛉口腔和喙部。当白蛉再叮咬人或其他动物宿主时,成熟前鞭毛体随唾液侵入,在皮下组织鞭毛脱落成为无鞭毛体(利杜体)。有些利杜体被单核/巨噬细胞吞噬,有些则可侵入血流,到达身体各部位,如肝、脾、骨髓和淋巴结等的单核/巨噬细胞系统中大量繁殖,引起病变。杜氏利什曼原虫的生活周期见图 8-2。

【流行病学】

（一）传染源

我国黑热病疫区根据地形地貌、流行程度、白蛉媒介、流行特点等,可分为人源型(平原型)、犬源型(山丘型)及自然疫源型(荒漠型)三大类。前两型的传染源主要为人类和犬,后一型主要为野生动物如野鼠、野犬等。患者与病犬为主要传染源。不同地区传染源可不同,城市平原地区以患者为主,丘陵山区主要为病犬,在边远荒漠地区主要为野生动物。

（二）传播途径

黑热病主要通过雌性白蛉叮咬传播。白蛉是利什曼病的媒介昆虫,全世界共 500 多种,但只有 31 种被明确可传播利什曼病。

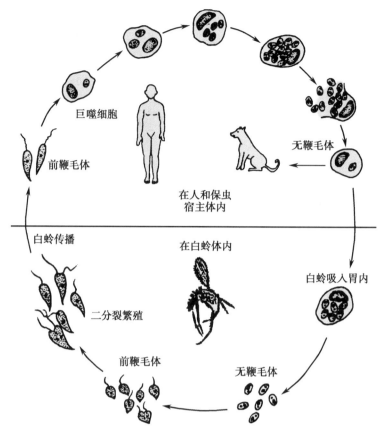

图 8-2 杜氏利什曼原虫生活周期

(三) 人群易感性

人群普遍易感,随年龄增长易感性逐渐降低。病后有较持久的免疫功能。免疫缺陷者,如骨髓、器官移植及接受其他免疫抑制治疗人群应特别关注。

(四) 流行特征

黑热病为地方性传染病,但分布较广,亚、欧、非、拉丁美洲均有本病流行。全球超过 90% 的病例主要分布于印度、孟加拉国、苏丹、南苏丹、巴西和埃塞俄比亚这 6 个国家。我国至 20 世纪 70 年代末,大部分流行区的黑热病已告消除,目前,新疆、甘肃、四川、陕西、山西和内蒙古等西部 6 省(自治区)有黑热病流行或散发。随着气候的改变、人与动物的迁徙,低流行区病例逐渐增多。

本病发病无明显季节性。男性较女性多见。农村较城市多发。人源型主要见于平原地区,以较大儿童及青壮年发病居多。犬源型主要见于丘陵山区,10 岁以下儿童多见。自然疫源型见于新疆、内蒙古某些地区,以 2 岁以内婴儿多见。

【发病机制与病理】

当受感染白蛉叮咬人时,将前鞭毛体注入皮下组织,部分被中性粒细胞破坏,部分被单核/巨噬细胞系统的巨噬细胞所吞噬并在其中寄生、分裂并繁殖,随血流至全身。寄生的细胞破裂后,原虫释放,又被其他单核/巨噬细胞所吞噬,如此反复,导致机体单核/巨噬细胞大量增生,肝、脾及淋巴结肿大,骨髓增生。细胞增生和继发的阻塞性充血是肝、脾、淋巴结肿大的基本原因。脾功能亢进及细胞毒性变态反应所致的免疫性溶血,可引起全血细胞减少,血小板显著减少,患者易发生鼻出血、齿龈出血。浆细胞大量增加,引起血清球蛋白增高。

基本病理变化为巨噬细胞及浆细胞明显增生,主要病变器官在富有巨噬细胞的脾、肝、骨髓及淋巴结。脾常显著大,重量可达 4~5kg,髓质内巨噬细胞极度增生,内含大量利杜体,浆细胞亦增生。脾内静脉血行受阻而充血,小动脉受阻可出现梗死。肝可轻至中度大,库普弗细胞、肝窦内皮细胞内有大量利杜体,肝细胞受压而萎缩。骨髓巨噬细胞显著增生,内有大量利杜体、中性粒细胞、嗜酸性粒细胞及血小板生成均显著减少。淋巴结轻至中度肿大,病变相似。

【临床表现】

潜伏期长短不一,为 10 天至 1 年,多为 3～5 个月。

（一）典型临床表现

1. 发热　为本病主要特征,起病缓慢,症状轻而不典型。长期不规则发热为多,部分患者体温在 1 天内有 2 次升高,即双峰热型,可伴畏寒、盗汗、食欲缺乏、乏力、头晕等症状。发热虽持续较久,但全身中毒症状不明显,部分患者仍能坚持工作。

2. 脾、肝及淋巴结肿大　脾脏呈进行性增大,自起病 2～3 周即可触及,质地柔软,随病期延长,肿大逐渐明显且变硬,甚至可达盆腔。若脾内栓塞或出血,则可引起脾区疼痛和压痛。肝轻度至中度大,质地软,表面光滑,边缘锐利,偶有黄疸和腹水。淋巴结亦为轻度至中度肿大,无压痛。

3. 贫血及营养不良　病程晚期可出现精神萎靡、贫血貌、水肿及皮肤粗糙,面部、手、足及腹部皮肤色素沉着,故称黑热病。

4. 病程呈反复发作　病程中症状缓解与加重可交替出现,一般病后 1 个月进入缓解期,体温下降,症状减轻,脾缩小,血象好转,持续数周后又可反复发作,病程迁延数月。病程愈长,缓解期愈短,甚至症状持续不缓解。

（二）特殊临床类型

1. 皮肤型黑热病大多分布于平原地区,多数患者有黑热病史,亦可发生在黑热病病程中,少数为无黑热病病史的原发患者。皮损主要是结节、丘疹和红斑,偶见退色斑,表面光滑,不破溃,亦很少自愈,结节可连成片(图 8-3)。皮损可见于身体任何部位,但面颈部多见(图 8-4),结节内可查到利杜体。皮肤型黑热病易与瘤型麻风混淆。患者一般情况良好,大多数能照常工作及劳动,病程可长达数年之久。

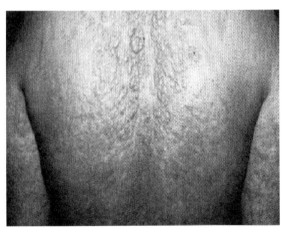

图 8-3　黑热病患者皮肤改变

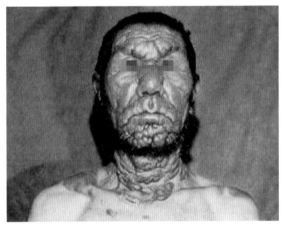

图 8-4　黑热病患者面部改变

2. 淋巴结型黑热病较少见,多无黑热病病史,亦可与黑热病同时发生。表现为浅表淋巴结大,尤以腹股沟部多见,其大小不一,无红肿或压痛。全身情况良好,肝脾多不大或轻度大。

【实验室及其他检查】

（一）血常规检测

全血细胞减少,白细胞数减少最明显,一般为（1.5～3.0）×10⁹/L,重者可少于 $1×10^9$/L,主要是中性粒细胞减少甚至完全消失,嗜酸性粒细胞数亦减少,淋巴结型患者血象多正常,嗜酸性粒细胞比例常增高。贫血最为常见（＞90%）,常为中度贫血。血小板数明显减少,一般为（40～50）×10⁹/L。

（二）血清蛋白检测

血清白蛋白减低，球蛋白显著增加，A/G 可倒置，球蛋白沉淀试验阳性。外周血多克隆免疫球蛋白显著升高，是具有特征性的实验室检查结果。

（三）病原学检查

1. 涂片检查 骨髓、淋巴结和脾脏穿刺液镜检仍是黑热病最可靠的诊断方法。通过吉姆萨染色可见细胞质呈淡蓝色，细胞核和动基体呈紫色的利杜体。骨髓涂片检查利杜体（图 8-5）临床最为常用，阳性率为 80%～90%。脾脏穿刺涂片阳性率高达 90%～99%，但脾脏穿刺有风险。淋巴结穿刺涂片阳性率亦高达 46%～87%，可用于检查治疗后复发患者。外周血厚涂片阳性率为 60%。皮肤型及淋巴结型患者，可从皮损处及肿大淋巴结中取材涂片。

2. 培养法 如原虫量少，涂片检查阴性，可将穿刺物做利什曼原虫培养。将上述穿刺物接种于 NNN 培养基，22～25℃培养 7～10 天，若查见活动的前鞭毛体，则判为阳性结果。

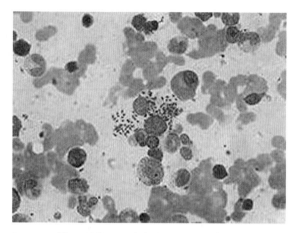

图 8-5 杜氏利什曼原虫患者骨髓涂片（瑞氏-吉姆萨染色，100×）

（四）免疫学检测

1. 检测特异性抗体是诊断利什曼病，尤其是黑热病的重要方法。目前我国使用 rK39 免疫层析试纸检测利什曼原虫抗体，其诊断黑热病的敏感度（97%～100%）和特异度（83%～85%）均很高，操作简单，价格低廉，易于在基层开展。抗体检测的缺点是不能鉴别治疗后疾病是否复发，且在高流行区不能区别现症者和无症状感染者。因此，在流行区仅有 rK39 抗体阳性而无临床症状不能作为诊断依据。对于 HIV 感染者，因其免疫缺陷，抗体检测阴性时也不能排除利什曼原虫感染。

2. 检测特异性抗原单克隆抗体抗原斑点试验（McAb-AST）及单克隆抗体斑点 ELISA（Dot-ELISA）检测循环抗原，特异性及敏感性高，用于早期诊断，亦可用于疗效评估。乳胶凝集试验（latex agglutination test）检测尿中原虫抗原特异性较好，但敏感度差异较大（35.8%～100.0%），适合在 HIV 感染者中应用。

（五）分子生物学检测

用 PCR 技术从血液或骨髓穿刺标本中检测利什曼原虫 DNA，其敏感性高，尤其对无症状感染者具有诊断价值。实时 PCR 可定量检测原虫，用于早期疗效评价，检测 DNA 可鉴别原虫种类。二代测序法成功诊断了骨髓穿刺与活组织检查未能发现的病例，在临床有重要的诊断价值。

【并发症】

并发症多见于疾病晚期。

（一）继发细菌性感染

患者易并发肺部炎症、细菌性痢疾、齿龈溃烂、走马疳等。

（二）急性粒细胞缺乏症

急性粒细胞缺乏症者表现为高热、极度衰竭、口咽部溃疡与坏死、局部淋巴结肿大及外周血象及中性粒细胞百分率显著减少，甚至消失。

【诊断】

（一）流行病学资料

患者有白蛉叮咬史或于白蛉活动季节（5～9 月）在流行区居住或逗留史。

（二）临床表现

临床表现为起病缓慢，长期反复不规则发热、盗汗、消瘦、进行性肝脾大、贫血及营养不良等。

（三）实验室检查

全血细胞减少，甚至中性粒细胞缺乏；血红蛋白呈中度贫血改变，血小板减少；血清球蛋白显著增高，白蛋白下降。rK39抗体阳性或利什曼原虫乳胶凝集试验阳性，骨髓、淋巴结或脾、肝组织穿刺涂片找到利杜体是确诊的主要依据。检测到利什曼原虫核酸可确诊并评估疗效。

（四）治疗性诊断

对高度疑似而未检出病原体者，可用锑剂试验性治疗，若疗效显著，则有助于本病诊断。

【鉴别诊断】

黑热病须与其他长期发热、脾大及白细胞减低的疾病鉴别，如白血病、疟疾、慢性血吸虫病、恶性组织细胞病、结核病、伤寒、布鲁菌病、霍奇金病等。

【预后】

预后取决于诊断与治疗的早晚及有无并发症。黑热病患者如未予治疗，病死率超过90%。自采用葡萄糖酸锑钠以来，病死率减少，治愈率达95%以上。少数可复发。有并发症者预后较差。

【治疗】

（一）一般治疗

卧床休息，补足营养素。注意口腔卫生及护理，严重患者特别是合并急性粒细胞缺乏或走马疳者，预防和治疗继发感染。一般情况差者可予输血或注射粒细胞集落刺激因子，抗感染治疗等。

（二）病原治疗

在我国锑剂是首选的治疗药物，其便宜易得，疗效确切，但锑剂耐药的现象时有发生，复发病例仍可再用本品治疗。普通两性霉素B虽然疗效肯定，但不良反应较大。两性霉素B脂质体（liposomal amphotericin B，L-AmB）具有疗效好、不良反应较小的优点，亦可作为首选抗利什曼原虫药，但价格远高于普通两性霉素B，在临床应用受限。

用于内脏利什曼病的治疗方案推荐如下。

1. **锑剂** 有葡萄糖酸锑钠（sodium stibogluconate，SSG），其活性成分为5价锑离子。治疗方案主要为"六日方案"，体质较差或病情危重的患者可采用"三周方案"。

"六日方案"：SSG总量成人为90～130mg锑/kg，儿童150～200mg锑/kg。将总量平分为6剂，每天肌内注射或静脉注射1次，1个疗程共6天。

"三周方案"：SSG总量成人为133mg锑/kg，200mg锑/kg。将总量平分为6剂，每周肌内注射或静脉注射2次，1个疗程共3周（6次给药）。

锑剂的不良反应主要是心脏毒性，表现为T波倒置、Q-T间期延长，各类心律失常，其他不良反应包括关节肌肉痛、转氨酶和胰酶升高等。原来正常的Q-T间期延长>0.5秒会显著增加发生严重或致死性心律失常的风险。应用锑剂期间应密切监测药物不良反应，定期检测心电图。

2. **两性霉素B及其含脂制剂** 普通两性霉素B（两性霉素B胆汁酸盐）推荐方案：从首日1mg开始，逐渐增加至0.5mg/（kg·d），从0.5mg/（kg·d）开始，共用药20天。

两性霉素B主要的不良反应是肾毒性，此外还包括输液反应（血栓性静脉炎）、低血钾、心肌炎、白细胞下降、肝功能损伤等。为减轻不良反应，每次静脉滴注时间应持续至少6小时。

两性霉素B脂质体（L-AmB）推荐方案：WHO方案为L-AmB 3～5mg/（kg·d），静脉注射，疗程共3～5天（累积剂量最高15mg/kg）；北美方案为L-AmB 3mg/kg，静脉注射，第1～5、14、21天，共给药7次（累积剂量21mg/kg）。

治愈标准：体温正常，症状消失，一般情况改善；增大的肝、脾回缩；血象恢复正常；原虫消失；治疗结束随访半年以上无复发。患者经特效药物治疗后，痊愈率较高，一般不会再次感染，可获得终身免疫。

(三)脾切除

巨脾或伴脾功能亢进,或多种治疗无效时应考虑脾切除。术后再给予病原治疗,治疗1年后无复发者视为治愈。

【预防】

目前尚无针对利什曼病的有效疫苗,应采取综合措施预防。

(一)管理传染源

治疗患者,控制病犬。在流行区白蛉繁殖季节前,应普查及根治患者。山丘地带应及时查出病犬,并捕杀掩埋。

(二)消灭传播媒介

灭蛉、防蛉:在平原地区喷洒灭蛉药以杀灭白蛉,防止其孳生。在山区、丘陵及荒漠地区对野栖型或偏野栖型白蛉,采取防蛉、驱蛉措施,以减少或避免白蛉的叮咬。

(三)加强个人防护

用细孔纱门、纱窗或蚊帐。用邻苯二甲酸二甲酯涂皮肤,以防白蛉叮咬。

(张缭云)

第四节 | 弓形虫病

弓形虫病(toxoplasmosis)是由刚地弓形虫(*Toxoplasma gondii*)引起的人兽共患性疾病。人可以通过先天性和获得性两种途径被感染。感染后多呈隐性感染,临床表现复杂,易造成误诊。弓形虫广泛寄生在人和动物的有核细胞内,主要侵犯眼、脑、心、肝、淋巴结等。孕妇感染后,病原可通过胎盘感染胎儿,直接影响胎儿发育,致畸严重。弓形虫感染是艾滋病患者重要的机会性感染之一。

【病原学】

刚地弓形虫,属于球虫目、弓形虫科、弓形虫属。弓形虫有5个发育期,速殖子期、缓殖子期、裂殖子期、配子体期、子孢子期;根据其发育阶段的不同有五种形态,包括滋养体、包囊、裂殖体、配子体和卵囊。前3期为无性生殖,后2期为有性生殖,完成需双宿主。在终宿主(猫与猫科动物)体内,上述5种形态俱存;在中间宿主(包括哺乳动物、鱼类、鸟类、昆虫类等动物和人类)体内则仅有无性生殖。无性生殖常可造成全身感染,有性生殖仅在终宿主肠黏膜上皮细胞内发育造成局部感染。

不同发育期弓形虫的抵抗力有明显差异。滋养体与临床表现有关,是主要的致病形态。其对温度和消毒剂较敏感,加热至54℃能存活10分钟,但对寒冷有抵抗力;在1%甲酚皂溶液或盐酸溶液中1分钟即死亡。包囊的抵抗力较强,4℃可存活68天,胃液内可耐受3小时,但不耐干燥及高温,56℃10分钟即可死亡。卵囊具有高度的传染性,对酸、碱和常用消毒剂的抵抗力较强,但对热、干燥及氨水的抵抗力弱。因此,加热是防止卵囊传播最有效的方法。

【流行病学】

(一)传染源

传染源主要是动物,尤其是感染弓形虫的猫和猫科动物,其粪便中排卵囊数量多,且持续时间长,是本病最重要的传染源。其次为猪、羊、狗、鼠等。

(二)传播途径

传播途径有先天性和获得性两种。前者指胎儿在母体经胎盘而感染;后者包括经口传播、接触传播、输血或器官移植传播,其中以经食物传播最广泛。可因食入未煮熟的含弓形虫的肉、蛋、奶类品,接触被卵囊污染的土壤、水源,经损伤的皮肤和黏膜而感染。节肢动物携带卵囊也具有一定的传播意义。

(三)人群易感性

人类对弓形虫普遍易感,动物饲养员、屠宰厂工作人员以及医务人员等较易感染。新感染的孕妇,其胎儿感染率较高。免疫功能低下者,如接受免疫抑制治疗者、肿瘤、器官移植和艾滋病等患者易感染本病,且多呈显性感染。

(四) 流行特征

弓形虫病分布遍及全球,动物和人的感染均极普遍。根据血清流行病学调查,国内弓形虫在家畜中流行很普遍:以猫为最高,余依次为猪、犬、羊、牛、马等;发展中国家约 2.5 亿人感染,但多数为隐性感染或原虫携带状态。

【 发病机制与病理 】

(一) 发病机制

弓形虫主要从消化道侵入机体,进入血液后散布全身并迅速进入单核/巨噬细胞以及宿主的各器官或组织细胞内繁殖,直至细胞胀破,逸出的原虫(速殖子)又可侵入邻近的细胞,如此反复,造成局部组织的灶性坏死和周围组织的炎性反应,此为急性期的基本病变。如患者免疫功能正常,可迅速产生特异性免疫而清除弓形虫,形成隐性感染;原虫亦可在体内形成包囊,长期潜伏;一旦机体免疫功能降低,包囊内缓殖子即破囊逸出,引起复发。如患者免疫功能缺损,则弓形虫大量繁殖,引起全身播散性损害。弓形虫还可作为抗原,引起过敏反应,形成肉芽肿性炎症。此外,弓形虫所致的局灶性损害,尚可引起严重继发性病变,如小血栓形成、局部组织梗死,周围有出血和炎性细胞包绕,久而形成空腔或发生钙化。弓形虫可侵袭各种器官或组织,病变的好发部位为中枢神经系统、眼、淋巴结、心、肺、肝和肌肉等。

(二) 病理表现

肠系膜淋巴结肿大,有点状出血、坏死灶。肺内可见坚硬的白色结节、坏死斑。脾大、坏死,血管周围有浸润现象。眼内可见局部坏死灶,脑部表现为局灶性或弥漫性脑膜炎。

【 临床表现 】

多数患者是没有症状的带虫者,仅少数人发病。临床上轻型多为隐性感染,重者可出现多器官功能损害。

(一) 先天性弓形虫病

先天性弓形虫病主要发生在初次感染的孕妇,呈急性经过。母体感染如发生在妊娠早期,多引起流产、死产或生下发育缺陷儿;妊娠中期感染,多出现死胎、早产和严重的脑、眼疾病;妊娠晚期感染,胎儿发育可以正常,但可有早产,或出生数月或数年后才逐渐出现症状,如心脏畸形、心脏传导阻滞、耳聋、小头畸形或智力低下。

(二) 获得性弓形虫病

获得性弓形虫病可因虫体侵袭部位和机体反应性而呈现不同的临床表现。淋巴结肿大是获得性弓形虫病最常见的临床类型,多见于颌下和颈后淋巴结。其次弓形虫常累及脑、眼部,引起中枢神经系统异常表现,在免疫功能低下者,常表现为脑炎、脑膜脑炎、癫痫和精神异常。眼弓形虫病多数为先天性,后天感染者可能为先天潜在病灶活动所致。眼病表现以脉络膜视网膜炎为多见。

【 实验室及其他检查 】

(一) 病原检查

1. 直接涂片　取患者血液、骨髓或脑脊液、胸腔积液、腹水、痰液、支气管肺泡灌洗液、眼房水、羊水等做涂片,用常规染色或免疫细胞化学法检测,可发现弓形虫花环、链条和簇状群体,位于细胞质内。淋巴结、肌肉、肝、胎盘等活组织切片,做瑞氏或吉姆萨染色镜检,可找到滋养体或包囊,但阳性率不高。

2. 动物接种　取待检体液或组织悬液,接种于小鼠腹腔内,可造成感染并找到病原体。第一代接种阴性时,应至少盲目传代 3 次。

3. 细胞培养　弓形虫速殖子适应多种传代细胞系。已有 HeLa 细胞、鸡胚成纤维细胞与兔睾丸单层成纤维细胞培养的报道。

4. DNA 杂交技术　国内学者首次应用 ^{32}P 标记含弓形虫特异 DNA 序列的探针,与患者外周血内细胞或组织 DNA 进行分子杂交,显示特异性杂交条带或斑点为阳性反应。特异性和敏感性均高。

(二) 免疫学检查

1. 检测血清中的抗虫体表膜抗体　所用抗原主要有速殖子可溶性抗原(胞质抗原)和胞膜抗原。前者的抗体出现较早(用染色试验、间接免疫荧光试验检测),特异、敏感、重复性好,是检测的首选方法,而后者的抗体出现较晚(用间接血凝试验等检测)。采用多种方法同时检测可起互补作用而提高检出率。

2. 检测血清或体液中的弓形虫循环抗原　常用 ELISA 法,具有较高的特异性,能检出血清中 $0.4\mu g/ml$ 的抗原,是弓形虫急性感染的可靠指标。

3. 皮肤试验　弓形虫素皮内试验(toxoplasmin test)较为特异,感染后阳性出现较晚,但持续时间很久,适用于流行病学调查。

(三) 其他

外周血白细胞略有增高,淋巴细胞或嗜酸性粒细胞比例增高,有时可见异型淋巴细胞。

【并发症和后遗症】

主要并发症为继发细菌感染。胎儿、婴幼儿、肿瘤、艾滋病患者及长期使用免疫抑制剂者患弓形虫病后,极易继发细菌感染,出现寒战、高热、毒血症状。

【诊断】

有视网膜脉络膜炎、脑积水、小头畸形、眼球过小或脑钙化者,应考虑本病的可能,确诊则必须找到病原体或血清学试验阳性。

【鉴别诊断】

先天性弓形虫病应与 TORCH 综合征(风疹、巨细胞病毒感染、单纯疱疹和弓形虫病)中的其他疾病相鉴别。此外尚需与梅毒、李斯特菌或其他感染性脑病、胎儿败血症、传染性单核细胞增多症、淋巴结核等鉴别。病原体应与利杜体和荚膜组织胞浆菌相鉴别。

【预后】

预后取决于宿主的免疫功能状态以及受累的器官。孕期感染可致妊娠异常或胎儿先天畸形。先天性弓形虫病患者的预后较差,未治疗者病死率约为 12%。免疫功能低下者患弓形虫病易发生全身播散,有相当高的病死率。单纯淋巴结肿大型患者预后良好。

【治疗】

(一) 病原治疗

成人弓形虫感染多呈无症状带虫状态,一般不需抗虫治疗。只有以下几种情况才进行抗虫治疗:①急性弓形虫病;②免疫功能缺损,如艾滋病、恶性肿瘤、器官移植等患者发生弓形虫感染;③确诊为孕妇急性弓形虫感染;④先天性弓形虫病(包括无症状感染者);⑤弓形虫性视网膜脉络膜炎,即免疫功能正常伴有视力下降、病变位于血管弓内或视盘附近、病变大于两个视盘直径的活动性炎症患者。

弓形虫病治疗药物的选择和持续时间,取决于弓形虫病的临床表现和免疫状态。目前公认的药物有乙胺嘧啶、磺胺嘧啶、阿奇霉素、乙酰螺旋霉素、克林霉素等。乙胺嘧啶和磺胺嘧啶联合治疗有协同作用,免疫功能正常的急性感染者疗程为 1 个月,免疫功能低下者应适当延长疗程,伴艾滋病的患者应给予维持量长期服用。因乙胺嘧啶有致畸可能,孕妇在妊娠 4 个月内可选用乙酰螺旋霉素进行治疗。

(二) 支持疗法

可采取加强免疫功能的措施,如给予胸腺肽等药物。对眼弓形虫病和弓形虫脑炎等患者可应用肾上腺皮质激素以防治脑水肿。

【预防】

(一) 一般性预防措施

开展卫生宣教,提高医务人员和群众对弓形虫病的认识。搞好环境卫生,做好水源、粪便及禽畜管理。不吃生肉及不熟的肉、蛋及乳类。不要接触猫、狗等动物的粪便。易感人群,如屠宰场及肉类加工人员等,要做好个人卫生,定期检测血清抗体。

(二) 妊娠前定期检查

孕妇应定期检测血清抗体,首次检测的孕期为 10～12 周,阴性者须在 20～22 周时复查,不论首次检查还是复查,如能确定有孕期感染,均应考虑治疗性人工流产,以免产后约半数新生儿出现先天性弓形虫病。复查阴性者,应于足月时再行第 3 次检测。首次检测 IgM 阳性提示为近期感染。对孕妇进行治疗可降低新生儿出生时的亚临床感染率。

(李家斌)

本章目标测试

第九章 | 蠕虫病

蠕虫病（helminthiasis）是蠕虫（helminth）侵入人体所致的疾病。蠕虫为多细胞无脊椎动物，借身体的肌肉收缩而做蠕形运动，往往流行在气候温暖、潮湿及生活和卫生条件差的地区。根据其寄生部位、数量、时间及对寄主的适应性不同，临床表现也多种多样。本章介绍吸虫病（日本血吸虫病、并殖吸虫病、华支睾吸虫病、姜片虫病）、线虫病（钩虫病、蛔虫病、蛲虫病、旋毛虫病）、肠绦虫病、囊尾蚴病、棘球蚴病和蠕虫蚴移行症。蠕虫病的诊断主要靠检查粪便或其他排泄物中的虫卵。治疗应根据感染的虫种选择药物，同时注意采取综合措施进行防治。

第一节 | 吸虫病

一、日本血吸虫病

血吸虫病（schistosomiasis）是由血吸虫寄生于人体所致的疾病。寄生于人体的血吸虫主要有5种，即日本血吸虫（*Schistosoma japonicum*）、曼氏血吸虫（*S.mansoni*）、埃及血吸虫（*S.haematobium*）、间插血吸虫（*S.intercalatum*）与湄公血吸虫（*S.mekongi*）。

日本血吸虫病（schistosomiasis japonica）是日本血吸虫寄生于门静脉系统所引起的疾病。由皮肤接触含尾蚴的疫水而感染，主要病变为虫卵沉积于肠道和肝脏等组织而引起的虫卵肉芽肿。急性期患者有发热、腹痛、腹泻或脓血便，肝大与压痛等，血中嗜酸性粒细胞显著增多。慢性期以肝脾大或慢性腹泻为主。晚期则以门静脉周围纤维化病变为主，可发展为肝硬化、巨脾与腹水等。有时可发生血吸虫病异位损害。日本血吸虫病主要流行于中国、菲律宾和印尼。党和政府带领群众，经过70多年的努力，我国血吸虫病防治工作取得了举世瞩目的成就。

【病原学】

日本血吸虫雌雄异体，寄生在门静脉系统。成虫在血管内交配产卵，一条雌虫每天可产卵2 000～3 000个。大部分虫卵滞留于宿主肝及肠壁内，部分虫卵从肠壁穿破血管，随粪便排至体外。虫卵入水后，在适宜温度（25～30℃）下孵出毛蚴，侵入中间宿主钉螺（*Oncomelania hupensis*）体内，经过母胞蚴和子胞蚴二代发育，7～8周即有尾蚴不断逸出，每天数十条至百余条不等。尾蚴随水流在水面漂浮游动。当人、畜接触疫水时，尾蚴在极短时间内从皮肤或黏膜侵入，然后随血液循环流经肺而到达肝脏，在肝内经30天左右发育为成虫，又逆血流移行至肠系膜下静脉中产卵，完成其生活史。

人是终末宿主；钉螺是必需的唯一中间宿主。在自然界除人以外，尚有牛、猪、羊、狗、猫等41种哺乳动物可以作为日本血吸虫的保虫宿主。

【流行病学】

（一）传染源

日本血吸虫病是人兽共患病，传染源是患者和保虫宿主。保虫宿主有牛、猪、犬、羊、马、狗、猫及鼠类等。传染源视流行地区而异。在水网地区患者是主要传染源；在湖沼地区，除患者外，感染的牛与猪也是重要传染源。而山丘地区的野生动物，如鼠类也是本病的传染源。在我国患者和病牛是重要的传染源。

（二）传播途径

传播必备三个条件：带虫卵的粪便入水，钉螺孳生以及人、畜接触疫水。

1. 粪便入水　血吸虫病患者的粪便可以各种方式污染水源，如河、湖旁设置厕所，河边洗刷马桶，粪船渗漏，用新鲜粪便施肥。病畜粪便亦可污染水源。

2. 钉螺孳生　钉螺是日本血吸虫必需的唯一中间宿主，是水陆两栖的淡水螺类，生活在水线上下，孳生在土质肥沃、杂草丛生、潮湿的环境中。钉螺感染的阳性率以秋季为高。

3. 接触疫水　当水体中存在感染血吸虫的阳性钉螺时，便成为疫水。易感者因生产（捕鱼、种田、割湖草等）或生活（游泳戏水、洗漱、洗衣服等）而接触疫水，发生感染。饮用生水时尾蚴也可自口腔黏膜侵入。

（三）人群易感性

人群普遍易感，患者的年龄、性别、职业分布均随接触疫水的机会而异，以男性青壮年农民和渔民感染率最高，男多于女，夏秋季感染机会最多。感染后有部分免疫功能，儿童及非流行区人群如遭受大量尾蚴感染，易发生急性血吸虫病。有时集体感染，呈暴发流行。

（四）流行特征

血吸虫病在我国存在 2 100 年以上。20 世纪 50 年代我国约有 1 000 万人受感染。中国共产党带领全社会，动员群众，积极开展血吸虫病防治。经过 70 余年的艰苦努力，有效控制了血吸虫病流行，基本消除了血吸虫病危害。截至 2022 年底全国现有晚期血吸虫病患者 2.8 万例。450 个血吸虫病流行县（市、区）中，约 76% 达到消除标准，全国血吸虫病疫情持续向低。

【发病机制与病理】

（一）发病机制

血吸虫发育的不同阶段，如尾蚴、幼虫、成虫、虫卵均可引起宿主一系列免疫反应。尾蚴穿过皮肤可引起局部速发与迟发型变态反应。幼虫移行过程中，其体表抗原决定簇逐渐向宿主抗原转化，以逃避宿主的免疫攻击，因此不引起严重组织损伤或炎症。成虫表膜具抗原性，可激发宿主产生相应抗体，发挥一定的保护作用。成虫的排泄物、分泌物和代谢产物作为循环抗原，形成免疫复合物出现于血液或沉积于器官，引起免疫复合物型变态反应。虫卵是引起宿主免疫反应和病理变化的主要因素。通过卵壳上微孔释放可溶性虫卵抗原，使 T 淋巴细胞致敏，释放各种淋巴因子，引起大量巨噬细胞、单核细胞和嗜酸性粒细胞等聚集于虫卵周围，形成虫卵肉芽肿，又称虫卵结节。虫卵周围有嗜酸性辐射样棒状物，系抗原与抗体结合的免疫复合物，称为何博礼现象（Hoeppli phenomena）。急性血吸虫病是体液与细胞免疫反应的混合表现；而慢性与晚期血吸虫病的免疫病理变化属于迟发型变态反应，主要与细胞因子网络紊乱有关。

血吸虫病引起肝纤维化是在肉芽肿的基础上产生的。虫卵释放的可溶性虫卵抗原、巨噬细胞与 T 淋巴细胞产生的成纤维细胞刺激因子，均可促使成纤维细胞增殖与胶原合成。血吸虫性纤维化胶原类型主要是 I、III 型。晚期血吸虫病肝内胶原以 I 型为主。

人体感染血吸虫后可获得部分免疫功能。这是一种伴随免疫，针对再感染的童虫有一定杀伤作用，但原发感染的成虫不被破坏，这种原发感染继续存在而对再感染获得一定免疫功能的现象称为"伴随免疫"。血吸虫能逃避宿主的免疫攻击，这种现象称免疫逃逸（immune evasion），其机制尚不完全清楚，可能包括诱导封闭抗体，抗原伪装和抗原模拟，表面受体和表膜改变等。

（二）病理过程

虫卵肉芽肿反应是本病的基本病理改变。但自尾蚴钻入皮肤至成虫产卵，每个发育阶段均可造成人体损害。

1. 第一阶段　尾蚴钻入皮肤部位，其头腺分泌的溶组织酶和其死亡后的崩解产物可引起组织局部周围水肿，毛细血管扩张、充血，中性粒细胞和单核细胞浸润，局部发生红色丘疹，称尾蚴性皮炎（cercarial dermatitis），持续 1～3 天消退。

2. **第二阶段**　幼虫随血流经右心到达肺,部分可穿破肺毛细血管引起组织点状出血及白细胞浸润,严重时可发生出血性肺炎。

3. **第三阶段**　成虫及其代谢产物仅产生局部轻微静脉内膜炎,轻度贫血,嗜酸性粒细胞增多。虫体死后可引起血管壁坏死和肝内门静脉分支栓塞性脉管炎,较轻微,不造成严重病理损害。

4. **第四阶段**　虫卵引起典型的虫卵肉芽肿和纤维化病变,是本病主要病理损害。

(三) 病理改变

日本血吸虫主要寄生在肠系膜下静脉与直肠痔上静脉内。虫卵沉积于宿主肠壁黏膜下层,并可顺门静脉血流至肝内分支,故病变以肝与结肠最显著。

1. **结肠**　病变以直肠、乙状结肠、降结肠为最重,横结肠、阑尾次之。早期黏膜有充血水肿、片状出血、浅表溃疡等。慢性患者由于纤维组织增生,肠壁增厚,可引起肠息肉和结肠狭窄。肠系膜增厚、缩短、淋巴结肿大与网膜缠结成团,可发生肠梗阻。虫卵沉积于阑尾,易诱发阑尾炎。

2. **肝脏**　早期肝脏充血肿胀,表面可见黄褐色粟粒样虫卵结节;晚期由于虫卵结节形成纤维组织,在肝内门静脉周围出现广泛的纤维化,肝切面可见白色的纤维素,从不同角度插入肝内,呈典型的干线状纤维化。血液循环障碍导致肝细胞萎缩,表面有大小不等的结节,凹凸不平。门静脉血管壁增厚,门静脉细支发生窦前阻塞,引起门静脉高压,致使腹壁、食管、胃底静脉曲张。

3. **脾脏**　早期轻度充血、水肿、质软,晚期肝硬化引起门静脉高压、脾淤血、组织增生、纤维化、血栓形成,呈进行性增大,可出现巨脾,继发脾功能亢进。

4. **异位损害**　指虫卵和/或成虫寄生在门静脉系统之外的器官病变,以肺、脑较多见。肺部病变为间质性虫卵肉芽肿伴周围肺泡炎性浸润。脑部病变主要是顶叶与颞叶的虫卵肉芽肿,多发生在感染后 6 个月至 1 年内。

【临床表现】

潜伏期长短不一,多为 30~60 天,平均 40 天。感染重则潜伏期短,感染轻则潜伏期长。临床表现复杂多样,轻重不一。我国现将血吸虫病分以下四型。

(一) 急性血吸虫病

急性血吸虫病常发生于 7~9 月。患者常为初次重度感染,男性青壮年与儿童居多。患者常有明确疫水接触史,如捕鱼、抓蟹、游泳等,约半数患者在尾蚴侵入部位出现蚤咬样红色皮损,2~3 天内自行消退。

1. **发热**　患者均有发热。热度及热程与感染程度呈正相关,轻症者发热数天,一般 2~3 周,重症者可迁延数月。热型以间歇型、弛张型多见,早晚波动可很大。一般发热前少有寒战。高热时偶有烦躁不安等中毒症状。重症者可有缓脉,出现消瘦、贫血、营养不良和恶病质,甚至死亡。

2. **过敏反应**　除皮炎外还可出现荨麻疹、血管神经性水肿、淋巴结肿大、出血性紫癜、支气管哮喘等。血中嗜酸性粒细胞显著增多,对诊断具有重要参考价值。

3. **消化系统症状**　发热期间,多伴有食欲缺乏,腹部不适,轻微腹痛、腹泻、呕吐等。腹泻一般每天 3~5 次,个别可达 10 余次,初为稀水便,继而出现脓血、黏液。热退后腹泻次数减少。危重患者可出现高度腹胀、腹水、腹膜刺激征。经治疗热退后 6~8 周,上述症状可显著改善或消失。

4. **肝脾大**　90% 以上患者肝大伴压痛,左叶肝大较显著。半数患者轻度脾大。

5. **其他**　半数以上患者有咳嗽、气喘、胸痛。危重患者咳嗽较重、咳血痰,并有胸闷、气促等。呼吸系统症状多在感染后 2 周内出现。重症患者可出现神志淡漠、心肌受损、重度贫血、消瘦及恶病质等,亦可迅速发展为肝硬化。

急性血吸虫病病程一般不超过 6 个月,经杀虫治疗后常迅速痊愈。如不治疗,则可发展为慢性甚或晚期血吸虫病。

(二) 慢性血吸虫病

慢性血吸虫病在流行区占绝大多数。在急性症状消退而未经治疗或疫区反复轻度感染而获得部分免疫功能者,病程半年以上,称慢性血吸虫病。病程可长达 10～20 年甚至更长。临床表现以隐匿型间质性肝炎或慢性血吸虫性结肠炎为主。

1. **无症状型**　轻度感染者大多无症状,仅粪便检查中发现虫卵,或体检时发现肝大,B 超检查可见网络样改变。

2. **有症状型**　主要表现为血吸虫性肉芽肿肝病和结肠炎。两者可出现在同一患者身上,亦可仅以一种表现为主。最常见症状为慢性腹泻,脓血黏液便,症状呈间歇性出现,时轻时重,病程长者可出现肠梗阻、贫血、消瘦、体力下降。重者可有内分泌紊乱,性欲减退,女性有月经紊乱、不孕等。早期肝大、表面光滑,质中等。进入肝硬化阶段,肝脏质硬、表面不平,有结节。脾脏逐渐增大。下腹部可触及大小不等的包块,系增厚的结肠系膜,大网膜和肿大的淋巴结,由虫卵沉积引起的纤维化,粘连缠结所致。

(三) 晚期血吸虫病

反复或大量感染血吸虫尾蚴者,未经及时抗病原治疗,虫卵损害肝脏较重,发展成肝硬化,有门静脉高压、显著脾大和并发症,病程多在 10 年以上。儿童常有生长发育障碍。根据主要临床表现,晚期血吸虫病可分为以下 4 型。同一患者可具有 2 或 3 个型的主要表现。

1. **巨脾型**　最为常见,占晚期血吸虫病的绝大多数。脾进行性增大,下缘可达盆腔,表面光滑,质坚硬,可有压痛,经常伴有脾功能亢进。肝脏逐渐缩小,可并发上消化道出血及腹水。

2. **腹水型**　是严重肝硬化的重要标志。患者可长期存在少到中量腹水,但多数患者腹水进行性增多,呼吸困难,难以进食,腹部极度膨隆,腹壁静脉怒张,出现脐疝和巨脾,下肢高度水肿。患者多因上消化道出血、肝衰竭、肝性脑病或感染导致败血症而死亡。

3. **结肠肉芽肿型**　以结肠病变为突出表现。病程 3～6 年以上,亦有 10 年者。患者经常腹痛、腹泻、便秘,或腹泻与便秘交替出现,有时为水样便、血便、黏液脓血便,有时出现腹胀、肠梗阻。左下腹可触及肿块,有压痛。纤维结肠镜下可见黏膜苍白、增厚、充血、水肿、溃疡或息肉,肠狭窄,较易癌变。

4. **侏儒型**　极少见,为幼年慢性反复感染引起体内各内分泌腺出现不同程度的萎缩,功能减退,以腺垂体和性腺功能不全最常见。患者除有慢性或晚期血吸虫病的其他表现外,尚有身材矮小,面容苍老,生长发育落后于同龄人,性器官与第二性征发育不良,但智力多正常。

(四) 异位血吸虫病

门脉系统以外的器官或组织的血吸虫虫卵肉芽肿称为异位损害(ectopic lesion)或异位血吸虫病。人体常见的异位损害在肺和脑。

1. **肺型血吸虫病**　为虫卵沉积引起的肺间质性病变。呼吸道症状大多轻微,且常被全身症状所掩盖,表现为轻度咳嗽与胸部隐痛、痰少,咯血罕见。肺部体征不明显,有时可闻干、湿啰音。但重型患者肺部有广泛病变时,胸部 X 线检查可见肺部有弥漫云雾状、点片状、粟粒样浸润阴影,边缘模糊,多位于中下肺,肺部病变经病原学治疗后 3～6 个月内逐渐消失。

2. **脑型血吸虫病**　临床上可分为急性与慢性两型,均以青壮年患者多见,发病率为 1.7%～4.3%。临床表现酷似脑膜脑炎,常与肺部病变同时发生,出现意识障碍、脑膜刺激征、瘫痪、抽搐、腱反射亢进和锥体束征等。脑脊液嗜酸性粒细胞可增高或有蛋白质与白细胞轻度增多。慢性型的主要症状为癫痫发作,尤以局限性癫痫为多见。颅脑 CT 扫描显示病变常位于顶叶,亦可见于枕叶,为单侧多发性高密度结节影。

3. **其他**　机体其他部位也可发生血吸虫病,罕见,如胃、胆囊、肾、睾丸、子宫、心包、甲状腺、皮肤等,临床上出现相应症状。

【**实验室及其他检查**】

(一) 血常规

急性期嗜酸性粒细胞显著增多。白细胞总数在 $10 \times 10^9/L$ 以上,嗜酸性粒细胞一般占 20%～

40%,最多可达 90% 以上。慢性患者嗜酸性粒细胞一般轻度增多,在 20% 以内,而极重型急性血吸虫病患者嗜酸性粒细胞常不增多,甚至消失。晚期患者常由脾功能亢进引起红细胞、白细胞及血小板减少。

(二) 粪便检查

粪便内检查虫卵和孵出毛蚴是确诊血吸虫病的直接依据。一般急性期检出率较高,而慢性和晚期患者的阳性率不高。常用改良加藤厚涂片法或虫卵透明法检查虫卵。

(三) 肝功能试验

急性患者血清中球蛋白增高,血清 ALT、AST 轻度增高。晚期患者出现血清白蛋白减少,球蛋白增高,常出现白蛋白与球蛋白比例倒置。慢性血吸虫病,尤其是无症状者肝功能大多正常。

(四) 免疫学检查

免疫学检查方法较多,特异性较高,微量采血,操作简便。但由于患者血清中抗体在治愈后持续时间很长,所以抗体检测不能区分既往感染与现症患者,并有假阳性、假阴性等缺点。循环抗原检测可作为诊断和考核疗效的指标。

1. 抗体检测　常用的方法有环卵沉淀试验(COPT)、间接血凝试验(IHA)、ELISA 和快速试纸法,简便、快速,适合用于现场查病。但由于患者血清中抗体在治愈后持续时间很长,本方法抗体检测不能区分既往感染与现症患者,并有假阳性、假阴性等缺点。

2. 循环抗原检测　宿主体液中的循环抗原是由活虫产生的,抗原滴度与感染强度和临床病情的严重程度密切相关。采用单克隆抗体的夹心 ELISA 测定血清和尿中循环抗原可以定量感染强度。本方法敏感、特异、简便、快速,对血吸虫病的诊断、疗效考核都有参考价值。但是,影响循环抗原检测的因素较多,有待研究和解决。

3. 分子学检测(PCR)　针对血吸虫基因组特定 DNA 序列的 PCR 分子学检测有望成为定性诊断性检测。在流行地区,PCR 可以测量寄生虫负荷,并可联合抗原检测来提高血吸虫根除情况的监测敏感性。

(五) 直肠黏膜活检

直肠黏膜活检是血吸虫病原诊断方法之一。通过直肠或乙状结肠镜,自病变处取米粒大小黏膜,置光镜下压片检查有无虫卵。以距肛门 8～10cm 背侧黏膜处取材阳性率最高。这种方法一般能检获的虫卵大部分是远期变性虫卵。

(六) 肝影像学检查

1. B 型超声检查　可判断肝纤维化的程度。可见肝、脾体积改变,门脉血管增粗,呈网织改变。

2. CT 扫描　晚期血吸虫病患者肝包膜与肝内门静脉区常有钙化现象,CT 扫描可显示肝包膜增厚、钙化等特异图像。重度肝纤维化可表现为龟背样图像。

【并发症】

(一) 上消化道出血

上消化道出血是晚期患者重要并发症,发生率为 10% 左右。出血部位多为食管下段和胃底冠状静脉,多由机械损伤、用力过度等诱发。表现为呕血和黑便,出血量一般较大。

(二) 肝性脑病

晚期患者并发肝性脑病多为腹水型,多由大出血、大量放腹水、过度利尿等诱发。

(三) 感染

由于患者免疫功能减退、低蛋白血症、门静脉高压等,极易并发感染,如病毒性肝炎、伤寒、自发性腹膜炎、沙门菌感染、阑尾炎等。

(四) 肠道并发症

血吸虫病引起严重结肠病变所致肠腔狭窄患者,可并发不完全性肠梗阻,以乙状结肠与直肠为多。血吸虫病患者结肠肉芽肿可并发结肠癌。

【诊断与鉴别诊断】

（一）流行病史

有血吸虫疫水接触史是诊断的必要条件,应仔细询问。

（二）临床特点

患者具有急性或慢性、晚期血吸虫病的症状和体征,如发热、皮炎、荨麻疹、腹痛、腹泻、肝脾大等。

（三）实验室检查

粪便检出活卵或孵出毛蚴即可确诊。一般粪便检查的诊断方法有一定局限性。轻型患者排出虫卵较少,而且间歇出现,须反复多次检查。晚期血吸虫病患者由于肠壁纤维化,虫卵不易从肠壁中排出,故阳性率低。免疫学方法特异性、敏感性较高,血液循环抗原检测阳性提示体内有活的成虫寄生。其他血清免疫学检查阳性均表示患者感染过血吸虫,但应注意假阳性与假阴性。

急性血吸虫病需要与伤寒、阿米巴肝脓肿、粟粒性结核等相鉴别。血象中嗜酸性粒细胞显著增多有重要鉴别价值。慢性血吸虫病肝脾大应与无黄疸型病毒性肝炎鉴别,后者食欲缺乏、乏力,肝区疼痛与肝功能损害均较明显。血吸虫病患者有腹泻、便血,粪便毛蚴孵化阳性,而且毛蚴数较多,需要与阿米巴痢疾、慢性菌痢鉴别。晚期血吸虫病与门脉性及坏死后肝硬化鉴别,前者常有慢性腹泻、便血史,门静脉高压引起巨脾与食管下段静脉曲张较多见,肝功能损害较轻,黄疸、蜘蛛痣与肝掌较少见,但仍须多次病原学检查与免疫学检查才能鉴别。此外,在流行区的癫痫患者均应除外脑血吸虫病的可能。

【预后】

日本血吸虫病预后与感染程度、病程长短、年龄、有无并发症、异位损害及治疗是否及时、彻底有明显关系。急性患者经及时、有效的抗病原治疗多可痊愈。慢性早期患者接受抗病原治疗后绝大多数症状消失,体力改善,并可长期保持健康状态。晚期患者虽经抗病原治疗清除血吸虫,但肝硬化难以恢复,各种严重并发症导致预后较差。

【治疗】

（一）病原治疗

吡喹酮:毒性小,疗效好,给药方便,适应证广,可用于各期各型血吸虫病患者,是目前用于治疗日本血吸虫病的首选药物。

吡喹酮口服后迅速吸收,1～2小时达血药峰值。主要分布在肝,其次为肾、肺、脑、垂体等。半衰期为1.0～1.5小时。吡喹酮毒性较低,少数患者出现心脏期前收缩,偶有室上性心动过速、房颤等,心电图可见短暂的T波改变、ST段压低等。少数患者出现心悸、头晕、头痛、乏力、轻度腹痛、恶心,偶有食欲缺乏。对于合并有严重心律失常或心力衰竭尚未控制者,肝代偿功能极差或肾功能严重障碍者,一般不宜用吡喹酮治疗;合并精神病者禁用;合并癫痫者在住院严密观察下慎用。

吡喹酮用法:①急性血吸虫病,总量按成人120mg/kg,儿童140mg/kg,6天分次服,其中50%必须在前2天服,体重超过60kg者仍按60kg计。②慢性血吸虫病,成人总量按60mg/kg,2天内分4次服,儿童体重低于30kg者总量可按70mg/kg计算,体重30kg以上者与成人剂量相同。③晚期血吸虫病,如患者一般情况较好,肝功能代偿,总量可按40～60mg/kg,2天分次服。年老、体弱、有其他并发症者可按总量60mg/kg,3天内分次服。感染严重者可按总量90mg/kg,6天内分次服。

规范使用吡喹酮治疗后,3～6个月粪检虫卵阴转率达85%,虫卵孵化阴转率为90%～100%。血清免疫学检查转阴时间需1～3年。

（二）对症治疗

1. **急性期血吸虫病**　对高热、中毒症状严重者给予补液,保证水和电解质平衡,加强营养及全身支持疗法。合并其他寄生虫者应先驱虫;合并伤寒、痢疾、败血症、脑膜炎者均应先抗感染,后用吡喹酮治疗。

2. **慢性和晚期血吸虫病**　除一般治疗外,还应及时治疗并发症,改善体质,加强营养。巨脾、门静脉高压、上消化道出血等患者可选择适当时机考虑手术治疗。有侏儒症时可短期、间歇、小剂量给予性激素和甲状腺素制剂。

【预防】

(一) 管控传染源及风险环境

加强有螺地带的巡逻及禁牧工作,及时清除有螺环境的野粪,实现家畜传染源管控;在流行区对患者、病畜进行普查普治。加强对既往血吸虫感染者的随访及治疗工作。

(二) 切断传播途径

钉螺调查和控制是血吸虫病防治的重要措施之一。采用现代技术手段精准识别钉螺孳生环境及风险地区。因地制宜,采取多种措施进行控螺、抑螺。保护水源,改善用水。

(三) 保护易感人群

采用多种有效方式进行健康教育,增强流行区居民防护意识。严禁在疫水中游泳、戏水。接触疫水时应穿着防护衣裤和使用防尾蚴剂等。重点人群、高危人群进行监测建档和随访管理。

预防性服药:在重疫区特定人群,如防洪、抢险人员,能有效预防血吸虫感染。青蒿素衍生物蒿甲醚和青蒿琥酯能杀灭感染尾蚴后 5～21 天的血吸虫童虫。在接触疫水后 15 天口服蒿甲醚,按 6mg/kg,以后每 15 天 1 次,连服 4～10 次,或者在接触疫水后 7 天口服青蒿琥酯,剂量为 6mg/kg,顿服,以后每 7 天 1 次,连服 8～15 次。

二、并殖吸虫病

并殖吸虫病(paragonimiasis)又称肺吸虫病(lung fluke infection),是并殖吸虫(*Paragonimus*)寄生于人体所致的一种慢性人兽共患寄生虫病。主要通过摄入生的或未煮熟的蟹类或蝲蛄传播,以种类繁多、致病性复杂为特征。在我国以卫氏并殖吸虫(*P. westernami*)和斯氏狸殖吸虫(*P. skrjabini*),又称四川并殖吸虫(*P. szechuanensis*)感染为主。由于虫种、寄生部位、发育阶段和宿主反应性不同,临床表现差异较大。卫氏并殖吸虫寄生于肺部,常表现为咳嗽、胸痛、咳铁锈色痰等;寄生于脑、脊髓、腹腔、肠、肾、皮下等组织可以引起相应器官受损症状。斯氏狸殖吸虫不能发育成熟,其童虫在体内移行可引起一系列过敏反应和皮下游走性包块,包块内无成虫,痰中也无虫卵,肺部症状轻微。

【病原学】

全球已知的并殖吸虫超过 50 种,我国已发现 28 种(含同物异名的种),9 种有致病性。其中卫氏并殖吸虫与斯氏狸殖吸虫分布较广泛,感染人数多,也是我国重要的致病虫种。并殖吸虫分类复杂,可根据成虫形态、生活史、生态学和致病力等作类型鉴别。

(一) 形态学

成虫雌雄同体,有口吸盘和腹吸盘各一个,睾丸与卵巢并列。虫体富有肉质,褐黄色。卫氏并殖吸虫外形呈椭圆形,长宽比约为 2∶1,大小为 (8.1～12.8)mm×(3.8～7.7)mm。斯氏狸殖吸虫狭长,前宽后窄,大小为 (12.1～15.5)mm×(3.8～7.7)mm,长宽比约为 2.8∶1。

虫卵呈卵圆形,壳较厚,为金黄色,大小为 (80～118)μm×(48～60)μm,卵内含一个半透明的卵细胞和 10～20 个卵黄细胞及颗粒。

(二) 生活史

各虫种生活史及其与宿主的关系基本相同,需要两个中间宿主,但对中间宿主种类要求和在各宿主体内的适应性因虫种而异。

1. 在中间宿主体内发育与繁殖 卫氏并殖吸虫常寄生在人或动物肺部,以血液和组织液为食物,可存活 6～20 年。虫卵随痰排出或吞入消化道由粪便排入水后,在 25～30℃经 15～20 天,发育孵出毛蚴,侵入第一中间宿主螺科体内,经孢蚴、母雷蚴及子雷蚴发育为尾蚴,并从螺体内逸出。尾蚴的尾部呈球形,在水中活动范围小,遇第二中间宿主即可钻入体内。卫氏并殖吸虫第二中间宿主主要是华溪蟹属;斯氏狸殖吸虫主第二中间宿主主要是锯齿华溪蟹、景洪锯溪蟹、云南近溪蟹、中国石蟹等。

尾蚴常在蟹或蝲蛄的胸肌、足肌、肝和鳃等部位形成囊蚴(后尾蚴),囊蚴是并殖吸虫的感染期。

2. 在终末宿主体内寄生　终末宿主生食含卫氏并殖吸虫囊蚴的蟹或蝲蛄后,囊蚴在十二指肠内经胆汁和消化液作用,于30~60分钟脱囊后尾蚴逸出并穿过肠壁达腹腔,在各脏器间游走,约经2周后沿肝向上穿过膈肌到胸腔,侵入肺,移行至细支气管附近,逐渐破坏肺组织,形成虫囊,虫体在囊内发育为成虫。从囊蚴经口感染至成虫产卵,需60~90天(图9-1)。虫体在宿主体内移行,是发育成熟必不可少的过程。

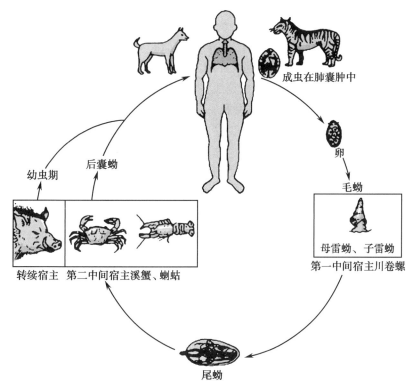

图 9-1　卫氏并殖吸虫生活史示意图

斯氏狸殖吸虫主要寄生于果子狸、犬、猫等哺乳动物(为保虫宿主);人并非其适宜的终末宿主,一般不能发育成熟,多以童虫形式在人体内移行,偶见成虫寄生于人肺。

【流行病学】

(一) 传染源

患者、病畜及病兽是卫氏并殖吸虫的终末宿主。患者(含隐性感染者)是主要传染源。斯氏狸殖吸虫一般不能在人体内发育为成虫,病畜、病兽等是主要传染源。鼠类、野猪、兔等动物是并殖吸虫的不适宜宿主,其体内可携带童虫,称为转续宿主(paratenic host),是重要的传染源。虎、豹等因捕食体内带童虫的转续宿主而有较高的感染度,也是传染源。

(二) 传播途径

生食或半生食(如腌吃、醉吃或烤吃)含囊蚴的蟹或蝲蛄是人体感染的主要途径。也可因蟹换壳或死亡时囊蚴坠入水中,人饮用含囊蚴的生水而感染。人进食含活囊蚴的转续宿主的肉及其制品也可被感染。

(三) 人群易感性

人群普遍易感,儿童与青少年感染率较高。学龄儿童可能因接触溪蟹或蝲蛄等机会较多而患病者较多。流行区人群感染率平均约为20%,其中30%为隐性感染者。

(四) 流行特征

并殖吸虫病呈全球流行,主要见于亚洲、西非以及美洲的部分地区。据估计,全世界有超过2 000

万人感染该病,并且有超过 2.9 亿人有感染风险。在亚洲主要分布于中国、朝鲜、韩国、日本、菲律宾、印度和泰国。在我国主要分布在直接捕食溪蟹的地区,夏秋季感染为主;喜食醉蟹的地区四季均可发病。

【发病机制与病理】

(一)发病机制与演变过程

成虫定居、蚴虫游走及虫卵均可对机体造成机械性损伤,虫体代谢产物等抗原物质可造成机体的免疫病理反应。

1. 童虫引起的病变　囊蚴被吞食后,在小肠上部脱囊,尾蚴随即穿过肠壁进入腹腔脏器间移行,发育为童虫。虫体伸缩活动力强,具有分泌酸性、碱性物质的腺体,可引起机体免疫反应,破坏组织。尾蚴穿过局部肠黏膜、肠壁浆膜及腹膜引起炎症与出血,可导致器官和组织广泛纤维素性炎症和粘连,并伴有混浊或血性积液,内含大量嗜酸性粒细胞。多数童虫可穿过膈肌游动于胸腔,引起胸膜炎或胸腔积液。童虫进入肺可产生窦道,形成囊肿。斯氏狸殖吸虫童虫在人体内移行造成的损害更显著,常在寄生部位形成嗜酸性肉芽肿;幼虫极少进入肺形成囊肿,而以游走性皮下包块与渗出性胸膜炎较为多见,也可引起肝脏、脊髓等损害。

2. 成虫引起的病变　成虫导致的病变范围较大,可固定于某一部位,也可游走于多器官。卫氏并殖吸虫常固定于肺,或沿疏松组织游走,使病变波及多个器官。虫体沿颈内动脉经破裂孔进入颅内,侵犯脑组织,产生相互沟通的囊肿,其周围因纤维包膜形成和神经胶质细胞增生形成结节状肿块。虫体多侵犯脑基底结、内囊和视丘,也可侵入侧脑室引起偏瘫或脑疝。成虫进入肺引起的基本病变可分为下列三期,三期病变可同时存在。

(1)脓肿期:虫体穿破组织导致出血与坏死,病变呈线状或窟穴状,内有出血。其后有炎性渗出,继之病灶周围肉芽组织形成薄膜状脓壁,逐渐形成脓肿。

(2)囊肿期:脓肿周围肉芽组织增生,逐渐形成纤维状囊壁,构成囊肿。由于炎症渗出,大量细胞聚集浸润、死亡、崩解液化,囊内渐变为棕色黏稠液体,并可找到虫体。囊肿常为多房性,房与房之间有隧道或空穴相通。

(3)纤维瘢痕期:囊内虫体游走或死亡后,囊内容物被排出或吸收,周围肉芽组织及纤维组织向中心发展,使整个囊肿完全被纤维组织取代而形成瘢痕。

3. 虫卵引起的病变　虫卵可见于囊肿间的隧道内以及成虫穿行经过的各种组织中。虫卵引起的组织反应轻微,虫卵结节无明显坏死,属于机械性或异物刺激型肉芽肿反应。

(二)肺外主要器官病理改变

1. 腹腔　虫体在腹腔脏器间移行,引起广泛炎症和粘连的同时形成囊肿。囊肿可分散或聚集成团块。肠浆膜充血,可有少量腹水。肝脏受损时,肝表面可见童虫移行穿过的窦道,肝组织可见急性嗜酸性粒细胞脓肿与片状或带状出血性坏死;汇管区细胞浸润及间质纤维组织轻微增生。

2. 胸腔　虫体进入胸腔常导致胸膜炎,胸膜增厚,胸膜表面可见分散或聚集成团的大小不等的囊肿。虫体侵犯支气管可导致支气管扩张。斯氏狸殖吸虫患者肺内很难找到虫卵。

3. 脑与脊髓　虫体侵入大脑,以右侧多见,常侵犯白质、内囊、基底节及侧脑室,可有脑组织破坏、出血及炎性细胞浸润。囊性占位可致脑室通路阻塞,脑室萎陷或扩大、视神经受压等。囊肿内可查见大量虫卵,也可见虫体。虫体进入椎管可致硬膜或硬膜内囊肿,以第 10 胸椎平面以下多见。

【临床表现】

大多数临床感染者无症状。感染后是否出现症状取决于感染强度以及受累器官。本病表现复杂多样,起病多缓慢。潜伏期可短至数日,也可长达 10 年以上,多为 3~6 个月。感染强度大者可表现为急性并殖吸虫病。

(一)急性并殖吸虫病

起病急骤,全身症状明显。病初表现为腹痛、腹泻、稀便或黏液脓血便等,可有食欲缺乏、低热,部分为弛张热伴畏寒,可反复出现荨麻疹。稍后出现胸痛、胸闷、气短、咳嗽等症状。

(二) 慢性并殖吸虫病

早期症状多不明显,发现时已为慢性期。卫氏并殖吸虫病主要表现为咳嗽、胸痛、咯血等呼吸道症状,侵犯脑脊髓、肝脏和皮下,可出现相应器官损害的表现。斯氏狸殖吸虫病以游走性皮下结节为主要表现,如侵犯肝脏、心包、眼、脊髓,也可出现相应症状。卫氏与斯氏狸殖吸虫病的表现特点见表 9-1。

表 9-1　卫氏并殖吸虫病与斯氏狸殖吸虫病临床特点

病种	感染方式	全身症状	荨麻疹等过敏症状	咳嗽,咯血痰	贫血	胸腔积液	颅脑受损
卫氏并殖吸虫病	生食或半生食淡水蟹或蝲蛄	轻度	少见	明显,常为典型铁锈色	无	少见	脑脓肿多见
斯氏狸殖吸虫病	生食或半生食淡水蟹	常见	常见	轻咳,偶有血丝痰	轻至中度	较常见	蛛网膜下隙出血多见

病种	肝脏受累	血白细胞计数增高	嗜酸性粒细胞比例增高	皮下结节与包块	胸部 X 线
卫氏并殖吸虫病	少见	轻度	轻度	少见,结节内可见虫卵,偶可见成虫	可见肺纹增粗,结节性或多房性阴影
斯氏狸殖吸虫病	较常见	中至重度	重度	常见,游走性强,包块内可见童虫	正常或轻微改变,肺部阴影常见

慢性并殖吸虫病按被侵犯的主要器官可分为下列几型。

1. **胸肺型**　最常见,主要由卫氏并殖吸虫感染所致,以咳嗽、胸痛、气短等为主要表现。病初为干咳,继之痰量逐渐增多,咳嗽加剧,痰中可混少量血丝,或为铁锈色或烂桃样血痰。痰中可查见虫卵及夏科-莱登结晶。胸膜受累者可出现渗出性胸膜炎、胸腔积液、胸膜增厚或胸膜粘连。

2. **腹型**　约占 30%,多见于感染早期,表现为腹痛、腹泻、恶心、呕吐等症状。全腹或右下腹隐痛。排黄色或淡黄色稀便,每天 2～4 次。偶可扪及腹部结节与肿块。虫体侵犯肝脏可形成嗜酸性肝脓肿,出现肝功能异常等。

3. **皮肤型**　主要为皮下结节或包块。卫氏并殖吸虫病皮肤型占 10%,一般不游走;斯氏狸殖吸虫病皮肤型占 50%～80%,以游走性为主要特点,可在腹部、胸部、腰背及四肢的皮下深层肌肉内扪及结节或包块,直径 1～6cm,表面皮肤正常,触之有痒感或疼痛感,活检可见童虫。

4. **脑脊髓型**　多见于儿童卫氏并殖吸虫病。脑型患者常有颅内压增高,伴颅内占位病变表现,可反复癫痫发作,视觉障碍、幻觉及肢体感觉异常,或瘫痪、失语、偏盲等。斯氏狸殖吸虫病可表现为蛛网膜下隙出血。脊髓型患者可有下肢麻木感或刺痛,或肢体瘫痪、大小便失禁等。

5. **其他类型**　可出现阴囊肿块,大如鸡蛋或拳头,局部轻微疼痛,肿块内可查见虫卵或成虫。隐性感染者并无明显症状及器官损害表现(亚临床型),而仅皮内试验或血清学检测阳性,血嗜酸性粒细胞比例增高。

【实验室及其他检查】

(一) 一般检查

急性患者外周血白细胞总数增多,嗜酸性粒细胞比例明显增高,可占 30%～40%;脑脊液、胸腔积液、腹水及痰中嗜酸性粒细胞也可增高;红细胞沉降率明显增快。

(二) 病原检查

1. **痰液**　卫氏并殖吸虫病患者清晨痰涂片或经 10% 氢氧化钾溶液消化浓集后,镜检可见虫卵,以及夏科-莱登结晶。24 小时痰液收集可提高虫卵检测的敏感性。

2. **粪便**　15%～40% 患者的粪便中可查见并殖吸虫虫卵。

3. **体液**　脑脊液等各种体液可查见并殖吸虫虫卵,嗜酸性粒细胞增高及夏科-莱登结晶。

4. **活组织**　通过细针抽吸、胸腔镜或经支气管活检查见嗜酸性粒细胞和虫卵也可作出诊断。对脑、腹腔内或皮下结节或包块病理检查可见并殖吸虫虫卵、童虫或成虫就可确诊该病。斯氏狸殖吸虫引起的皮下包块可见典型的嗜酸性肉芽肿。

(三) 免疫学检查

早期或轻度感染的亚临床型及异位损害病例,常根据特异性免疫学方法诊断。

1. **ELISA 检测**　具有较高的敏感性(92%)和特异性(>90%),可使用血清或脑脊液进行检查。

2. **皮内试验**　以 1:2 000 成虫抗原 0.1ml 注射于前臂皮内,20 分钟后皮丘>12mm、红晕>20mm 者为阳性反应,阳性率可达 95%,常用于现场流行病学调查,简便易行,但可能会在患者治愈多年后仍为阳性,故不能确定疾病的活动,而且与华支睾吸虫、血吸虫等吸虫有部分交叉反应而出现假阳性。

(四) 影像学检查

X 线胸片对胸肺型慢性并殖吸虫病有重要参考价值。早期可见中下肺野大小不等、边缘不清的类圆形炎性浸润影;后期可见囊肿及胸腔积液,可伴胸膜粘连或增厚。CT 或 MRI 检查可显示胸膜、肺、腹部、脑、脊髓等部位病变,或病变部位阻塞等。荧光脱氧葡萄糖-正电子发射计算机体层成像(FDG-PET/CT)对肝、肺等并殖吸虫病变的诊断有一定参考意义。

【诊断与鉴别诊断】

(一) 诊断

并殖吸虫病临床表现复杂而且缺乏特异性,导致诊断较困难。诊断须从以下三个方面进行考虑。

1. **流行病学资料**　生活在流行区或进入流行区的人员,有生食或半生食溪蟹、蝲蛄或饮用溪流生水史等。

2. **临床表现**　包括腹泻、腹痛、咳嗽、咳铁锈色痰、胸腔积液,或有游走性皮下结节或包块。

3. **实验室检查**　在痰、粪及体液中查见并殖吸虫卵,或皮下结节查到虫体是确诊的依据。血清学及影像学检查有辅助诊断意义。

(二) 鉴别诊断

1. **肺部并殖吸虫病**

(1) 结核:肺部并殖吸虫病早期表现与肺结核相似,囊肿期肺部病变与肺结核球相似,并殖吸虫侵犯胸膜引起胸腔积液时又常与结核性胸膜炎相混淆,并殖吸虫侵犯腹膜引起腹水时又类似于结核性腹膜炎。但结核病患者低热、盗汗等症状常较明显,结核菌素试验阳性,胸片显示病变多位于上肺,并殖吸虫病的病灶则位于肺周,常见于中下肺。痰抗酸杆菌检查等有助于鉴别。

(2) 蠕虫幼虫经肺移行(Löffler 综合征):肺并殖吸虫病早期症状与 Löffler 综合征很相似,均会出现一过性的呼吸系统症状。须在呼吸道分泌物或胃抽吸物中检测到蛔虫或其他蠕虫幼虫进行鉴别。

(3) 球孢子菌病:可引起呼吸系统症状、乏力和嗜酸性粒细胞增多。相关的暴露史是鉴别的重要条件。通过血清学方法和/或培养法可诊断球孢子菌病。

(4) 其他:还要与肺曲霉病、组织胞浆菌病、诺卡菌病、支气管扩张和肺部恶性肿瘤相鉴别。

2. **脑并殖吸虫病**

(1) 脑囊虫病:可表现为头痛和癫痫发作,放射影像学可发现脑内包囊。影像学发现囊性病变内有头节则具有鉴别诊断意义。

(2) 颅内肿瘤:脑并殖吸虫病患者可有头痛、呕吐、颈强直等,与颅内肿瘤表现相似。并殖吸虫感染史、发热、肺部病变、痰虫卵阳性,以及脑脊液嗜酸性粒细胞增多与免疫检查阳性等均有助于鉴别。

(3) 原发性癫痫:脑并殖吸虫病患者癫痫发作时与原发性癫痫表现相似,但前者过去无癫痫病史,癫痫发作后头痛及肢体无力等可持续数日,原发性癫痫患者发作后症状常于数小时内消失。痰并殖吸虫虫卵检查、脑脊液免疫学检查阳性等是鉴别诊断的依据。

（4）其他：还要与包括细菌性脑膜炎、阿米巴性脑膜脑炎、类圆线虫病和嗜酸性粒细胞增多性脑膜炎相鉴别。

3. 其他部位并殖吸虫病 腹并殖吸虫病患者出现发热、腹泻、肝大等表现，与肝脓肿相似。出现食欲缺乏、乏力、球蛋白升高、白蛋白与球蛋白比例降低者，应与病毒性肝炎相鉴别。

【预后】

预后常因致病虫种、感染程度及病变部位而异。一般预后较好，脑型可致残或患者死于脑疝。斯氏狸殖吸虫病侵犯脑组织较卫氏并殖吸虫病轻，较易恢复，后遗症少，预后较好。

【治疗】

（一）病原治疗

1. 吡喹酮 对于并殖吸虫属任意种引起的并殖吸虫病，首选的治疗均为吡喹酮，剂量为75mg/（kg·d），分3次服用，连用3天。吡喹酮对肺部感染的治愈率几乎是100%。脑型患者治疗1个疗程后，间隔1周，可以再重复1个疗程。

2. 三氯苯哒唑（triclabendazole） 为一种新的苯并咪唑类衍生物，对并殖吸虫有明显杀灭作用，剂量为10mg/kg，口服，12~24小时再服用1剂。疗效与吡喹酮相似。三氯苯达唑不良反应轻微，可能会延长QTc间期，但除此之外耐受性通常优于吡喹酮。

（二）对症治疗

对颅内高压者使用脱水剂；对咳嗽、胸痛者酌情给予镇咳、镇痛剂；癫痫发作时可给予苯妥英钠或地西泮治疗等。

（三）外科治疗

脑脊髓型出现压迫症状，经积极内科治疗无效者可行外科手术；皮下包块可手术切除；胸膜粘连明显时可行胸膜剥离术等。

【预防】

健康教育是控制本病流行的重要措施。

（一）管理传染源

彻底治疗患者、隐性感染者，以及病猫、病犬等牲畜。调查、管理动物传染源，捕杀对人有害或为保虫宿主（含转续宿主）的动物。不用生溪蟹、生蝲蛄喂猫和犬等，以防动物感染。

（二）切断传播途径

不吃生的或未煮熟透的溪蟹、蝲蛄等，也不饮用生溪水，不随地吐痰。加强粪便和水源管理。

三、华支睾吸虫病

华支睾吸虫病（clonorchiasis sinensis）俗称肝吸虫病（liver fluke disease），是由华支睾吸虫（*Clonorchis sinensis*）寄生在人体肝内胆管引起的寄生虫病。其临床特征为精神不振、上腹隐痛、腹泻、肝大等，严重者可导致肝硬化。感染严重的儿童常有营养不良和发育障碍。华支睾吸虫病与胆管炎、胆结石是明确的胆管癌致癌因素。

【病原学】

华支睾吸虫外形似葵花子仁，虫体狭长、扁平状，前端较窄，后端钝圆，大小为（10~25）mm×（3~5）mm，半透明，雌雄同体，有口、腹两个吸盘。雄性生殖器官有1对分支状睾丸，前后排列在虫体后1/3处。雌性生殖器官有1个分叶状的卵巢，位于睾丸之前。其虫卵是寄生人体最小的蠕虫卵，大小为（27.3~35.1）μm×（11.7~19.5）μm，黄褐色，形似灯泡状，前端较窄，后端钝圆，卵前端卵盖明显，卵盖周缘隆起呈肩峰状，后端有一逗点状突起，卵壳厚，内含发育基本成熟的毛蚴。

成虫寄生于人或哺乳动物肝内的中、小胆管内，有时移居较大胆管或胆总管。产卵后，虫卵随胆汁进入肠道，随粪便排出体外。虫卵入水后被第一中间宿主（淡水螺）吞食后，在螺消化道内孵出毛蚴,并穿过肠壁向肝脏移行,经胞蚴、雷蚴的无性增殖阶段产生大量尾蚴。尾蚴成熟后自螺体逸出,在水中侵入第二中间宿主(淡水鱼、虾)体内发育为囊蚴。终宿主(人或哺乳动物)因食入未煮熟的淡水鱼、虾而受染。囊蚴在人或哺乳动物胃肠内经消化液的作用后,幼虫在十二指肠内脱囊逸出,继而从胆总管或穿过肠壁经腹腔进入肝脏,在肝内的中、小胆管内发育为成虫。从感染囊蚴到成虫成熟产卵约需 1 个月,成虫在人体内的寿命可长达 2~30 年。

【流行病学】

（一）传染源

感染华支睾吸虫的哺乳动物(猫、犬、猪等)和人为主要传染源。

（二）传播途径

人因进食未煮熟而含有华支睾吸虫囊蚴的淡水鱼如麦穗鱼或虾而感染。感染方式因生活习惯、饮食嗜好而有所不同,但多因生食淡水鱼、虾,也有由于烤、烧、炒、煎小型鱼类不熟而感染。此外,用切生鱼肉的刀及砧板切熟食,用盛生鱼的器皿盛熟食,甚至饮用囊蚴污染的生水也可受染。

（三）人群易感性

人对华支睾吸虫普遍易感。感染率与居民的生活、卫生习惯及饮食嗜好有密切关系,而与年龄、性别、种族无关。

（四）流性特征

华支睾吸虫病主要分布于东亚和东南亚,如中国、朝鲜半岛、日本、越南等,目前估计全球有超过 2 亿人生活在华支睾吸虫流行区。约 85% 的病例在中国,我国大部分省、自治区、直辖市有本病的发生或流行,以广东、广西及东北各省多见。

【发病机制与病理】

华支睾吸虫主要寄生在人肝内中、小胆管,但也可在胆总管、胆囊、胰管甚至十二指肠或胃内发现。寄生于人体的虫数一般为十数条至数百条。感染较重者,虫数可达数千条以上,肝内胆管及其分支均充满虫体和虫卵,可发生胆管阻塞、胆汁淤积等病变。成虫虫体及其代谢产物刺激引起局部胆管炎症,易继发细菌感染,使胆管上皮细胞发生脱落继而显著增生,可呈腺瘤样,并伴有黏蛋白分泌活跃。胆管壁增厚,管腔逐渐变窄而阻塞致胆汁淤积。感染较重时,胆管可发生囊状或圆柱状扩张,管壁增厚,胆管及门静脉周围纤维增生,淋巴细胞与嗜酸性粒细胞浸润,并向肝实质侵入。肝组织有不同程度的水肿或萎缩,长期重复感染可能导致肝纤维化。左肝管与胆总管的连接较平直,童虫易于上行,故肝左叶的病变较重。胆总管或胆囊内的成虫,可引起肝外梗阻。继发细菌感染则发生胆管炎、胆囊炎。虫体进入胰管可引致胰管炎或胰腺炎。虫卵在胆道沉积后,可以其为核心形成胆道结石。长期的华支睾吸虫感染与胆管细胞癌的发生密切相关。

严重感染者,肝细胞可有变性坏死,儿童尤甚,可出现营养不良,发展为肝硬化。

【临床表现】

华支睾吸虫病多起病缓慢。潜伏期一般为 1~2 个月。

轻度感染者不出现症状或仅在进食后上腹部有重压感、饱胀、食欲缺乏或有轻度腹痛,容易疲劳或精神欠佳。

普通感染者常有不同程度的乏力、食欲缺乏、腹部不适、肝区隐痛、腹痛、腹泻。24%~96% 的病例有肝大,以左叶明显,表面不平,有压痛和叩击痛。部分患者伴有贫血、营养不良和水肿等全身症状。较重感染者还可伴有头晕、失眠、疲乏、精神不振、心悸、记忆力减退等神经衰弱症状。个别患者因大量成虫堵塞胆总管而出现梗阻性黄疸。

一次性摄入大量囊蚴的严重感染者常可呈急性起病。潜伏期短,仅 15~26 天。患者突发寒战、高热,体温高达 39℃以上,呈弛张热。食欲缺乏,厌油,肝大伴压痛,有轻度黄疸,少数出现脾大。数周后急性症状消失而进入慢性期,表现为疲乏、消化不良等。

严重的慢性感染或重复感染者可发展为肝硬化,出现黄疸及门静脉高压表现,如腹壁静脉曲张、脾大、腹水等。严重感染的儿童可出现营养不良和生长发育障碍,甚至可发生侏儒症。

【并发症】

(一) 急性胆管炎和胆囊炎

急性胆管炎和胆囊炎为最常见的并发症。有疫区居住、旅游史且生食鱼(虾)史的患者,粪检即使没有发现虫卵,也不能排除华支睾吸虫感染导致的胆管炎。

(二) 胆结石

华支睾吸虫与胆结石的形成有明显的关系。虫卵、死亡的虫体、脱落的胆管上皮细胞可成为结石的核心或诱发结石形成。

(三) 胰腺炎及糖尿病

成虫阻塞胰管可引起胰腺炎,少数患者伴有糖尿病。

(四) 肝癌及胆管癌

长期成虫寄生可诱发胆管上皮细胞癌变而致胆管细胞癌。

【实验室及其他检查】

(一) 血常规

白细胞总数及嗜酸性粒细胞轻、中度增加,嗜酸性粒细胞比例一般在 10%～40% 之间。个别病例出现粒细胞类白血病反应。可有轻度贫血。

(二) 肝功能试验

肝功能轻度损害,多为轻至中度转氨酶升高,黄疸少见。重度感染者及有肝、胆并发症者,特别是儿童营养不良时,γ- 谷氨酰转移酶、碱性磷酸酶升高。

(三) 虫卵检查

粪便和十二指肠引流胆汁检查发现虫卵是确诊华支睾吸虫病的直接依据。十二指肠引流胆汁发现虫卵机会多于粪检。但前者操作较为困难,临床使用受限。因虫卵较小,直接粪便镜检阳性率较低,所以临床多用集卵法检查,并多次检查,至少每天 1 次,连续 3 天。

(四) 免疫学检查

免疫学检查主要用于感染程度较轻者,或用于流行病学调查。常用的方法有成虫纯 C 抗原皮内试验(ID)、间接细胞凝集试验(IHA)、ELISA。因有假阳性,且不能排除既往感染,所以不应仅根据抗体阳性诊断为现症感染。

(五) 其他

超声检查、CT 和磁共振可显示肝内中、小胆管多处扩张,胆管内有虫体及胆管炎症表现。但影像学改变多属非特异性,不能作为确诊的依据。

【诊断】

(一) 流行病学资料

流行病学资料包括居住或到过流行区,有生食或食未煮熟淡水鱼虾史。

(二) 临床表现

患者有腹胀、腹泻等消化不良及头晕、失眠等神经衰弱的症状,并伴有肝大或其他肝胆系统表现。

(三) 实验室检查

确诊有赖于在粪便或十二指肠引流液中找到虫卵。IHA、ELISA 等免疫学方法可辅助诊断。

【鉴别诊断】

(一) 异形吸虫病

异形吸虫病由异形吸虫或横川后殖吸虫等引起。这些吸虫也是通过生食或食用未煮熟的淡水鱼而感染,虫卵与华支睾吸虫卵极相似,可通过粪检虫卵鉴别。临床上,当反复驱虫治疗后,虫卵仍不转阴时,可考虑进行十二指肠液引流检查,如未获得虫卵,应考虑异形吸虫感染。

（二）病毒性肝炎、肝炎后肝硬化

消化道症状及肝功能损害明显,病毒性肝炎血清标记物阳性,粪检找不到华支睾吸虫卵可鉴别。

（三）单纯性消化不良

单纯性消化不良患者,无生食或食未煮熟鱼虾史,进食后胃部不适,亦伴有腹泻,但多无肝大,粪中无虫卵,但可见未消化的食物残渣。

（四）胆囊炎、胆石症

华支睾吸虫所引起的胆囊炎、胆石症应与胆石症合并细菌感染引起的胆囊炎相鉴别,它们的临床症状相似,但后者感染中毒症状多较明显。粪便检查虫卵是最重要的鉴别手段。

【预后】

轻症患者经过治疗,预后良好。合并病毒性肝炎者,可加重肝炎的症状、延长病程,肝功不易恢复正常。重度感染和病程较长的重症患者,出现肝硬化、腹水或伴有病毒性肝炎时,治疗比较困难,但经驱虫治疗后,一般情况和肝脏病变也可好转。

【治疗】

（一）一般治疗和对症治疗

对重症感染并伴有较重的营养不良和肝硬化患者,应先予以支持疗法,如加强营养、保护肝脏、纠正贫血等,待全身情况好转时再予以驱虫治疗。

（二）病原治疗

1. 吡喹酮　是本病的首选药物,具有疗效高,毒性低,反应轻,在体内吸收、代谢、排泄快等优点。治疗总剂量210mg/kg,分9次,每天3次。此药物的不良反应一般轻微而短暂,但当胆管内华支睾吸虫被大量杀灭时,有可能出现胆绞痛或慢性胆囊炎急性发作。虫卵阴转率几乎达100%。

2. 阿苯达唑　对本病亦有较好疗效。每天10～20mg/kg,分2次服,7天为1个疗程。虫卵阴转率可达95%以上。

3. 外科治疗　患者并发急性或慢性胆囊炎、胆石症或胆道梗阻时,应予手术治疗。继发细菌感染者,同时加用抗菌药物,术后应继续给予病原治疗。

【预防】

（一）管理传染源

应开展对本病的流行病学调查,及时治疗患者及病畜,以控制或消灭传染源。

（二）切断传播途径

加强粪便及水源管理,不用未经处理的新鲜粪便施肥,不随地排便;不在鱼塘上或河旁建厕所。应禁止用粪便喂鱼,防止虫卵污染水源。

（三）保护易感染人群

开展卫生宣教,改变不良饮食习惯,不食生的或未熟透的淡水鱼、虾。

四、姜片虫病

姜片虫病(fasciolopsiasis)为由布氏姜片吸虫(*Fasciolopsis buski*)寄生在人、猪小肠内所致的人兽共患寄生虫病。临床主要表现为腹痛、腹泻、消化功能紊乱。

【病原学】

布氏姜片吸虫呈椭圆形,扁平似生姜片,虫体大而肥厚,呈肉红色,雌雄同体,是寄生于人体最大的吸虫,虫体长20～75mm,宽8～20mm,厚0.5～3.0mm。成虫有口及腹吸盘各一个,口吸盘位于虫体前端,腹吸盘呈漏斗状,较大,虫体凭借发达的腹吸盘吸附在宿主的小肠。成虫每天产卵约25 000个。虫卵椭圆形,为人体蠕虫卵中最大者,约130μm×80μm,卵内含有一未分裂的卵细胞和20～40个卵黄细胞,呈棕黄色或淡黄色。

姜片虫需两个宿主(扁卷螺和人或猪)才能完成其生活史。虫卵随粪便从哺乳动物宿主排出体外后,在水中发育成毛蚴并侵入中间宿主扁卷螺,经胞蚴、雷蚴阶段发育成尾蚴从螺体逸出,吸附在水生植物如菱角、荸荠、藕节的表面,脱去尾部成囊蚴。当终宿主人或猪生食受染的水生植物时,囊蚴进入体内,在小肠经消化液和胆汁作用,囊壁破裂,尾蚴逸出,借吸盘吸附于十二指肠或空肠上段的黏膜吸取营养,经1~3个月发育为成虫并产卵。成虫寿命在人体内一般为4~4.5年,在猪体内约为1年。

【流行病学】

(一) 传染源

患者和受感染的猪为本病主要传染源,猪又是姜片虫的保虫宿主。

(二) 传播途径

粪便污染水源是造成本病流行的重要因素。流行区人群因生食含有囊蚴的水生植物而被感染,也可能因饮用带有囊蚴的水而被感染。常见的水生植物有大红菱、大菱、四角菱、荸荠和茭白。流行区多以水浮莲等喂猪,故猪的感染率很高。

(三) 人群易感性

人群普遍易感,5~20岁的儿童与青少年发病率最高。在重流行区,60岁以上人群感染率也很高。感染后无明显保护性免疫,故可重复感染。

(四) 流行特征

姜片虫病是地方性传染病,流行于亚洲的温带与热带地区,如东南亚各国。我国18个省(自治区)有人或猪姜片虫病流行,南部及中部的水乡为主要流行区,并取决于居民是否有生食水生植物的习惯。姜片虫感染有明显的季节性,一般发生在9~11月份。

【发病机制与病理】

发病机制主要为机械性损伤及虫体代谢产物被吸收后引起的变态反应。成虫以强大的腹吸盘吸附在十二指肠和空肠上段的黏膜上,可引起被吸附的黏膜及邻近组织炎症,致使患者的消化功能发生障碍。病变部位点状充血、水肿,甚至形成溃疡或脓肿。黏膜与黏膜下层可见淋巴细胞、中性粒细胞、嗜酸性粒细胞浸润。虫体大量摄取肠道内养分,加之遮盖肠壁黏膜,妨碍肠道对营养物质的消化与吸收,导致营养不良。虫数很多时,可成团堵塞肠腔,形成肠梗阻。虫体代谢产物可引起过敏反应,血中嗜酸性粒细胞增多。

【临床表现】

潜伏期为1~3个月。

轻症感染者多无症状或症状轻微,如食欲缺乏,偶有上腹部不适。中、重度感染者可有恶心、呕吐、食欲缺乏等胃肠道症状。常有间歇性上腹部隐痛,少数为脐周痛,发生于早晨空腹或饭后,偶有剧痛或绞痛。可有腹泻,或腹泻与便秘交替出现。腹泻每天数次,量多,奇臭,内含未消化的食物。严重感染者或儿童,可出现全身营养不良,如乏力、精神萎靡、消瘦、贫血,有不同程度的水肿。不少患者有排虫史或吐虫史。儿童常有神经症状,如夜间睡眠不好、磨牙、抽搐。少数患者长期慢性腹泻水样便或黏液血便,引起严重营养不良,继发肠道和肺部感染而发热,并可发展至全身衰竭而死亡。大量感染者(虫体数可达数千条)可因虫体成团而并发肠梗阻。

【实验室及其他检查】

(一) 血常规

白细胞计数稍高,嗜酸性粒细胞比例增高,可达10%~20%。可有轻度贫血。

(二) 粪便检查

直接涂片法、厚涂片法或沉淀集卵法可找到姜片虫卵,因姜片虫卵大,易于发现。

【诊断】

凡在姜片虫流行区有生食水生植物史,伴有消化不良、上腹部隐痛、慢性腹泻、食欲缺乏等胃肠道症状及营养不良者,应考虑本病。粪便中查出姜片虫卵或在呕吐物中发现成虫时可确诊。

【治疗】

（一）一般治疗

姜片虫病一般预后良好。对重症患者,应先加强支持疗法,改善营养,纠正贫血,然后进行驱虫治疗。

（二）驱虫治疗

1. 吡喹酮 可作为治疗本病的首选药物,具有高效、低毒、使用方便等优点,且不良反应轻微。常用总剂量为 10~20mg/kg,1 天内分 3 次口服。治疗后 1 个月虫卵阴转率为 97.5%~100.0%。

2. 硫氯酚 成人剂量为 3g,儿童为 50mg/kg,晚间顿服或连服 2 晚,便秘者可加服泻剂,一次服药疗效可达 70% 以上。

3. 其他 槟榔煎剂、硝硫氢胺亦有一定的疗效。

【预防】

（一）管理传染源

普查、普治患者。流行区内的猪应圈养并定期给予药物如吡喹酮等进行驱虫治疗。

（二）切断传播途径

猪食的青饲料或其他水生植物应煮熟后喂食。加强粪便管理,尤其管好猪粪。粪便经无害化灭卵处理后方可使用。积极开展养鱼、养鸭生物学灭螺或化学灭螺。

（三）保护易感染人群

教育儿童不要生食菱角、荸荠等水生植物,不喝生水。

（张晓红）

第二节 ｜ 线虫病

线虫（Nematodes）属于线虫动物门,是动物界中数量最多者之一,绝大多数自由生活于土壤、淡水和海水环境中,而营寄生生活者,只有极少部分寄生于人体并导致疾病。人类线虫感染所导致的疾病包括钩虫病、蛔虫病、蛲虫病、鞭虫病、旋毛虫病等。此类寄生虫病流行于热带和温带地区,特别是卫生境况较差、居住拥挤的地区。随着社会经济发展、农村城市化、环境变迁以及气候等的变化,这些常见寄生虫病的发病率、流行病学、临床表现等都在不断发生变化。在我国,总的趋势是发病率越来越低,以散发为主,临床表现不典型。2017 年监测结果显示,全国土源性线虫整体感染水平较低,为 1.78%,感染率最高的为云南（11.83%,1 345/11 372）,其次为海南（10.91%,220/2 017）和重庆（9.68%,355/4 091）。本节仅介绍钩虫病、蛔虫病、蛲虫病、旋毛虫病的病原学、临床表现和诊断治疗等情况,其他线虫感染疾病请参见相关文献。

一、钩虫病

钩虫病（ancylostomiasis,hookworm disease）是由十二指肠钩虫和/或美洲钩虫寄生人体小肠所致的疾病,俗称“黄种病”“懒黄病”。钩虫感染轻症患者可无症状,而出现严重贫血者可出现心功能不全,儿童发育营养不良等。临床常见表现为贫血、营养不良、胃肠功能失调、劳动力下降。

【病原学】

寄生于人体的钩虫主要有十二指肠钩口线虫（Ancylostoma duodenale,简称十二指肠钩虫）和美洲板口线虫（Necator americanus,简称美洲钩虫）。雌虫较粗长,雄虫细短,尾部有交合伞。成熟十二指肠钩虫雌虫每天产卵 10 000~30 000 个;美洲钩虫 5 000~10 000 个。两者虫卵相似,呈椭圆形,无色透明,卵壳薄,内含 2~8 个细胞。虫卵随粪便排出,在温暖、潮湿、疏松土壤中,24~48 小时内发育为杆状蚴。杆状蚴经 5~7 天发育为丝状蚴,活动力强,可生存数周。当接触人体皮肤或黏膜时,丝状蚴侵入人体,从微血管随血流经右心至肺,穿破肺微血管进入肺泡,沿支气管上行至咽部,随吞咽活动经食管进入小肠。在小肠内形成口囊,再经 3～4 周发育为成虫,附着于肠黏膜,寄生在小肠上段。自幼虫侵入皮肤至成虫成熟产卵的时间一般为 4～7 周。钩虫成虫寿命可长达 5～7 年,但大多数成虫在 1～2 年内被排出体外。

【流行病学】

(一) 传染源

传染源主要是钩虫感染者与钩虫病患者。钩虫病患者粪便排出的虫卵数量多,其作为传染源的意义更大。

(二) 传播途径

农村钩虫感染主要是经皮肤感染。使用未经无害化处理的新鲜粪便施肥,污染土壤和农作物,农田成为重要的感染场所,是引起传播的重要因素。钩虫亦可因人生食含钩蚴的蔬菜等经口腔黏膜侵入体内。住宅附近地面被钩蚴污染,是儿童感染的主要途径。

(三) 人群易感性

任何年龄与性别均可感染,尤其是与土壤、粪便等接触机会多的农民感染率为高,感染者大多数为菜农、桑民、茶农、棉农、矿工和砖瓦厂工人,儿童较少,男性高于女性,而且可重复感染。

(四) 流行特征

钩虫感染遍及全球,有 10 亿人以上有钩虫感染,尤以热带和亚热带地区最普遍,农村感染率明显高于城市,感染高度流行区感染率在 80% 以上,一般感染率为 5%～30%。国内 2017 年土源性寄生虫病监测显示,除黑龙江、上海、山西外,其他地区均有不同程度流行,尤以海南(9.92%)、重庆(7.38%)和四川(6.56%)等较重。

【发病机制与病理】

(一) 皮肤损害

由钩虫幼虫引起皮炎,丝状蚴侵入皮肤后数分钟至 1 小时,局部皮肤出现红色丘疹,1～2 天出现充血、水肿以及细胞浸润的炎症反应。感染后 24 小时,大多数幼虫仍滞留在真皮层及皮下组织内,然后经淋巴管或微血管到达肺部。

(二) 肺部病变

当钩虫幼虫穿过肺微血管到达肺泡时,可引起肺间质和肺泡点状出血和炎症。感染严重者可发生支气管肺炎。当幼虫沿支气管向上移行至咽部,引起支气管炎与哮喘。

(三) 小肠病变

钩虫口囊咬附在小肠黏膜绒毛上皮,以摄取黏膜上皮与血液为食,且不断更换吸附部位,并分泌抗凝血物质,引起黏膜伤口持续渗血。渗血量远较钩虫吸血量为多,并在小肠黏膜上产生散在的点状或斑点状出血。严重者黏膜下层可出现大片出血性瘀斑,甚至发生消化道大出血。慢性失血是钩虫病患者贫血的主要原因。贫血程度取决于钩虫虫种、负荷虫数、感染期,并与饮食中的铁含量、体内铁贮存量有关。长期小量失血可消耗体内铁质贮存,引起低色素性小红细胞贫血。

长期严重缺铁性贫血可引起心肌脂肪变性、心脏扩大、长骨骨髓显著增生、脾骨髓化、指甲扁平、反甲、毛发干燥脱落和食管与胃黏膜萎缩等病理变化。儿童严重感染可引起生长发育障碍。

【临床表现】

轻度感染者大多数无临床症状,感染较重者可出现轻重不一的临床表现。

(一) 幼虫引起的临床表现

幼虫引起的临床表现主要是钩蚴性皮炎和咳嗽、咳痰等呼吸道症状。皮炎多发生于手指和足趾间、足缘、下肢皮肤或臀部,产生红色点状疱丘疹,奇痒。钩虫所致皮炎俗称"粪毒""粪疙瘩"或"地痒疹"等。一般 3～4 天炎症消退,7～10 天皮损自行愈合。重复感染者又可发生钩蚴皮炎,若皮肤抓破,可继发细菌感染,形成脓疱。

感染后 1 周左右,由于大量钩蚴移行至肺部,患者可出现咳嗽、咳痰、咽部发痒等症状,尤以夜间为甚。重者痰中带血,伴有阵发性哮喘、声音嘶哑等症状与低热,持续数周。肺部检查可闻及干啰音或哮鸣音。X线检查显示肺纹增粗或点片状浸润阴影,数天后自行消退。

(二) 成虫所致的临床表现

成虫所致的临床表现主要包括慢性失血所致的贫血症状和肠黏膜损伤引起的多种消化道症状。少数患者出现上消化道出血,极个别患者出现精神症状。

大多数患者于感染后1~2个月出现上腹隐痛或不适、食欲缺乏、消化不良、腹泻、消瘦、乏力等。重度感染者常有异嗜癖,如食生米、泥土等。偶有发生消化道出血者,表现为持续黑便,常被误诊为十二指肠溃疡出血。贫血是钩虫病的主要症状。重度感染后3~5个月逐渐出现进行性贫血,表现为头晕、眼花、耳鸣、乏力,劳动后心悸与气促。患者脸色蜡黄,表情淡漠。心前区收缩期杂音,血压偏低,脉压增大,心脏扩大,甚至出现心力衰竭。重症贫血伴低蛋白血症者,常有下肢水肿,甚至出现腹水与全身水肿。

孕妇钩虫病易并发妊娠高血压综合征。在妊娠期由于需铁量增加,钩虫感染者更易发生缺铁性贫血,引起流产、早产或死胎,新生儿病死率增高。

【实验室及其他检查】

(一) 血象

患者常有不同程度的贫血,属小细胞低色素性贫血,血清铁浓度显著降低,一般在9μmol/L以下。网织红细胞数正常或轻度增高,白细胞数大多正常,嗜酸性粒细胞数略增多,严重贫血患者嗜酸性粒细胞数常不增多。

(二) 骨髓象

骨髓象显示造血旺盛现象,但红细胞发育受阻于幼红细胞阶段,中幼红细胞显著增多。骨髓游离含铁血黄素与铁粒细胞减少或消失,当骨髓内贮铁耗尽,血清铁显著降低时,才出现周围血中血红蛋白明显减少。

(三) 粪便检查

粪便隐血试验可呈阳性反应。

1. **直接涂片和饱和盐水漂浮法** 可查见钩虫卵,因钩虫卵的比重(1.056~1.000)较饱和盐水(1.20)低,漂浮法可提高检出率,但须与东方毛圆线虫卵鉴别。后者较长而大,卵内细胞数远较钩虫卵(2~8个)为多。

2. **虫卵计数** 用Stoll稀释虫卵计数法和改良加藤厚涂片(Kato-Katz)法测定钩虫感染度,以每克粪虫卵数表示(EPG)。EPG<3 000个为轻度感染,3 001~10 000个为中度感染,>10 000个为重度感染。

3. **钩蚴培养法** 采用滤纸条试管法,将定量的粪便涂在滤纸上,然后置于含水试管中培养(20~30℃,3~5天),对孵出丝状蚴进行虫种鉴别和计数。此方法耗时较长,不能用于快速诊断,现在很少应用。

4. **淘虫法** 主要用于新药驱虫的疗效考核。方法是在驱虫治疗后收集24~48小时内的全部粪便,用水冲洗淘虫并按虫种计数。

(四) 胃、肠镜、胶囊内镜等物理检查

胃、肠镜检查时在十二指肠、盲肠等有时可见活的虫体,呈细长线条状,长1.0~1.5cm,粗0.05~0.10cm,鲜红、暗红或咖啡色半透明,蛇样盘曲,蚯蚓样蠕动,一端吸咬于肠黏膜,呈C形弯曲,游离部分可见蠕动。胃肠道钡餐X线检查有时可见十二指肠下段和空肠上段黏膜纹理紊乱、增厚、蠕动增加,被激惹而呈节段性收缩现象等。

【诊断与鉴别诊断】

患者在流行区有赤足下田和"粪毒"史以及贫血等临床表现,应怀疑钩虫病。通过粪便检查有钩虫卵者即可确诊。

钩虫患者有上腹隐痛,尤其有黑便时应与十二指肠溃疡、慢性胃炎等相鉴别,胃肠钡餐与胃镜检查有助于鉴别诊断。钩虫病贫血须与其他原因引起的贫血相鉴别,如妊娠期因生理性铁质需要增加而摄入不足以及其他原因胃肠道慢性失血所致的贫血等。凡是失血程度与粪便虫卵不相称时,应寻找其他原因。

【预后】

及时治疗者预后好。

【治疗】

治疗包括病原学治疗与对症治疗。

(一)钩蚴皮炎

在感染后 24 小时内局部皮肤可用左旋咪唑涂肤剂(左旋咪唑 750mg,硼酸 1.3g,薄荷 1.3g 加 50% 乙醇溶液至 100ml)或 15% 阿苯达唑软膏,1 天 2 或 3 次,重者连续 2 天。皮炎广泛者口服阿苯达唑,每天 10~15mg/kg,分 2 次服,连续 3 天,有止痒、消炎及杀死皮内钩虫幼虫的作用,也可阻止或预防呼吸道症状的发生。

(二)驱虫治疗

目前国内外广泛使用的阿苯达唑和甲苯达唑,为广谱驱肠道线虫药物,其机制是选择性和不可逆性抑制其摄取葡萄糖的作用,使虫体糖原耗竭和抑制延胡索酸脱氢酶,阻碍三磷酸腺苷产生,导致虫体死亡,具有杀死成虫和虫卵的作用。但其驱虫作用缓慢,于治疗后 3~4 天才排出钩虫。

阿苯达唑剂量为 400mg,每天 1 次,连服 2~3 天。甲苯达唑为 200mg,每天 1 次,连续 3 天;2 岁以上儿童与成人剂量相同,1~2 岁儿童剂量减半。感染较重者需多次反复治疗。药物不良反应轻而短暂,仅少数患者有头晕、腹痛、恶心等。

复方甲苯达唑(每片含甲苯达唑 100mg,盐酸左旋咪唑 25mg),成人每天 2 片,连服 2 天。4 岁以下儿童的剂量减半。孕妇忌用。治后 15 天复查,钩虫卵阴转率为 93%。

复方阿苯达唑(每片含阿苯达唑 67mg,噻嘧啶 250mg),成人和 7 岁以上儿童 2 片,顿服,治疗后 2 周复查钩虫卵阴转率为 69.91%,十二指肠钩虫阴转率为 77.14%,美洲钩虫为 68.29%。

(三)对症治疗

补充铁剂,改善贫血。贫血一般在治疗 2 个月左右得以纠正。血象恢复正常后,再继续服用小剂量铁剂 2~3 个月。孕妇和婴幼儿钩虫病贫血严重者,给予小量输血,滴速要慢,以免发生心力衰竭与肺水肿。严重贫血者应予高蛋白和维生素等营养丰富的饮食。

二、蛔虫病

蛔虫病(ascariasis)是似蚓蛔线虫(*Ascaris lumbricoides*)寄生于人体小肠或其他器官所致的寄生虫病。本病流行广泛,儿童发病率高。临床表现依寄生或侵入部位、感染程度不同而异。仅限于肠道者称肠蛔虫病(intestinal ascariasis),可有不同程度的消化道表现。蛔虫成虫钻入胆管、胰腺、阑尾及肝脏等脏器,或幼虫移行至肺、眼、脑及脊髓等器官,可引起相应的异位病变,并可导致严重并发症。

【病原学】

蛔虫寄生于小肠上段,活体为乳白色或粉红色。雄虫长 15~30cm,雌虫长 20~35cm。雌虫日产卵 13 万~30 万个,分受精卵和未受精卵。未受精卵不能发育,受精卵随粪便排出,在适宜环境发育为含杆状蚴卵(感染性虫卵),此时被吞食即可导致感染。幼虫在小肠孵出,经第一次蜕皮后,侵入肠壁静脉,经门静脉至肝、右心、肺。在肺泡及支气管经第 2、3 次蜕皮逐渐发育成长。感染后 8~10 天向上移行,随唾液或食物吞入,在空肠经第 4 次蜕皮发育为童虫,再经数周发育为成虫。整个发育过程为 10~11 周。宿主体内一般有成虫一至数十条,多者达 1 000 条以上。蛔虫寿命为 10~12 个月。

【流行病学】

(一)传染源

患者及带虫者粪便含受精卵,是主要传染源。猪、犬、鸡、猫、鼠等动物,以及苍蝇等昆虫,可携带虫卵或吞食后排出存活的虫卵,也可成为传染源。

(二)传播途径

传播途径主要是吞入感染期蛔虫卵。在农田劳动时接触污染的泥土,经手入口或生食带活虫卵的拌鲜菜、瓜果等容易感染。虫卵亦可随灰尘飞扬被吸入咽部吞下而致感染。

(三)人群易感性

人群普遍易感。儿童喜好在地上爬行、吸吮手指等致其易受感染,尤以学龄期儿童感染率高。使用未无害化处理的人粪施肥的农村,人口感染率达 50%。

(四)流行特征

蛔虫病是最常见的蠕虫病,世界各地温带、亚热带及热带均有流行。发展中国家发病率高。常为散发,也可发生集体感染。国内 2017 年土源性寄生虫病监测显示,蛔虫感染率为 0.50%(1 473/297 078),其中感染率最高的为云南 4.50%(512/11 372),其次为贵州 2.26%(236/10 444)和吉林 1.58%(98/6 191)。

【发病机制与病理】

吞入感染期虫卵后,在小肠孵出幼虫,随血流经肺时其代谢产物和幼虫死亡可诱发人体炎症反应。幼虫损伤毛细血管可导致出血及细胞浸润,严重感染者肺病变可融合成片,支气管黏膜嗜酸性粒细胞浸润、炎性渗出与分泌物增多,导致支气管痉挛与哮喘。成虫寄生在空肠及回肠上段,虫体可分泌消化物质附着于肠黏膜,引起上皮细胞脱落或轻度炎症。大量成虫可缠结成团引起不完全性肠梗阻。蛔虫钻孔可引起胆道、胰管、阑尾蛔虫病等,胆道蛔虫病可并发急性或慢性胰腺炎。蛔虫卵和蛔虫碎片可能与胆石形成有关。

【临床表现】

(一)蛔蚴移行症

短期内食入大量感染期虫卵污染的食物,蛔蚴肺移行时可有低热、咳嗽或哮喘样发作,嗜酸性粒细胞增多,痰少,偶有血丝。双肺有干啰音。胸片可见肺门阴影增粗、肺纹增多与点状、絮状浸润影。

(二)肠蛔虫病

肠蛔虫病患者多无症状,少数有腹痛与脐周压痛,不定时反复发作。严重感染者有食欲缺乏、体重下降与贫血等。蛔虫致肠梗阻者常有阵发性腹部绞痛、呕吐,停止排气、排便。可随粪便排出蛔虫。

(三)异位蛔虫病

蛔虫离开寄生部位至其他器官引起相应病变及临床表现称为异位蛔虫病。除了常见的胆道蛔虫病、胰管蛔虫病、阑尾蛔虫病以外,蛔虫还窜入脑、眼、耳鼻喉、气管、支气管、胸腔、腹腔、泌尿生殖道等。蛔虫某些分泌物作用于神经系统可引起头痛、失眠、智力发育障碍,严重时出现癫痫、脑膜刺激征或昏迷。蛔虫性脑病多见于幼儿,经驱虫治疗后病情多迅速好转。

(四)过敏反应

蛔虫代谢产物可引起宿主的肺、皮肤、结膜、肠黏膜过敏,表现为哮喘、荨麻疹、结膜炎或腹泻等。

【实验室及其他检查】

(一)血常规

幼虫移行、异位蛔虫病及并发感染时血白细胞和嗜酸性粒细胞增多。

(二)病原学检查

粪涂片或饱和盐水漂浮法可查到虫卵。改良加藤厚涂片法虫卵查出率较高。超声检查及逆行胰胆管造影有助于胆、胰、阑尾蛔虫病的诊断。

(三)影像学检查

胆道蛔虫病患者腹部彩超可显示蛔虫位于扩张的胆总管内或胆总管内见一至数条 2~5mm 宽的

双线状强回声带。胃蛔虫病患者胃 X 线钡餐检查,可见胃内有可变性圆条状阴影。十二指肠蛔虫病患者 X 线检查可见弧形、环形、弹簧形或 8 字形影像等。CT 或 MRI 检查主要对胰管内微小蛔虫的诊断有一定帮助。

(四)内镜检查

近期也有胶囊内镜发现蛔虫感染的报道。

【诊断与鉴别诊断】

根据流行病学史,哮喘样发作、肺部炎症、嗜酸性粒细胞增多、腹痛等表现,应考虑蛔虫病可能。粪便查见蛔虫卵,经粪便排出或呕出蛔虫均可确诊。出现胆绞痛、胆管炎、胰腺炎时应注意异位蛔虫病的可能,超声及逆行胰胆管造影有助于诊断。蛔虫性肠梗阻者腹部有条索状肿块,影像学发现蛔虫阴影即可诊断。

【预后】

及时治疗者预后良好。

【治疗】

(一)驱虫治疗

苯咪唑类药物广谱、高效、低毒,常用阿苯达唑治疗,用法为 400mg,1 次顿服,虫卵阴转率达 90%。严重感染者需多个疗程。治疗中偶可出现蛔虫躁动甚至发生胆道蛔虫症。广谱驱虫药伊维菌素(ivemectin)每天服 100μg/kg,连续 2 天,治愈率近 100%。

(二)异位蛔虫病及并发症的治疗

胆道蛔虫病以解痉止痛、驱虫、抗炎治疗为主;蛔虫性肠梗阻患者可服豆油或花生油,待蛔虫团松解后再驱虫治疗,如无效,应及时手术治疗。凡蛔虫所致阑尾炎、急性化脓胆管炎、肝脓肿、出血性坏死性胰腺炎者均需及早外科治疗。

三、蛲虫病

蛲虫病(enterobiasis)是由蠕形住肠线虫(*Enterobus vermicularis*,蛲虫)寄生于人体肠道而引起的传染病。该病分布于世界各地,估计有 2 亿多患者,患者和感染人群主要是儿童。主要症状为肛门周围和会阴部瘙痒。

【病原学】

蛲虫成虫细小,呈乳白色。雌虫长 8~13mm,宽 0.3~0.5mm,体直,尾部尖细;雄虫大小约是雌虫的 1/3,尾部向腹部卷曲,有一交合刺。虫卵为椭圆形,不对称,一侧扁平,一侧微凸,无色透明。在刚排出的虫卵内常有蝌蚪形胚胎,在适宜环境下发育为含幼虫的虫卵,即感染性虫卵。

蛲虫的生活史简单,无外界土壤发育阶段。成虫主要寄生于人体回盲部,头部附着在肠黏膜或刺入黏膜深层,吸取营养,并可吞食肠内容物。雄虫交配后死亡,雌虫在盲肠发育成熟后向下移动,在宿主入睡后爬出肛门产卵,每次产卵约 $1×10^4$ 个,产卵后多数雌虫死亡,少数可再回到肛门内,甚至可进入尿道、阴道等。刚排出的虫卵在宿主体温条件下,6 小时即发育为含杆状蚴的感染性虫卵,蛲虫不需中间宿主。虫卵随污染的手、食物等进入人体肠道并发育为成虫。这种自身感染是蛲虫病的特征,也是需多次治疗才能治愈的原因。虫卵亦可在肛门周围孵化,幼虫经肛门逆行进入肠内并发育为成虫,这种感染方式称为逆行感染。

蛲虫虫卵对外界环境的抵抗力较强,一般消毒剂不易将其杀死。在室内阴凉、潮湿不通风的环境中可存活 3 周以上。煮沸、5% 苯酚及 10% 甲酚皂溶液可杀灭虫卵。

【流行病学】

(一)传染源

人是蛲虫唯一的终宿主,患者是唯一的传染源,排出体外的虫卵即具有传染性。

（二）传播途径

蛲虫主要经消化道传播。

1. **直接感染**　虫卵多经手从肛门至口入而感染，为自身感染的一种类型。

2. **间接感染**　虫卵经生活用品及受污染的食品而感染。

3. **通过呼吸道感染**　虫卵可漂浮于空气尘埃中，从口鼻吸入而咽下感染。

4. **逆行感染**　虫卵在肛门周围孵化，幼虫从肛门逆行入肠内而感染。

（三）人群易感性

人对蛲虫普遍易感，但以儿童感染率高。有家庭聚集性。

（四）流行特征

蛲虫病为世界性疾病，发展中国家的发病率高于经济发达的国家；温带、寒带地区感染率高于热带，尤以居住拥挤、卫生条件差的地区多见。儿童是主要的感染人群，根据流行病学调查，幼儿园儿童的感染率为 40% 左右，有的高达 60%。

【发病机制与病理】

蛲虫头部可刺入肠黏膜，偶尔可深入黏膜下层，引起炎症及微小溃疡。由于蛲虫寄生期短暂，故肠黏膜病变轻微。蛲虫偶尔可穿破肠壁，侵入腹腔或阑尾，诱发急性或亚急性炎症反应。极少数女性患者可发生异位寄生，如侵入阴道、子宫、输卵管等，引起相应部位的炎症。雌虫在肛门周围爬行、产卵导致局部瘙痒，长期慢性刺激及搔抓产生局部皮肤损伤、出血和继发感染。

【临床表现】

蛲虫病的主要症状为肛门周围和会阴部瘙痒，夜间更甚。轻度感染者一般无症状。由搔抓致局部炎症、破溃和疼痛。儿童患者常有睡眠不安、夜惊、磨牙等表现，有时有食欲缺乏、腹痛、恶心等消化道症状。蛲虫侵入尿道时可出现尿急、尿频、尿痛与遗尿，侵入生殖道可引起阴道分泌物增多和下腹疼痛不适。偶尔蛲虫可经子宫与输卵管侵入盆腔，形成肉芽肿，易误诊为肿瘤。

【实验室及其他检查】

1. **成虫检查**　根据雌虫的生活习性，于患者入睡后 1～3 小时，可在其肛门、会阴、内衣等处找到成虫，反复检查多可确诊。

2. **虫卵检查**　最常用棉签拭子法及透明胶纸粘贴法。一般于清晨便前检查，连续检查 3～5 次，检出率可接近 100%。由于雌虫多不在肠道内产卵，所以粪虫卵检出率小于 50%。

【诊断与鉴别诊断】

凡有肛门周围及会阴部瘙痒者均应考虑蛲虫病。家庭内曾有蛲虫感染病例的疑似异位损害患者，也应想到蛲虫病的可能，查到成虫或虫卵可确诊。

【预后】

及时治疗者预后好，重复感染者则需要多次治疗。

【治疗】

驱蛲虫治疗可快速有效治愈，由于感染途径和生活史的特性，治疗须重复 1 或 2 次。

（一）内服药

可选用以下药物之一进行治疗。

1. **阿苯达唑**　100mg 或 200mg 顿服，2 周后重复 1 次，可全部治愈。

2. **甲苯达唑**　主要是抑制虫体摄入葡萄糖。成人与儿童剂量相同，剂量为 100mg/d，连服 3 天，治愈率达 95% 以上。

3. **噻嘧啶、双羟萘酸噻嘧啶**　为广谱驱虫药，抑制虫体胆碱酯酶。儿童 30mg/kg，成人每次 1.2～1.5g，睡前顿服，疗效 80% 以上。2 周重复 1 次。伊维菌素、三苯双脒也可选用。

4. **中医中药**　以百部、川楝、槟榔等为主的驱蛲汤，每天 1 剂，连服 3 天，有效率 95% 以上。

（二）外用药物

外用药物如蛲虫膏、2%氯化氨基汞软膏涂于肛门周围,有杀虫和止痒双重作用。

四、旋毛虫病

旋毛虫病(trichinosis)是旋毛线虫所致的动物源性人兽共患寄生虫病,因生食或半生食含旋毛虫幼虫的肉类而感染。临床主要特征为胃肠道症状、发热、肌肉剧烈疼痛、嗜酸性粒细胞明显增高。幼虫移行至心、肺、脑时,可引起心肌炎、肺炎或脑炎等。

【病原学】

旋毛虫(Trichinella spiralis)属于线形动物门,线虫纲,旋毛线虫属(Trichinella)。虫体细小,雌雄同体,常寄生于十二指肠及空肠上部,在宿主体内发育过程分为成虫、脱囊期幼虫、移行期幼虫和成囊期幼虫4个阶段。人或动物吞食含活幼虫包囊的肉类后,包囊被胃液消化,旋毛虫幼虫自囊中逸出,侵入小肠黏膜绒毛上皮吞食血浆及细胞液,经5~7天,4次蜕皮发育为成虫。雌虫于交配后第5~7天胎生幼虫。雌虫产幼虫1 500~2 000条,约4周后从粪便排出。但只有少数幼虫是从肠腔排出体外,多数幼虫是经血液循环达全身,此谓移行期幼虫。幼虫只能在横纹肌发育成长。幼虫穿破微血管进入肌纤维逐渐长大,约4周后在其周围形成梭状包囊,称为囊虫期幼虫。包囊内含2条或以上幼虫,6~18个月后钙化,幼虫死亡。活成囊期幼虫被宿主吞食后重复其生活史。不同地区的旋毛虫,生物学特性与致病力差异明显。

旋毛虫包囊对外界抵抗力很强,猪肉中的包囊在-15℃环境中能存活20天,在-12℃可存活57天。熏烤、腌制、曝晒等肉制品加工方法不能杀死旋毛虫幼虫。

【流行病学】

（一）传染源

宿主包括家畜与100余种野生动物。家畜中以猪为主,鼠也是重要的传染源。我国东北与中原地区野外散放养猪,猪食含幼虫包囊的肉屑而感染。狗感染率较高,鼠、猫、熊、野猪、狐、狼等是保虫宿主。

（二）传播途径

人多因生食被感染动物的肉类或肉制品而感染,其中生食猪肉感染者超过90%。有部分地区居民将生猪肉丝拌作料调味后食用,易受感染。带旋毛虫幼虫或包囊的粪便污染食物或水,被食入后也可导致感染。近年来,有报道一些猎奇者进食生冷食物引起旋毛虫病。

（三）人群易感性

人群普遍易感,主要与生食肉类的饮食习惯有关。感染后有一定免疫功能,再感染可无或仅有轻度症状。

（四）流行特征

旋毛虫病广泛分布于世界各地,特别是畜牧业发达的国家和地区,以及喜生食或半生食猪、牛、羊肉的地区,表现为地方性、群体性、聚集性,且群体性感染暴发事件时有发生。国外以西欧与北美发病率较高。我国云南、西藏、广东、湖南、福建、河北、四川、辽宁、黑龙江、吉林、河南、湖北、广西及香港地区均有发生或流行。第二次全国人体重要寄生虫病现状调查报告表明,全国10个省(自治区、直辖市)人群旋毛虫血清阳性率为3.31%,云南省最高(8.26%),其次是内蒙古(6.25%),辽宁省最低(0.26%)。

【发病机制与病理】

旋毛虫的致病作用及病情轻重与感染数量、发育阶段、机体免疫反应状态有关。仅吞食10~20个包囊者可不发病,吞食数千个者则可发生严重感染,甚至可危及生命。

主要病变是移行期幼虫侵入血流至内脏器官,其机械及代谢产物刺激所致。感染早期患者血液中IL-3、IL-4等增多,提示还可能与细胞因子有关。在各器官中旋毛虫引起血管损伤,继而诱发急性炎症与间质水肿。在空肠引起黏膜充血、水肿、灶性出血,但病变常较轻。旋毛虫病心肌炎表现为细胞浸润与灶性坏死,继以肌束纤维化,但尚未见其形成包囊,心肌炎并发心力衰竭是本病患者死亡的主要原因。重度感染者幼虫可侵入中枢神经系统引起脑膜脑炎,皮质下可见肉芽肿性结节。脑脊液偶可查见幼虫。幼虫损伤肺毛细血管可引起灶性出血、水肿甚至支气管肺炎。

感染后2～3周幼虫定居于骨骼肌引起旋毛虫病肌炎,常侵犯膈肌、舌肌、咀嚼肌、肋间肌、颈肌、肱二头肌与腓肠肌等。主要病变依次为:肌肉纤维变性,肌横纹消失,嗜酸性颗粒和肌质溶解;幼虫死亡引起肉芽肿反应;在视网膜、胰腺、肝、肾、胎盘、胆囊、乳腺、骨髓及淋巴结等组织内偶可发现旋毛虫幼虫,造成一定损害并出现相应症状。

【临床表现】

潜伏期为2～45天,多为10～15天。症状轻重与感染虫量成正比。根据临床症状可分3期。

(一)早期

早期为成虫在小肠的阶段,多为肠炎症状,起病第1周可有腹泻水样便、腹痛、恶心等表现。本期症状轻而短暂。

(二)急性期

急性期为幼虫移行阶段,于起病第2周起,幼虫移行导致中毒过敏症状。患者畏寒、发热,体温达38～40℃,弛张热或不规则热,持续2～4周,重者可达6周。发热时80%的患者多有眼睑与面部水肿,严重者下肢水肿。约20%的病例有荨麻疹或猩红热样皮疹。可有结膜下或指甲下线状出血。突出的是全身肌肉剧烈疼痛、肿胀,硬节感,压痛、触痛明显,以腓肠肌为甚。患者多为强迫屈曲状态,不敢活动而呈瘫痪样。严重者咀嚼、吞咽、呼吸和动眼时感疼痛,可出现声音沙哑甚至失音,眼部症状可有视力模糊、复视甚至失明。可并发心肌炎、脑膜脑炎及支气管肺炎。心肌炎者常有心音弱、心动过速、舒张早期奔马律,血压降低或休克,可因心力衰竭突然死亡。脑膜脑炎者可有头痛、脑膜刺激征、谵妄,甚至昏迷、抽搐、瘫痪等。合并肺炎可有咳嗽、肺部啰音、呼吸困难等;X线胸片显示肺实质浸润及肺门阴影增大。

(三)恢复期

恢复期为成囊期,病程1个月左右,随着肌肉包囊形成,急性期症状逐渐消退,但肌肉疼痛、乏力可持续数月。少数患者仍可并发心力衰竭与神经系统后遗症。

【实验室及其他检查】

(一)一般检查

幼虫移行期白细胞达(10～20)×10⁹/L,嗜酸性粒细胞占20%～40%或更高。重症者可因免疫功能低下或伴细菌感染而嗜酸性粒细胞无明显增高。

(二)血生化检查

血清肌酸磷酸激酶(CKP)及醛缩酶活性均明显升高。

(三)病原体检查

病程10天后取腓肠肌或三角肌等压片,镜下可见梭形包囊和活动幼虫。用1%胃蛋白酶和1%盐酸消化肌肉组织,离心后检查比压片法阳性率高。肌活检准确,但阳性率仅50%,尤其病程早期及轻度感染者常为阴性。查见钙化的包囊或幼虫,提示陈旧性感染。

(四)免疫学检查

1. **特异性抗原检测** 单抗与多抗双抗体夹心ELISA法测患者血清循环抗原,可作为早期诊断、有无活虫及疗效考核的指标。

2. **特异性抗体检测** 病程早期IgM抗体阳性,后期或恢复期IgG抗体阳性。IgG抗体可存在较长时间,不能区分现症患者和既往感染。

(五)核酸检测

PCR扩增血中旋毛虫DNA,可望有助于早期诊断和监测。

【诊断与鉴别诊断】

根据病前 1～2 周生食或半生食感染动物肉类及典型临床表现即可疑诊本病,病原学检查阳性即可明确诊断。

早期应与食物中毒、菌痢、伤寒、钩端螺旋体病等鉴别;肌肉疼痛剧烈者须与皮肌炎、血管神经性水肿等鉴别。

【预后】

及时治疗者预后好,常于 1～2 个月恢复。重度感染并发心肌炎、脑膜脑炎者预后不良。

【治疗】

(一) 病原治疗

阿苯达唑为首选药物,对各期旋毛虫均有较好的杀虫作用。成人剂量为 400～500mg,每天 2 或 3 次;儿童按 20mg/(kg·d),每天分 2 次,疗程 5～7 天。常于治疗开始 2 天后体温下降,4 天后体温恢复正常,水肿消失,肌痛减轻。不良反应少而轻,少数于服药后第 2～3 天因虫体死亡出现异蛋白反应,表现为体温升高(类赫氏反应)。

(二) 一般治疗

急性期患者应卧床休息,维持水、电解质平衡。

(三) 对症治疗

重症者在病原治疗的同时,可用肾上腺皮质激素减轻症状,并可防止类赫氏反应。同时预防、处理心力衰竭等。

【预防】

(一) 管理传染源

对于钩虫病、蛔虫病和蛲虫病,应积极治疗新发病例;同时宜根据当地感染率高低,采取普遍治疗或选择性人群重点治疗,如对中小学生,用复方甲苯达唑或阿苯达唑每年进行驱虫,有利于阻断疾病的传播。对于旋毛虫病,应提倡生猪圈养,饲料加热,以防猪感染;隔离治疗病猪。做好防鼠、灭鼠工作,避免其污染猪圈。

(二) 切断传播途径

对于钩虫病、蛔虫病和蛲虫病,应加强粪便管理,推广粪便无害化处理。改变施肥和耕作方法,尽量避免赤足与污染土壤密切接触,防止钩蚴侵入皮肤。养成良好卫生习惯,做到饭前、便后洗手,不吃未洗净的蔬菜、瓜果。对于旋毛虫病,有关机构应加强对屠宰场的检验检疫工作,未经检验的肉类不得出售,避免私宰猪肉。

(三) 保护易感人群

目前预防线虫感染的疫苗均处于实验研究阶段,无市售产品可用,故重点在于广泛开展卫生知识宣传,提高广大群众对包括线虫病在内的肠道传染病的认识,使其注意个人卫生习惯,避免为猎奇而生食猪肉或其他动物肉类及其制品。

(蔡大川)

第三节 │ 绦虫病

肠绦虫病(intestinal cestodiasis)是由寄生于人体小肠中的各种绦虫(cestode,tapeworm)所引起的一类肠道寄生虫病,其中以猪带绦虫(*Taeniasolium*)和牛带绦虫(*Taeniasaginata*)最为常见。人大多因生食或进食未煮熟的含有囊尾蚴的猪肉或牛肉而被感染。潜伏期比较长,患者感染后通常没有不适,在粪便中发现白色带状节片是最初的症状。部分患者有上腹部隐痛,或者消瘦、乏力、食欲亢进、磨牙等表现。

【病原学】

绦虫属扁平动物门的绦虫纲(Class cestode),寄生于人体的绦虫属于多节绦虫亚纲中的圆叶目(Cyclophyllidae)和假叶目(Pseudobhyllidea)。人是猪带绦虫、牛带绦虫和短膜壳绦虫的最终宿主。在我国最常见的是猪带绦虫和牛带绦虫,其次为膜壳绦虫。

猪或牛带绦虫成虫为乳白色,背腹扁平,左右对称,大多分节,长如带状,无口和消化道,缺体腔,绦虫雌雄同体,分为头节、颈节、体节三部分。头节为其吸附器,上有四个突出的吸盘,猪带绦虫头节上还有两排小钩。颈节为其生长部分。体节分为未成熟、成熟和妊娠三种节片。每个妊娠节有15~30个子宫分支(猪带绦虫有8~12个)。猪带绦虫成虫长2~4m,牛带绦虫为4~8m。成虫寄生于人体小肠上部,头节多固定于十二指肠或空肠,妊娠节片内充满虫卵,可随粪便一同排出,被中间宿主猪或牛吞食后,虫卵在十二指肠内经消化液作用24~72小时孵出六钩蚴(oncosphere);六钩蚴钻破肠壁,随淋巴、血液散布至全身,主要在骨骼肌内经60~72天发育成囊尾蚴(cysticerci)。含囊尾蚴的猪肉俗称"米猪肉"。人进食含活囊尾蚴的猪肉或牛肉后,囊尾蚴在体内经10~12周发育为成虫。人体也可成为猪带绦虫的中间宿主,误食其虫卵后,可患囊尾蚴病(cysticercosis)。

猪带绦虫与牛带绦虫生活史相同。猪带绦虫在人体内可存活25年以上。牛带绦虫可达60年以上。

短膜壳绦虫成虫体长约数十至数百毫米,寄生于人体小肠内,无需中间宿主,虫卵从粪便中排出后即具有传染性,可致人与人之间传播,也可引起人体内源性自身感染。虫卵被吞入后经2~4周发育成熟,成虫寿命2~3个月。

【流行病学】

（一）传染源

感染猪或牛带绦虫的患者是该病的传染源。从粪便中排出的虫卵分别使猪或牛感染而患囊尾蚴病,鼠是短膜壳绦虫的保虫宿主,也是短膜绦虫病的传染源。

（二）传播途径

人进食生的或未煮熟的含活囊尾蚴的猪肉或牛肉而被感染,或因生尝肉馅、生肉,吃火锅肉片、未熟透烤肉而感染。生、熟食炊具不分也可致熟食被污染活囊尾蚴而使人感染。短膜壳绦虫可因手或饮食污染而传播。

（三）人群易感性

人群普遍易感,猪或牛带绦虫以青壮年居多,男多于女,短膜壳绦虫病多见于儿童。

（四）流行情况

绦虫病呈世界性分布,在我国分布较广。猪带绦虫病散发于华北、东北、西北一带,地方性流行仅见于云南;牛带绦虫病于西南各省及西藏、内蒙古、新疆等地均有地方性流行;短膜壳绦虫病主要见于华北和东北地区。肠绦虫病有家庭聚集现象。

【发病机制与病理】

猪带绦虫头节具有小钩,对肠黏膜损伤较重,甚至可穿透肠壁引起腹膜炎。成虫移行可致异位寄生。牛带绦虫仅以吸盘吸附于小肠黏膜上,吸盘可压迫并损伤肠黏膜,局部有轻度亚急性炎症反应。多条绦虫寄生偶可由虫体结团造成部分性肠梗阻。短膜壳绦虫寄生于人体小肠,其头节吸盘、小钩及体表的微毛对肠黏膜均有明显损伤,成虫可致肠黏膜坏死、出血、浅表溃疡,幼虫可致肠微绒毛肿胀,引起小肠吸收与运动功能障碍,本病可致反复自身感染,故感染严重。

【临床表现】

各绦虫病潜伏期各不相同。猪或牛带绦虫病潜伏期为8~12周,短膜壳绦虫病2~4周。感染猪或牛带绦虫后可能没有症状或症状多轻微,一般以粪便中出现白色带状妊娠节片(gravid proglottid)为最初的唯一症状,常在内裤、被褥或粪便中发现白色节片,或伴肛门瘙痒。在绦虫病初期,由于成虫居于肠中,临床症状可有上腹部或脐周疼痛,常伴恶心、呕吐、消化不良、倦怠乏力、腹泻、食欲改变等消化系统症状,偶见癫痫样发作与晕厥等神经系统以及失眠、意识障碍、行为改变等精神症状。猪肉绦虫的囊尾蚴,可以在身体的任何部位发育,猪带绦虫病患者中有 2.3%～25.0% 因自身感染而并发囊尾蚴病。牛带绦虫妊娠节片蠕动能力强,常自患者肛门自行爬出,在肛周短时间蠕动,滑落至会阴或大腿部,几乎所有患者都有肛门瘙痒不适感。牛带绦虫病重要的并发症有肠梗阻与阑尾炎,多由节片阻塞所致。牛肉绦虫的囊尾蚴不在人体寄生,所以牛肉绦虫感染不会引起囊尾蚴病。短膜壳绦虫病症状较轻,但感染严重时,特别是儿童患者,除消化系统症状与上述相同,还常有头晕、失眠、烦躁、易激惹、惊厥、腹痛、腹泻、恶心、食欲缺乏、轻度乏力等症状。

【实验室及其他检查】

(一) 血象

白细胞总数大多正常,血嗜酸性粒细胞可轻度增高,多出现在病程早期。

(二) 虫卵检查

粪便或肛门拭子检测虫卵阳性率较低,不能鉴别虫种。

(三) 妊娠节片检查

妊娠节片检查以粪便中检到排出的绦虫节片为主要依据。采用压片法检查绦虫妊娠节片内子宫的分支数目及形状可鉴别虫种,猪带绦虫为 7～13 个,呈树枝状,牛带绦虫为 15～30 个,呈对分支状。

(四) 头节检查

驱虫治疗 24 小时后,留取全部粪便检查头节可帮助考核驱虫疗效和鉴别虫种。头节被驱出表明治疗彻底,据头节形状及小钩有无可区分虫种。

(五) 免疫学检查

用虫体匀浆或虫体蛋白质作为抗原进行皮内试验、环状沉淀试验、补体结合试验或乳胶凝集试验可检测出体内抗体,阳性率为 73.7%～99.2%;用 ELISA 可检测宿主粪便中特异性抗原,敏感性达 100%,且具有高度特异性,与蛔虫、钩虫和鞭虫无交叉反应。

(六) 分子生物学检查

斑点印迹法可用于检测绦虫卵。近年来,PCR 可扩增粪便中虫卵或虫体的种特异性 DNA 序列,用于检测人体内的猪或牛带绦虫成虫。近年来,新发展的环状介导等温 DNA 扩增(LAMP)技术是一种新的核酸扩增方法,它能够高特异性、高效、快速地进行虫卵或虫体核酸的扩增,大大提高了特异性与敏感性。

【诊断】

有生食或半生食猪肉或牛肉史,尤其是来自流行地区,呕吐或粪便排出白色带状节片者,或粪便以及肛拭涂片检查发现绦虫卵时即可确诊为绦虫病。检查妊娠节片内子宫分支数目及形状有助于鉴别虫种。

【鉴别诊断】

鉴别诊断主要为各型绦虫病间的鉴别,免疫学与分子生物学检查亦可协助诊断。

【治疗】

1. **吡喹酮**　是广谱驱虫药物,对各种绦虫病疗效均好,为首选药物。其杀虫机制主要作用于虫体颈部,损伤破坏虫体皮层表面细胞,使其体表膜对钙离子通透性增高,引起虫体肌肉麻痹与痉挛,颈部表皮损伤,进而破溃死亡。吡喹酮治疗猪或牛带绦虫病剂量为 15～20mg/kg,短膜壳绦虫按 25mg/kg,清晨空腹顿服,1 小时后服用硫酸镁,有效率达 95% 以上。不良反应(如头晕、腹痛、恶心等)轻,停药后自行缓解。

2. **苯咪唑类药物**　能抑制绦虫摄取葡萄糖,使虫体内源性糖原耗竭,导致能量不足,虫体死亡而随肠蠕动从粪便排出。甲苯达唑(mebendazole)剂量为 300mg/次,每天 2 次,疗程 3 天,疗效较好,不良反应少。阿苯达唑(albendazole)疗效优于甲苯达唑,剂量为每天 8mg/kg,疗程 3 天,不良反应轻。但动物实验表明该类药有致畸作用,故孕妇不宜使用。

3. **氯硝柳胺**（niclosamide）　抑制绦虫线粒体氧化磷酸化,阻碍虫体吸收葡萄糖,影响虫体的能量代谢,从而使之发生退变。直接口服不易吸收,成人清晨空腹 1 次口服 2g,儿童 1g,嚼碎后小量开水送服,服药后 2～3 小时服硫酸镁导泻,使死亡节片在未被消化前即迅速排出,此药连服 2 天。氯硝柳胺对孕妇的安全性尚不明确。服药前加服止吐药,服药后 2 小时服用硫酸镁,以防节片破裂后散出的虫卵倒流入胃及十二指肠内造成自体感染囊尾蚴病的危险。

4. **中医药治疗**　槟榔对绦虫的头部及前段有麻痹作用,南瓜子主要使绦虫的中、后段节片麻痹,槟榔及南瓜子联合疗法可有效驱虫。服用方法为:空腹口服南瓜子仁粉 50～90g,1 小时后服槟榔煎剂(槟榔片 80g,儿童酌减,加水 500ml,浸泡 1 夜,煎 1 小时后浓缩成 150～200ml 的滤液),再过半小时服 50% 硫酸镁 60ml。一般在 3 小时即有完整虫体排出,少数患者可有恶心、呕吐、腹痛等反应。

不论应用何种驱虫药,应注意下列几点:①驱虫后均应留取 24 小时全部粪便,淘洗检查头节以确定疗效;②治疗猪带绦虫病时,先服止吐药,以免虫卵反流入胃,进入小肠,孵化成为六钩蚴,进入肠壁血管,随血液分布全身,发育为囊虫,形成各部位的囊尾蚴病;③治疗后继续随访 3 个月,对又排节片或虫卵者则应复治。

【预防】

(一) 控制传染源

在流行区开展普查普治,对绦虫病患者进行早期和彻底驱虫治疗,加强人粪管理和猪、牛管理,防止猪、牛感染。

(二) 切断传播途径

严格进行肉类检疫,禁止带囊尾蚴的肉类上市。改变生食或进食未熟肉类的不良习惯,生熟砧板、厨具应分开。在绦虫病地方性流行区,可对猪和牛采用氯硝柳胺进行预防性治疗,化学预防效果显著。

(谢　青)

第四节 ｜ 囊尾蚴病

囊尾蚴病,又称囊虫病、猪囊尾蚴病,由猪带绦虫幼虫(囊尾蚴)寄生于人体各组织和器官所致的疾病,为较常见的人兽共患病。青壮年发病率高。人因吞食猪带绦虫卵而被感染。患囊尾蚴病的猪肉被称为"米肉""豆肉"或"米猪肉"。囊尾蚴可侵入人体各器官引起病变,其临床症状常因寄生部位、感染数量以及相关炎症反应或瘢痕形成的程度而异,其中以脑囊尾蚴病最为严重,甚至危及生命。该病危害性极大。

【病原学】

人既是猪带绦虫的唯一最终宿主,又是其中间宿主。猪带绦虫成虫可引起肠绦虫病,而猪带绦虫幼虫又称猪囊尾蚴或猪囊虫,可引起囊尾蚴病。猪囊尾蚴呈白色半透明的小囊泡,长 6～10mm,宽约 5mm,囊内含有囊液,囊壁上有一乳白色的小结,其中嵌藏着一个头节。猪带绦虫卵经口感染后在胃和小肠经消化液作用后,卵胚膜内的六钩蚴脱囊孵出,钻入肠壁,经血液散布于全身,约 3 周后在组织内发育至 1～6mm 大小,并出现头节,9～10 周时发育成为有感染性的囊尾蚴。囊尾蚴按其形态和大小可分为 3 型,纤维素型(cysticercus celluloses)、葡萄状型(cysticercus racemosus)和中间型(intermediate form cysticercus)。纤维素型最常见,因位于皮下结缔组织而得名,脑囊尾蚴患者中以该型多见。葡萄状型较大,直径约 4～12cm,其特征是肉眼看不见头节,仅见于人的脑部,其中间宿主(猪)中未见。寄生于人体的囊尾蚴寿命一般在 3～10 年,长者可达 20 年或更久,虫体死后多发生纤维化和钙化。

【流行病学】

(一) 传染源

猪带绦虫病患者是囊尾蚴病的唯一传染源。患者粪便排出的虫卵对其自身和周围人群均具有传染性。人体既是猪绦虫的最终宿主,也是中间宿主。虫卵通过污染食物和自身感染进入人肠道后,卵内的六钩蚴即脱壳而出,穿过肠壁进入血流,在人体不同部位发生囊尾蚴病。其中以脑囊尾蚴病最为常见。

(二)传播途径

吞食猪带绦虫卵经口感染为主要传播途径。感染方式分为两种。

1. **自体感染**　患者手指污染本人粪便中虫卵再经口感染(外源性感染),或患者呕吐等逆蠕动使绦虫妊娠节片或虫卵反流至十二指肠或胃,虫卵经消化液作用,六钩蚴孵出所致(内源性感染)。

2. **异体感染**　患者食用被猪带绦虫虫卵污染的蔬菜、生水、食物或与猪带绦虫患者密切接触经口吞食虫卵所致。

(三)人群易感性

人群普遍易感,患者以 21～40 岁青壮年为主,男女比为(2～5)∶1,以农民居多,近年来儿童和城市居民患病率有所增加。

(四)流行情况

囊尾蚴病呈世界分布,特别是在有吃生猪肉习惯的地区或民族中流行,以拉丁美洲、非洲北部及东南亚等发展中国家为多见。我国分布相当广泛,农村发病率高于城市,多为散发病例。全国约有 200 万～300 万囊尾蚴病患者,在有吃生猪肉习惯的地区或民族中甚为流行,因此,该病的流行与饮食习惯、卫生环境等密切相关。猪带绦虫流行地区均可见囊尾蚴病的散发病例。近几年来由于国家加强了肉食品的安全检查和人民生活条件大为改善,本病的发生率已呈逐步下降的趋势。

【发病机制与病理】

猪带绦虫卵通过自体感染或异体感染的方式进入宿主的胃、十二指肠,在消化液和胆汁的作用下,六钩蚴自胚膜孵出,钻入肠黏膜,通过小血管进入血液循环至全身各组织和器官,一般从吞食虫卵到囊尾蚴形成约需 2～3 个月。六钩蚴侵入组织后引起局部炎症反应,初期为中性粒细胞和嗜酸性粒细胞浸润,之后以浆细胞和淋巴细胞为主,伴有炎症介质的释放,如 IL-2、IL-12、IFN 等,出现成纤维细胞增生。随后巨噬细胞及上皮样细胞开始出现,但炎性细胞仍以嗜酸性粒细胞和淋巴细胞浸润为主,在炎性细胞外层开始出现结缔组织增生。细胞因子及内源性炎症介质同时进入虫体囊壁,囊壁增厚,囊液变浑浊,头节消失,虫体进一步胀大,死亡,被纤维被膜包裹,形成肉芽肿或液化为脓肿,钙盐沉着形成钙化灶。囊尾蚴在生活过程中不断向宿主排泄代谢产物及释放毒素类物质,使宿主产生不同程度的损害。另外,囊尾蚴在生长发育过程中需要从宿主体内获取一定量的糖、蛋白质、脂肪、维生素及一些其他物质,从而引起宿主营养缺乏,影响机体的正常生长发育。六钩蚴一般在体内经 2～3 个月形成囊尾蚴。囊尾蚴的形成是囊尾蚴与宿主组织炎症反应相互间不断作用的病理生理演变过程。病变程度因囊尾蚴的数量、寄生部位及局部组织反应不同而异,整个过程约为 10～20 年。同一患者反复感染可同时出现不同的感染阶段。

脑组织是囊尾蚴寄生的常见部位,病变也最为严重,多发生在灰质、白质交界处,以额、颞、顶、枕叶为多,常引起癫痫发作。近年来发现脑囊尾蚴的囊液内异体蛋白抗原水平较高,其释放的异体蛋白在脑组织中可产生明显炎症反应,石灰小体是囊尾蚴崩解后形成脓肿的重要依据,可作为脑囊尾蚴病的诊断依据。寄生于眼部的囊尾蚴常在视网膜、玻璃体、眼肌、眼结膜下等处引起相应病变和功能失常。

【临床表现】

潜伏期约为 3 个月至数年,5 年内居多。大多数感染者无明显临床症状。临床表现根据囊尾蚴寄生部位、数量及人体组织局部反应而不同。根据寄生部位不同可分为脑囊尾蚴病、眼囊尾蚴病及皮下组织和肌肉囊尾蚴病。

(一)脑囊尾蚴病

脑囊尾蚴病临床表现轻重不一,复杂多变,取决于囊尾蚴数目和位置所致的机械效应及囊尾蚴引起的炎性和中毒反应。表现为颅内压增高、局灶神经体征、癫痫、精神障碍等,以癫痫发作最为常见,占囊尾蚴病总数的 60%～90%。脑囊尾蚴病根据囊尾蚴寄生部位及病理变化的不同分为以下 4 型。

1. **脑实质型**　占脑囊尾蚴病的 84%～100%,多寄生在运动中枢的灰质与白质交界处,可突然或缓慢出现偏瘫、感觉缺失、偏盲和失语。若寄生在运动区,则以癫痫为突出症状,可出现局限性或全身性短暂抽搐或持续状态。小脑的包囊可引起共济失调;额叶或颞叶等部位的包囊可发生精神症状和智能障碍。

2. **脑室型**　以第四脑室多见,囊尾蚴阻塞脑室孔,早期表现为颅内压升高,囊尾蚴悬于室壁,患者在急转头部时突发眩晕、呕吐或循环呼吸障碍而猝死,或发生小脑扁桃体疝,称活瓣综合征(又称布伦斯征,Brun 征)或体位改变综合征。

3. **蛛网膜型**　主要病变为囊尾蚴性脑膜炎,局限在颅底后颅凹。初期有低热、头痛、呕吐、颈强直等颅内压增高症,以及眩晕、听力减退、耳鸣及共济失调等,预后较差。

4. **混合型**　以上三型混合存在,其中以脑实质型和脑室型混合存在的症状最重。

(二)眼囊尾蚴病

眼囊尾蚴病占囊尾蚴病的 1.8%～15%,可寄生在眼内的任何部位,常为单侧感染,以玻璃体及视网膜下多见。症状轻者可有视力下降、视野改变、结膜损害、虹膜炎、角膜炎等,重者可发生失明。裂隙灯或 B 超检查可见视网膜下或玻璃体内的囊尾蚴蠕动。囊尾蚴存活时症状轻微,若虫体死亡则产生严重视网膜炎、脉络膜炎、化脓性全眼炎等,发生视网膜脱离、白内障等。

(三)皮下组织和肌肉囊尾蚴病

约 1/2 的囊尾蚴患者有皮下或肌肉囊尾蚴结节,多呈圆形或卵圆形,直径 0.5～1.0cm,质地较硬,有弹性,数目少者几个,多者成百上千个,与周围组织无粘连和压痛,表面也无色素沉着和炎症反应。结节可陆续出现或自行消失。以头颈和躯干较多,四肢较少,手足罕见。少数严重感染者可感觉肌肉酸痛、发胀,并出现假性肌肥大。囊尾蚴死后发生钙化,X 线检查可见钙化阴影。

【实验室及其他检查】

(一)常规检查

1. **血象**　多数患者外周血象正常,少数患者嗜酸性粒细胞轻度升高。

2. **脑脊液**　脑囊尾蚴病颅内压升高型患者脑脊液压力明显升高,白细胞数为 $(10～100)×10^6/L$,以淋巴细胞增多为主,蛋白含量升高,糖和氯化物多正常。

(二)病原学检查

1. **粪便检查**　在合并猪带绦虫病的患者粪便中可找到虫卵或节片。

2. **皮下结节活组织检查**　皮下及肌肉囊尾蚴病患者可做皮下结节活检,找到猪囊尾蚴可直接确诊。

(三)免疫学检查

采用猪囊尾蚴液纯化后作为抗原与患者血清或脑脊液行皮内试验(ID)、间接血凝试验(IHA)、ELISA、酶免疫测定(EIA)等,检测短程特异性 IgG4 抗体具有较高的敏感性和特异性,但亦有假阳性和假阴性结果,并与棘球蚴病有交叉反应,故临床诊断应慎重,其中 ID 敏感性较好,但特异性不高,常用于临床初筛或流行病学调查。治疗前后取血清及脑脊液进行 IHA、ELISA、囊尾蚴循环抗原(CAg)、短程抗体 IgG4 检测,结果表明以上方法对囊尾蚴病诊断具有一定敏感性,但由于抗体可持续数年,所以 IHA、ELISA 不可作为疗效考核指标,而 Cag 和短程抗体 IgG4 可作为疗效考核指标。

(四)分子生物学检查

采用基因重组技术,构建来源于猪囊尾蚴 mRNA 的 cDNA 文库,以患者和病猪的血清为探针,以融合蛋白作为抗原,具有高度特异性和敏感性。

(五)影像学检查

1. **头颅 CT 及 MRI 检查**　对脑囊尾蚴病的诊断与定位具有重要价值。CT 能显示直径<1cm

的囊性低密度灶,注射对比增强剂后,病灶周围可见环行增强带为包膜与炎症水肿区,同时可见脑室扩大、钙化灶等。CT 可确诊大部分脑囊尾蚴病,但其分辨力不及 MRI。头颅 MRI 检查对脑内囊尾蚴的数量和范围、囊内头节的检出率明显高于 CT,更易发现脑室及脑室孔处病灶,故临床上高度疑诊脑囊尾蚴病而 CT 表现不典型或未见异常者,应行颅脑 MRI 检查,但 MRI 对钙化灶的敏感性低于 CT。MRI 还可鉴别囊尾蚴的死活,更易查获脑室内和脑室孔部位的病变,对指导临床治疗和疗效考核有重要价值。

2. X 线检查　囊尾蚴患者若病程超过 10 年,X 线检查可发现肌肉组织中椭圆形囊尾蚴钙化阴影,但钙化阴影出现比较晚,阳性率低,缺乏早期诊断价值。同时在肺野中还可见散在黄豆大小阴影,分布在两侧下肺野。

3. 脑室造影　脑室型患者可见梗阻性脑积水,第四脑室梗阻部位有充盈缺损,残影随体位改变。

4. 检眼镜、裂隙灯或 B 超检查　对疑诊眼囊尾蚴病患者应行检眼镜、裂隙灯或 B 超检查,若发现视网膜下或眼玻璃体内囊尾蚴蠕动,即可确诊。B 超检查皮下组织和肌肉囊尾蚴结节可显示圆形或卵圆形液性暗区,轮廓清晰,囊壁完整、光滑,囊内可见一强回声光团,居中或位于一侧。

(六) 病理检查

对皮下结节应常规做活组织检查,病理切片中见到囊腔中含囊尾蚴头节可确诊。

【诊断】

流行病学资料是本病诊断的重要参考,并根据临床特征及影像学检查作出诊断。

(一) 流行病学资料

询问患者有否在流行区进食生的或未熟透猪肉,既往有无肠绦虫病史,曾否在粪便中发现带状节片等。

(二) 临床表现

皮下组织和肌肉囊尾蚴病及眼囊尾蚴病较易诊断。脑囊尾蚴病临床表现多样且无特异性,诊断较困难,凡有癫痫发作、颅内压增高表现及其他神经和/或精神系统症状者,特别是有在流行区逗留和生活史者应考虑本病。

(三) 实验室及影像学检查

外周血可见嗜酸性粒细胞比例升高,脑脊液中见嗜酸性粒细胞及异常粒细胞有参考意义。粪便中发现节片或虫卵者有诊断价值。皮下和肌肉囊尾蚴病通过皮下结节活组织病理检查可确诊。眼囊尾蚴病通过检眼镜、裂隙灯或 B 超检查可发现。头颅 CT 或 MRI 检查的特征性改变有助于脑囊尾蚴病的诊断。各项免疫学检查也可作为诊断的参考和疗效考核的指标。

【鉴别诊断】

囊尾蚴病临床表现多样。脑囊尾蚴病应与原发性癫痫、结核性脑膜炎、隐球菌性脑膜炎、病毒性脑膜炎、脑血管疾病、神经性头痛等相鉴别。皮下组织和肌肉囊尾蚴病应与皮脂囊肿、多发性神经纤维瘤、并殖吸虫病皮下结节、神经纤维瘤等鉴别。眼囊尾蚴病应与眼内肿瘤、眼内异物、葡萄膜炎、视网膜炎等鉴别。

【治疗】

目前,大量临床研究结果证实吡喹酮和阿苯达唑是抗囊尾蚴的主要药物,适用于活动期及部分退化死亡期的囊尾蚴,对皮下肌肉型及脑囊尾蚴病均有较好效果。非活动期及部分退变期的囊尾蚴无需抗虫治疗。眼囊尾蚴病以手术摘除为宜,不应采取药物治疗。在用药治疗脑囊尾蚴、皮下肌肉型囊尾蚴之前须除外眼囊尾蚴病,并行头颅 CT 或 MRI 检查,以明确脑内囊尾蚴的数量、部位,制订合适的治疗方案。即使对没有脑囊尾蚴病及眼囊尾蚴病症状的皮肤、肌肉囊尾蚴病患者,也不能绝对排除脑组织及眼部囊尾蚴的存在,因此,对囊尾蚴病患者应常规做头颅 CT 或 MRI 检查以及眼底检查,患者必须住院并在严密监测下进行杀虫治疗,驱虫治疗期间应常规使用地塞米松和降颅内压药物。

(一)病原治疗

1. **阿苯达唑** 以影响虫体的正常代谢为主,药效缓和,疗程略长,不良反应小,对皮下组织和肌肉、脑囊尾蚴病均有良好疗效,目前已成为治疗重型脑囊尾蚴病的首选药物。常用剂量与疗程为每天15~20mg/kg,分2次口服,治疗10天为1个疗程。脑型患者间隔2~3周重复1个疗程,一般需要2~3个疗程。不良反应主要有头痛、低热,少数有视力障碍、癫痫等,个别患者反应较重,可发生脑疝或过敏性休克。上述不良反应多发生在服药后2~7天,持续2~3天,也有少数患者在第1个疗程结束后7~10天才出现反应。第2个疗程不良反应发生率明显减少且减轻。过敏体质、孕妇、哺乳期妇女、2岁以下儿童、肝肾功能不全者禁用。

2. **吡喹酮** 可穿过囊尾蚴的囊壁,具有强烈杀死囊尾蚴的作用,疗效较阿苯达唑强而迅速,疗程短,但不良反应发生率高且严重。虫体大量死亡后可释放异体蛋白,引起强烈变态反应,尤其在脑囊尾蚴病患者中反应更为强烈,有发生脑疝的危险。根据不同类型囊尾蚴病可采取不同的治疗方案。治疗皮下肌肉型患者,成人总剂量为120mg/kg,每天量分3次口服,连用3~5天为1个疗程。经治疗后皮下结节逐渐缩小,1~2个月内消失。囊尾蚴性假性肥大者,可重复1或2个疗程。脑囊尾蚴病患者的治疗剂量与脑内囊尾蚴的部位及数量有关。通常治疗脑型患者,总剂量为200mg/kg,每天量分3次口服,连用10天为1个疗程。若为多发性或弥漫性者,同时伴有皮下肌肉囊尾蚴病、颅内压升高时,应谨慎应用,用药前应先进行眼底检查及颅内压测定。颅内压升高者先用地塞米松及甘露醇静脉滴注,降低颅内压,待眼底视盘水肿明显好转后再用吡喹酮小剂量治疗。间隔3~4个月重复1个疗程,通常需2或3个疗程。该法疗效较好,疗程结束后随访6个月,约2/3的患者癫痫停止发作,神经精神症状多得到控制及改善。但此药的缺点是不良反应大,因其杀虫作用迅速,虫体死亡后,囊结周围的炎症反应和水肿明显加重,出现原有症状加剧,颅内压明显增高,甚至个别病例治疗后因发生脑疝而死亡,所以在运用该药的过程中,应密切观察,注意颅内压的变化。不良反应主要有头痛、恶心、呕吐、皮疹、精神异常等。少数可出现心悸、胸闷等症状,心电图显示T波改变和期外收缩,一过性转氨酶升高。偶见室上性心动过速、心房纤颤。

以上两药可联合应用治疗脑囊尾蚴病,可显著提高治愈率。

3. **甲氧达唑**(methoxazole) 对猪囊尾蚴的实验研究表明,其疗效明显优于吡喹酮和阿苯达唑,且未见明显的不良反应,可能是治疗囊尾蚴病最有前途的药物,尚待扩大临床验证。

(二)对症治疗

对颅内压增高者,可先给予20%甘露醇250ml静脉滴注,地塞米松5~10mg,每天1次,连用3天后再行病原治疗。病原治疗期间应常规使用地塞米松和降颅内压药物,必要时应行颅脑开窗减压术或脑室分流术降低颅内压。发生过敏性休克时可用0.1%肾上腺素1mg皮下注射,儿童酌减,同时用氢化可的松200~300mg加入葡萄糖液中静脉滴注。对癫痫发作频繁者,可酌量使用地西泮、异戊巴比妥钠及苯妥英钠等药物。

(三)手术治疗

对脑囊尾蚴病患者,尤其第三、第四脑室内囊尾蚴多为单个者应采用手术摘除。对眼囊尾蚴病患者应予手术摘除眼内囊尾蚴,以免虫体被吡喹酮等药物杀死后引起全眼球炎,加重视力障碍或失明。皮下组织和肌肉囊尾蚴病发生部位表浅且数量不多时,也可采用手术摘除。

【预防】

针对囊尾蚴病,应采取预防为主,预防、治疗相结合的综合防治措施。

(一)控制传染源

在流行区开展普查普治,彻底治疗猪带绦虫病患者,并对感染绦虫病的猪尽早行驱虫治疗,这是消灭传染源和预防囊尾蚴病发生的最根本措施。

(二)切断传播途径

猪带绦虫是本病的唯一传染源,须彻底切断人与猪之间的传播途径,加强开展健康教育宣传工作,改变不良卫生习惯,不吃生的或未熟透的猪肉,不喝生水,饭前便后勤洗手,同时相关部门应加强屠宰场的管理及卫生检疫制度,防止"米猪肉"流入市场,并加强粪便的无害化处理,改善生猪的饲养方法,以彻底切断本病的传播途径。

(谢 青)

第五节 ｜ 棘球蚴病(包虫病)

棘球蚴病(echinococcosis),又名包虫病(hydatid disease),是棘球绦虫的蚴虫感染人体所致的寄生虫病。棘球绦虫的分类一直备受争议,根据线粒体基因组序列构建的分子进化树分析,目前世界上公认的 9 种棘球绦虫为细粒棘球绦虫狭义种(*Echinococcus granulosus sensu stricto*),马棘球绦虫(*E. equinus*),奥氏棘球绦虫(*E. ortleppi*),加拿大棘球绦虫(*E. canadensis*),狮棘球绦虫(*E. felidis*),多房棘球绦虫(*E. multilocularis*),石渠棘球绦虫(*E. shiquicus*),伏氏棘球绦虫(*E. vogeli*)和少节棘球绦虫(*E. oligarthra*),其中前 5 种棘球绦虫统归为细粒棘球绦虫广义种(*E. granulosus sensu lato*)。引起人体棘球蚴病的绦虫主要有两种类型,即由细粒棘球绦虫狭义种虫卵感染所致的囊型棘球蚴病和多房棘球绦虫虫卵感染所致的泡型棘球蚴病,两类绦虫均主要侵犯肝脏。伏氏棘球绦虫和少节棘球绦虫主要见于中美洲及南美洲。

一、囊型棘球蚴病

囊型棘球蚴病(cystic echinococcosis,CE)是感染细粒棘球绦虫的幼虫所引起的疾病,又称囊型包虫病,多见于肝脏,其次是肺部、大脑、肾脏等。

【病原学】
细粒棘球绦虫寄生于终宿主犬、狼等动物的小肠内,虫体长 3～6mm,有头节、颈节及幼节、成节、孕节各 1 节。头节有顶突及 4 个吸盘。顶突上有两圈钩。孕节的子宫内充满虫卵。虫卵圆形,棕黄色,两层胚膜,内有辐射纹。成熟孕节自宿主肠道排出前后,其子宫破裂排出虫卵。虫卵对外界抵抗力较强,在室温水中可存活 7～16 天,干燥环境可存活 11～12 天;在水果、蔬菜中不易被化学消毒剂杀死。

细粒棘球绦虫的终宿主与中间宿主的范围很广。在我国,犬是主要终宿主,羊、牛及骆驼等是主要的中间宿主。人因摄入虫卵也可成为其中间宿主。虫卵随犬粪排出体外,污染皮毛、牧场、蔬菜、水源等,被羊或人摄入后在消化液作用下,在十二指肠内孵化成六钩蚴。六钩蚴穿入肠壁末梢静脉,随血流进入肝脏,发育成囊状的棘球蚴。受染动物的新鲜内脏被犬吞食后,囊中的头节在犬小肠内经 3～10 周发育为成虫,完成其生活循环。

棘球蚴囊壁由内层生发层和外层角质层组成。角质层为宿主组织反应形成的纤维包膜。生发层是有生殖能力的胚膜组织,其内壁可芽生出多个小突起,逐渐发育成生发囊,其脱落后即为子囊;子囊内有几个头节,称为原头蚴;从囊壁破入囊液的原头蚴称为囊砂;子囊内可产生孙囊。囊内同时存在三代棘球蚴,并充满囊液。棘球蚴寄生部位组织特点影响其大小,通常直径为 5cm 左右,也可达 15～20cm。棘球蚴在体内可存活数年至 20 年。

【流行病学】
(一) 传染源
犬是细粒棘球绦虫最适终宿主和主要传染源。流行区犬感染率达 30%～50%。野生动物中的传染源主要是狼和狐等。牧区绵羊是主要的中间宿主,绵羊感染率为 50%～90%。羊群需要养犬防狼。犬 - 羊循环株是最主要的病原。犬因吞噬绵羊等含棘球蚴的内脏而感染严重,肠内的虫可达数百至数千条,粪便中的虫卵常污染皮毛,与其密切接触容易被感染。

(二) 传播途径
传播途径主要为消化道传播。人与流行区病犬接触密切,虫卵污染手经口感染。犬粪中虫卵污染蔬菜、水源、食物,也是增加感染的危险因素。虫卵随风飘扬被吸入也有感染的可能性。

(三) 人群易感性

人群普遍易感,多与环境状况和不良卫生习惯有关,常在儿童期感染至青壮年发病,以与犬密切接触的牧民为多。发病率无性别差异。

(四) 流行特征

囊型棘球蚴病呈世界性分布,以畜牧业为主的国家多见。我国主要流行或散发于西北、华北、东北、西南牧区。我国西部地区棘球蚴病的平均发病率为 1.08%,其中青藏高原部分地区人群患病率高达 6%,四川省甘孜州石渠县棘球蚴病患病率高达 12.09%,居全球之首。

【发病机制与病理】

人体吞入虫卵后在肝脏形成棘球蚴囊,少数经肝静脉和淋巴液到达肺、心、脑、肾等器官。棘球蚴致病主要是机械性压迫,以及囊破坏引起的异蛋白过敏反应。随着病变体积增大,压迫周围组织和细胞逐渐明显,影响其功能或压迫邻近器官产生相应症状。

宿主体内的棘球蚴生长缓慢。六钩蚴在肝内沉着后第 4 天发育至 40μm 左右;第 3 周直径约 250μm,可见囊泡;第 20 周达 1cm,分化为角质层与生发层。此后约每年生长 1cm,通常达 10cm 可出现症状,20cm 可出现囊性包块。从感染到出现症状为 10 年或以上。肝棘球蚴长大过程中肝内胆小管被压迫,并可被包入外囊中;胆小管可因压迫而坏死,胆汁可经破裂处进入囊腔,使子囊与囊液呈黄色,也可继发细菌感染。

肺囊型棘球蚴包囊生长较快,1 年可增长 4～6cm。棘球蚴破入支气管时,角皮层旋转收缩使内面向外翻,偶有生发层与头节及囊液一起被咳出;棘球蚴破入细支气管,空气进入内、外囊之间可呈新月状气带。大量囊液与头节破入体腔,可引起过敏性休克及继发性囊肿。

【临床表现】

囊型棘球蚴病潜伏期为 10～20 年或更长。

(一) 肝囊型棘球蚴病

肝囊型棘球蚴病约占棘球蚴病的 75%,常位于肝右叶近肝表面。患者可有肝区不适、隐痛,肝大,表面隆起无痛性囊性肿块;肝门附近棘球蚴可压迫胆管引起梗阻性黄疸,也可压迫门静脉发生门静脉高压。合并感染时与肝脓肿或膈下脓肿症状相似。可因棘球蚴破入腹腔、胸腔,发生弥漫性腹膜炎、胸膜炎及过敏反应,甚至过敏性休克,囊液中头节播散至腹腔或胸腔可引起继发性棘球蚴病。

(二) 肺囊型棘球蚴病

右肺较左肺多,下叶、中叶较上叶多,患者常无症状,可有胸隐痛或咳嗽,与支气管相通时可咳出大量液体,并带粉皮样囊壁和囊砂。继发感染者可有高热、胸痛、咳脓痰等。偶可因大量囊液溢出与堵塞而窒息。

(三) 脑囊型棘球蚴病

脑囊型棘球蚴病常见于儿童,以顶叶为常见,多伴有肝或肺棘球蚴病。表现为头痛、视盘水肿等颅内高压症,可有癫痫发作等。

(四) 其他囊型棘球蚴病

肾脏、脾脏、心肌、心包、肠系统等偶可寄生细粒棘球蚴,胸主动脉也可受累,出现相应的压迫症状。

【实验室及其他检查】

(一) 血常规

白细胞数大多正常。部分患者嗜酸性粒细胞轻度增高。继发细菌感染时白细胞及中性粒细胞百分率增高。

(二) 免疫学检查

1. **皮内试验(卡索尼试验,Casoni test)**　可作为初筛试验,但应注意其与猪囊尾蚴、并殖吸虫、结核病有部分交叉反应性。由于假阳性率高（18%～67%），临床上已基本不再使用。

2. 血清免疫学 棘球蚴囊液是主要的诊断性抗原来源，其中的囊液脂蛋白抗原 b 和抗原 5 被广泛应用于囊型棘球蚴病的血清学诊断中。主要的血清免疫学诊断方法包括 ELISA、间接血凝试验（IHA）、斑点免疫胶体金渗滤检测（DIGFA）、免疫印迹。

（三）影像学检查

B 超检查是目前肝囊型棘球蚴病准确、有效的首选诊断方法，也是术后随访及疗效判定的首选方法。B 超检查可见边缘明确的囊状液性暗区，其内可见散在光点或小光圈；CT 检查对肝、肺、脑、肾囊型棘球蚴病诊断有重要意义，MRI 与 CT 相比无更多优越性；腹部 X 线平片见囊壁的圆形钙化阴影及骨 X 线片上囊性阴影有助于诊断。

【诊断与鉴别诊断】

（一）诊断依据

对流行区有肝、肺、肾或颅内占位病变者，应高度疑诊而进行相关检查。影像学检查发现囊性病变、血清免疫试验阳性有助于诊断。如肺囊型棘球蚴病破入支气管，患者咳出粉皮样膜状物质，尤其显微镜下查见头节或小钩即可确诊。

（二）鉴别诊断

囊型棘球蚴病应与先天性多囊肝、肝囊肿、多囊肾、肝脓肿、肺脓肿、肺结核、脑囊尾蚴病、肺转移癌及脑转移癌等相鉴别。

【预后】

囊型棘球蚴病预后多较好。囊型棘球蚴包囊破裂发生休克者预后较差。

【治疗】

（一）手术治疗

手术治疗是根治棘球蚴病的最有效方法。应尽可能剥除或切除棘球蚴外囊，减少并发症，降低复发率。手术方式首选根治性外囊剥除术或肝部分切除术，其他手术方式包括内囊摘除术、腹腔镜外囊完整剥除术等。

（二）药物治疗

抗棘球蚴病药物主要包括苯并咪唑类化合物，其中甲苯达唑和阿苯达唑最为常用，以阿苯达唑片为首选。阿苯达唑片剂量：10～15mg/(kg·d) 或 0.8g/d，分早、晚餐后 2 次服用。药物不良反应少而轻，偶可发生可逆性白细胞减少及一过性 ALT 升高等。本品有致畸作用，孕妇禁用。

根治性切除（包括外囊完整剥除和肝叶切除）者、囊肿实变型和钙化型者无须用药。内囊摘除或准根治术后口服用药 3～12 个月，作为术后预防复发用药。

对于有手术禁忌或术后复发且无法再行手术治疗者，采用抗棘球蚴病药物治疗，具体用药疗程应根据患者的临床症状和体征，结合超声等影像学检查结果而定。

（三）对症治疗

肝、肺、脑、肾囊型棘球蚴病出现相应器官损害时，应酌情治疗，维护器官功能；继发细菌感染时进行抗菌治疗；发生过敏反应时对症处理等。

【预防】

（一）管理传染源

对流行区的犬进行普查普治，可用吡喹酮驱除犬的细粒棘球蚴绦虫。

（二）加强健康知识宣传

使广大群众了解棘球蚴病防治知识，避免与病犬接触，注意饮食和个人防护。

（三）加强屠宰场管理

深埋病畜内脏，防止被犬吞食，避免犬粪污染水源等。

二、泡型棘球蚴病

泡型棘球蚴病（alveolar echinococcosis）是多房棘球绦虫的幼虫感染人体引起的疾病，又称泡型包虫病。泡型棘球蚴病在生物学、流行病学、病理学和临床表现等方面，均明显不同于囊型棘球蚴病。

【病原学】

多房棘球绦虫较细粒棘球绦虫略小。多房棘球蚴呈球形，由许多小囊泡组成，埋在致密的结缔组织内，无纤维性包膜。囊壁由外层的匀质层与内层的生发层组成。生发膜富含细胞，增生活跃，产生胚芽和原头节。匀质层内无细胞，不含角蛋白，与细粒棘球蚴角质层不同。囊泡内含黏液性基质。生发层主要向外芽生繁殖，呈浸润性增生，破坏器官实质，也可向囊腔内增生呈棘状突出，并延伸至囊泡对壁。

多房棘球绦虫的终末宿主一般为狐狸、犬和狼。中间宿主为田鼠等鼠类小型哺乳类动物。终末宿主感染28天后，成虫随粪便向体外排出虫卵。人因摄入多房棘球蚴绦虫虫卵而感染成为中间宿主。

【流行病学】

泡型棘球蚴病多为散发，主要分布在中南欧、北美、俄罗斯、日本北海道、英国、加拿大等地区。我国青海、宁夏、新疆、甘肃、西藏、内蒙古、黑龙江及四川甘孜州等地均有病例报道。终末宿主是野犬、狐、狼、獾和猫等；被其捕食的田鼠等啮齿动物为中间宿主。人可因接触犬、狐，或误食被虫卵污染的食物或水而感染，感染后也可成为中间宿主。以农牧民与野外狩猎人员为多，男性青壮年为主。

【发病机制与病理】

虫卵被吞食后在小肠孵出六钩蚴，穿过肠黏膜到达门静脉，到达肝后发育为泡球蚴。病变为单个大块型或几个坚硬肿块，周围界限不清。表面可见多数散在灰白色大小不等的结节，切片可见坏死组织和空腔，光镜下可见形状不规则的串珠状小囊泡，囊泡间及周围有肉芽组织增生。严重者可破坏整个肝叶，中心区可形成假腔。病变向邻近器官和组织扩散，可侵及下腔静脉、门静脉、胆总管等；从泡球蚴脱落入血液循环的生发膜细胞可类似于恶性肿瘤转移至肺、脑等远处器官，引起相应的病理改变。

【临床表现】

泡型棘球蚴病潜伏期达20年以上。

（一）肝泡型棘球蚴病

肝泡型棘球蚴病可表现为下列3种类型：①单纯肝大型，以上腹隐痛或肿块为主，或食欲缺乏、腹胀、消瘦、肝大；②梗阻性黄疸型，以梗阻性黄疸为主要特点，也可有腹水、脾大、门静脉高压等；③巨肝结节型，也称类肝癌型，表现为上腹隆起，肝左、右叶均极度肿大，表面可有大小不等的结节，质硬，患者可因肝衰竭而死亡。

（二）肺泡型棘球蚴病

肺泡型棘球蚴病可由肝右叶病变侵蚀横膈至肺，或经血液循环引起。临床可有少量咯血，少数可并发胸腔积液。胸部X线摄片可见双肺大小不等的结节性病灶等。

（三）脑泡型棘球蚴病

脑泡型棘球蚴病常表现为颅内占位病变，多发生局限性癫痫或偏瘫，常伴肝或肺泡型棘球蚴病。脑泡型棘球蚴病是死亡的常见原因。

【实验室及其他检查】

（一）一般检查

患者可有轻至中度贫血，部分血嗜酸性粒细胞轻度增高。红细胞沉降率明显增快。约30%的患者血清丙氨酸转氨酶（ALT）、碱性磷酸酶（ALP）升高，晚期可有白蛋白与球蛋白比例倒置。

(二) 免疫学检查

ELISA 检测泡型棘球蚴抗原 Em2(泡型棘球蚴角质层的一种抗原成分)已经被广泛应用于泡型肝棘球蚴病的临床诊断,其灵敏度和特异度均超过 90%。Em2-ELISA 是泡型肝棘球蚴病诊断和鉴别诊断的重要辅助方法。

(三) 影像学检查

影像学检查包括超声检查、CT、MRI、PET-CT 检查等。其中超声检查是诊断泡型肝棘球蚴病的首选方法,也是术后随访及药效判定的首选检查方法。CT 和 MRI 可对泡型肝棘球蚴病定性、定位,同时又能准确显示血管和胆道的关系,三维可视化图像可帮助外科医生在保证根治性切除的前提下设计出尽可能精准的个体化手术方案。PET-CT 可帮助评估泡型肝棘球蚴病转移、根治性手术的可行性以及术后复发等。

【诊断与鉴别诊断】

诊断依据包括流行病学史,临床表现及免疫学检查,结合影像学特点等。应与原发性肝细胞癌、结节性肝硬化、肺结核球、肺癌、脑肿瘤等相鉴别。

【预后】

泡型棘球蚴病致病性强,致残率和致死率高,其中未经有效治疗的泡型肝棘球蚴病患者 10 年病死率高达 90% 以上。中国疾控中心估计我国泡型肝棘球蚴病的致死率在 50%～75% 之间。泡型肝棘球蚴病以出芽的方式或浸润方式增殖,不断产生新囊泡,深入组织,类似肿瘤,不仅可以直接侵犯邻近的组织结构,还可以经淋巴道和血管转移到腹膜后和远隔器官如脑、肺等部位,故有"虫癌"之称。病程晚期出现深度黄疸、门静脉高压、腹水、脾大、肝衰竭、脑转移等均为死亡的原因。

【治疗】

根治性肝切除术是目前治疗肝泡型棘球蚴病的首选方法。晚期肝泡型棘球蚴病无法行肝根治性切除术者可选择经内镜逆行胆胰管成像(ERCP)、介入或肝移植等治疗方式。

泡型棘球蚴病手术不易根除,故常需辅助化学治疗,药物为阿苯达唑 10～15mg/(kg·d),分早、晚餐后 2 次服用。药物疗程:根治性切除或肝移植者须服用至少 2 年,具体用药疗程应根据患者的临床症状和体征,结合超声、CT 或 MRI 等影像学检查结果而定;姑息性手术患者或不能耐受麻醉和手术患者,则需终身服药。少数患者可出现皮疹、蛋白尿、黄疸、白细胞减少等不良反应,停药后多可恢复正常。

【预防】

泡型棘球蚴病的预防与囊型棘球蚴病相同。

(唐　红)

第六节 │ 蠕虫蚴移行症

蠕虫蚴移行症(larva migrans)是指一些动物寄生蠕虫的幼虫侵入人体并在组织中移行所致的疾病。这些蠕虫幼虫在人体内多不能发育为成虫,即使偶尔发育为成虫也无繁殖能力。幼虫在移行过程中可使被侵犯组织产生局部病变,出现炎症、肉芽肿,同时可使被寄生的宿主出现持久的以嗜酸性粒细胞增多、发热、高球蛋白血症等为主的变态反应表现。

根据病变部位及临床表现,蠕虫蚴移行症大体上可分为皮肤蠕虫蚴移行症(cutaneous larva migrans)和内脏蠕虫蚴移行症(visceral larva migrans)两大类。皮肤蠕虫蚴移行症是指动物蠕虫蚴经皮肤感染后长期在皮肤组织中移行,以皮肤损害为主要表现,可出现蜿蜒弯曲前进的匐行线状红色疹,称为匐行疹(creeping eruption)。内脏蠕虫蚴移行症是指动物蠕虫经口感染,在小肠内孵出蠕虫蚴,入侵肺、肝等脏器并在其中移行引起局部组织病变及全身性表现。

【病原学】

（一）皮肤蠕虫蚴移行症的病原体

可以引起皮肤蠕虫蚴移行症的病原体种类很多，最常见的是巴西钩口线虫（*Ancylostoma braziliense*）的幼虫，其次是犬钩口线虫（*A. caninum*）、狭头弯口线虫、管形钩口线虫、羊仰口线虫、牛仰口线虫、斯氏狸殖吸虫、粪类圆线虫、重翼吸虫、棘颚口线虫等的感染性幼虫可引起游走性皮下结节或包块。尚有毛毕吸虫属（*Trichobilharzia*）、鸟毕吸虫属（*Ornithobilharzia*）、东毕吸虫属（*Orientobilharzia*）以及巨毕吸虫（*Gigantbilharzia*）和小毕吸虫寄生于兽类或家畜的吸血尾蚴也会引起人类皮炎。

（二）内脏蠕虫蚴移行症的病原体

病原体主要有动物线虫、绦虫和吸虫三大类。

1. **动物线虫** 以犬弓首线虫（*Toxocara canis*）为代表。此外，犬钩口线虫、猪弓首线虫、猫弓首线虫、小兔唇蛔线虫、海异尖线虫、粪类圆线虫及广州管圆线虫的幼虫等也可引起内脏蠕虫蚴移行症。

广州管圆线虫幼虫所致内脏蠕虫蚴移行症主要表现为嗜酸性粒细胞性脑膜炎和脑炎。幼虫存在于大脑、脑膜、小脑、脑干、脊髓及眼前房等组织中。人因食用未煮熟的陆生或淡水生螺类、鱼、蜗牛等中间宿主而被感染；也有报道通过食用淡水蟹、虾、蝲蛄等甲壳动物及蛙、蟾蜍等而被感染。本病主要见于我国、东南亚及太平洋岛屿。

动物钩虫，如犬钩口线虫的幼虫，可侵入所有哺乳动物，甚至蟑螂。幼虫侵入这些作为其转续宿主的动物（如小鼠）体内后，可长期寄生在肌肉组织中，当被犬、猫等吞食后，便可继续发育为成虫。幼虫侵入人体可引起匐行疹，还曾在眼前房中见到。有人认为由某些动物钩虫引起的皮肤蠕虫蚴移行症，皮肤症状可自行消退，但这并不意味着幼虫已死亡，而是移行入深部组织，特别是进入肺脏引起内脏蠕虫蚴移行症，可出现肺部症状、嗜酸性粒细胞浸润，可在痰中发现幼虫。

2. **动物绦虫** 曼氏迭宫绦虫（*Spirometra mansoni*）的裂头蚴（中绦期幼虫）具有较强的游走性，不仅引起皮肤蠕虫蚴移行症，也可引起内脏蠕虫蚴移行症。人可因饮用含原尾蚴的剑水蚤的生水，或生食含裂头蚴的转续宿主（鸟类、兽类）或第二中间宿主（蛙、蛇）而感染。裂头蚴可以引起眼部、体表皮下、口腔颌面和内脏病变，特别是以体表较为多见。本病在我国分布甚广，南方省，特别是东南沿海一带已有较多病例报道。但曼氏迭宫绦虫的成虫极少寄生于人体。

3. **动物吸虫** 斯氏狸殖吸虫在我国分布广泛，以童虫在体内各器官间游走为主要特点。从中间宿主螺类如川卷螺中逸出的叉尾蚴钻入蝌蚪体内发育为中尾蚴，当蝌蚪成为蛙时，中尾蚴并不发育，可转入其转续宿主小哺乳动物体内寄生。这些含中尾蚴的动物一旦被终宿主犬或猫吞食后，中尾蚴可发育为成虫。如人感染中尾蚴，也可以像蛙及小哺乳动物等转续宿主那样，中尾蚴不发育为成虫而游离于组织中表现为幼虫移行症。

【发病机制与病理】

某些寄生虫的幼虫在中间宿主体内发育为感染期幼虫后，如能进入适宜的宿主体内便进一步发育为成虫；如进入非适宜的宿主体内，则处在停滞发育状态，这种虫体一旦有机会转入适宜宿主体内又可进一步发育为成虫。这种停滞发育状态的幼虫称为等待期幼虫，而含有等待期幼虫寄生的非适宜宿主称为转续宿主或等待宿主。这种寄生现象称为转续寄生。通过转续宿主传播寄生虫病的方式称转续传播，这是某些寄生虫病的另一种感染途径。

感染期幼虫被人吞食之后，在人体内不能发育为成虫，但可以在人体内长期移行，表现为蠕虫蚴移行症。

【临床表现】

引起蠕虫蚴移行症的病原涉及多种蠕虫，对人体的感染方式、损害部位等也可因虫种而异，临床表现也具有多样性。

（一）皮肤蠕虫蚴移行症的主要表现

由巴西钩口线虫的丝状蚴钻入人体皮肤后，造成损害初为皮肤红斑，其后迅速演变成线状或痤疮样隆起。幼虫的移动和组织反应可引起强烈痒感;可因抓痒等继发细菌感染,出现发热、食欲缺乏、淋巴结肿及荨麻疹等全身症状,同时嗜酸性粒细胞增多及血中 IgE 水平增高。病程可持续数周。皮肤病变常见于与泥土接触的手、足等部位。

由斯氏狸殖吸虫童虫、棘颚口线虫及曼氏迭宫绦虫裂头蚴等引起的皮肤蠕虫蚴移行症,常出现在皮层深部或肌层中,呈移动性皮下肿块。局部皮肤表面正常或稍红肿,疼痛多不明显,可有痒感、烧灼痛或刺痛。包块间歇出现于不同部位。多并发内脏蠕虫蚴移行症,出现相应表现。

由血吸虫尾蚴引起的尾蚴性皮炎,初次感染时症状轻微但可使人体致敏,再次感染时症状增剧,出现丘疹、疱疹及水肿,奇痒,或继发感染而累及淋巴管和淋巴结。尾蚴不能持久地在皮肤中存活,通常不侵入真皮层,数天后即可死亡,但所致局部病变可持续 2 周,最后结痂脱落而痊愈。

(二) 内脏蠕虫蚴移行症的主要临床表现

内脏蠕虫蚴移行症的基本特征是嗜酸性粒细胞明显增多,伴有各受损脏器的相应表现,有时可伴高热、乏力等全身症状,红细胞沉降率可增快。

弓首线虫蚴病(toxocariasis)是较常见的内脏蠕虫蚴移行症,其中以犬弓首线虫蚴病较多见。其幼虫较人似蛔蚴线虫的幼虫小,可经肺分布到全身,在进行 "体移行" 过程中,可刺激组织形成嗜酸性肉芽肿。肝脏为其最常见的寄生部位。病程长达 12 个月以上。80% 的患者有肝大和持久嗜酸性粒细胞增多症。50% 的病例肺部表现为吕氏综合征(Löffler's syndrome),有咳嗽、发热、呼吸困难等,伴血浆球蛋白显著增高和红细胞沉降率增快。蠕虫蚴侵及脑部可引起癫痫等神经症状,还可发生慢性肉芽肿性眼内炎,称为眼幼虫移行症(ophthalmal larva migrans),或引起视网膜炎及视盘炎,须与视网膜母细胞瘤相鉴别。

棘颚口线虫幼虫可在许多器官和组织移行而使临床表现多样化。多数病例可在体表检出虫体被确诊,也可在眼、子宫颈部、尿或痰液中发现虫体。感染当天和次日出现恶心、呕吐、上腹不适,伴有皮肤瘙痒、荨麻疹以及明显的嗜酸性粒细胞增多;继之出现右上腹疼痛和压痛,表明虫体已进入肝内;以后症状多变,虫体可在胸腹部器官或体壁中移动。可被误诊为急腹症、肺结核等。棘颚口线虫尚可引起嗜酸性脑膜炎,临床表现为严重的神经根痛、四肢麻痹、瘫痪,或突然从嗜睡到深度昏迷。脑脊液多为血性或黄色。大多数患者于感染后 4 周内出现皮肤蠕虫蚴移行症表现。斯氏狸殖吸虫童虫引起的内脏蠕虫蚴移行症表现与前者颇相似,也可有肝大及腹部、胸膜和肺部症状,可侵犯神经系统、眼及心包等重要器官。曼氏迭宫绦虫的裂头蚴病多见于体表,但也可见于腹腔、淋巴结等处,其移行性不及前两种蠕虫蚴。广州管圆线虫幼虫性内脏蠕虫蚴移行症主要表现为嗜酸性脑膜脑炎,可出现低热、瘫痪、嗜睡、昏迷,甚至危及患者的生命。

【诊断】

蠕虫蚴移行症是持续性嗜酸性粒细胞增多,以及幼虫在皮肤和各器官中移行引起的以嗜酸性粒细胞浸润为主的肉芽肿性损害。临床诊断须结合流行病学资料,如动物粪便污染泥土的接触史、饮食习惯及特异的饮食史等,并须与相似的疾病相区别。

(一) 皮肤蠕虫蚴移行症的诊断

动物钩虫蚴引起的匐行疹最为常见,不易与人体钩虫及粪类圆线虫幼虫所致的皮炎相区别。人体钩虫所致皮炎症状消退后不久,即可从粪便中查见钩虫卵;粪类圆线虫病不仅有皮肤损害,而且幼虫移动迅速,并可有肠道症状,粪便查见幼虫是确诊的依据。

(二) 内脏蠕虫蚴移行症的诊断

1. **弓首线虫病**　诊断根据包括患者年龄,不洁饮食史,与动物如犬、猫密切接触史,长期间歇中等发热,支气管哮喘样症状,肝大、肝内占位病变,X 线检查显示肺炎性变,以及持续性嗜酸性粒细胞增多,血清 IgG、IgM 或 IgE 水平升高等。

(1) 病原学诊断:粪便中不能查见弓首线虫虫卵,因弓首线虫幼虫在人体内不能发育为成虫。对疑似患者可行肝脏或其他受累脏器穿刺或剖腹取标本小块连续切片,观察组织病变并找到弓首线虫幼虫即可确诊。

（2）免疫学诊断：对内脏蠕虫蚴移行症具有较强的诊断意义,应用标准化弓首线虫抗原液作皮内试验具有高度敏感性和特异性。血清学方法更为常用,以第二期犬弓首线虫做抗原进行间接血凝试验,有较高特异性和敏感性。沉淀试验、荧光抗体试验等也有一定的诊断意义。采用弓首线虫含胚的提取物做抗原,进行 ELISA,可与丝虫病和旋毛虫病等进行血清学鉴别。

2. **异尖线虫病**（anisakiasis）　以胃肠道症状为主要表现,饮食史可以提示诊断,胃镜检出幼虫可以确诊。但并非所有病例均能检获虫体。肠外的异尖线虫病,须进行活组织检查发现虫体而确诊。采用异尖线虫幼虫切片做抗原,进行荧光抗体试验有一定的辅助诊断意义。

3. **管圆线虫病**　诊断依据包括脑膜脑炎表现及嗜酸性粒细胞增多,同时有吞食或接触此寄生虫的中间宿主或转续宿主的历史。用广州管圆线虫成虫制备的纯化抗原作皮内试验,可用于流行病学调查。采用 ELISA 检测患者血清抗体的灵敏度和特异性均较高。

4. **棘颚口线虫病、裂头蚴病及斯氏狸殖吸虫病**　这 3 种内脏蠕虫蚴移行症的病原体虽分属于不同的纲,但所引起的症状极为相似,根据临床表现常难以鉴别。由于虫体检出率低,故常依赖于免疫学诊断。采用棘颚口线虫成虫或幼虫抗原对已确诊病例做对流免疫电泳,可呈阳性反应。对斯氏狸殖吸虫病的诊断已广泛应用成虫抗原作皮内试验,进行流行病学调查及病例初选。采用 ELISA 对斯氏狸殖吸虫病诊断具有很高的敏感性。

【治疗】

（一）皮肤蠕虫蚴移行症的治疗

普通皮肤损害,仅需对症治疗,以止痒、消炎、抗过敏、防止感染为原则。可用热水反复泡洗以杀灭幼虫。局部可用炉甘石洗剂或 1%～5% 樟脑醑,或左旋咪唑软膏或霜剂局部涂敷。对匐行疹可采用透热疗法或冷冻疗法,还可用液氮、氯乙烷或二氧化碳霜局部喷雾,以杀死幼虫。局部使用噻苯达唑也很有效,该药能进入皮肤,对幼虫直接发挥作用,如用 2% 噻苯达唑于 90% 二甲亚砜中涂擦患处,或用噻苯达唑 100mg/ml 的混悬液涂布于皮肤上,再涂一层 1% 地塞米松油膏,上覆聚乙烯薄膜封闭。也有用 0.5g 噻苯达唑于 5g 凡士林中,涂布 5 天。

对于由巴西钩口线虫、棘鄂口线虫引起的广泛皮肤损害,可用阿苯达唑 400mg/d 顿服,连续 3～5 天。对于由各种吸虫引起的广泛皮肤损害,可应用吡喹酮每天 20mg/kg,连服 3～4 天。对由斯氏狸殖吸虫蚴和裂头蚴等扁形蠕虫蚴引起的皮下包块型损害,可以手术摘除并结合抗虫药物治疗。继发感染者加用抗菌药物治疗。

（二）内脏蠕虫蚴移行症的治疗

内脏蠕虫蚴移行症的治疗主要是病原治疗。常用于杀灭吸虫类、绦虫类蠕虫蚴的药物是吡喹酮,剂量为每次 20～25mg/kg,每天 3 次口服,疗程为 3 天（裂头蚴病）或 5 天（斯氏狸殖吸虫病）,必要时可间隔 2～4 周重复治疗;常用于杀灭线虫类蠕虫蚴的是阿苯达唑。阿苯达唑对犬弓首线虫病、猫弓首线虫病、广州管圆线虫病、海异尖线虫病、颚口线虫病等均有效,每天 20mg/kg,分 2 或 3 次口服,疗程 15 天。必要时可间隔 2～4 周重复治疗。疗程中应密切观察和及时处理可能发生的过敏性休克、颅内压增高等不良反应。

【预防】

与人有较密切关系的家养动物（犬、猫、猪、牛、羊等）和野生动物（鼠、狐、虎、豹等）多为蠕虫蚴移行症所涉及的寄生虫的适宜宿主。人们常因生产或生活等活动被感染。犬弓首线虫病常见于西方国家喜欢饲养犬、猫的儿童和妇女。钩虫蚴性皮炎及尾蚴性皮炎常见于生产者,也好发于赴浴场避暑或旅游区度假及野营活动者。由于在开发山区、林区或湖区,人们有较多机会吃到可作为寄生虫转续宿主的鱼、虾、蟹、蛙、蛇、螺、鸟禽及兽类等而被感染,所以预防蠕虫蚴移行症应从多方面着手。首先是提高人们的卫生知识水平,使其了解这些寄生虫的感染方式及预防措施,改善居住条件及卫生设施,不吃生螺、生虾,不喝生水,生熟餐具分开使用等,以免污染。

（唐　红）

本章目标测试

第十章 | 其他感染相关问题

本章介绍其他感染相关问题,包括败血症(血流感染)、感染性休克、医院感染、抗菌药物的临床应用、感染微生态学理论与实践及人工肝脏。

第一节 | 败血症

败血症(septicemia)是病原菌侵入血液循环,在其中生长繁殖产生大量毒素并诱发全身炎症反应综合征(systemic inflammatory response syndrome,SIRS)的急性全身性感染。病原菌进入血液循环后迅速被机体免疫功能清除,未引起明显全身炎症反应者称为菌血症(bacteremia)。病原菌在侵入的局部组织中生长繁殖,其产生的毒素侵入血液循环,而病原菌不入血者称为毒血症(toxemia)。若病原菌与机体防御系统之间失去平衡,在菌血症基础上发展并出现的毒血症即为败血症。败血症和菌血症统称为血流感染(bloodstream infection,BSI)。败血症是严重的血流感染。当败血症患者存在原发性/迁徙性化脓性病灶,则称为脓毒败血症(septicopyemia)。

1991 年美国胸科医师学会(ACCP)和美国重症医学会(SCCM)首次提出 SIRS 概念,即临床上有下列 2 项或 2 项以上表现:①体温>38℃或<36℃;②心率>90 次/min;③呼吸急促,呼吸频率>20 次/min,或通气过度,$PaCO_2$<4.27kPa(32mmHg);④白细胞数>12×10^9/L 或<4×10^9/L,或白细胞总数正常但中性杆状核粒细胞(未成熟中性粒细胞)比例>10%。引起 SIRS 的原因除病原菌感染外,还有机械性创伤、大面积烧伤、急性胰腺炎、恶性肿瘤等多种非感染因素。

现有倾向以脓毒症取代败血症,但从感染性疾病原学和感染性疾病发生、发展及转归的全过程角度出发,菌血症、毒血症、败血症和脓毒败血症的概念较脓毒症更为全面。

【病原学】

(一)革兰氏阳性球菌

革兰氏阳性球菌主要是葡萄球菌、肠球菌和链球菌。以金黄色葡萄球菌最为常见,尤其耐甲氧西林金黄色葡萄球菌(methicillin resistant *Staphylococcus aureus*,MRSA)、耐万古霉素金黄色葡萄球菌(vancomycin resistant *Staphylococcus aureus*,VRSA)、耐甲氧西林凝固酶阴性葡萄球菌(methicillinresistant coagulase negative *Staphylococcus*,MRCNS)等。肺炎链球菌可导致免疫缺陷者及老年人败血症,B 组溶血性链球菌可引起婴幼儿败血症。近年耐青霉素的肺炎链球菌(penicillin resistant *Streptococcus pneumoniae*,PRSP)、肠球菌属(如粪肠球菌、屎肠球菌等)细菌败血症的报道呈逐年增高趋势。

(二)革兰氏阴性杆菌

革兰氏阴性杆菌以肠杆菌科细菌为常见,如:埃希菌属、克雷伯菌属、肠杆菌属;流感嗜血杆菌;非发酵革兰氏阴性菌,如假单胞菌属、不动杆菌属、产碱杆菌属等。近年来产超广谱 β-内酰胺酶(extended-spectrum beta-lactamases,ESBLs)的肺炎克雷伯,多重耐药(multi-drug resistant,MDR)、泛耐药(extensively drug resistant,XDR)或全耐药(pan drug resistant,PDR)的铜绿假单胞菌,产气杆菌,阴沟肠杆菌,溶血/鲍曼不动杆菌等所致败血症有增多趋势。

(三)厌氧菌

厌氧菌主要是脆弱类杆菌、梭状芽孢杆菌属,其次为消化链球菌及产气荚膜杆菌等。

（四）真菌

白色假丝酵母菌占绝大多数,热带假丝酵母菌、毛霉菌等均可引起败血症。肝、肾等器官移植后,或肿瘤及免疫抑制患者可发生曲菌、隐球菌或马尔尼菲蓝状菌（*Talaromyces marneffei*）败血症。

（五）其他细菌

单核细胞增多性李斯特菌、聚团肠杆菌及腐生葡萄球菌等致病力低的细菌所致败血症也有报道。偶可发生分枝杆菌败血症。

近年来,需氧菌与厌氧菌、革兰氏阴性与革兰氏阳性菌,以及细菌与真菌等多种病原菌混合感染逐渐增加。在同一血标本或 3 天内从同一患者不同血标本培养出两种或两种以上致病菌为复数菌败血症。

【发病机制与病理】

（一）发病机制

病原菌进入血液循环后是否引起败血症,取决于人体的免疫功能和细菌种类、数量及其毒力等多种因素。

1. **人体因素** 机体免疫功能缺陷或下降是败血症的重要诱因。防御功能受损时局部或全身屏障功能丧失等均易诱发败血症。皮肤外伤、黏膜屏障结构破坏是革兰氏阳性菌败血症的主要诱因。各种原因引起的中性粒细胞缺乏,尤其中性粒细胞低于 $0.5×10^9/L$ 时败血症发生率明显增高,常见于急性白血病、肿瘤接受化疗后等患者。细胞毒药物、放射治疗、广谱抗菌药物、肾上腺皮质激素及免疫抑制剂的广泛应用,重要器官大手术,气管插管、人工呼吸机的使用,静脉导管、保留尿管等操作,内镜检查,内引流管安置等,均可使局部机械防御屏障或全身防御功能破坏,利于病原菌入侵。严重外伤、烧伤、糖尿病、结缔组织病、肝硬化、尿毒症、痴呆、慢性肺部疾病等也是败血症的诱因。存在两种或两种以上诱因时,发生败血症的风险明显增加。

静脉导管或内引流装置导致葡萄球菌败血症在医院感染败血症中占重要地位,留置 72 小时以上即可发生静脉炎,进而诱发导管相关性败血症（catheter-related bacteremia,CRB）;留置导尿管可诱发大肠埃希菌败血症等。长期使用免疫抑制剂、广谱抗菌药物等可诱发真菌败血症。

2. **病原菌因素** 革兰氏阳性菌生长过程中分泌外毒素等蛋白质对机体靶细胞起毒性作用。金黄色葡萄球菌可产生并释放多种酶和外毒素,其中主要是血浆凝固酶、α-溶血素、杀白细胞素、肠毒素（A、B、C、D、E,以 A 型多见）、剥脱性毒素、红疹毒素等,可导致严重毒血症状。肠毒素 F 与中毒性休克综合征（TSS）的发生有关。革兰氏阴性杆菌产生的内毒素可损伤心肌及血管内皮细胞,激活补体、激肽系统、凝血与纤溶系统、促肾上腺皮质激素（ACTH）/内啡肽系统等,并可激活各种血细胞和内皮细胞,产生 TNF-α、IL-1、IL-8 等细胞因子,以及炎症介质、心血管调节肽等,导致微循环障碍、感染性休克、弥散性血管内凝血（DIC）或多器官功能衰竭（MOF）。铜绿假单胞菌可产生蛋白酶、磷脂酶 C 及外毒素 A 等多种物质。外毒素 A 是一种很强的蛋白合成抑制物,可导致组织坏死;外毒素 A 与弹性蛋白酶同时存在时其毒力明显增强。肺炎链球菌致病主要依赖其荚膜的抗吞噬作用,也可与其产生的溶血素及神经氨酸酶有关。肺炎克雷伯菌等也有荚膜,可拮抗吞噬和体液中的杀菌物质。

（二）病理改变

病原菌毒素可导致全身组织和细胞变性,出现水肿、脂肪变性和坏死。毛细血管损伤造成皮肤和黏膜瘀点、瘀斑及皮疹。细菌随血流至全身引起的迁徙性脓肿,多见于肺、肝、肾及皮下组织等。可并发心内膜炎、脑膜炎、骨髓炎等。单核/巨噬细胞增生活跃,肝、脾均可肿大。

【临床表现】

（一）败血症共同表现

1. **毒血症状** 常有寒战,高热,多为弛张热或间歇热型,少数为稽留热、不规则热,伴全身不适、头痛、关节疼痛、软弱无力、脉搏、呼吸增快。可有恶心、呕吐、腹胀、腹泻等胃肠道症状。严重患者可有中毒性脑病、中毒性心肌炎、肠麻痹、感染性休克及 DIC 等。

2. **皮疹**　常有瘀点,多分布于躯干、四肢、口腔黏膜及眼结膜等处,数量少,也可为荨麻疹、猩红热样皮疹、脓疱疹、瘀斑等。球菌所致瘀斑可融合成片。坏死性皮疹可见于铜绿假单胞菌败血症。

3. **关节损害**　多见于革兰氏阳性球菌和产碱杆菌败血症,常表现为膝关节等大关节红肿、疼痛、活动受限,少数有关节腔积液或积脓。

4. **肝脾大**　常为轻度大,并发中毒性肝炎或肝脓肿时肝脏可显著大,伴压痛,也可有黄疸。

5. **原发病灶**　原发感染病灶多为毛囊炎、痈或脓肿等,皮肤烧伤,压疮,呼吸道、胆道、消化道、泌尿生殖系统感染,开放性创伤感染等。

6. **迁徙性病灶**　常见于病程较长的革兰氏阳性球菌和厌氧菌败血症。自第2周起可不断出现转移性脓肿,如皮下及深部软组织脓肿、肺脓肿、骨髓炎、关节炎及心包炎等。少数可发生急性或亚急性感染性心内膜炎。

(二)常见败血症临床特点

1. **革兰氏阳性菌败血症**　多见于严重痈、急性蜂窝织炎、骨与关节化脓症以及大面积烧伤时。主要表现为发病急、寒战、高热,呈弛张热或稽留热型;多形性皮疹、脓点常见,也可有脓疱疹;约1/4病例伴大关节红肿、疼痛;迁徙性病灶常见于腰背、四肢,以及肺炎、肺脓肿、肝脓肿等;有心脏瓣膜病或其他基础病的老年人和静脉药瘾者易并发心内膜炎;感染性休克较少见。

2. **革兰氏阴性菌败血症**　患者病前一般情况常较差,多有严重基础疾病或有影响免疫功能的药物干预。原发感染包括肺部炎症、泌尿道感染、腹膜炎及胆道感染等。中毒症状明显,可出现心动过速、血管阻力下降、心射血分数降低、管壁通透性增加而发生感染性休克。休克发生率高、发生早、持续时间长;临床常以寒战开始,间歇发热,可体温不升或低于正常。

3. **厌氧菌败血症**　厌氧菌入侵途径以胃肠道及女性生殖道为主,其次为压疮溃疡与坏疽。常表现为发热,体温高于38℃;约30%的患者可发生感染性休克或DIC;可出现黄疸、脓毒性血栓性静脉炎及转移性化脓病灶。病情轻重不一:轻者未经治疗亦可暂时好转;重者可呈暴发性,部分出现溶血或多器官功能衰竭等。

4. **真菌败血症**　常见于老年、体弱久病者。临床表现与革兰氏阴性菌败血症相似,病情严重,可有寒战、发热、出汗、肝脾大等。偶可仅为低热,甚至不发热,毒血症可被合并细菌感染所掩盖,有的病例死后才被确诊。病死率可达20%～40%。

(三)特殊类型败血症

1. **老年人败血症**　机体免疫功能差,局部感染、肺部感染后均容易发生败血症,由压疮侵入者常见。致病菌以大肠埃希菌、克雷伯菌等革兰氏阴性菌及厌氧菌为主。病程中容易并发心内膜炎。患者可因心、肺、脑、肾等重要器官功能衰竭而死亡。

2. **新生儿败血症**　新生儿免疫功能未健全,皮肤、黏膜柔嫩,易受伤感染并扩散,单核细胞和白细胞吞噬功能差,血清免疫球蛋白和补体水平低,均与败血症发生有关。病原菌常由母亲产道感染,吸入感染羊水或脐带、皮肤等感染而入侵,以大肠埃希菌、B组溶血性链球菌为主。常表现为食欲缺乏、呕吐、精神萎靡、呼吸困难、惊厥等。部分有发热,新生儿血脑屏障功能不健全,易并发颅内感染。

3. **烧伤败血症**　大面积烧伤后常发生败血症。早期多为单一细菌,晚期常为多种细菌混合感染,也可为真菌所致。常发生于烧伤后2周,也可发生于烧伤后36小时,创面肉芽肿形成后败血症发生机会减少。致病菌以金黄色葡萄球菌、铜绿假单胞菌、大肠埃希菌或变形杆菌为主。临床表现较一般败血症为重,可为过高热(>41℃)或低体温,多为弛张热,心动过速,可出现中毒性心肌炎、中毒性肝炎及休克等。患者常发生麻痹性肠梗阻或意识障碍。

4. **医院感染败血症**　也称医院血流感染,占败血症的30%～50%。患者常有严重基础疾病,或接受过胸腔、心脏、腹部、盆腔等较大手术或介入性检查操作,或长期应用免疫抑制剂或广谱抗生素等。病原菌以大肠埃希菌、铜绿假单胞菌、不动杆菌等革兰氏阴性耐药菌为主,革兰氏阳性球菌中MRSA较多见,真菌引起者逐年增加。输液引起的败血症与液体污染和导管置留有关。液体污染以肺炎克雷伯菌和聚团肠杆菌多见,高营养液中白色假丝酵母菌等真菌易于生长。临床表现常因基础疾病症状掩盖而不典型,可发热或低温、寒战,白细胞数增高或正常。医院感染败血症患者预后差,病死率高。

5. 免疫功能低下患者的败血症 也可称为免疫功能受损患者的败血症。引起免疫功能受损的原因包括遗传性(原发性)免疫缺陷和后天获得性(继发性)免疫功能缺陷。原发性免疫缺陷多由遗传相关的先天异常所致,常见于婴幼儿,包括 B 淋巴细胞系统、T 淋巴细胞系统、吞噬系统和补体系统缺陷等。继发性免疫功能受损多见于:恶性肿瘤、器官移植、长期激素或细胞毒药物或抗菌药物应用、放射性损伤等所致的体液与细胞免疫受损;各种创伤、外科手术及各种侵入性诊疗操作引起的皮肤黏膜防御屏障破坏;老年人胸腺退化致外周血 T 淋巴细胞数量减少;小儿免疫系统发育不完善等。导致免疫功能低下者败血症的病原菌主要是耐药葡萄球菌(如 MRSA)、肺炎链球菌、肠球菌、流感嗜血杆菌、大肠埃希菌、肺炎克雷伯菌、嗜水气单胞菌、假丝酵母菌等。临床表现常不典型,可有发热,有时发热是唯一的症状,也可呈低体温状态,或出现低血压,或感染性休克,或 MOF 表现。如未能得到早期诊断和及时、有效的治疗,患者预后较差。

【实验室及其他检查】

(一) 一般检查

外周血白细胞数增高,常为($10\sim30$)$\times10^9$/L,中性粒细胞百分率增高,可有明显核左移及细胞内中毒颗粒。免疫反应差及少数革兰氏阴性菌败血症患者的白细胞数可正常或降低,但中性粒细胞百分数增高。并发 DIC 时血小板减少。病程长者可有贫血。尿中可见蛋白或少量管型。

(二) 病原学检查

1. 血培养 在应用抗菌药物前、寒战、高热时采血,在不同部位采血,多次送检,每次采血量 $5\sim10$ml,可提高培养阳性率。尽可能同时作需氧菌、厌氧菌和真菌培养。对已用抗菌药物者,宜在培养基中加入硫酸镁、β 内酰胺酶或对氨苯甲酸等,以破坏某些抗菌药物,或采用血块培养法。

2. 骨髓培养 骨髓中细菌较多,受抗菌药物影响较小,培养阳性率高于血培养。因此,可以用骨髓培养代替血培养或血培养加骨髓培养以提高阳性率。

3. 体液培养 脓液、胸腔积液、腹水、脑脊液或瘀点挤液涂片或培养也有检出病原菌的机会。

分离病原菌后作药物敏感试验指导选用抗菌药物。必要时测定最低抑菌浓度(MIC)、最低杀菌浓度(MBC)或进行血清杀菌试验有重要参考意义。对疑 L 型细菌败血症者,宜作高渗盐水培养。

对于生长缓慢的细菌或真菌可以行抗原抗体检测。采用气相色谱法、离子色谱法等技术测定标本中病原菌代谢产物有助于真菌和厌氧菌定性诊断。血清真菌细胞壁成分 1,3-β-D 葡聚糖检测(G 试验)有助于真菌败血症的诊断。血清真菌半乳甘露聚糖抗原试验(GM 试验)有助于诊断曲霉败血症。免疫荧光法可快速、敏感地鉴定厌氧菌;免疫酶标组化可快速鉴定产氧荚膜杆菌。基因芯片根据病原菌 16S rRNA 保守区设计探针,可高通量快速检测标本中的微生物。PCR 检测细菌 DNA 对外伤或烧伤后败血症的病原诊断有参考意义。

(三) 炎症相关指标

测定血清 C 反应蛋白(CRP)、血清降钙素原(PCT)、IL-6 等的水平有助于判断炎症应答强度。细菌感染时 CRP 升高显著,而病毒感染时人多正常或轻微升高。因此,CRP 通常用作鉴别细菌感染和病毒感染的常用指标。PCT 是细菌感染较为特异的炎症标志物,在 SIRS 患者中,其早期识别细菌感染的效能优于 CRP。当 PCT>0.5μg/L 时,提示很可能存在需要治疗的细菌感染。目前普遍将 PCT 为 0.5μg/L 作为诊断脓毒症的临界值。对于正在接受抗菌药物治疗的重症感染患者,PCT 的动态变化有助于抗菌药物疗效和停药时机的判断。IL-6 在细菌感染时明显升高,其水平也对患者感染严重程度的判定具有重要意义。

(四) 其他检查

鲎试验(LLT)阳性可提示血清中存在内毒素,有助于诊断革兰氏阴性菌败血症。病程中如出现心、肝、肾等器官损害或发生感染性休克,应作相关检查。血气分析有助于判断酸碱平衡紊乱及缺氧状况等。DIC 者早期血液呈高凝状态,后期凝血因子显著减少,出血时间、凝血时间、凝血酶原时间、凝血活酶时间均延长,纤维蛋白原减少,纤维蛋白原降解(FDP)增多,血浆鱼精蛋白副凝固试验(3P试验)阳性。纤维蛋白降解产物 D-二聚体是判断继发性纤溶亢进的重要指标。骨髓炎或化脓性关节炎者多在发病 2 周后 X 线检查可发现相应病变,可酌情进行超声、CT、MRI、超声心动图及心电图等检查。

【并发症】

败血症可并发肾衰竭、中毒性心肌炎、中毒性脑病、肝损害、肠麻痹或急性呼吸窘迫综合征。革兰氏阳性菌败血症可并发多处脓肿及化脓性脑膜炎、心包炎、心内膜炎等。革兰氏阴性菌败血症可并发感染性休克及 DIC。

【诊断与鉴别诊断】

(一)诊断依据

急性高热,白细胞数及中性粒细胞百分率明显增高,不限于某一系统感染时应考虑败血症的可能性。新近出现皮肤、黏膜感染或创伤,有挤压疮疖史,局部症状加重伴高热、寒战及全身中毒症状者,或尿路、胆道、呼吸道或局部感染,有效抗菌药物治疗不能控制者,或急性高热、寒战,而化脓性关节炎、骨髓炎、软组织脓肿、皮肤脓点疑为迁徙病灶者,或有严重基础疾病、静脉或动脉放置器械或导管而出现发热(T>38℃)或低体温,低血压(收缩压<90mmHg)或少尿(<20ml/h),原有疾病或其他原因不能解释者,均应疑诊败血症。血培养和/或骨髓培养阳性是确诊的依据。

(二)鉴别诊断

1. **成人斯蒂尔(Still)病** 为变态反应性疾病,发热、皮疹、关节痛、咽痛、淋巴结及肝脾大、白细胞数和中性粒细胞百分数增高等,与败血症表现相似。但不同于败血症的是:①高热,病程可达数周或数月,毒血症状不明显,可有缓解期;②皮疹短暂,反复出现;③多次血及骨髓培养均无细菌生长;④抗菌药物按败血症正规治疗无效,而肾上腺皮质激素或非甾体类药物如吲哚美辛可使症状缓解。

2. **伤寒** 发热、脾大、白细胞数不高等,与革兰氏阴性菌败血症相似。但伤寒者多无寒战,常有相对缓脉、反应迟钝、表情淡漠、嗜酸性粒细胞减少等。确诊有待于病原菌分离。

3. **粟粒型结核病** 败血症伴明显呼吸道症状时应与粟粒型结核病相鉴别。粟粒型结核病常有结核病史或家族史,毒血症状较轻,出现高热不规则、盗汗、潮热、咳嗽等。胸片可见肺部均匀分布的粟粒状病灶,但早期常呈阴性,重复胸片检查可获阳性结果。

4. **其他** 酌情与病毒感染、风湿病、系统性红斑狼疮及淋巴瘤等疾病相鉴别。

【预后】

败血症预后因免疫状态、病原菌种类、有无并发症而异,病死率为 30%~40%。肺炎链球菌、溶血性链球菌败血症预后较好,肠球菌败血症病死率为 15%~35%,革兰氏阴性菌败血症病死率约为40%,医院感染败血症、真菌败血症病死率为 40%~80%。年龄过大或过小,存在血液病、肿瘤等基础疾病,以及并发昏迷、休克、心内膜炎、DIC 等患者预后极差。

【治疗】

(一)病原治疗

1. **治疗原则** 败血症病原治疗应个体化,重视药动学/药效学(PK/PD),注意抗菌药物的不良反应,以确保安全、有效。根据药物敏感试验选择抗菌药物。在未获得病原学资料前可行经验性抗菌治疗,严重病例采用降阶梯治疗。

经验性治疗是根据患者年龄、原发疾病、免疫状态、可能的入侵途径等推测病原菌种类,结合当地病原菌耐药流行状况,针对性地选用抗菌药物。原发感染在肺部多为肺炎链球菌或流感嗜血杆菌等所致,可选用青霉素或半合成青霉素或第一代头孢菌素等;原发感染在膈肌以下多为革兰氏阴性菌所致,可选用第三代头孢菌素等 β-内酰胺类(或加氨基糖苷类)抗菌药物;免疫功能低下者败血症多为产 ESBLs 革兰氏阴性菌所致,可采用第三代头孢菌素/酶抑制剂或广谱碳青霉烯类抗生素治疗。

降阶梯治疗适用于危及生命的严重病例,以迅速控制病原菌。对细菌学未明的严重败血症,应经验性应用疗效好的抗菌药物,获得致病菌后根据药物敏感试验调整方案,或临床症状改善后改用窄谱抗菌药物。降阶梯治疗的核心是发挥碳青霉烯类、糖肽类等抗菌活性强和/或抗菌谱广的优势。缺点是易致二重感染、菌群失调,引发铜绿假单胞菌耐药,诱导耐碳青霉烯类菌株。为了避免上述缺点,选用碳青霉烯类应定位在重症患者,且用药果断,停药及时。

败血症也常采用抗菌药物联合治疗。联合用药是希望获得"相加"或"协同"作用,增强疗效,但也可导致菌群失调而增加治疗困难。败血症早期或病原菌未明前可两种抗生素联合应用,病情好转后单一抗菌药物可以达到有效治疗时,应避免不必要的联合。

2. 常见败血症的病原治疗

(1) 革兰氏阳性球菌败血症的病原治疗:社区获得革兰氏阳性菌败血症多为不产青霉素酶的金葡菌,或 A 组溶血性链球菌所致,可选用普通青霉素或半合成青霉素如苯唑西林等,或第一代头孢菌素如头孢噻吩或头孢唑林等。B 组溶血性链球菌败血症宜选用第一代头孢菌素,或与氨基糖苷类抗菌药物联合。医院感染葡萄球菌败血症 90% 以上为 MRSA 所致,多数凝固酶阴性葡萄球菌呈多重耐药性,故金黄色葡萄球菌败血症可选用糖肽类抗菌药物如万古霉素或去甲万古霉素或替考拉林,或噁唑烷酮类药物如利奈唑胺,或与利福霉素类抗菌药物利福平联合应用。肠球菌败血症可用糖肽类抗菌药物或半合成青霉素类如氨苄西林联合氨基糖苷类治疗,或半合成青霉素类与链阳霉素联合治疗等。

(2) 革兰氏阴性菌败血症的病原治疗:非多重耐药革兰氏阴性菌败血症可根据药敏结果选用三代头孢菌素类如头孢噻肟、头孢曲松或第四代头孢菌素如头孢吡肟等。然而,目前多数革兰氏阴性菌耐药性突出,产 ESBLs 肠杆菌科细菌败血症可根据药敏或经验性选用碳青霉烯类(亚胺培南、美罗培南、比阿培南、帕尼培南和厄他培南),或头孢哌酮/舒巴坦和哌拉西林/他唑巴坦等。

治疗 MDR 革兰氏阴性菌败血症可选用头孢哌酮/舒巴坦、氨苄西林/舒巴坦,或敏感的碳青霉烯类抗菌药,可联合氨基糖苷类如阿米卡星、四环素类如米诺环素,或喹诺酮类如莫西沙星或左氧氟沙星等。

治疗 XDR 革兰氏阴性菌败血症可选择的抗菌药物很少,主要为替加环素、多黏菌素 B 或 E、头孢哌酮/舒巴坦或氨苄西林/舒巴坦、氨基糖苷类如阿米卡星、四环素类如米诺环素等。通常需要采用 2 种或 3 种抗菌药物的联合治疗方案:①XDR 肠杆菌科细菌败血症可选用替加环素、多黏菌素、磷霉素、碳青霉烯类和氨基糖苷类等联合;②XDR 鲍曼不动杆菌败血症可选用替加环素、多黏菌素、头孢哌酮/舒巴坦或氨苄西林/舒巴坦、碳青霉烯类(不包括厄他培南)等抗生素联合;③XDR 铜绿假单胞菌败血症可选用多黏菌素、环丙沙星、抗假单胞菌 β-内酰胺类,包括碳青霉烯类(不包括厄他培南)、头孢他啶、头孢吡肟、氨曲南、哌拉西林/他唑巴坦、头孢哌酮/舒巴坦等抗菌药物的联合;④XDR 嗜麦芽窄食单胞菌可以磺胺甲噁唑-甲氧苄啶(SMZ-TMP)为首选,联合多黏菌素、氟喹诺酮类如环丙沙星和左氧氟沙星、头孢哌酮/舒巴坦等抗菌药物。

近年来携带多黏菌素耐药基因(mcr-1)质粒在革兰氏阴性菌中的发现将给临床败血症的治疗带来新的严峻挑战。

(3) 厌氧菌败血症的病原治疗:可用化学合成类药物如替硝唑或奥硝唑。半合成头霉素类头孢西丁、头孢替坦及碳青霉烯类药物亚胺培南/西司他丁等,对常见脆弱杆菌属均敏感。因需氧菌常与兼性厌氧菌混合感染,故在抗厌氧菌治疗的同时,有必要进行抗需氧菌治疗。

(4) 真菌败血症的病原治疗:可选用三唑类如氟康唑、伊曲康唑、伏立康唑,或多烯类如两性霉素 B,或棘白菌素类如卡泊芬净等。两性霉素 B 抗真菌作用强,但毒性反应较大,必要时可采用两性霉素脂质体等治疗。

3. 剂量与疗程　根据 PK/PD 原理优化药物剂量,抗菌药物治疗败血症的剂量(按体重或体表面

积计算)可达治疗量的高限。抗菌药物治疗的疗程取决于感染的严重程度、患者的基础疾病等综合因素,一般疗程为 2 周左右,有原发性或转移性感染病灶者适当延长,通常用药至体温正常及感染症状、体征消失后 5~10 天。合并感染性心内膜炎者疗程应为 4~6 周。建议治疗期间动态监测 PCT 水平来评估败血症患者抗菌药物使用的疗程。

(二) 去除感染病灶

对于脓肿应切开引脓,胸腔、腹腔或心包腔等脓液均应穿刺抽脓或手术切开引流。胆道或泌尿道梗阻者应手术治疗。对导管相关性败血症,应及早去除或更换导管等。

(三) 其他治疗

对高热患者应物理降温。对感染性休克者扩容,纠酸,采用血管活性药物或肾上腺皮质激素治疗等。维护心、脑、肾、肺、肝等重要器官功能。补充多种维生素。维持水、电解质、酸碱、能量及氮平衡。严重败血症者酌情输入新鲜血浆、血或白蛋白等。对医院感染败血症者,应积极治疗原发基础疾病,器官移植后或免疫功能低下者败血症患者应酌情减量或停用免疫抑制剂。抗内毒素抗体、抗 TNF-α 单克隆抗体、血清免疫球蛋白以及血浆交换等疗效均有待进一步评价。

【预防】

尽可能避免外伤。创伤者及时消毒处理;积极治疗局部感染;避免挤压疖子;减少血管内装置和监护装置使用时间及频率;静脉插管及时更换,注意长期留置导管的操作和保护;合理应用广谱抗菌药物、肾上腺糖皮质激素和免疫抑制剂,并密切观察口腔、消化道、呼吸道及泌尿道等处有无真菌感染;对粒细胞缺乏、免疫缺陷患者严格消毒,必要时可预防性给予抗菌药物;隔离治疗耐药菌感染者;掌握创伤性诊治适应证;严格无菌操作,接触患者前、后洗手,使用一次性医疗用品或保证 XDR 革兰氏阴性菌感染患者使用专用的血压计、体温计或血压计等,对医患频繁接触的环境表面进行定期和充分的消毒处理等;对于预防败血症均具有重要意义。

(唐 红)

第二节 │ 感染性休克

感染性休克(septic shock)也称败血症性休克或脓毒性休克,是指侵入血液循环的病原微生物及其毒素等激活宿主的细胞和体液免疫系统,产生各种细胞因子和内源性炎症介质,引起全身炎症反应综合征,进而作用于机体各个器官、系统,造成组织缺氧、细胞损害及代谢和功能障碍,甚至多器官功能衰竭,导致以休克为突出表现的危重综合征。感染性休克是微生物因子和机体防御机制间相互作用的结果,微生物的毒力和数量以及机体的内环境与应答是决定感染性休克发生、发展的重要因素。

【病原学】

(一) 致病微生物

感染性休克的常见致病菌为革兰氏阴性菌,如肠杆菌科细菌(大肠埃希菌、克雷伯菌、肠杆菌等)、非发酵菌(假单胞菌属、不动杆菌属等)、脑膜炎球菌、类杆菌等。革兰氏阳性菌(如葡萄球菌、链球菌、肺炎链球菌)、艰难梭菌以及真菌等也可引起休克。近年来,真菌导致的败血症有增加的趋势。某些病毒性疾病,如肾综合征出血热,其病程中也易发生休克。临床上常见的引起感染性休克的疾病有革兰氏阴性菌败血症、暴发性流脑、中毒性肺炎、化脓性胆管炎、腹腔感染、中毒性菌痢等。

(二) 宿主因素

原有慢性基础疾病,如肝硬化、糖尿病、恶性肿瘤、白血病、烧伤、器官移植以及长期接受糖皮质激素等免疫抑制剂、抗代谢药物、细胞毒药物和放射治疗,或留置导尿管或静脉导管等患者,在继发细菌感染后易并发感染性休克。因此,感染性休克也常见于医院感染患者、老年人、婴幼儿、分娩妇女,大手术后免疫功能受损者更易发生。

【发病机制与病理】

感染性休克的发病机制复杂,其发生、发展是多种因素相互作用、互为因果的综合结果。20 世纪 60 年代提出的微循环障碍学说为明确休克的发病机制奠定了基础。目前的研究已深入到细胞和分子水平,为进一步阐明感染性休克的发病机制提供了可能。

(一) 微循环障碍

在休克发生、发展过程中,微血管经历痉挛、扩张和麻痹三个阶段。

1. 初期(缺血缺氧期)　通过神经反射、病因的直接作用等引起体内多种缩血管的体液因子增加,其中有儿茶酚胺、肾素 - 血管紧张素 - 醛固酮系统的激活、血栓素 A_2(TXA $_2$)和血小板活化因子(PAF)、花生四烯酸代谢产物白三烯(LT)以及内皮素等。上述因子的共同作用使由 α 受体支配的微血管(主要有皮肤、骨骼肌、肾、肺、肝、胃肠道等)强烈收缩,引起外周阻力增高,造成毛细血管网灌注不足,导致缺血、缺氧以及毛细血管静脉压降低,由 β 受体支配的动静脉短路开放。

2. 中期(淤血缺氧期)　随着休克的发展,微循环血液灌注减少,组织缺血缺氧,无氧代谢酸性产物(乳酸)增加,肥大细胞释放组胺,缓激肽形成增多,致微动脉对儿茶酚胺的敏感性降低而舒张,毛细血管开放;而微静脉端仍持续收缩,加上白细胞附壁黏着、嵌塞,致流出道阻力增大,微循环内血液淤滞,毛细血管流体静压增加,其通透性增加,血浆外渗,造成组织水肿,血液浓缩,有效循环血量减少,回心血量进一步降低,血压明显下降。此期缺氧和酸中毒更明显,氧自由基生成增多,引起广泛的细胞损伤。

3. 晚期(微循环衰竭期)　血液进一步浓缩,血细胞聚集,血液黏滞度增高,加之血管内皮损伤等原因致凝血系统激活而引发 DIC,导致组织细胞严重缺氧、大量坏死,出现多器官功能衰竭。

(二) 细胞和分子水平的发病机制

微循环障碍在休克的发病机制中固然重要,但现在认为细胞损伤可能发生在血流动力学改变之前。细胞代谢障碍可为原发性,由病原微生物及其产物直接引起。炎症失控学说认为感染性休克是脓毒症发生、发展过程中的并发症,是严重感染引起的 SIRS 的一部分。SIRS 的本质是在病原体及其产物刺激下机体发生失控的、自我持续放大和自我破坏的炎症反应,表现为播散性炎性细胞活化。TNF-α、IL-1、IL-6、IL-8、IL-12 等炎症介质大量产生和释放,形成级联反应,导致"细胞因子风暴"。目前已知,革兰氏阴性菌的内毒素、蛋白酶、革兰氏阳性菌的外毒素、肠毒素,以及病毒及其产物等均可激活全身炎症级联反应。大量的炎症介质释放,一方面对控制病原体感染有一定的作用,另一方面引起宿主过度的炎症反应,导致组织细胞功能受损,如血管内皮细胞受损导致微循环障碍、组织缺血缺氧,最终引发各种组织和器官功能衰竭。

休克发生时细胞膜功能的障碍出现最早。胞膜损伤使细胞膜上的 Na^+-K^+-ATP 酶运转失灵,致细胞内 Na^+ 增多、K^+ 降低,细胞出现水肿。休克时细胞内最先发生变化的是线粒体,包括:①呼吸链功能发生障碍,造成代谢紊乱;②氧化磷酸化功能降低,致三羧酸循环不能正常运行,ATP 生成减少,乳酸积聚;③胞膜上的离子泵发生障碍,K^+ 和 Ca^{2+} 从线粒体丢失,胞质内 Ca^{2+} 增多。此外,胞膜上的磷脂酶 A_2 被激活,使胞膜磷脂分解,造成胞膜损伤,通透性增高,Na^+ 和水进入线粒体,使之肿胀、结构破坏。溶酶体含多种酶,休克时溶酶体膜通透性增高,溶酶释出,造成细胞自溶死亡。

近年来感染性休克分子水平发病机制的研究成为热点。人体通过一系列的模式识别受体来识别病原微生物的保守结构,即病原相关分子模式,这种先天性模式识别受体包括 Toll 样受体(toll-like receptors,TLRs)、核苷酸结合寡聚化结构域(nucleotide-binding oligomerization domain,NOD)、蛋白质和解旋酶中的维 A 酸诱导基因 1(retinoic acid inducible gene 1,RIG-1),广泛参与细胞内病原微生物的识别和介导信号转导,其中对 Toll 样受体的研究最为深入。已知革兰氏阴性菌脂多糖(LPS)能和血清中一种糖蛋白——脂多糖结合蛋白(LBP)形成 LPS-LBP 复合物,与效应细胞(单核/巨噬细胞、内皮细胞、中性粒细胞)细胞膜上的 LPS-LBP 受体 CD14 结合后,在接头分子 MyD88 的参与下,被 TLRs 所识别。TLR_4 主要识别革兰氏阴性菌,TLR_2 主要识别革兰氏阳性菌,由此将 LPS 信号从细胞膜转导入细胞内,激活酪氨酸激酶(tyrosine kinases,TK)、蛋白激酶C以及丝裂原活化蛋白激酶(mitogen-activated protein kinase,MAPK)等信号通路,进一步使NF-κB转录因子激活和核易位,从而启动各种炎症反应蛋白mRNA,如TNF-α、IL-2、IL-6、IL-8等的合成与分泌,从而在转录和翻译水平上调控细胞因子的表达。而转录因子NF-κB的激活与信号转导所起的作用最重要,大多数炎症反应的诱导是由肿瘤坏死因子(TNF)依赖的NF-κB活化而产生。

(三)休克时的代谢改变

在休克应激情况下,糖原和脂肪代谢亢进,初期血糖、脂肪酸、甘油三酯增加;随着休克的进展,出现糖原耗竭、血糖降低、胰岛素分泌减少、胰高糖素分泌增多。休克早期,细菌毒素对呼吸中枢的直接刺激或有效循环血量降低的反射性刺激,引起呼吸增快、换气过度,导致呼吸性碱中毒;继而器官氧合血液不足,生物氧化过程障碍,线粒体三羧酸循环受抑制,ATP生成减少,乳酸形成增多,导致代谢性酸中毒,呼吸深大而快。休克后期,肺、脑等器官功能损害,导致混合性酸中毒,可出现呼吸幅度和节律的改变。ATP生成不足使细胞膜上钠泵运转失灵,细胞内、外离子分布失常,Na^+内流(带入水),造成细胞水肿,线粒体明显肿胀,基质改变;Ca^{2+}内流,胞质内钙超载,激活磷脂酶,水解胞膜磷脂产生花生四烯酸,进而经环氧化酶和脂氧化酶途径生成前列腺素、前列环素(PGI_2)、TXA_2以及白三烯等炎症介质,引发一系列病理生理变化,使休克向纵深发展。

(四)主要器官的病理变化

1. **肺**　休克时肺的微循环灌注不足,肺泡表面活性物质减少,肺泡不能维持一定张力,从而发生肺萎陷。当肺部发生DIC时,微血栓形成致肺组织淤血、出血,间质水肿,肺泡有透明膜形成,进而发展为肺实变。

2. **心**　休克时心肌纤维变性、坏死或断裂,间质水肿,心肌收缩力减弱,冠状动脉灌注不足,心肌缺血缺氧。亚细胞结构发生改变,肌质网摄Ca^{2+}能力减弱,Na^+-K^+-ATP酶失活,代谢紊乱、酸中毒等均可影响心肌功能。

3. **肾**　休克时为保证心脑的血供,血液重新分配而致肾小动脉收缩,使肾灌注量减少。因此在休克早期就可出现少尿甚至间歇性无尿。严重而持续性休克可造成肾小管坏死,间质水肿,导致急性肾衰竭。并发DIC时,肾小球血管丛有广泛血栓形成,导致肾皮质坏死。

4. **脑**　脑组织需氧量很高,但其糖原含量甚低,主要依靠血流不断供给。休克时脑灌注不足,星形细胞发生肿胀而压迫血管,血管内皮细胞亦肿胀,造成微循环障碍而加重脑缺氧,引起脑水肿。

5. **肝和胃肠**　休克易致缺氧,持久的缺氧使肝脏代谢氨基酸和蛋白质分解产物的功能受损,糖原耗竭。肝小叶中央区出现肝细胞变性、坏死。胃肠黏膜在休克各期也同样存在微循环的变化,缺血的黏膜损伤可以形成溃疡。

【临床表现】

(一)全身炎症反应综合征

严重感染可引起SIRS,临床明辨SIRS有助于感染性休克的早期预警。1991年美国胸科学会和急救医学会制定的SIRS临床诊断依据为:①体温>38℃或<36℃;②心率>90次/min;③呼吸急促,呼吸频率>20次/min,或通气过度,$PaCO_2$<4.27kPa(32mmHg);④外周血白细胞计数>$12×10^9$/L或<$4×10^9$/L,或白细胞总数虽然正常,但未成熟中性粒细胞>10%。在除外运动、贫血、失血等生理和病理生理因素影响下,由损伤因子导致上述≥2项指标,临床即可诊断SIRS。该标准有助于及早诊断、减少漏诊,但特异性差。

(二)器官衰竭评分对感染性休克预后的判断

2016年脓毒症及脓毒性休克国际共识将SOAF评分作为定义器官衰竭的指标(表10-1)。SOAF评分较基线上升≥2分可诊断为脓毒症。由于SOFA评分操作起来比较复杂,临床上也可以使用床旁快速SOFA(quick SOFA,qSOFA,表10-2)标准识别重症患者。如果符合qSOFA标准中的至少2项时,应进一步评估患者是否存在器官功能障碍。

表 10-1 SOFA 评分表

评分/分	氧合指数 (PaO₂/FiO₂)/ [mmHg (kPa)]	血小板/ (×10⁹/L)	胆红素/ [mg/dl (μmol/L)]	心血管系统	GCS 评分/分[b]	肌酐/ [mg/dl (μmol/L)]	尿量 (ml/d)
0	≥400(53.3)	≥150	<1.2(20)	MAP≥70mmHg	15	<1.2(110)	
1	<400(53.3)	<150	1.2~1.9 (20~32)	MAP<70mmHg	13、14	1.2~1.9 (110~170)	
2	<300(40.0)	<100	2.0~5.9 (33~101)	多巴胺<5mmol/L 或多巴酚丁胺(任何剂量)[a]	10~12	2.0~3.4 (171~299)	
3	<200(26.7)+ 机械通气	<50	6.0~11.9 (102~204)	多巴胺 5.1~15.0mmol/L 或肾上腺素 0.1μg/kg 或去甲肾上腺素 0.1μg/kg[a]	6~9	3.5~4.9 (300~440)	<500
4	<100(13.3)+ 机械通气	<20	≥12.0 (>204)	多巴胺>15mmol/L 或肾上腺素>0.1μg/kg 或去甲肾上腺素>0.1μg/kg[a]	<6	>4.9(440)	<200

注:[a] 儿茶酚胺类药物给药剂量单位为 μg/kg,给药至少 1 小时。

[b] GCS 评分为格拉斯哥昏迷评分,为 3~15 分,分数越高代表神经功能越好。

表 10-2 快速序贯性器官功能衰竭评分(qSOAF)

项目	标准	评分/分
呼吸频率	≥22 次/min	1
意识	改变	1
收缩压	≤100mmHg	1

(三)感染性休克的临床分期

1. **休克早期** 机体应激产生大量儿茶酚胺,除少数高排低阻型休克(暖休克)病例外,患者大多有交感神经兴奋症状。患者神志尚清,但烦躁、焦虑,面色和皮肤苍白,口唇和甲床轻度发绀,肢端湿冷;可有恶心、呕吐、心率增快、呼吸深而快,此期患者血压尚正常或偏低,脉压小,尿量减少。眼底和甲皱微循环检查可见动脉痉挛。

2. **休克中期** 随着休克的发展,患者出现低血压,收缩压下降至 80mmHg 以下,脉压小;心率增快,心音低钝,脉搏细速,按压稍重即消失,表浅静脉萎陷;呼吸表浅且快,发绀;皮肤湿冷,可见花斑;烦躁不安,或嗜睡,或意识不清;尿量进一步减少,甚或无尿。

3. **休克晚期** 发生 DIC,患者有顽固性低血压和广泛出血(皮肤黏膜、内脏、腔道出血等),并出现多器官功能衰竭,主要包括以下几点:①急性肾功能不全。尿量明显减少或无尿,血尿素氮、肌酐和血钾增高。②急性心功能不全。患者常有呼吸突然增快、发绀、心率增快、心音低钝,可有奔马律等心律失常,亦有患者心率不快或呈相对缓脉,面色灰暗,中心静脉压和/或肺动脉楔压升高。心电图可示心肌损害、心内膜下心肌缺血、心律失常等改变。③急性呼吸窘迫综合征(ARDS)。表现为进行性呼吸困难和发绀,吸氧亦不能使之缓解,无呼吸节律不整。肺底可闻及细湿啰音或呼吸音减低。X 线胸片示散在小片状浸润阴影,逐渐扩展、融合。血气分析示 PaO₂<60mmHg,重者<50mmHg,或 PaO₂/FiO₂≤200(PaO₂ 单位为 mmHg)。④脑功能障碍。患者可出现昏迷、一过性抽搐、肢体瘫痪及瞳孔、呼吸改变等表现。⑤其他。肝衰竭患者出现昏迷、黄疸等症状。胃肠道功能紊乱者可表现为肠胀气、消化道出血等。

(四)感染性休克的特殊类型

中毒性休克综合征(toxic shock syndrome,TSS)包括金黄色葡萄球菌 TSS 和链球菌 TSS,是由金黄色葡萄球菌或链球菌等某些特殊菌株产生的外毒素引起的一种少见的急性综合征。

1. **金黄色葡萄球菌中毒性休克综合征**　是由非侵袭性金黄色葡萄球菌产生的外毒素引起,主要见于欧美等国。在1980年前后多见于经期妇女,其使用高吸湿性卫生栓导致金黄色葡萄球菌在阴道局部大量繁殖并分泌中毒性休克综合征毒素。后随着阴道栓的改进,金黄色葡萄球菌TSS发病率已明显下降。而非经期TSS增多,其感染灶以皮肤和皮下组织、伤口感染居多,其次为上呼吸道感染等。国内所见病例几乎均属非经期TSS。主要临床表现为急起高热,伴有恶心、呕吐、腹痛、腹泻、肌痛、咽痛和头痛等症状。患者常有烦躁不安和意识不清,但无局灶性神经体征或脑膜刺激征,可有严重低血压或直立性头晕。病程前2天可发生猩红热样皮疹,1~2周后皮肤脱屑(足底尤为显著)。经期TSS患者阴道常有脓性分泌物排出,宫颈充血、糜烂,附件可有压痛。

2. **链球菌中毒性休克综合征**　亦称链球菌TSS样综合征,是由A组链球菌所致的中毒性休克综合征,主要致病物质为致热性外毒素A。本病潜伏期较短,起病急骤,常有畏寒、发热、头痛、咽痛、呕吐、腹泻等前驱症状。全身中毒症状严重,近半数患者有不同程度低血压,甚至出现昏迷,少数患者有多器官功能损害。发热第2天可出现猩红热样皮疹,恢复期皮肤出现脱屑。

【实验室及其他检查】

(一)血常规

白细胞数大多增高,在(10~30)×10⁹/L之间;中性粒细胞百分数增多,可见中毒颗粒和核左移现象。血细胞比容和血红蛋白水平增高为血液浓缩的标志。在休克晚期血小板计数下降且进行性减少,出凝血时间延长,提示DIC的发生。

(二)病原学检查

为明确病因,在应用抗菌药物前留取血、骨髓、脑脊液、尿液、粪便及化脓性病灶渗出物等标本进行细菌培养(包括厌氧培养)和药敏试验。

(三)鲎溶解试验

鲎溶解试验(LLT)有助于微量内毒素的检测,对于革兰氏阴性菌感染有一定的辅助诊断价值。

(四)尿常规和肾功能检查

尿常规可见少量蛋白、红细胞和管型。发生急性肾衰竭时,尿比重由初期的偏高转为固定(1.010左右),尿/血肌酐比值<15,尿渗透压降低,尿/血毫渗量比值<1.5,尿钠排泄量>40mmol/L等,有助于与肾前性肾功能不全的鉴别。

(五)血生化检查

血清电解质测定血钠多偏低,血钾高低不一,取决于肾功能情况。血清内氨酸转氨酶(ALT)、肌酸磷酸激酶(CPK)和乳酸脱氢酶(LDH)等酶学检查可升高,反映组织、器官的损害情况。肝功能重度损伤者可出现高胆红素血症。血乳酸水平的动态监测对患者组织缺氧程度及预后评估有着重要的临床价值。

(六)血气分析

休克早期主要表现为动脉血pH偏高、氧分压(PaO₂)降低、剩余碱(BE)不变。休克发展至晚期则转为pH偏低、PCO₂降低、BE负值增大。

(七)血液流变学和DIC相关检查

休克时血液黏度增高,初期呈高凝状态,其后纤溶亢进转为低凝。发生DIC时,血小板计数进行性降低,凝血酶原时间及凝血活酶时间延长,纤维蛋白原减少,纤维蛋白降解产物增多,血浆鱼精蛋白副凝试验(3P试验)阳性。有条件时可快速检测纤维蛋白溶解产物(FDP),如超过正常,则反映存在血管内溶血(继发性纤溶)。

(八)其他

心电图、B超和X线等检查可根据临床需要进行。

【诊断】

感染性休克的诊断必须具备感染和休克综合征两个条件。

(一) 感染依据

大多数患者可找到感染病灶。重症肺炎、暴发性流脑、中毒性菌痢及重症肝病并发自发性腹膜炎等均有其特殊的临床表现。个别患者不易找到明确的感染部位,应注意与其他原因引起的休克相鉴别。

(二) 休克的诊断

临床上出现血压下降、脉压减小、心率增快、呼吸急促、面色苍白、皮肤湿冷或花斑、唇指/趾发绀、尿量减少、烦躁不安或意识障碍时可以诊断为休克综合征。休克晚期可见皮肤瘀斑、出血、昏迷、抽搐等症状。对易于诱发休克的感染性疾病患者应密切观察病情变化,下列征象的出现预示休克发生的可能。

1. 体温骤升或骤降　突然高热、寒战,体温>40.5℃者;唇指/趾发绀者;大汗淋漓,体温不升(<36℃)者。

2. 神志的改变　非神经系统感染而出现神志改变,经过初期的躁动不安后转为抑郁而淡漠、迟钝或嗜睡,大小便失禁。

3. 皮肤与甲皱微循环的改变　皮肤苍白、湿冷发绀或出现花斑,肢端与躯干皮肤温差增大。可见甲皱毛细血管数减少,往往痉挛、缩短,呈现断线状,血流迟缓而失去均匀性。眼底可见小动脉痉挛,提示外周血管收缩,微循环灌流不足。呼吸加快伴低氧血症,和/或出现代谢性酸中毒,而胸部影像学无异常发现。

4. 血压变化　血压低于80/50mmHg,心率明显增快(与体温升高不平行)或出现心律失常。休克早期可能血压正常,仅脉压减小,也有血压下降等症状出现在呼吸衰竭及中毒性脑病之后。

对严重感染的老年或儿童要密切观察临床症状的变化,不能仅凭血压下降与否来诊断感染性休克。

实验室检查可发现血小板和白细胞(主要为中性粒细胞)减少、血清乳酸值增高、不明原因的肝肾功能损害等。休克晚期除临床有瘀斑、出血倾向外,3P试验等检查亦有助于DIC的诊断。

对于感染或疑似感染的患者,当SOFA评分较基线上升≥2分时可诊断为脓毒症。由于SOFA评分操作起来比较复杂,临床上也可以使用qSOFA标准识别重症患者。如果符合qSOFA标准中的至少2项时,应进一步评估患者是否存在器官功能障碍。

感染性休克是在脓毒症的基础上,出现持续性低血压,在充分容量复苏后仍需血管活性药来维持平均动脉压(MAP)≥65mmHg,以及血乳酸水平>2mmol/L。脓毒症和感染性休克的临床诊断流程见图10-1。

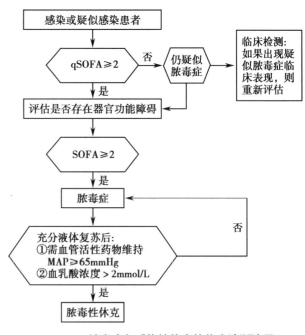

图 10-1　脓毒症和感染性休克的临床诊断流程

【鉴别诊断】

感染性休克的鉴别诊断主要包括早期与诱发SIRS的非感染性疾病鉴别以及中晚期与不同类型休克相鉴别。

(一) 与导致 SIRS 的非感染性疾病鉴别

在感染性休克的诊断中,必然涉及SIRS,须与重症急性胰腺炎、严重创伤、重症自身免疫性疾病以及体外循环、大型外科手术等疾病所致的 SIRS 相鉴别。

(二) 不同类型休克的鉴别诊断

感染性休克应与低血容量性休克、心源性休克、过敏性休克、神经源性休克等鉴别。低血容量性休克多由大量出血（内出血或外出血）、失水（如呕吐、腹泻、肠梗阻等）、失血浆（如大面积烧伤等）等使血容量突然减少所致。心源性休克系心脏搏血功能低下所致,常继发于急性心肌梗死、急性心脏压塞、严重心律失常、各种心肌炎和心肌病等。过敏性休克是机体对某些药物（如青霉素等）或生物制品发生过敏反应所致。神经源性休克可由外伤、剧痛、脑脊髓损伤、麻醉意外等引起,因神经作用使外周血管扩张、有效血容量相对减少所致。

【预后】

感染性休克的预后取决于下列因素:①对治疗的反应。治疗后患者神志转清醒,四肢温暖,发绀消失,尿量增多,血压回升,脉压增大,则预后良好。②感染的控制是否及时。③休克伴有严重酸中毒,并发 DIC、心肺衰竭者预后差。④有严重原发疾病,如白血病、淋巴瘤或其他恶性肿瘤者休克多难以逆转。⑤合并其他疾病,如合并糖尿病、肝硬化、心脏病等预后较差。

【治疗】

感染性休克的治疗是综合性的,成功的救治须遵循全面评估、早期干预、多元施救与整体管理的原则,其关键环节包括抗感染和抗休克治疗两方面。

(一) 抗感染治疗

在病原体未明确前,可根据宿主免疫状况、原发病灶、临床表现等线索推断最可能的致病病原体,并进行积极的经验性治疗。抗菌药物在入院后或判断脓毒症以后尽快使用,最佳在 1 小时内,延迟不超过 3 小时。经验性用药应注意早期选用强力的、抗菌谱广的、足量的杀菌剂进行治疗。后期待致病病原体明确后,则可根据药敏结果调整用药方案进行目标性治疗。抗菌药物的早期合理使用能显著提高患者存活率,但不同类型的广谱抗菌药物在抗菌活性方面存在差异,不同的抗菌药物介导的细菌内毒素释放亦不同,因此应根据药物的适应证、抗菌活性、耐药性变迁以及致内毒素释放量等因素来选用抗菌药物,具体抗菌药物的选用可参考本章第一节"败血症"。

在使用强有力抗菌治疗的同时,局部感染灶（原发感染灶和迁徙性病灶）的寻找和处理,如留置导管的更换、脓肿的外科引流、感染坏死组织的清除等,亦是彻底清除病原菌的重要环节。

(二) 抗休克治疗

应积极建立静脉通路,针对休克的血流动力学变化予以补充血容量、纠正酸中毒、调整血管收缩功能、维护重要器官功能等措施。

1. 早期复苏 一旦临床诊断为感染性休克,应尽快进行积极的液体复苏。对脓毒症所致的低灌注,推荐在拟诊为感染性休克起 3 小时内输注至少 30ml/kg 的晶体溶液进行初始复苏;完成初始复苏后,评估血流动力学状态以指导下一步的液体使用。复苏的最初 6 小时内应达到目标:中心静脉压（CVP）8～12mmHg（机械通气患者 12mmHg）;平均动脉压（MAP）≥65mmHg;尿量>0.5ml/(kg·h);中心静脉血氧饱和度（ScvO$_2$）和混合静脉血氧饱和度（SvO$_2$）分别>70% 和>65%。如果感染性休克患者经补液 20～40ml/kg 后仍呈低血压状态,或不论血压水平如何而血乳酸升高>4mmol/L,即应开始早期目标导向性治疗（early goal directed therapy,EGDT）。EGDT 是指在作出感染性休克诊断后最初 6 小时内达到血流动力学稳定并改善全身组织缺氧,通过纠正前负荷、后负荷、氧含量达到组织氧供需平衡的目标。对于血乳酸水平升高的患者,建议以乳酸指导复苏,将乳酸恢复至正常水平。

2. 补充血容量 感染性休克时缺氧及毒素的影响,致使患者血管床容量扩大及毛细血管通透性增高,患者均有不同程度的血容量不足。有效循环血量的不足是感染性休克的突出矛盾,补充血容量是治疗抢救休克最基本而重要的手段之一。选用液体应包括胶体和晶体的合理组合。初始液体复苏及随后的容量替代治疗中,推荐使用晶体液。与晶体液比较,应用胶体液无任何显著获益,且可能导致肾损伤以及凝血机制异常等不良事件。有研究表明,平衡晶体液和生理盐水进行复苏,晶体液能降低30天主要肾脏不良事件发生率;高肌酐和高氯人群使用平衡晶体液可避免主要肾脏不良事件,获益最大。

（1）胶体液:①低分子右旋糖酐(分子量2万~4万),可防止红细胞、血小板的相互聚集作用,抑制血栓形成和改善血流,提高血浆胶体渗透压,拮抗血浆外渗,从而达到扩充血容量的目的;稀释血液,降低血液黏稠度,提高血液流速,防止DIC的发生;其分子量小,易从肾脏排泄,且肾小管不重吸收,具有一定的渗透性利尿作用。低分子右旋糖酐每天用量为500~1 500ml,有出血倾向和心、肾功能不全者慎用,偶可引起过敏反应。②血浆、白蛋白,适用于低蛋白血症患者,如肝硬化、慢性肾炎、急性胰腺炎等。无贫血者不必输血,已发生DIC者输血亦应审慎。血细胞比容以维持在35%~40%为宜。

（2）晶体液:碳酸氢钠或乳酸钠林格液等平衡盐液所含离子浓度接近于生理水平,应用后可提高功能性细胞外液容量,并可纠正酸中毒,对有明显肝功能损害者以前者为宜。5%~10%葡萄糖液主要供给水分和能量,减少蛋白和脂肪的分解。25%~50%葡萄糖液尚有短暂扩容和渗透性利尿作用,休克早期不宜应用。

输液宜先快后慢,先多后少,力争在短时间内逆转休克状态。对可疑低血容量患者可行补液试验,开始30分钟内至少输入1 000ml晶体液或300~500ml胶体液,只要血流动力学(动脉压、心率、尿量)持续改善,就继续补液。当心脏充盈压(CVP或肺动脉楔压)升高而血流动力学没有同时改善时,应减慢补液速度。扩容治疗要求做到:①组织灌注良好,神清,口唇红润,肢端温暖,发绀消失;②收缩压>90mmHg,脉压>30mmHg;③脉率<120次/min;④尿量>0.5ml/(kg·h);⑤血红蛋白恢复至基础水平,血液浓缩现象消失。

3. 纠正酸中毒 可增强心肌收缩力,恢复血管对血管活性药物的反应性,并防止DIC的发生。一般认为动脉血pH<7.0时可使用,首剂为5%碳酸氢钠100~250ml,补充1~4小时应复查动脉血气分析和电解质浓度,根据结果再决定是否需要继续输注及输液量。但缓冲碱主要起治标作用,在纠正酸中毒的同时必须改善微循环的灌注,否则代谢产物不能被清除,无法改善酸中毒。

4. 血管活性药物的应用 危及生命的低血压状态需要升压药治疗维持生命和组织灌注;当血压低于某一MAP时各种血管床的自动调节能力丧失,而灌注对压力成线性依赖,因此部分患者需要升压药治疗以维持最低限度的灌注压和足够的血流量。

（1）缩血管药物:通过其较强的α受体兴奋作用,缩小血管管径,提高MAP而改善组织灌注。在下列情况下可考虑应用:①血压骤降,血容量未能及时补足,可短期内应用小剂量以提高血压,加强心肌收缩力,保证心、脑的血液供应;②与α受体阻滞剂或其他扩血管药物联合应用,以消除其α受体兴奋作用,并可对抗α受体阻滞剂的降压作用,尤其适用于伴有心功能不全的休克患者。感染性休克时推荐用去甲肾上腺素作为首选血管加压药。去甲肾上腺素主要通过增加血管阻力而增加MAP,对心脏指数影响较小。当单独使用去甲肾上腺素[0.25~0.50μg/(kg·min)],血压无法维持的时候,可加用抗利尿激素,而不是一味地加用去甲肾上腺素。去甲肾上腺素联合抗利尿激素仍无法维持血压,推荐加用肾上腺素。对于快速性心律失常风险低或心动过缓的患者,可将多巴胺作为替代药物。多巴胺主要通过增加心脏指数升高MAP,对血管阻力影响较小,用量5~20μg/(kg·min)。多巴胺达到10μg/(kg·min)时具有α和β肾上腺素能受体兴奋作用,当患者需要联合升压药和正性肌力药时可备选,应避免用于心动过速(心率>120次/min)的患者。经过充分的液体复苏以及使用血管活性药物后,如果仍持续低灌注,建议使用多巴酚丁胺。

（2）扩血管药:适用于低排高阻型休克(冷休克),应在充分扩容的基础上使用。常用者有:①α受体阻滞剂,可解除去甲肾上腺素引起的微血管痉挛和微循环淤滞,可使肺循环内血液流向体循环而防止肺水肿。酚妥拉明作用快而短,易于控制。剂量为0.1~0.5mg/kg,加入100ml葡萄糖液中静脉滴注,情况紧急时可1~5mg稀释后静脉缓注,余量静滴。不宜用于心肌梗死、心力衰竭者,必要时应与等量去甲肾上腺素同时滴注,以防血压急剧下降而造成不良后果。②抗胆碱能药,有阿托品、东莨莨碱、山莨菪碱等。本组药物具有解除血管痉挛,阻断 M 受体,维持细胞内 cAMP/cGMP 的比值,兴奋呼吸中枢,解除支气管痉挛,保持通气良好,调节迷走神经,提高窦性心律,降低心脏后负荷,改善微循环,稳定溶酶体膜,抑制血小板和中性粒细胞聚集等作用。剂量和用法:东莨菪碱每次 0.01~0.03mg/kg,每 10~30 分钟静脉注射 1 次,东莨菪碱不良反应小、毒性低,可作为首选;山莨菪碱每次 0.3~0.5mg/kg(儿童剂量可酌减);阿托品每次 0.03~0.05mg/kg。病情好转后延长给药间隔,连续用药 10 次而无效者可改用或加用其他药物。不良反应有口干、皮肤潮红、散瞳、兴奋、心率增快等。青光眼患者忌用。③多巴胺具有兴奋 α、β 和多巴胺受体的作用。当剂量较小时(每分钟 2~5μg/kg),主要是兴奋多巴胺受体,使内脏血管扩张,尿量增加;中等剂量(每分钟 6~15μg/kg)时,主要是兴奋 β 受体,使心肌收缩力增强,心输出量增加,但对心率的影响较少,也较少引起心律失常;当剂量过大(每分钟大于 20μg/kg)时,则主要兴奋 α 受体,肾血管收缩。多巴胺为目前应用较多的抗休克药物,对伴有心收缩力减弱、尿量较少而血容量已补足的患者疗效较好,常用剂量为每分钟 2~5μg/kg。多巴酚丁胺是 β 受体兴奋剂,具有增强心肌收缩力,增加心输出量的作用,剂量为每分钟 2~20μg/kg,一般与其他药物合用。

5. 糖皮质激素的应用 感染性休克和持续使用血管活性药物的患者,推荐静脉使用糖皮质激素。现多推荐应用小剂量糖皮质激素,一般选用氢化可的松 200~300mg/d 静脉滴注,当患者不再需要应用血管活性药时,则应停用糖皮质激素治疗。糖皮质激素尽管有助于早期血压的恢复与稳定、减少血管活性药物的剂量,但也易导致继发感染、血糖升高、休克的再次发生等,使用时应特别注意不良反应的防治。

6. 维护重要器官功能

(1)心功能不全的防治:顽固性休克与心力衰竭有密切关系。重症休克和休克后期患者常并发心功能不全,其发生主要是心肌缺血、缺氧、酸中毒、细菌毒素、电解质紊乱、心肌抑制因子、肺血管痉挛,导致肺动脉高压和肺水肿,增加心脏前负荷,以及输液不当等引起。老年人和幼儿尤易发生心功能不全,应及时纠正上述诱发因素。出现心功能不全征象时,应严格控制输液速度和总量;除了给予强心药物如西地兰或毒毛花苷 K 以降低心脏前、后负荷外,还可给多巴胺等血管活性药物,或血管解痉剂(须与去甲肾上腺素同时使用)、大剂量肾上腺皮质激素等,以防患者血压下降;同时给氧、纠正酸中毒和电解质紊乱以及输注能量合剂纠正细胞代谢的失衡状态。纳洛酮是抗休克的理想药物,它可使心输出量增加,血压上升,并有稳定溶酶体膜、降低心肌抑制因子的作用。

(2)肺功能的维护与防治:肺为休克的主要靶器官之一。顽固性休克者常并发肺衰竭,引起急性肺损伤/急性呼吸窘迫综合征,同时脑缺氧、脑水肿等亦可导致呼吸衰竭。因而凡休克患者必须立即鼻导管或面罩间歇加压吸氧,保持气道通畅,必要时考虑气管插管或切开行辅助呼吸(间歇正压),清除气道分泌物以防治继发感染;如仍不能使 PaO_2 达到≥60mmHg 水平,应及早给予呼气末正压通气(PEEP)。血管解痉剂(酚妥拉明、山莨菪碱等)可降低肺循环阻力。控制输入液体量,尽量少用晶体液,输注白蛋白和呋塞米可减轻肺水肿。大剂量肾上腺皮质激素可促进肺水肿消退,尤适用于幼儿。

(3)肾功能的维护与防治:休克患者易出现少尿、无尿、氮质血症等肾功能不全的表现,其发生主要原因是有效循环血容量降低、肾血流量不足。肾损伤的严重程度与休克发生的严重程度、持续时间、抢救措施密切相关。积极采取抗休克综合措施,维持足够的有效循环量,是保护肾功能的关键。如血容量已补足,血压亦已基本稳定,而尿量仍少时,应快速给予 20% 甘露醇或呋塞米静脉注射。以上处理仍无效时,应按急性肾衰竭处理。

(4)脑水肿的防治:脑组织需机体约 20% 的基础氧耗量,且对低氧非常敏感,易发生脑水肿。临床上患者可出现意识改变、一过性抽搐和颅内压增高征象,甚至发生脑疝。处理上应及时采取头部降温,及早给予山莨菪碱等脑血管解痉剂,使用渗透性脱水剂如甘露醇、呋塞米以及大剂量的肾上腺糖皮质激素,以防脑水肿的发生和发展。

(5)DIC 的防治:DIC 为感染性休克的严重并发症,是难治性休克患者重要的死亡原因。DIC 的诊断一旦确立后,应在去除病灶的基础上积极抗休克,改善微循环以及迅速、有效地控制感染并及早给予肝素治疗。肝素剂量为 0.5~1.0mg/kg(首次一般用 1.0mg),以后每 4~6 小时静滴 1 次,使凝血时间延长至正常的 2~3 倍。根据休克逆转程度及 DIC 控制与否来决定用药时间。如凝血时间过于延长或出血加重,可用等量的鱼精蛋白对抗;同时可使用双嘧达莫、丹参注射液及抑肽酶作为辅助治疗。

7. **其他**　对感染病灶未涉及消化道者应尽量提供肠内营养,可维持肠道黏膜的完整性,减少肠道菌群移位,刺激消化液分泌及减少胆汁淤积。积极应用质子泵抑制剂或 H_2 受体拮抗剂预防应激性溃疡的发生。应用胰岛素控制高血糖有益于提高救治存活率,但不宜控制得过低(8.3mmol/L 以下即可),以免发生严重低血糖。新鲜冷冻血浆输注可提高纤维连接蛋白水平,有助于增强机体的免疫防御功能和保持血管壁的完整性。给予小剂量肝素或低分子肝素可预防深静脉血栓的形成,但应注意其引起出血的不良反应和禁忌证。基因重组人活化蛋白 C 的补充可以降低感染性休克的病死率,且已在国外批准临床使用,但多项临床研究显示,该药仅适用于治疗有高度死亡危险的患者。

(宁　琴)

第三节 ｜ 医院感染

医院感染是指住院患者在医院内获得的感染,包括在住院期间发生的感染和在医院内获得感染而在出院后出现临床表现的感染,可以是局部或系统感染,但不包括入院前已存在的感染或入院时已处于潜伏期的感染。医院工作人员在医院内获得的感染也属医院感染。以往医院感染被称为医院内感染(nosocomial infections,NI)、医院获得性感染(hospital acquired infections,HAIs)。另有“医源性感染”,医源性感染指诊疗过程中由病原体传播造成的感染,其研究对象不仅是医院的住院患者,还包括其他接受诊疗服务的人员,发生场所涵盖门诊部、社区卫生服务机构等医疗机构。近年来,国际上越来越多使用医疗相关感染(healthcare associated infection,HAI)替代医院感染。医疗相关感染指患者入院第 3 个自然日及其后(≥3 个自然日)发生的感染(包括作为诊断要素的感染症状、体征以及检查/检测结果)。

医院感染的发生既可以由皮肤、鼻腔、消化道等部位的内源性常驻菌引起,也可以由医疗环境(包括患者之间)、医疗设备和器械、访客、医务人员带给患者的外源性病原体引起,亦称交叉感染。新生儿经产道获得的感染也属于医院感染。还有实验室生物安全带来的感染。

事实上,至少 1/3 的医院感染可以通过有效措施控制而避免发生,因此有效控制医院感染不仅对于保障医疗安全、减少医疗费用非常重要,同时对在当今十分复杂的医疗环境下减少医疗纠纷亦有着重要的作用。

医院感染虽不是传染病,但与传染病同属于感染病范畴,不仅对患者个体造成伤害,而且有可能在医院内形成暴发流行。学习医院感染有关知识,也是我国传染病学科与国际接轨,从传染病学走向感染病学的一种体现。

【病原学】

(一) 细菌

细菌是引起医院感染的主要病原体,90% 以上的医院感染为细菌所致。根据中国细菌耐药监测网(China Antimicrobial Surveillance Network,CHINET)监测结果,革兰氏阴性菌与革兰氏阳性菌比例约为 7∶3,呈现“阴盛阳衰”的状态。因此,在医院感染病例的临床诊疗工作中,革兰氏阴性菌是主要挑战,其中大肠埃希菌位居第一,其次常见的包括肺炎克雷伯菌、铜绿假单胞菌、鲍曼不动杆菌等。革兰氏阳性菌中常见的包括金黄色葡萄球菌、凝固酶阴性葡萄球菌、肠球菌等。

近年来,多重耐药菌医院感染日益突出,给临床抗感染治疗带来了严峻挑战。多重耐药菌(multidrug resistance organisms,MDROs)指对通常敏感的常用的 3 类或 3 类以上抗菌药物同时呈现耐药的细菌,也包括泛耐药(extensive drug resistance,XDR)和全耐药(pan-drug resistance,PDR)。临床常见的 MDRO 有耐甲氧西林金黄色葡萄球菌(MRSA)、耐万古霉素肠球菌(VRE)、产超广谱 β-内酰胺酶(ESBLs)肠杆菌科细菌(如大肠埃希菌和肺炎克雷伯菌)、碳青霉烯类耐药肠杆菌科细菌(CRE)、碳青霉烯类耐药铜绿假单胞菌(CRPA)、碳青霉烯类耐药鲍曼不动杆菌(CRAB)等。

(二) 真菌

由于广谱抗菌药物的广泛应用,内置医用装置的应用增多,各种介入性操作、手术、移植治疗的开展和免疫抑制剂的应用,医院内真菌感染的发病率明显上升。最常见的是念珠菌属,其中白念珠菌约占 80%,成为医院感染中血流感染、肺部感染等的常见病原体,与中心静脉导管相关的血流感染常导致严重后果,易危及患者生命。

(三) 病毒

病毒也是医院感染的重要病原体。医院感染常见的病毒包括:主要经呼吸道途径传播的流感病毒、新冠病毒等,常可导致医院感染的暴发流行;在医院内主要经接触途径传播的诺如病毒等,可导致住院患者的感染性腹泻暴发;主要经血源途径传播的肝炎病毒、人类免疫缺陷病毒等,可导致血液透析患者的肝炎暴发流行。

【流行病学】

(一) 感染源

感染患者是重要的感染源。细菌定植或寄居者亦称带菌者,医院工作人员、陪护人员都可以是带菌者而成为感染源。医院环境中的任何物体包括医疗设备等被病原体污染后均可成为感染源。2014 年全国医院感染横断面调查报告显示,医院感染现患率为 2.67%,抗菌药物使用率为 35.01%。医院感染部位主要为下呼吸道(47.53%)、泌尿道(11.56%)和手术部位(10.41%)。共分离病原体 13 784 株,居前 5 位的病原体为铜绿假单胞菌、大肠埃希菌、肺炎克雷伯菌、鲍曼不动杆菌、金黄色葡萄球菌。Ⅰ类手术患者手术部位感染现患率为 1.01%。

(二) 感染途径

在医院感染中,接触传播是最主要的传播途径,其次是血液传播、空气飞沫传播、消化道传播,生物媒介传播较少。

1. 接触传播 病原体可经患者或医院工作人员的手、医疗用品、室内物品直接或间接接触传播。新生儿经产道获得的感染也属接触传播。侵袭性诊疗器械或设备,如手术器械、导管、内镜、呼吸机、输液器、透析装置等受病原体污染导致感染传播,一旦发生,可在短期内甚至同时引起多人感染。

2. 血液传播 是近年来较受重视的一种传播方式,主要见于乙型肝炎病毒、丙型肝炎病毒和人类免疫缺陷病毒传播。

3. 空气飞沫传播 空气中含病原微生物的气溶胶微粒和尘埃为其传播媒介。空调传播是空气传播的特殊形式,常与军团菌感染有关。吸氧和雾化吸入装置也可传播病原菌。

4. 消化道传播 主要见于饮水、食物被污染而引起的感染性腹泻。

(三) 人群易感性

住院患者对致病菌及条件致病菌的易感性较高,但下列患者更易发生医院感染:①所患疾病严重影响了机体的细胞免疫或体液免疫功能,如恶性肿瘤、糖尿病、肝病、肾病、结缔组织病、慢性阻塞性肺疾病和血液病患者;②新生儿、婴幼儿和老年人;③烧伤或创伤患者;④接受免疫抑制治疗、移植治疗、各种侵袭性操作、异物的植入、污染手术或长期使用广谱抗生素的患者。

【发病机制】

(一) 侵袭性诊疗操作

创伤、烧伤、手术、留置尿管、留置血管内导管、机械通气和各种内镜检查等侵袭性操作造成患者皮肤和黏膜等解剖屏障的破坏,为病原体入侵提供了直接的机会。

（二）宿主免疫功能降低

免疫抑制药物治疗、肿瘤放射治疗、化学治疗、器官移植、艾滋病以及糖尿病、肝病、血液病、恶性肿瘤、慢性基础疾病等，造成机体的免疫屏障受损、免疫功能低下，成为医院感染的重要因素。

（三）不合理使用抗菌药物

长时间、大剂量或多种广谱抗菌药物的使用，导致体内正常菌群受到抑制而削弱了定植抵抗力，那些有毒力的耐药菌株被选择出来而得以繁殖；或者抗菌药物和免疫抑制剂的使用，使得微生态变化，导致细菌移位引起内源性医院感染。

【医院感染的临床特点与诊断】

医院感染在临床上既具有一般感染的特点，又具有不典型性、隐蔽性的特点。如患者的基础疾病和原有感染掩盖医院感染的症状体征，免疫功能低下患者发生感染时临床表现可以不典型，甚至可以缺如，实验室检查和影像学检查也可以不典型，甚至缺如。由于多为条件致病菌感染，临床上有时难以区分污染菌、定植菌和致病菌。这些都增加了及时发现和诊断医院感染的难度。医院感染的诊断主要依据患者的临床表现（症状、体征）、实验室检查，流行病学资料可以作为参考。流行病学资料在医院感染流行或暴发时更有意义，特别是发生传染病医院感染暴发（如 SARS）时。

根据我国卫生部 2001 年发布的《医院感染诊断标准（试行）》和美国疾病控制与预防中心（CDC）医院感染的诊断标准，下述情况属于医院感染：①无明确潜伏期的感染，入院 48 小时后发生的感染为医院感染；有明确潜伏期的感染，自入院时起超过平均潜伏期后发生的感染为医院感染。②本次感染与上次住院密切相关，是上次住院期间获得的感染。③在原有感染的基础上出现其他部位新的感染（除外脓毒血症迁延病灶），或在原有感染基础上又分离出新的病原体（除外污染和原来的混合感染）的感染。④新生儿在分娩过程当中或产后获得的感染。⑤医务人员在其工作期间获得的感染。

下列情况不属于医院感染：①皮肤和黏膜开放性伤口只有细菌定植而无炎症表现；②新生儿经胎盘获得的感染（多为出生 48 小时内发病），如单纯疱疹、弓形虫病、水痘等；③由于物理化学因素刺激而产生的炎性反应；④患者入院时已存在的感染在住院期间出现并发症或扩散；⑤潜在感染激活（如带状疱疹、梅毒、结核）。

医院感染按临床诊断即可报告，但应力求作出病原学诊断，以合理使用抗菌药物。临床医师在医院感染诊断中，必须重视病原学诊断，包括细菌培养、血清学检查、分子生物学检查（如 PCR 方法检测病原体基因）等，务必正确采集标本，不要把污染或定植的微生物作为感染的病原体纳入诊断依据，否则不仅导致诊断错误，还会贻误治疗时机。同时，医院感染诊断还可以借助病理学检查，如非结核分枝杆菌感染、肺部真菌感染时，组织病理学检查具有重要意义，可以弥补病原学检查时间长、存在假阴性或假阳性的不足。

【临床常见的医院感染】

虽然医院感染发生的部位不同，病原体亦有多种，但严重影响患者医疗安全、可通过措施有效控制的常见医院感染包括：①中心导管相关血流感染（central line associated bloodstream infection，CLABSI）；②呼吸机相关肺炎（ventilator associated pneumonia，VAP）；③尿管相关尿路感染（catheter associated urinary tract infection，CAUTI）；④手术部位感染（surgical site infection，SSI）。

（一）血流感染

血流感染包括原发血流感染和继发血流感染。原发血流感染通常包括导管相关血流感染（catheter related blood stream infection，CRBSI）和黏膜屏障损伤-实验室证实血流感染两种。CLABSI 特指留置中心导管>2 天，留置期间或拔除导管 48 小时内发生的原发血流感染，属于监测定义。而 CRBSI 是指实验室证实血流感染，且在感染事件发生当天或前 1 天留置了中心静脉导管，属于诊断定义。黏膜屏障损伤-实验室证实血流感染则是原发血流感染的特殊类型，只在免疫缺陷人群中定义的、只针对肠黏膜屏障损伤后肠道细菌入血形成的血流感染，是实验室证实血流感染的亚型。

原发血流感染诊断标准：①标准 1。有 1 个或多个血培养检出致病菌，且与其他部位感染无关。

②标准 2。具备以下症状或体征之一,发热(>38℃)、寒战、低血压,而且上述症状、体征以及实验室阳性结果与其他部位感染无关,并具备以下标准之一:不同时间(48 小时内)采集的 2 次或以上血培养发现常见皮肤污染菌,如类白喉杆菌、芽孢杆菌、丙酸杆菌属、凝固酶阴性葡萄球菌、甲型溶血性链球菌、气球菌属、微球菌属。

(二)医疗相关性肺炎

医疗相关性肺炎一直占我国医院感染的首位,是指患者住院时间大于 2 个自然日,也就是住院第 3 天或以后出现的肺炎事件,包括非呼吸机相关肺炎和呼吸机相关肺炎(VAP)。VAP 的具体发病率尚不清楚,但由于机械通气显著增加了患者发生肺炎的机会,且多数病原菌为耐药细菌,欧美等国家对 VAP 进行了主动监测。

非呼吸机相关肺炎的诊断标准如下。

(1)临床表现。任何年龄患者,至少符合下列之一:①发热(>38℃);②白细胞减少(≤4×10^9/L)或白细胞增多(≥12×10^9/L);③年龄≥70 岁的患者出现精神状态改变且无其他已知原因。同时,至少符合下列两项:①新出现的脓痰,痰的性状改变,呼吸道分泌物增加,吸痰增加;②新发或恶化的咳嗽、呼吸困难、呼吸急促;③湿啰音或支气管呼吸音;④换气恶化,如氧饱和度降低(PaO_2/FiO_2≤240mmHg)、需氧量增加或换气增加。

(2)影像学证据。如患者没有基础心、肺疾病,1 次确定的胸部影像学证据即可。≥2 次胸部影像学系列检查结果,至少符合下列之一:新发和持续性或进展性和持续性的以下影像学异常——浸润、空洞及年龄≤1 岁患者肺膨出。

呼吸机相关肺炎(VAP)特指气管插管患者机械通气>2 天,患者插管期间或拔除插管 48 小时内发生的肺炎。其诊断标准如下。

(1)症状/体征/实验室证据。至少符合下列之一:①发热(>38℃),无其他已知的原因;②白细胞增多(>12×10^9/L)或白细胞减少(<4×10^9/L);③年龄≥70 岁者,精神状态改变,无其他已知的原因。且至少具备以下 2 项:①新出现的脓痰,或痰的性质改变,呼吸道分泌物增加,或吸痰增加;②新发或加重的咳嗽、呼吸困难、呼吸急促;③啰音或支气管呼吸音;④换气恶化,如氧饱和度降低、需氧量增加或通气需求增加。

(2)影像学证据。2 套或多套胸片至少符合下列之一:①新发或进行性或持续性浸润、实变、空洞形成;②若患者无心肺基础疾病(如呼吸窘迫综合征、肺水肿、慢性阻塞性肺疾病),一次确定的胸片即可。

(三)尿路感染

尿路感染是常见的医院感染之一,尿路感染处理不及时,常导致膀胱炎、肾盂肾炎、革兰氏阴性菌血症、前列腺炎、附睾炎、睾丸炎等并发症。因此,我们必须充分重视尿管相关尿路感染,特别是有尿路操作时,应采取有效措施,预防感染发生。

1. 有症状尿路感染诊断标准　必须符合以下任一标准。

(1)标准 1。①留置尿管,留取尿标本时存在以下任一症状或体征:无其他原因可解释,体温超过38℃,耻骨上压痛或肋脊角疼痛或叩痛,且尿培养阳性(细菌≥10^5CFU/ml,但细菌不超过 2 种);②拔除尿管 48 小时以内留取尿标本并具备以下任一症状或体征:无其他原因可解释,体温超过 38℃,尿急、尿频,排尿困难,耻骨上压痛或肋脊角疼痛或叩痛,且尿培养阳性(细菌≥10^5CFU/ml,但细菌不超过 2 种)。

(2)标准 2。①留置尿管,留取尿标本时存在以下任一症状或体征:无其他原因可解释,体温超过38℃,耻骨上压痛或肋脊角疼痛或叩痛。尿液检查具备以下任一条件:白细胞酯酶或亚硝酸盐阳性;脓尿≥10 个白细胞/mm^3 或非离心尿≥3 个白细胞/高倍视野;非离心尿涂片发现细菌,且尿培养阳性(细菌量 10^3~10^5CFU/ml,但细菌不超过 2 种)。②拔除尿管 48 小时以内留取标本并具备以下任一症状或体征:无其他原因可解释,体温超过 38℃,尿急、尿频,排尿困难,耻骨上压痛或肋脊角疼痛或叩痛。尿液检查具备以下任一条件:白细胞酯酶或亚硝酸盐阳性;脓尿≥10 个白细胞/mm³ 或非离心尿≥3 个白细胞/高倍视野;非离心尿涂片发现细菌,且尿培养阳性(细菌量 $10^3 \sim 10^5$CFU/ml,但细菌不超过 2 种)。

2. 无症状细菌性尿路感染诊断标准 留置尿管,无任何症状或体征,如体温未超过 38℃,无尿急、尿频、排尿困难、耻骨上压痛或肋脊角疼痛或叩痛,尿培养阳性(细菌≥10^5CFU/ml,但细菌不超过 2 种),且血培养至少发现 1 种与尿培养一致的细菌。

(四) 手术部位感染

手术部位感染是指发生在切口或手术深部器官或腔隙的感染,如切口感染、器官脓肿、腹膜炎等,不包括术后与手术操作无关的感染,如术后肺炎、尿路感染等。手术部位感染是外科常见的并发症,美国国家医疗安全网络(NHSN)2014 年监测数据显示,手术部位总体感染率为 0.743%,我国学者报道的感染率因手术部位不同而显著不同。虽然手术室空气层流技术、灭菌技术、保护屏障、手术技巧、围术期抗菌药物使用等控制措施不断改善,但手术部位感染依然是重要的医院感染,其造成的发病率、病死率仍是外科面临的难题。

手术部位感染根据涉及的切口部位深浅,分为表浅切口感染、深部切口感染及器官/腔隙感染,其诊断标准如下。

1. 表浅切口感染 发生在术后 30 天内,感染仅累及切口处皮肤和皮下组织,并符合以下任一条件:①表浅切口有脓性引流物;②无菌方法获取的浅表切口分泌物或皮下组织培养出致病菌;③至少有以下一项症状或体征,即局部红、肿、热、痛,外科医师再次切开伤口。

2. 深部切口感染 发生在术后 30 天或 90 天内(不同手术监测时间要求不同),感染累及筋膜或肌层,并符合以下任一条件:①深部切口有脓性引流物;②深部切口自然裂开或外科医师再次切开伤口,培养阳性或未送检,并具备以下一症状或体征,即体温超过 38℃、局部疼痛或压痛;③再次进行手术检查、组织病理学或放射影像学检查,发现脓肿或其他累及深部切口感染的证据。

3. 器官/腔隙感染 发生在术后 30 天或 90 天内(不同手术监测时间要求不同),累及手术中打开或进行操作的深于筋膜和肌肉层的感染,并符合以下任一条件:①通过切口放置在器官/腔隙的引流管有脓性引流物;②无菌方法获取的器官/腔隙分泌物或组织细菌培养阳性;③再次手术检查、组织病理学或放射影像学检查,发现脓肿或其他累及器官/腔隙感染的证据。

【治疗】

(一) 病原治疗

根据病原体种类、药敏结果、感染部位、患者基础疾病、免疫功能状态、抗菌药物 PK/PD 特点,选择适当的抗菌药物,同时强调正确的给药途径、剂量、次数、疗程,合理联合用药等原则。

(二) 对症治疗

根据患者病情酌情处理:①积极治疗基础疾病;②维持水、电解质的平衡和补充必要热量和营养;③维护心、脑、肺、肾等重要的器官功能;④对有脓肿或炎性积液者应及时采取有效的引流措施等。

【医院感染的预防与控制】

目前,国内外在预防医院感染方面推出了一系列规范和指南,本章仅就常见医院感染的预防与控制通用原则和关键措施进行简要介绍,其中标准预防、接触隔离、手卫生是最常用也是至关重要的通用原则。手卫生贯穿于医院感染预防与控制的全部过程,是关键措施。

(一) 标准预防

基于患者的体液(血液、组织液等)、分泌物(不包括汗液)、排泄物、黏膜和非完整皮肤均可能含有病原体的原因,针对医院患者和医务人员采取的一组预防感染措施,包括手卫生,根据预期可能的暴露穿戴手套、隔离衣、口罩、帽子、护目镜或防护面罩等个人防护用品,安全注射,以及穿戴合适的防护用品处理污染的物品与医疗器械等。标准预防的概念强调的是双向防护的理念,既要防止疾病从患者传播至医务人员,也要防止从医务人员传播至患者和从患者传播至医务人员再传播至患者。

标准预防的措施:①严格执行手卫生。②遵守呼吸道卫生/咳嗽礼仪。③医务人员根据预期暴露风险,正确选择和穿戴个人防护用品。接触患者的血液、体液、分泌物、排泄物时戴手套、口罩,穿隔离衣;在进行有可能产生喷溅的操作时,应穿防护服或防水围裙,戴眼罩或防护面具。④安全注射;⑤小心处置锐器和针头,预防锐器伤。⑥重复使用的医疗用品和设备、医用织物、环境物体表面应该确保在下一患者使用前清洁消毒(灭菌)。⑦规范处置医疗废物。

(二) 接触隔离

接触隔离适用于预防病原体通过直接或间接接触患者或患者医疗环境而引起的感染性疾病,如手足口病及多重耐药菌、诺如病毒感染等。隔离要求:①患者安置于单人病房,或同病种患者安置于同一病房,并在医疗、护理单元最后完成该患者的相应工作;②接触患者须穿隔离衣、戴手套、戴口罩,接触不同的患者须更换不同的隔离衣并进行手卫生;③为患者换药时应戴橡胶手套;④患者用过的医疗器械要严格清洁消毒(灭菌);⑤如患者转科、出院或死亡,病室须进行终末消毒。

(三) 手卫生

手卫生是指医务人员洗手、卫生手消毒和外科手消毒的总称。手卫生应该遵循的基本原则:手部有可见污染时应用肥皂/皂液和流动水洗手;手部无可见污染时可用速干手消毒剂揉搓双手;外科手消毒必须先洗手、后消毒,不同患者之间、手套破损或手被污染时,应该重新进行外科手消毒。世界卫生组织(WHO)提倡手卫生的五个重要指征("两前三后"):接触患者前;进行清洁(无菌)操作前;接触体液后;接触患者后;接触患者周围环境后。执行手卫生方法遵循国内外通用的七步洗手法。

医院感染预防和控制的核心是预防和控制"可控"的感染,也就是预防和控制那些具有明显危险因素并通过医务人员、诊疗流程等环节改变而可以少发生甚至不发生的感染。虽然目前还不能将医院感染的发生率降低至零,但是我们至少在应对每一次医院感染时应该抱有"怎样才能不发生"的"零容忍"态度作为对患者的承诺,"至少不能给患者带来伤害"。

(魏 来)

第四节 │ 抗菌药物的临床应用

一、抗菌药物的定义与范畴

抗菌药物(antibacterial agents)指具杀菌或抑菌活性、主要供全身应用(含口服、肌内注射、静脉注射、静脉滴注等,部分也可用于局部)治疗各种细菌和真菌等感染的药物,包括各种抗生素,化学和合成抗菌药物(磺胺药、硝咪唑类、喹诺酮类、呋喃类),抗结核、抗真菌等化学药物。其中抗生素(antibiotics)原指"在高稀释度下对一些特异微生物有杀灭或抑制作用的微生物产物及其衍生物",部分抗生素具有抗肿瘤作用,不属于本章所讨论内容。抗菌药物是各种传染病和感染性疾病治疗的主要药物,与临床实践息息相关。

二、抗菌药物的临床应用基本原则

抗菌药物临床应用需要合理,必须遵照以下基本原则,否则会导致药物不合理使用与细菌耐药的产生和流行,最终导致感染性疾病治疗困难。

(一) 细菌性感染是抗菌药物应用的唯一指征

抗菌药物只对各种细菌和真菌感染(部分抗菌药物也用于支原体、衣原体、螺旋体、立克次体及原虫等病原微生物所致的感染)治疗有效,缺乏这些感染证据者均无用药指征。临床应用抗菌药物必须是疑似或确诊的,可以用抗菌药物治疗的病原微生物感染(主要为细菌性感染),必须杜绝缺乏指征的抗菌药物应用。病毒感染时抗菌药物治疗无效。

临床部分可以通过抗菌药物应用预防的感染也属于用药指征,如部分外科手术患者、霍乱接触者、流行性脑脊髓膜炎接触者以及粒细胞缺乏者等可使用抗菌药物预防感染。

(二)用药方案的制订

1. 确定感染部位与类型,是开展抗菌药物治疗的前提 应用抗菌药物之前,必须明确患者存在细菌性感染及其类型。临床上细菌感染种类繁多,感染部位各不相同,如呼吸道、泌尿道、血流、神经系统、皮肤软组织和腹腔感染等,从感染发生场所又可以分为社区获得性感染与医疗机构相关性感染(医院感染)等。这些感染的发生人群、病原菌种类、细菌耐药等有所不同,临床需要加以区分。

2. 了解感染病原菌种类与对抗菌药物的敏感性,正确选择抗菌药物 对于确定需要应用抗菌药物治疗的感染性疾病,处方者需要掌握感染病原谱,针对常见病原菌选择抗菌药物,不应过分强调覆盖所有可能的病原体。在开始抗菌治疗前,先留取相应标本进行病原检查,包括病原体培养与药敏试验。如危重患者病情不允许等待,可根据患者的发病情况、发病场所、原发病灶、基础疾病等推断最可能的病原菌,结合当地及本单位细菌耐药情况等进行经验治疗,同时采样进行病原学检查,一旦获得培养结果,则应参考药敏试验结果与患者治疗反应调整用药方案。对于阳性的培养结果要进行分析,区别真正的病原体、定植细菌和污染菌,特别是来自非无菌部位的培养结果更需要仔细甄别。

病原检查对感染性疾病的诊治具有重要作用。虽然临床上许多感染性疾病可以通过经验性治疗(empiric therapy)治愈,但在不同时间、不同感染类型、不同医疗机构,致病菌种类、构成、药物敏感性有很大差别,耐药监测结果对抗感染治疗具有重要参考价值,同时在实施经验性治疗前的微生物检验一方面为目标治疗(definitive therapy,target therapy)奠定基础,同时也为下一次经验治疗积累经验。临床医师,特别是感染科医师掌握必要的临床微生物知识十分必要,犹如心血管医师掌握心电图分析技能之必要。

抗菌药物经验治疗须结合本地区本单位细菌耐药状况选用药物。细菌耐药情况在不同时间、不同国家有很大差异。如在我国,非脑膜炎肺炎链球菌对青霉素 G 敏感率>90%,感染治疗首选药物仍然是青霉素 G,但肺炎链球菌对大环内酯类耐药率已达 80% 以上,故大环内酯类不宜作为肺炎链球菌感染的经验用药;我国肠杆菌科细菌产生的超广谱 β-内酰胺酶(ESBL)以 CTX-M 型为主,对头孢噻肟、头孢曲松耐药性较高,而欧美国家则以 SHV、TEM 型为主,两者耐药表型存在较大差异。

3. 熟悉抗菌药物的药学特征和不良反应,制订合理的治疗方案 临床医师必须充分了解各种抗菌药物的药效学(抗菌谱和抗菌活性)和人体药动学(吸收、分布、代谢和排出过程)特点,应根据不同药物的临床适应证正确选用抗菌药物。

药动学(pharmacokinetics,PK)反映抗菌药物在体内吸收、分布、代谢和消除的过程;药效学(pharmacodynamics,PD)反映血药浓度与药理、毒理作用之间的关系,包括血药浓度与抗菌作用的关系。药动学/药效学(PK/PD)的结合可以反映随时间而变化的抗菌药物的抗菌作用,是更符合临床的抗菌药物药学参数。

近年来,有关抗菌药物 PK/PD 的研究取得了长足进展,为临床抗菌药物合理使用起到了重要指导作用,PK/PD 理论已经成为抗菌药物合理使用的核心理论。根据 PK/PD 研究,抗菌药物分为浓度依赖性与时间依赖性抗菌药物:前者需要高浓度药物达到最好抗菌效果;而后者则需要相对高浓度持续较长时间发挥抗菌效果。

浓度依赖性抗菌药物(concentration-dependent antibiotics)以氨基糖苷类为代表,包括氨基糖苷类、喹诺酮类及甲硝唑,其抗菌活性随抗菌药物的浓度升高而增强。此类药物的特点是当血药峰浓度(Cmax)和最小抑菌浓度(MIC)之比(Cmax/MIC)>10 时,抑菌活性最强,当浓度低于 MIC 时,仍有一定抑菌作用(抗菌药物后效应或亚抑菌浓度效应)。由于浓度依赖性抗菌药物决定药效的因素是浓度,而不是药物持续时间长短,所以长间隙减少给药次数的用药方式更有利于感染治疗。时间依赖性抗菌药物(time-dependent antibiotics)包括 β-内酰胺类、大环内酯类、磺胺甲噁唑-甲氧苄啶(SMZ-TMP)等。此类药物特点为药物浓度超过 MIC 的时间长短与抗菌效果相关,单纯增加药物浓度并不能有效地增强药物的抗菌活性,当浓度低于 MIC 时无抑菌作用。保证这类药物临床疗效的关键是维持有效浓度超过 MIC 的时间(T>MIC)达到一定程度,一般 β- 内酰胺类 T>MIC 需要超过给药间歇的 40% 以上才能取得治疗效果。时间依赖性抗菌药物又根据有无抗菌药物后效应分为两组(表 10-3)。

表 10-3 抗菌药物 PK/PD 分类

抗菌药物类别	PK/PD 目标参数	药物
时间依赖性(短 PAE)	T>MIC	青霉素类、头孢菌素类、氨曲南、碳青霉烯类、大多大环内酯类、克林霉素、氟胞嘧啶
时间依赖性(长 PAE)	*$AUC_{0\sim24}$/MIC	链阳霉素、四环素、万古霉素、替考拉林、氟康唑、阿奇霉素、利奈唑胺
浓度依赖性	$AUC_{0\sim24}$/MIC 或 Cmax/MIC	氨基糖苷类、氟喹诺酮类、达托霉素、甲硝唑、两性霉素 B、棘白霉素(抗假丝酵母菌作用)

* $AUC_{0\sim24}$:抗菌药物使用后 0 至 24 小时血药浓度时间曲线下面积(area under curve)。

4. 根据患者的生理、病理及免疫状态选择用药 经验性治疗前应尽快判断感染性质,轻型的社区获得性感染可选用口服抗菌药物。对医院感染或感染病情严重者,如血流感染(败血症)、感染性休克、中枢神经系统感染、重度烧伤及其他重症感染者或免疫状态低下患者发生感染等,应尽快判断可能的感染病原菌及其耐药性,选用抗菌作用强的药物。治疗前,应对该患者的肝、肾功能进行评估,根据肝、肾功能情况选择和调整抗菌药物的给药方案。

为肾功能减退患者选择抗菌药物时,除考虑抗感染治疗的一般原则外,还应考虑患者肾功能损害程度、抗菌药物对肾脏毒性的大小、肾功能损害对抗菌药物药动学的影响以及血液透析、血液滤过及腹膜透析对药物清除的影响等(表 10-4);同样,重症感染者器官功能改变以及大量液体补充等,可能导致药物代谢过程改变,一般所用抗菌药物剂量较同类非重症患者为大。

表 10-4 肾功能减退者抗菌药物的应用

肾功能减退时的应用	抗菌药物
可应用,按原治疗量或略减量	红霉素、阿奇霉素等大环内酯类,利福平,克林霉素,多西环素,氨苄西林,阿莫西林,哌拉西林,美洛西林,苯唑西林,头孢哌酮,头孢曲松,头孢噻肟,头孢哌酮/舒巴坦,氨苄西林/舒巴坦,阿莫西林/克拉维酸,替卡西林/克拉维酸,哌拉西林/他唑巴坦,氯霉素,两性霉素 B,异烟肼,甲硝唑,伊曲康唑口服液
可应用,用量需调整	青霉素、羧苄西林、阿洛西林、头孢唑林、头孢噻吩、头孢氨苄、头孢拉定、头孢呋辛、头孢西丁、头孢他啶、头孢唑肟、头孢吡肟、氨曲南、亚胺培南/西司他丁、美罗培南、氧氟沙星、左氧氟沙星、环丙沙星、磺胺甲噁唑-甲氧苄啶、甲氧苄啶、氟康唑、吡嗪酰胺、万古霉素、去甲万古霉素、替考拉宁
避免使用,确有指征应用者调整给药方案	庆大霉素、妥布霉素、奈替米星、阿米卡星、卡那霉素、链霉素、氟胞嘧啶、伊曲康唑和伏立康唑静脉注射剂
不宜选用	四环素、土霉素、呋喃妥因、萘啶酸、特比萘芬

肝脏是大部分药物的代谢器官,为肝功能不全患者选用抗菌药物时,应考虑肝功能不全患者使用此类抗菌药物发生毒性反应的可能性以及肝功能减退对该类药物药动学的影响等(表 10-5)。

新生儿生理病理状况变化迅速,选用抗菌药物时应考虑新生儿抗菌药物药动学特点,如肝脏代谢功能、肾脏排泄功能尚未发育完全,药物表观分布容积与成人的差异等,以及抗菌药物对新生儿生长发育的影响等。新生儿不宜肌内注射。

老年人器官功能退化,免疫功能下降,使用抗菌药物应根据感染程度、细菌培养和药敏试验结果以及药品不良反应等具体情况,结合老年人的生理特点合理使用,尽量使用不良反应小的抗菌药物,并依据肾功能调整用药剂量及给药间隔时间,以达到安全、有效用药的目的。

表 10-5　肝功能减退者抗菌药物应用

肝功能减退时的 药物应用	抗菌药物
按原治疗量应用	青霉素，头孢唑林，头孢他啶，庆大霉素、妥布霉素、阿米卡星等氨基糖苷类，万古霉素，去甲万古霉素，多黏菌素，氧氟沙星，左氧氟沙星，环丙沙星，诺氟沙星
严重肝病时减量慎用	哌拉西林、阿洛西林、美洛西林、羧苄西林、头孢噻吩、头孢噻肟、头孢曲松、头孢哌酮、红霉素、克林霉素、甲硝唑、氟罗沙星、氟胞嘧啶、伊曲康唑
肝病时减量慎用	林可霉素、培氟沙星、异烟肼
肝病时避免应用	红霉素酯化物、四环素类、氯霉素、利福平、两性霉素 B、酮康唑、咪康唑、特比萘芬、磺胺药

妊娠是人体特殊生理时期，选择抗菌药物应考虑药物对胎儿的影响、妊娠期妇女药动学变化等因素，避免不必要的用药，选择其风险/效果之比最小的药物。哺乳期使用抗菌药物时应选择安全性高的药物，调整用药与哺乳时间，如哺乳结束后立即用药，或在婴儿较长睡眠前用药，可使婴儿可能接触药物的量降至最低（表 10-6）。

表 10-6　抗微生物药在妊娠期应用时的危险性分类 *

美国 FDA 分类	抗微生物药
A. 在孕妇中研究证实无危险性，可安全使用	
B. 动物中研究无危险性，但人类研究资料不充分，或对动物有毒性，但人类研究无危险性；明确指征时慎用	青霉素类、头孢菌素类、青霉素类+β-内酰胺酶抑制剂、氨曲南、美罗培南、厄他培南、红霉素、阿奇霉素、克林霉素、磷霉素、两性霉素 B、特比萘芬、利福布汀、乙胺丁醇、甲硝唑、呋喃妥因
C. 动物研究显示毒性，人体研究资料不充分，但用药时可能患者的受益大于危险性；有指征时，权衡利弊作出决定	亚胺培南/西司他丁、氯霉素、克拉霉素、万古霉素、氟康唑、伊曲康唑、酮康唑、氟胞嘧啶、磺胺药/甲氧苄啶、氟喹诺酮类、利奈唑胺、乙胺嘧啶、利福平、异烟肼、吡嗪酰胺
D. 已证实对人类有危险性，但仍可能受益多；避免使用	氨基糖苷类、四环素类
E. 对人类致畸，危险性大于受益；禁用	奎宁、乙硫异烟胺、利巴韦林

注：*美国 FDA 现在已经不再使用该分类，改为采用文字描述方法进行标注，但该方法相对简洁明了，本教材仍采用该方法。

（三）抗菌药物预防性应用

1. 非手术患者抗菌药物预防应用的原则　明确为单纯性病毒感染者不需预防性应用抗菌药物；对涉及各科患者出现的昏迷、短暂中性粒细胞减少、免疫缺陷、插管等情况，应用抗菌药物并无感染预防效果，相反可能导致菌群失调及耐药菌产生。预防用药的目的在于防止一两种细菌引起的感染，不能无目的地联合选用多种药物预防多种细菌感染。有关内科情况下的预防用药还存在较多不同意见。对具有心脏病基础，特别是风湿性心脏病患者在进行各种侵袭性操作前，如拔牙、插尿管等，需要应用抗菌药物预防心内膜炎，这已成为临床常规，但缺乏研究证据。部分与传染病（如霍乱、流行性脑脊髓膜炎等）患者密切接触者，可采用抗菌药物预防。

2. 外科围术期预防用药　围术期应用抗菌药物主要目的在于预防手术切口部位可能发生的感染，必须根据手术部位、可能致病菌、手术污染程度、手术创伤程度、手术持续时间、抗菌药物抗菌谱及半衰期等综合因素，合理选用抗菌药物。清洁手术时间较短者尽量不用抗菌药物。在预防应用抗菌药物的同时，必须重视围术期管理、无菌技术、手术技巧，抗菌药物不是预防感染的唯一要素；消化道局部去污染一般选择口服不吸收抗菌药物。围术期或外科感染预防用药以全身应用为主，不建议局部用抗菌药物。

按照国家卫生健康委员会《抗菌药物临床应用指导原则》规定,围术期预防用药在术前 0.5～1 小时内给药,或麻醉开始时给药,使手术切口暴露时局部组织中已达到足以杀灭手术过程中污染切口细菌的药物浓度。如果手术时间超过 3 小时,或失血量大（>1 500ml）,可手术中给予第 2 剂。抗菌药物的有效覆盖时间应包括整个手术过程和手术结束后 4 小时,总的预防用药时间不超过 24 小时,个别情况可延长至 48 小时（表 10-7）。

表 10-7　围术期预防用抗菌药物选择

手术名称	抗菌药物选择
颅脑手术(清洁,无植入物)	第一、二代头孢菌素;MRSA* 高发单位可用万古霉素
颈部外科(含甲状腺)手术	第一、二代头孢菌素
经口咽部黏膜切口的大手术	第一、二代头孢菌素,可加用甲硝唑
乳腺手术	第一、二代头孢菌素
周围血管外科手术	第一、二代头孢菌素
腹外疝手术	第一、二代头孢菌素
胃、十二指肠手术	第一、二代头孢菌素
阑尾手术	第一、二代头孢菌素或头孢噻肟,可加用甲硝唑,或单用头霉素类
结、直肠手术	第一、二代头孢菌素或头孢曲松,可加用甲硝唑,或单用头霉素类
肝胆系统手术	第一、二代头孢菌素或头孢曲松,可加甲硝唑,或单用头霉素
胸外科手术(食管、肺)	第一、二代头孢菌素
心脏大血管手术	第一、二代头孢菌素;MRSA* 高发单位可用万古霉素
泌尿外科手术	第一、二代头孢菌素,喹诺酮类
一般骨科手术	第一、二代头孢菌素
应用人工植入物的骨科手术(骨折内固定术、脊柱融合术、关节置换术)	第一、二代头孢菌素,MRSA* 高发单位可用万古霉素
妇科手术	第一、二代头孢菌素;涉及阴道时可加用甲硝唑
剖宫产	第一、二代头孢菌素

注:*MRSA 为耐甲氧西林金黄色葡萄球菌（methicillin resistant *Staphylococcus aureus*）。

三、常用抗菌药物的主要特点

(一) 青霉素类

青霉素类（penicillin）中的青霉素 G 为第一个被应用于临床的抗菌药物,虽经多年临床应用,但在各种敏感菌所致感染的治疗中,其他药物仍难以匹敌,主要用于革兰氏阳性球菌（除葡萄球菌外）和奈瑟菌属感染以及梅毒、钩端螺旋体病、气性坏疽、炭疽等治疗。耐酶青霉素(对青霉素酶稳定的青霉素类药物)包括苯唑西林、氯唑西林、氟氯西林及双氯西林,对葡萄球菌所产生的 β-内酰胺酶稳定,对革兰氏阴性菌无抗菌作用,主要用于治疗产酶葡萄球菌所引起的各种感染。氨基青霉素以氨苄西林与阿莫西林为代表,具有广谱抗菌活性,对革兰氏阳性菌作用逊于青霉素,但对流感嗜血杆菌、肠球菌及部分肠杆菌有抗菌作用,近年细菌对其耐药率较高,主要用于肠球菌、敏感革兰氏阴性菌所致各种感染,包括中枢神经系统感染,志贺菌和沙门菌对本品耐药率较高。抗假单胞菌青霉素有羧苄西林、磺苄西林、呋苄西林、美洛西林、哌拉西林、阿洛西林等。口服青霉素有青霉素 V 钾、仑氨西林等,氨苄西林、阿莫西林也可口服。青霉素类药物一般半衰期短,需要注意用药时间间隔和频次,使用前需要询问患者过敏史并进行皮试。

(二) 头孢菌素类

头孢菌素类(cephalosporin)按照药学特征进行分代。

第一代头孢菌素对葡萄球菌(包括耐青霉素葡萄球菌)、大肠埃希菌、奇异变形杆菌、伤寒沙门菌、志贺菌、流感嗜血杆菌等有较强抗菌活性。注射剂用药后血药浓度较高,可用于敏感菌所致的较严重感染,主要品种有头孢唑林、头孢拉定。头孢氨苄、头孢羟胺苄、头孢拉啶等口服品种抗菌作用较头孢唑林为差,适用于各种轻、中度感染治疗。

第二代头孢菌素抗菌谱较第一代为广,对革兰氏阳性菌活性与第一代相近或稍差,对革兰氏阴性菌作用增强,但部分肠杆菌科细菌,包括普通变形杆菌、沙雷菌属、柠檬酸杆菌属对其敏感性差,不动杆菌属、铜绿假单胞菌则基本耐药。第二代头孢菌素可用于敏感革兰氏阳性菌和阴性菌的各种感染。常用注射品种有头孢呋辛、头孢替安、头孢孟多,口服产品有头孢克洛、头孢丙烯、头孢呋辛酯等。

第三代头孢菌素对 β- 内酰胺酶更稳定(易被 ESBL 水解),抗菌谱更广,对肠杆菌科细菌、奈瑟菌、流感嗜血杆菌、肺炎链球菌、溶血性链球菌以及部分厌氧菌有强大抗菌活性,对葡萄球菌的作用较第一、二代头孢菌素差,对肠球菌无抗菌活性。注射用药后血浓度高,在脑脊液中(特别是有炎症情况下)能达有效血浓度,肝肾毒性低,适用于严重革兰氏阴性及敏感阳性细菌感染,以及病原未明感染的经验治疗等。头孢噻肟为临床常用品种;头孢曲松半衰期长达 6~9 小时,可每天给药 1 次;头孢哌酮具抗铜绿假单胞菌活性,但对多数 β- 内酰胺酶的稳定性较差;头孢他啶为第三代头孢菌素中抗铜绿假单胞菌活性最强者。其他尚有头孢唑肟、头孢甲肟、头孢地嗪、头孢匹胺、头孢磺啶及头孢咪唑等。

口服第三代头孢菌素品种也比较多,但大多口服生物利用度不高,抗菌活性在不同品种间存在较大差异,主要用于各种轻、中度感染和注射用抗菌药物的转换治疗(switch therapy)。临床常用产品有头孢克肟、头孢他美酯、头孢布烯、头孢地尼、头孢泊肟酯、头孢妥仑匹酯、头孢特仑酯、头孢卡品酯等。

第四代头孢菌素有头孢吡肟、头孢吡罗、头孢噻利等,主要对细菌产生的头孢菌素酶稳定,具有抗铜绿假单胞菌活性,抗革兰氏阳性菌活性较三代头孢菌素强。第四代头孢菌素对 ESBL 不稳定。

近年来上市的具有抗 MRSA 活性的头孢菌素有头孢比罗、头孢洛林,被称为第五代头孢菌素;近期国外上市的具有抗各种耐药阴性菌活性的头孢地尔是新一代头孢菌素。

(三) 不典型 β- 内酰胺类抗菌药物

头霉素(cephamycin)与头孢菌素结构差异在于其母核第 7 位碳存在甲氧基侧链,对 β- 内酰胺酶很稳定,抗菌谱与第二代头孢菌素相仿,对肠杆菌科细菌作用强,对各种厌氧菌包括脆弱类杆菌也有良好的抗菌活性,适用于厌氧菌或厌氧菌与需氧菌混合感染,如腹腔感染、盆腔感染、肺脓肿等。主要品种有头孢西丁、头孢美唑、头孢替坦、头孢米洛等。这类药物 3 位侧链大多含四氮唑环结构,可影响凝血功能,导致双硫仑样反应。

氧头孢烯类(oxacephem)具有第三代头孢菌素抗菌谱广、抗菌活性强的特点,对厌氧菌也具良好抗菌作用,对 ESBL 稳定。品种有拉氧头孢与氟氧头孢,前者因可能影响凝血功能,大剂量应用时有出血倾向。

单环 β- 内酰胺类(monobactams)对革兰氏阴性肠杆菌科细菌作用强,对多种 β- 内酰胺酶稳定(包括金属碳青霉烯酶),对 ESBL 不稳定,对革兰氏阳性菌、厌氧菌作用差,属窄谱抗菌药,适用于各种阴性菌所引起的感染,与青霉素类或头孢菌素类交叉过敏发生率低。产品有氨曲南、卡芦莫南等。

碳青霉烯类(carbapenem)抗菌谱极广,抗菌活性甚强,对革兰氏阴性、阳性需氧菌和厌氧菌有抗菌活性,对 β- 内酰胺酶(包括 ESBL、头孢菌素酶)稳定,包括具有抗铜绿假单胞菌活性与不具有抗铜绿假单胞菌活性两组:前者有亚胺培南/西司他丁、美罗培南以及多利培南等;后者仅有厄他培南。这类药物主要适用于各种细菌所致的严重感染、多种细菌混合性感染、病原不清的感染以及免疫功能缺陷者感染。亚胺培南对肾小管上皮细胞中去氢肽酶 I 不稳定,须与该酶抑制剂西司他丁复方应用。近年来,医院感染中所分离的革兰氏阴性菌(肠杆菌目、非发酵菌)对碳青霉烯类耐药,须加以注意。厄他培南是长半衰期药物,可每天给药 1 次。

（四）β-内酰胺酶抑制剂及其复方制剂

克拉维酸、舒巴坦、他唑巴坦等β-内酰胺酶抑制剂（β-lactamase inhibitant），通过与β-内酰胺酶结合，不可逆竞争性抑制β-内酰胺酶活性，保护与其共用β-内酰胺类药物免于水解，保持或恢复抗菌活性，酶抑制剂本身不具有抗菌作用（舒巴坦具有抗不动杆菌活性），三者以他唑巴坦抑酶作用最强。临床应用的含酶抑制剂的复方产品有阿莫西林/克拉维酸、替卡西林/克拉维酸、氨苄西林/舒巴坦、头孢哌酮/舒巴坦、哌拉西林/他唑巴坦。

近年来，产碳青霉烯酶肠杆菌目细菌流行，导致细菌对碳青霉烯类耐药，新型碳青霉烯酶抑制剂（如阿维巴坦、法硼巴坦）和其他药物组成的复方已经在国外上市应用，如头孢他啶/阿维巴坦，主要用于碳青霉烯类耐药肠杆菌目感染治疗。

（五）氨基糖苷类

氨基糖苷类（aminoglycoside）共同特点为：①水溶性好，性质稳定，在碱性环境中作用较强。②抗菌谱广，属杀菌剂，对葡萄球菌、需氧革兰氏阴性菌有良好抗菌活性，部分产品对分枝杆菌或铜绿假单胞菌有良好作用。③胃肠吸收差，须注射给药，可1天给药1次。与血清蛋白结合率低，大部分以原型经肾脏排泄，肾功能减退时血药半衰期显著延长，应予调整给药方案。④均有不同程度的肾毒性和耳毒性，对神经肌肉接头有阻滞作用。⑤细菌对各品种间有部分或完全交叉耐药。⑥与头孢菌素类或青霉素类联合应用，对多种细菌产生协同杀菌作用。

链霉素仅适用于与其他抗结核药物联合用于结核病初治患者，与青霉素G或氨苄西林联合治疗鼠疫和布鲁菌病；大观霉素仅用于淋病治疗。庆大霉素、妥布霉素、依替米星与奈替米星特性相似，细菌耐药率高。阿米卡星、异帕米星对肠道杆菌、铜绿假单胞菌所产生的钝化酶稳定，临床分离对庆大霉素、妥布霉素耐药肠杆菌科细菌，大部分对阿米卡星敏感，阿米卡星可作为对庆大霉素耐药细菌感染的治疗药物。

（六）喹诺酮类

喹诺酮类（quinolone）按照结构与药学特征分为不同代别。

第一代喹诺酮类药物抗菌活性差，仅限于泌尿道感染治疗，主要产品为萘啶酸；第二代喹诺酮类药物抗菌谱扩大，对常见肠道杆菌也具良好抗菌活性，适于肠道、泌尿道感染，代表产品为吡哌酸；第三代喹诺酮类因其结构中引入氟原子，称氟喹诺酮类（fluoroquinolone），抗菌活性增强，抗菌谱进一步扩大，对革兰氏阳性、阴性菌，包括铜绿假单胞菌、葡萄球菌等具有良好抗菌活性，某些品种对厌氧菌、支原体、衣原体、军团菌、分枝杆菌等也具有良好作用。氟喹诺酮类药物口服吸收好，组织分布广，对细胞穿透力强，能渗入前列腺中达有效浓度，不良反应发生率低，因动物实验发现其对幼年动物软骨发育的影响，所以慎用于孕妇、哺乳妇女及新生儿。主要产品有诺氟沙星、氧氟沙星、环丙沙星、左氧氟沙星等。第四代喹诺酮类抗阳性菌、厌氧菌活性更强，主要产品有莫西沙星、吉米沙星，被称为呼吸喹诺酮类。

（七）大环内酯类

大环内酯类（macrolide）抗菌药物（如红霉素）曾因其抗菌谱窄、抗菌活性差、药动学特征欠佳而一度发展缓慢；其后，通过对其分子结构修饰所得的新型大环内酯类药物，药动学特点、抗菌活性均得以改善，成为抗感染药物中的重要一族，包括阿奇霉素、克拉霉素、罗红霉素等。

新大环内酯类有如下特点：①对胃酸稳定，生物利用度高，如罗红霉素、克拉霉素。②半衰期延长，其中尤以阿奇霉素、罗红霉素为显著，因而可以减少给药次数，缩短疗程。③组织浓度高。新大环内酯类除有较高血药浓度外，还能广泛分布于全身组织和体液中，组织中浓度可超过血浓度，如阿奇霉素在前列腺中浓度比血清高10倍，在治疗泌尿系统感染中起到良好作用。④抗菌谱拓宽，抗菌活性增强。新大环内酯类对流感嗜血杆菌、军团菌、链球菌、卡他莫拉菌、淋病奈瑟菌、脆弱拟杆菌、厌氧球菌、空肠弯曲菌、李斯特菌有较强抗菌活性，并对一些肠杆菌有抗菌活性，如阿奇霉素对大肠埃希菌、沙门菌、志贺菌的MIC_{90}为1～16mg/L，对支原体、衣原体、非结核分枝杆菌也有较好抗菌活性。⑤有良好抗菌药物后效应。克拉霉素对葡萄球菌、链球菌有4～6小时后效应，阿奇霉素对流感杆菌有 4 小时后效应。⑥不良反应少。口服新型大环内酯类药物不良反应发生率低,偶有胃肠反应。但需要关注的是,我国临床分离的葡萄球菌、链球菌对大环内酯类耐药已经成为较为突出的问题,临床用药要加以关注。

(八) 四环素类

四环素类(tetracycline)包括四环素及半合成四环素类多西环素和米诺环素。四环素类抗菌谱广,对各种细菌、支原体、衣原体、立克次体、螺旋体等具有抗菌效果,近年来由于常见病原菌对本类药物耐药性普遍升高及其不良反应多见,临床应用已受到很大限制;但个别地区 MRSA、不动杆菌等对米诺环素、多西环素仍有较高敏感性。

替加环素是四环素类衍生物,由于其结构中引入甘酰胺基团而被称为甘酰胺环素,其抗菌谱进一步拓宽,抗菌活性进一步加强,但铜绿假单胞菌、奇异变形杆菌、普罗维登菌对其先天耐药。该药临床应用剂量较低,对重症感染和泛耐药细菌感染单一用药效果较差。近年来还有奥马环素、依拉环素等类似药物上市。

四环素类可治疗的疾病,包括立克次体病、支原体感染、衣原体属感染、布鲁菌病(须与氨基糖苷类联合应用)、霍乱、兔热病、鼠疫等。

(九) 糖肽类

糖肽类(glycopeptide)包括万古霉素、去甲万古霉和替考拉宁。糖肽类药物主要对各种革兰氏阳性需氧菌(包括耐药菌株)具有抗菌活性,用于耐药革兰氏阳性菌所致的严重感染,特别是 MRSA 或耐甲氧西林凝固酶阴性葡萄球菌(MRCNS)、肠球菌属及耐青霉素肺炎链球菌所致感染,也可用于对青霉素类过敏患者的严重革兰氏阳性菌感染和粒细胞缺乏症高度怀疑革兰氏阳性菌感染的患者。万古霉素口服,可用于经甲硝唑治疗无效的艰难梭菌所致假膜性肠炎患者。新近开发的同类药物包括奥利万星、多巴万星等。

(十) 硝基咪唑类

硝基咪唑类(nitroimidazole)包括甲硝唑、替硝唑、奥硝唑等,对厌氧菌、滴虫、阿米巴和蓝氏贾第鞭毛虫具强大抗微生物活性,可用于各种厌氧菌的混合感染,包括腹腔感染、盆腔感染、肺脓肿、脑脓肿等,但通常须与抗需氧菌药物联合应用;口服可用于艰难梭菌所致的假膜性肠炎、幽门螺杆菌所致的胃窦炎、牙周感染及加德纳菌阴道炎等;还用于阿米巴病、阴道滴虫病、贾第虫病、结肠小袋纤毛虫等寄生虫病的治疗;也与其他抗菌药物联合用于某些盆腔、肠道及腹腔等手术的预防用药。

(十一) 磺胺

磺胺(sulfonamide)类药物根据药动学特点和临床用途,可分为:①口服易吸收可全身应用者,如磺胺嘧啶、磺胺林、磺胺多辛、磺胺甲噁唑 - 甲氧苄啶(SMZ-TMP)、复方磺胺嘧啶(磺胺嘧啶 - 甲氧苄啶)等;②口服不易吸收者,如柳氮磺吡啶(SASP);③局部应用者,如磺胺嘧啶银、醋酸磺胺米隆、磺胺醋酰钠等。

由于细菌对该类药物耐药明显,其主要用于敏感菌感染和特殊病原体感染(如肺孢子菌、弓形虫、奴卡菌感染)的治疗。

(十二) 其他抗菌药物

噁唑烷酮类是化学合成的抗菌药物,对革兰氏阳性菌、部分厌氧菌、分枝杆菌等具有抗菌活性。临床可供使用的药物包括利奈唑胺、特地唑胺、康替唑胺,主要用于耐药阳性菌感染治疗,但对血流感染的治疗效果不确定。

林可霉素与克林霉素主要对各种革兰氏阳性菌、厌氧菌具有抗菌作用,但细菌耐药明显,临床主要用于厌氧菌混合感染和敏感阳性菌感染治疗。

利福霉素类为抗结核药物,但利福平具有抗葡萄球菌与奈瑟菌活性,是临床用于葡萄球菌严重感染时的联合用药。

多黏菌素包括多黏菌素 B 和多黏菌素 E,对各种革兰氏阴性菌均具有良好抗菌效果,但由于其安全性差,虽应用了 50 余年,有关用药方案研究尚不完善。近年来,由于多重耐药革兰氏阴性菌发生,临床重新对这类药物进行研究和应用。

磷霉素为广谱抗菌药物,对各种革兰氏阳性、阴性菌具有良好抗菌效果,细菌耐药率不高,但相关临床研究较少,主要用于各种泌尿道、呼吸道和皮肤软组织感染治疗。

呋喃妥因适用于大肠埃希菌、腐生葡萄球菌、肠球菌属及克雷伯菌属等细菌敏感菌株所致的急性单纯性膀胱炎,亦可用于预防尿路感染。呋喃唑酮主要用于治疗志贺菌属、沙门菌、霍乱弧菌引起的肠道感染。

(十三) 抗真菌药物

抗真菌药物(antifungal drug)主要指用于各种侵袭性真菌感染治疗的药物。

两性霉素 B 仍然是抗真菌治疗的标准用药,具有广泛而强大的抗真菌效果,普通制剂(两性霉素 B 去氧胆酸盐)安全性差。近年来所开发的两性霉素 B 含脂复合制剂安全性明显提高,包括两性霉素 B 脂质复合体(ABLC)、两性霉素 B 胶样分散体(ABCD)和两性霉素 B 脂质体(L-AmB)。两性霉素 B 适用于多种真菌所致侵袭性真菌感染的治疗,包括隐球菌病,芽生菌病,播散性念珠菌病,球孢子菌病,组织胞质菌病,由毛霉属、根霉属、犁头霉属、内孢霉属和蛙粪霉属等所致的毛霉病,由申克孢子丝菌引起的孢子丝菌病,曲霉所致的曲霉病(土曲霉除外),暗色真菌病等。本药尚可作为美洲利什曼原虫病的替代治疗药物。两性霉素 B 毒性大,不良反应多见,临床应用需要注意。

氟胞嘧啶适用于敏感新隐球菌、念珠菌属所致全身性感染的治疗。本药单独应用时易引起真菌耐药,通常与两性霉素 B 联合应用。

吡咯类(azole)抗真菌药包括咪唑类和三唑类。咪唑类药物常用者有酮康唑、咪康唑、克霉唑等,后两者主要为局部用药。三唑类中有氟康唑、伊曲康唑、伏立康唑、泊沙康唑和艾沙康唑,主要用于治疗深部真菌病。

氟康唑适用于念珠菌病、隐球菌病、球孢子菌病、芽生菌病、组织胞质菌病治疗。伊曲康唑注射剂适用于治疗芽生菌病、组织胞质菌病,以及不能耐受两性霉素 B 或经两性霉素 B 治疗无效的曲霉病;口服液适用于治疗芽生菌病、组织胞质菌病以及不能耐受两性霉素 B 或两性霉素 B 治疗无效的曲霉病,亦可用于皮肤癣菌所致的足趾和/或手指甲癣。因其胶囊剂口服吸收差,现较少用于深部真菌感染的治疗。伏立康唑主要用于曲霉病治疗,也可用于假丝酵母菌感染、由足放线病菌属和镰刀菌属引起的严重感染。泊沙康唑与艾沙康唑可用于毛霉菌感染治疗。

棘白菌素类(echinocandin)药物有卡泊芬净、米卡芬净和安妮芬净,为广谱抗真菌药物,对假丝酵母菌、曲霉、肺孢子菌等均具有强大抗菌活性,但对新隐球菌无抗菌作用;口服不吸收,需要静脉注射给药;临床主要用于假丝酵母菌、曲霉感染以及免疫抑制个体真菌感染预防用药。

四、抗菌药物临床应用策略与管理

(一) 临床抗感染治疗策略

面对耐药菌感染,近年来抗菌治疗策略研究取得了较多成就,诸多治疗策略与方案为临床治疗耐药菌感染提供了可能。

1. **抗感染治疗降阶梯策略**(de-escalating therapy)　对病原菌不明确感染者,初始治疗应采取广谱抗菌药物或联合治疗,尽可能覆盖可能的感染病原体;一旦病原学诊断明确后(48~72 小时),应立即改为敏感和针对性强的窄谱抗菌药物,在改善预后的同时,减少耐药菌产生。此为降阶梯治疗。

2. **抗菌药物短程治疗策略**　随着抗菌药物基础研究的深入,抗菌药物药动学和药效学研究取得进步,合理用药剂量的确定使得细菌感染的短疗程治疗引起关注和研究。抗菌药物短程治疗除减少医疗费用外,更主要的作用在于可以减缓细菌耐药压力,对控制耐药具有重要价值。

3. **抗菌药物联合应用**　两种抗菌药物联合应用,在体外可能产生协同、相加、无关与拮抗作用。临床联合用药主要用于病原不明确的严重感染、长时间用药避免耐药产生、复数菌感染以及毒性大需要减少剂量使用的药物等。体外研究表明具有明确协同抗菌作用的联合有 β-内酰胺类联合氨基糖苷类、磺胺甲噁唑-甲氧苄啶(SMZ-TMP)以及两性霉素 B 联合氟胞嘧啶。

4. 减少细菌耐药的抗菌药物应用策略 面对细菌耐药,如何控制耐药菌流行与治疗耐药菌感染同样重要。近年来,在如何减少与降低医院或病房内耐药菌流行的方面进行了较多的尝试,取得了一定成绩,其中抗菌药物限制、抗菌药物轮换、策略性抗菌药物干预以及抗菌药物多样性使用具有一定临床意义。

(二) 临床常见耐药菌感染治疗药物选择

细菌耐药已经成为全球关注的公共卫生问题,耐药菌感染导致治疗失败、患者住院时间延长、医疗费用增加,更为严峻的在于患者病死率增加。临床常见耐药菌感染治疗药物的选择见表 10-8。

表 10-8　临床常见耐药菌感染治疗药物选择

耐药细菌种类	首选药物	备选药物	备注
甲氧西林耐药金黄色葡萄球菌	万古霉素、去甲万古霉素	利奈唑胺、替考拉宁、达托霉素	替加环素具有活性,但不推荐,可用于混合感染治疗
青霉素不敏感肺炎链球菌	左氧氟沙星、莫西沙星	头孢克肟、头孢曲松、万古霉素、去甲万古霉素	第三、四代头孢菌素(非脑膜炎);美罗培南或头孢曲松+万古霉素或去甲万古霉素(脑膜炎)
产 ESBL 肠杆菌目	厄他培南、哌拉西林/他唑巴坦	拉氧头孢、头孢美唑	尿路感染:磷霉素
产头孢菌素酶肠杆菌	头孢吡肟	厄他培南	也可用亚胺培南/西司他丁、美罗培南
碳青霉烯类耐药肠杆菌	头孢他啶/阿维巴坦、多黏菌素、替加环素		需要多种药物联合治疗
碳青霉烯类耐药鲍曼不动杆菌	多黏菌素、替加环素、舒巴坦		多需要联合用药且剂量需要加大
碳青霉烯类耐药铜绿假单胞菌	多黏菌素、头孢他啶/阿维巴坦		同上

(三) 抗菌药物临床应用管理

抗菌药物合理使用(antibiotics rational use)是一个系统工程,既涉及专业技能,也涉及管理规范,还与社会、患者等息息相关。国外已经对抗菌药物合理使用管理开展了大量卓有成效的研究和实践,形成了一套理论体系和实施规范。这一理论体系和实施规范被称为 Antimicrobial Stewardship Program(AMS 或 ASP),在我国香港地区被称为"抗菌药物导向计划",鉴于我国内地的具体情况和管理体系现状,这一工作被称为"抗菌药物临床应用管理"。按照世界卫生组织 AMS 定义(医疗机构或者医疗系统实施的促进抗菌药物合理使用的循证干预策略),AMS 主要是通过多学科合作,在医疗机构实施相关专业管理规范,促进临床抗菌药物的合理应用,达到提高医疗质量、减少不良反应、减少细菌耐药、节约医疗资源的目的。AMS 是医疗机构所有从业人员都需要积极参与的一项工作。

(肖永红)

第五节 ｜ 感染微生态学理论与实践

微生态学是研究微生物群的结构、功能及其与生境相互关系的一门生态学分支。在进化中,人类与微生物密不可分,共同构成了一个"超生物体"(superorganism)。人体携带微生物的编码基因数量约为人体基因的 100 倍,包含大量的遗传信息,被称为人类的第二基因组。定植于人体的微生物群落通常由特定的种群组成,其中一部分是核心微生物(也称为核心微生物组,core microbiome),

主要是厚壁菌门（*Firmicutes*）、类杆菌门（*Bacteroides*），其次是放线菌门（*Actinobacteria*）和疣微菌门（*Verrucomicrobia*）等。虽然这些种群在不同个体中的种类与比例差别较大，但特征性微生物组基因谱（gene profiles）研究表明，不同个体享有共同的功能通路，故又称为功能核心微生物群（functional core microbiome）。Arumugam 等进一步将肠道微生物群分为 3 个不同的肠型（enterotype），分别是拟杆菌（*Bacterioides*）型、普雷沃菌（*Prevotella*）型和瘤胃球菌（*Ruminococcus*）型。也有学者提出肠梯度（enterogradients）的概念，即一个连续的微生物群落结构。

肠道微生物在调控宿主营养、代谢、上皮发育和先天性免疫中具有重要的作用，其功能相当于人体的一个重要的"器官"。目前的研究认为，破坏人体微生态就是破坏健康。近 20 年来，人体微生态的作用及其与各系统的关系得到了深入研究。

从肠道微生态研究的国际前沿来看，探索肠道微生态与感染性疾病和多种慢性疾病发生发展的关系，从肠道微生物角度寻找多种疾病早期诊断的生物标志物和多种疾病治疗的潜在靶标，开发新型的针对肠道微生态为靶点的药物，将对目前严重感染和多种慢性疾病的治疗产生重大的影响。

【感染微生态学的概念】

感染微生态学是一门应用微生态学原理和方法研究感染的发生、发展、结局并引导感染向宿主健康方向转移的微生态学分支，是医学微生物学、微生态学、免疫学、基因组学、代谢组学、营养学与传染病学交叉而成的新学科。感染微生态学定位于微生物与宏生物（宿主）的相互关系与因这种关系变化所产生的结果和机制。

正常微生物群及其分类：正常微生物群（normal microbiota）是微生态学研究的重要内容。所谓正常微生物群是微生物与其宿主在共同的历史进化过程中形成的一种相对稳定的生态结构，包括细菌、真菌、病毒及生物活性物质等。微生态区系的存在和发展过程中充满着动态性。微生态平衡是健康的基础，微生态失衡可使人体从健康转向疾病。

正常微生物群是一个极为复杂的微生物群落（microbiota）。正常微生物群按来源分类：内源性菌群（endogenic flora），外源性菌群（exogenic flora）；按定位分类：常驻菌（resident flora），过路菌（transient flora）；按生境分类：原籍菌群（autochthonous flora），外籍菌群（allochthonous flora）。

人体存在着许多正常菌群系统，主要包括口腔鼻咽腔菌群、胃肠道菌群、泌尿生殖道菌群、皮肤菌群四大微生态区系。通过对肠道菌群的研究，可以加深我们对正常微生物群的认识。肠道菌群的生理功能包括以下方面。

（一）免疫调节

肠道微生物对宿主免疫系统的作用与机制是一个热点研究领域。动物研究表明，微生物对肠相关淋巴组织（gut-associated lymphatic tissue，GALT）、T 淋巴细胞及 B 淋巴细胞结构与功能有重要作用。无菌小鼠的派尔斑（Peyer's patch）及孤立淋巴滤泡等肠相关淋巴组织发育不全。早期阶段的 B 淋巴细胞主要在肠黏膜（也包括在胎肝和骨髓）发育，肠道细菌能够诱导肠道 B 淋巴细胞的胞外信号调节。产生 IgA 的 B 淋巴细胞在派尔斑中的成熟，也需要共生微生物的刺激。同样，无菌小鼠的 T 辅助 Th_1 和 Th_{17} 细胞数量减少，结肠固有层的 Treg（$Foxp3^+$）细胞数量也减少，这种情况可因定植肠道细菌而改善。此外，定植特异性梭菌或类杆菌可以诱导 Treg 细胞数量，使小鼠免受肠道致病菌引起的肠炎感染和过敏性腹泻。因此，肠道微生态与免疫的相互作用对健康十分重要。

目前，有关肠道菌群是否对先天性淋巴细胞有作用的观点并不一致。有研究表明，肠道菌群对某些先天性淋巴细胞的分化有重要作用，同样在调节方面也有一些报道。至少，肠道菌群对巨噬细胞、树突状细胞及中性粒细胞的促炎及抗炎细胞因子的分泌有调节作用。

（二）营养代谢

肠道菌群可以拓展宿主的营养代谢能力，以多种方式调节宿主的代谢。结肠微生物在维生素 K、维生素 B_{12}、生物素、叶酸、泛酸等的合成吸收方面起重要作用。结肠细菌编码多种碳水化合物活性酶，便于分解不吸收的食物残渣，释放出短链脂肪酸，对健康及免疫非常重要。丁酸对 Treg 细胞的分化非常重要;在炎症性肠病(IBD)患者肠道中,缺乏对抑制炎症有重要作用的产丁酸菌。肠道菌群还可以分解蛋白质为氨基酸,部分再由细菌转变成不同的信号分子或抗菌肽,增加宿主对感染的抵抗性。正常微生物群通过代谢产生各种胞外酶等方式对宿主起营养作用。无菌大鼠肠道定植正常菌群成员类杆菌可上调肠上皮细胞 Na$^+$/葡萄糖偶联转运蛋白(Na$^+$/glucose cotransporter-1,SGLT-1)、共脂肪酶(colipase)、肝脏脂肪酸结合蛋白(liver fatty acid-binding protein,FABP)等的 mRNA,参与宿主的脂肪代谢。肠道菌群可通过上调微量元素吸收蛋白如高亲和上皮细胞铜转运蛋白(high-affinity epithelial copper transporter,CRT1)的表达增加铜元素的吸收。正常微生物群如双歧杆菌还可通过产生有机酸(螯合作用)促进肠中钙、磷、铁、镁、锌等矿物质的吸收利用。

通过宏基因组测序数据的分析发现,肝硬化肠道氨产物模块富集,提示了肠道微生物在肝性脑病中的作用。同样,肝硬化患者肠道富含锰相关转运系统模块有助于改变锰的浓度,而晚期肝硬化患者基底神经节中锰的累积在肝性脑病中发挥作用。此外,γ-氨基丁酸生物合成模块富集,与肝性脑病的发生也有密切关系。

(三) 生物拮抗

健康肠道微生态的特点是对一定压力的抗变化能力,称为抵抗力,此含义包括了既往的肠道定植抗力,和在一定压力下恢复平衡状态的能力,称为恢复能力(resilience)。正常菌群在人体某一特定部位定植和繁殖,形成菌膜屏障。通过各种拮抗作用,抑制并排斥过路菌群的入侵和定植,调整人体与微生物之间的平衡状态。20 世纪 70 年代中期,荷兰学者 Van der Waaij 教授提出肠道定植抗力(colonization resistance,CR)概念:认为肠道定植抗力是肠道正常菌群阻止潜在致病菌在肠道定植的阻抗力或抵抗力。

对炎症及其他扰动的恢复能力是肠道菌群的基本特征。通过最小抑菌浓度测定,相比于大肠埃希菌及哺乳类动物致病菌,肠道内主要菌门的细菌对多黏菌素表现出 680～2 400 倍的耐受性。这种耐受机制与脂多糖修饰相关。缺失这种修饰机制的多形类杆菌,在柠檬酸杆菌引起小鼠炎症的过程中,容易被从肠道移除。这是在受到扰动时,健康个体保持重要微生物稳定性的机制之一。

李兰娟院士提出 B/E 值(肠道粪便双歧杆菌和肠杆菌科数量对数值的比值)可作为人体肠道微生物定植抗力的评估指标。也有学者提出肠道柔嫩梭菌/肠杆菌比值作为定植抗力指标。肝病患者肠道定植抗力下降,与肝病严重程度有关。

【感染微生态学的新认知】

(一) 感染性疾病认知模式

传染病学是基于病原学的模式来研究人为什么会感染、感染的表现、发展以及预后。但是,临床及实验研究证明病原体的暴露可造成感染,也可能不造成感染,而感染也不一定导致疾病。微生态学认为人体及动物宿主携带有大量的正常微生物群,在正常情况下,分布在消化道、呼吸道、泌尿生殖道及皮肤这些特定部位的正常微生物群形成机体的生物屏障,对外袭性致病性微生物起拮抗作用。机体是否发生感染以及感染后的发生发展不但取决于病原微生物对机体的侵袭力、产生的毒素等因素,还与机体的正常微生物平衡状态有关。

(二) 生物病因论

传统的生物学病因论认为感染是由致病性微生物引起的。微生态学认为,感染是微生态平衡与失衡相互转化的重要内容。引起感染的微生物不一定是致病菌或病原体,而是宿主正常微生物群易主或易位的结果。微生态失衡导致肠道正常菌群易位引起二重感染已是临床共识。

(三) 抗感染手段的发展

感染认知模式的更新促进了抗感染手段的更新。抗生素治疗感染取得了令人瞩目的成就,然而,广谱抗菌药物长期使用导致的微生态失衡,耐药菌株快速形成、流行等,可以引起难以控制的甚至是致命的感染。目前人体微生态失衡,多重甚至泛耐药菌株的产生已成为全球性公共卫生问题。以感染微生态学理论指导合理应用抗生素十分必要,微生态调节剂应用在感染的预防和治疗中则显得更加必要。微生态调节剂包括益生菌（probiotics）、益生元（prebiotics）、合生元（synbiotics）及粪便菌群移植等。补充微生态调节剂的目的在于恢复维持肠道微生态平衡，修复肠道菌膜屏障，提高肠道定植抗力，抑制潜在致病菌过度生长，促进肠上皮细胞分泌黏蛋白及帕内特细胞分泌 sIgA，调节局部及全身免疫功能等。

【感染的微生态学特性】

（一）感染的生理性

通过无菌动物与普通动物的比较研究，正常微生物群对其宿主生理功能的调节作用显得更为明了。同时，无菌动物研究使"感染是生理现象"这个论点获得了更为坚实的实验证据。

在无菌环境中饲养的无菌动物，除了极少数细胞内的病毒外，不与任何微生物接触。无菌动物的肠道及相关器官表现出结构和功能的特征，即"无菌相关性特征"（germ-free associated characteristics，GAC）。普通动物（conventional animal）本来就是与微生物群相联系的，因而其特征就是"菌群相关性特征"（microflora associated characteristics，MAC）。

相比 GAC，MAC 呈现出轻微的炎症状态，即与微生物接触的轻微感染状态。而 GAC 的免疫结构与功能远不如 MAC 发达。如果以 GAC 为生理标准，则 MAC 便成为"病理状态"了，即相比于无菌动物，普通动物呈现出"感染"状态。事实上应该认为正常普通动物的 MAC 是正常的，是生理的。

无菌动物存在包括免疫器官发育不全，免疫细胞数量少、功能减弱，特异性抗体分泌不足等免疫缺陷。因此，肠道菌群是机体完整生理功能不可或缺的组成部分，是机体的重要"器官"。无菌-悉生动物模型揭示了肠道菌群对宿主的作用及相关机制：脆弱类杆菌通过荚膜多糖 A（PSA）调节宿主免疫功能，如促进 T 淋巴细胞的发育成熟、调控 Treg 细胞的表达、参与机体免疫耐受、抑制病理变态反应的发生；双歧杆菌、乳酸杆菌等益生菌通过改变肠道 pH、营养争夺、产生细菌素等抵御病原菌和条件致病菌的定植与过度生长。分节丝状杆菌（SFB）能促进无菌小鼠潘氏核生发中心的发育，诱导 CD4$^+$ T 淋巴细胞及抗体 IgA 的产生，诱导促炎细胞因子的表达，其机制与 SFB 促进促炎症 T 淋巴细胞（Th$_{17}$）的发育成熟相关。无菌动物不但揭示了生理状态下肠道菌群对宿主的共生作用，而且为探讨病理状态下肠道微生态失衡与疾病发生发展的关系提供了有力工具。Freter 等指出，现在没有任何生理指标是不与正常菌群相关联的。上述事实证明感染是宿主的生理现象。

（二）感染的生态性

微生态平衡是人体健康的基础，微生态失衡容易导致感染性疾病的发生。传统的感染观点强调病原体与宿主的相互关系。微生态的感染观点认为，感染是微生物对宿主异常侵染所致的微生物与宿主之间相互作用的一种微生态学现象，感染主要表现出能使宿主由此产生对"原籍菌"的特异性或非特异性免疫反应。微生物与其宿主宏观生物之间的微生态平衡与微生态失衡是可逆的。转化的条件是外环境，转化的步骤是互生（mutualism）、抗生（antagonism）到偏生（amensalism）。感染是微生态现象的一种表现，受感染起因、微环境和宿主三个因素的平衡与失衡机制控制。

（三）感染的动态性

正常微生物群既是具体的又是相对的。其具体性表现在：宿主在一定生理时期，在特定的解剖部位，其定植的微生物群落总是由一定种群组成的。其相对性表现在：同一个体在不同的生理时期，机体正常微生物群的结构和组成不尽相同。例如肠道菌群在人体机体出生时便开始形成，随后几天中逐步完善。新生儿的分娩和喂养方式决定菌群的定植模式。最先定植的细菌能够调节宿主肠道上皮细胞基因的表达，创造一个有利于它们定植的环境，同时抑制随后进入这一环境细菌的生长。因此，最初定植的菌群与宿主成年后稳定的菌群模式密切相关。在正常情况下，这些菌群与人体之间保持动态平衡状态，但外环境的影响，如大量应用抗生素、免疫抑制剂、放化疗等，会引起微生态失衡，容易导致感染性疾病发生。感染性疾病的发生是微生态平衡与微生态失衡转化的动态表现，即生态病因论。生态病因论认为，微生物的病原性不仅取决于微生物种的特性，更重要的是取决于宿主、环境及微生物三方面的微生态平衡的定性、定量、定位及定主的转化结果。

（四）感染与免疫

调控免疫是正常微生物群的一个重要生理功能。

生物拮抗理论的要点是正常菌群直接参与机体生物防御的屏障结构。这些屏障结构包括：黏膜上皮细胞等机械屏障；正常微生物群与黏膜共价结合的膜菌群（生物屏障）；肠道微生物代谢产物（如乙酸、丙酸、丁酸等）加上机体产生的酶、活性肽共同组成化学屏障；免疫赋活作用产生的 SIgA（黏膜免疫）、IgM、IgD（体液免疫）及各种免疫活性细胞和细胞因子（细胞免疫）等形成的免疫屏障结构等，阻止致病菌和过路菌的占位、定植及繁殖。这些机械、生物、化学和免疫屏障，具有占位、定植抗力、营养争夺等生物共生或互生，或生物竞争，或拮抗作用。因此，生理性免疫，特别是免疫防御，是宿主的重要生理功能，感染是免疫诱发因素，是免疫发生的重要基础。没有感染就没有免疫。

肠道微生态的建立对宿主肠道免疫系统的建立有重要作用，并对全身性免疫，包括特异性及非特异性免疫起到重要的调节作用。类杆菌、梭菌在促进宿主免疫系统成熟、T 淋巴细胞分化方面有着重要作用。后续的研究证实回肠末端定植的分节丝状菌对 Th_{17} 细胞分化十分重要，结肠中定植的脆弱拟杆菌、厌氧芽孢梭菌 A4 和 A14 亚群对 Treg 细胞的形成和降低免疫应激具有调节作用。肠道菌群参与了宿主肠系乃至机体免疫系统的塑造。

宿主的免疫特性对肠道微生态的建立具有重要意义。通过同卵双胞胎研究发现，宿主基因对肠道菌群具有重要的影响作用，并对宿主的免疫反应（如肠炎、肠道感染、移植排斥反应）起重要作用。炎症性肠病（IBD）与特异肠道共生菌、T 淋巴细胞分化相关，肠道菌群复杂的动态变化影响肠道的天然免疫平衡，改变机体对感染、炎症等的易感性。

【感染的微生态机制】

感染的发生、发展及结局是病原体与宿主机体相互作用的过程，包括病原体的入侵机制，与宿主上皮细胞的黏附机制，与宿主黏附部位微生境内其他细菌的拮抗机制以及刺激宿主发生免疫互作的机制。

（一）感染的发生

1. **定量改变** 机体体表及与外界相通的腔道上皮细胞的微生境中定植着多种微生物，正常情况下，它们的种类和数量保持相对平衡，宿主上皮细胞外形成生物膜屏障。在抗生素等因素影响下，原生境敏感菌减少了，耐药菌增加了，优势条件致病菌群就可成为感染的原因菌。B/E 值可以判断肠道微生物定植抗力变化。

2. **定性改变** 外籍菌侵入易感生境并生长繁殖，就可以引起感染。这类菌主要是具有传播性的外源菌或过路的病原菌。

3. **定位改变** 正常菌群都有其特定的定位，在抗生素、外伤、免疫抑制剂等因素影响下可发生易位（translocation），例如人肠埃希菌易位到呼吸道就会引起感染或致病。

4. **定主改变** 各种宏生物种群都有其自身的特定正常微生物菌群，如果转移到另外宏生物种群，某些微生物就会引起宿主发病或感染，例如：贝壳类的正常菌群水弧菌转移到人体就可引起人类腹泻；禽类的正常菌群弯曲菌转移到人类就可引起胃肠道疾病。上述"四定"不是孤立的，而是综合的，在病因、微环境及宿主相互作用中发挥作用。

（二）感染的发展

经历感染发生的初级阶段后，感染就进入发展阶段，主要通过免疫反应，包括先天性和后天获得性免疫。除免疫因素外，作为宿主免疫能力一部分的正常菌群也逐渐在新的基点上趋向平衡。发展阶段，在病因与宿主斗争的顶峰之后，便转向结局阶段。

（三）感染的结局

感染结局阶段是病因与宿主斗争的结果。对感染个体来说只能有一个结局。如果从感染的群体来看，感染结局是一个由死亡、患病及健康组合的连续量变过程的感染谱（infection spectrum）。

疫苗接种就是利用灭活病原人工创造感染、激活免疫，减少感染发病和其造成的死亡。人工免疫屏障和自然免疫屏障都证明感染是生理性的客观事实。

【感染的微生态学防治】

(一) 感染防治观念的变革

传统的抗感染观念,从疾病出发,一菌一病,所用抗生素在杀死某些致病菌的同时也会抑制或杀死正常菌群,造成微生态失衡、细菌耐药,引起难治性感染、多器官功能损伤。

2001年李兰娟院士提出感染微生态学的"合理应用抗生素与维护微生态平衡相结合"的抗感染策略:从健康出发,合理应用抗生素,杀死致病菌的同时使用微生态调节剂补充或促进正常菌群生长,维护微生态平衡,保护器官功能。这实现了对感染认知的创新、抗感染策略和手段的创新。救治高致病性禽流感H7N9重症肺炎感染患者的"四抗二平衡"中的"微生态平衡"方案就是在这个理论指导下形成的,显著降低了患者的病死率,取得非常好的临床效果。

(二) 微生态调节剂防治感染的原理

微生态调节剂是利用具有益生功能的正常微生物成员或其生长促进物质制成的制剂,具有补充或充实机体正常微生物群落、维持或调整微生态平衡、防治疾病、增进健康等功能。微生态调节剂作用机制包括:增强黏膜屏障和定植抗力,调节机体免疫能力,促进营养物质代谢,降低血内毒素、γ-氨基丁酸、血氨、血锰等有毒物质含量等。

(三) 微生态调节剂的种类

微生态调节剂大致可分为益生菌、益生元、合生元及后生素等。《中华人民共和国药典》2010版第三部中收录的可用于微生态活菌制品的生产菌种有:青春型双歧杆菌、长型双歧杆菌、婴儿型双歧杆菌、嗜酸乳杆菌、德氏乳杆菌、保加利亚乳杆菌、嗜热链球菌、屎肠球菌、粪肠球菌、蜡样芽孢杆菌、枯草芽孢杆菌、凝结芽孢杆菌、酪酸梭状芽孢杆菌、地衣芽孢杆菌等;目前单一菌种或混合制成的微生态活菌制品多达22种。国际上用于微生态活菌制品的种类和生产菌种的数量更多。

随着研究的深入,候选益生菌的范围也将扩大,比如毛螺菌、小链状双歧杆菌、普拉梭菌(*Faecalibacterium prausnitzii*),及其具有特异酶功能的细菌。

益生元是一种不被宿主消化的食物成分或制剂,通常为寡糖类,它能选择性地刺激一种或几种结肠内常驻菌的活性或生长繁殖,起到增进宿主健康的作用,主要包括低聚果糖、低聚木糖、大豆低聚糖、低聚葡萄糖、低聚半乳糖等。中药也具有潜在的益生元的功效。

合生素是益生菌和益生元的组合制剂,或再加入维生素、微量元素等。它同时具有补充益生菌和促进益生菌生长的功能。

后生元是肠道微生物产物或代谢物,属于可溶性因子,包括各类短链脂肪酸、免疫调节活性的肽、表面活性物质、各种维生素等。微生物产生的这些可溶性因子通过间接方式与宿主作用,对肠壁屏障、免疫系统及微生物群均有作用。

(四) 粪便细菌移植

粪便细菌移植(fecal microbiota transplantation,FMT)起源于1 000多前的中国,葛洪用此治疗发热性疾病,李时珍也有推广。近期,改良的粪便细菌移植在治疗难治复发性艰难梭菌感染方面取得非常好的疗效。个案报道FMT还可以清除耐药细菌。FMT可以改善肝硬化肝性脑病的认知功能,同时其肠道菌群接近正常人的分类组合状态,FMT还被应用于诸如慢性便秘、腹泻、肠易激综合征和炎症性肠病等消化道功能性及器质性疾病,在神经及精神疾病如孤独症、抑郁症和帕金森病也有应用。FMT是一个有前途的治疗方法。

(李兰娟)

第六节 | 人工肝脏

肝衰竭是多种因素引起的严重肝脏损害,导致合成、解毒、代谢和生物转化功能严重障碍或失代偿,出现以黄疸、凝血功能障碍、肝肾综合征、肝性脑病、腹水等为主要表现的一组临床综合征。肝衰竭属临床危急重症,常规内科治疗效果很不理想。为了攻克肝衰竭高病死率的难题,应用人工肝(artificial liver, AL)治疗肝衰竭的手段应运而生。学习人工肝有关知识,不仅有助于引导医学生注重宽口径、多学科潜能的专业培养,也是我国传染病学科发展的要求。

一、人工肝概念

人工肝血液净化系统(artificial liver blood purification system),简称人工肝,是根据肝衰竭患者体内的病理生理和代谢紊乱特点而设计的、替代肝脏部分功能的体外血液净化支持系统。人工肝以清除因肝衰竭产生或增加的各种有害物质,补充需肝脏合成或代谢的蛋白质等必需物质,改善患者水、电解质、酸碱平衡等内环境,暂时辅助或替代肝脏相应的主要功能,直至自体肝细胞再生、肝功能得以恢复,从而提高患者的生存率;而对肝细胞再生不良的晚期肝病患者,人工肝脏则能改善症状,成为肝移植的"桥梁"。

二、人工肝分型

AL 有三大类型,即非生物型人工肝(non-bioartificial liver, NBAL)、生物型人工肝(bioartificial liver, BAL)和混合型人工肝(hybrid artificial liver, HAL)(表10-9)。临床应用的类型是 NBAL, BAL 和 HAL 还处在临床前或临床研究阶段。

从 1986 年起,李兰娟团队从临床出发,针对肝衰竭病死率高的难题,开始研究人工肝治疗肝衰竭原理,设计各种人工肝方案。30 余年来,创建了一系列具有暂时替代肝脏主要功能、改善肝衰竭并发症、明显提高患者生存率的李氏人工肝系统(Li's artificial liver system, Li's-ALS)。

表 10-9　人工肝的分型

分型	主要技术和装置	功能
非生物型	系统地应用和发展了血浆置换、血浆灌流、白蛋白透析、血液滤过、血液透析等血液净化技术的 Li-NBAL、MARS 和普罗米修斯系统等	以清除有害物质为主,其中血浆置换还能补充凝血因子等必需物质
生物型	以体外培养肝细胞为基础所构建的体外生物反应装置,主要有 Li-BAL 系统、ELAD 系统、BLSS 系统、RFB 系统等	具有肝脏特异性解毒、生物合成及转化功能
混合型	将非生物型和生物型人工肝脏装置结合应用,主要有 Li-HAL 系统、HepatAssist 系统、MELS 系统、AMC 系统等	兼具非生物型人工肝脏高效的解毒功能和生物型人工肝脏的代谢功能

注:Li-NBAL,李氏非生物型人工肝(Li's non-bioartificial liver);MARS,分子吸附再循环系统(Molecular adsorbent recycling system);Li-BAL,李氏生物型人工肝(Li's bioartificial liver);ELAD,体外肝脏支持系统(Extracorporeal Liver Assist Device);BLSS,生物人工肝支持系统(Bioartifial Liver Support System);RFB,辐射状流式生物反应器(Radial Flow Bioreactor);Li-HAL,李氏混合型人工肝(Li's Hybrid artificial liver);AMC,学术医学中心生物人工肝系统(Academic Medical Center);MELS,模块化体外肝支持系统(Modular Extracorporeal Liver Support)。

(一)非生物型人工肝

非生物型人工肝是指在肝衰竭治疗中能清除有害物质,补充有益物质,暂时替代肝脏主要功能的各类血液净化装置。随着对肝衰竭、人工肝治疗研究的深入,NBAL 也不断迭代更新。国内主要应用的是不断迭代的 Li-NBAL。除此之外,NBAL 还有白蛋白透析系统等,具体方法包括分子吸附再循环系统(molecular adsorbents recirculating system, MARS)、连续白蛋白净化系统、单次白蛋白通过透析以及近期发展的 DIALIVE 肝脏透析系统等,在国外比较常用的是 MARS。

(二)生物型人工肝

生物型人工肝的基本原理是:将培养的外源性肝细胞放置或继续培养于体外生物反应器中,当患者血液或血浆流经反应器时,通过半透膜或直接接触的方式与培养的肝细胞进行物质交换,其中的肝细胞发挥清除毒素和中间代谢产物、参与生物合成和生物转化以及分泌具有促进肝细胞生长的活性物质等功能,从而达到暂时的支持作用。生物型人工肝脏研究的核心部分是细胞源和生物反应器。

自 1987 年以来,有 30 多种生物型人工肝系统的设计和治疗结果得以报道。目前,主要有以下几种生物型人工肝:Li-BAL 系统、体外肝脏支持系统(extracorporeal liver assist device,ELAD)、生物人工肝支持系统(bioartifial liver support system)、辐射状流式生物反应器(radical flow bioreactor,RFB)等。

总的来说,各种生物型人工肝装置在细胞来源、细胞用量、血浆或全血的应用、灌注率、治疗所需时间(持续或间断)等方面各不相同。细胞量从每柱 100～500g 不等,流速为 20～200ml/min。每种以细胞为基础的生物型人工肝系统均存在相应优点和缺点。虽然看来都安全,但没有任何一种系统被FDA 批准在美国应用。有关人工肝和生物型人工肝支持系统的循证医学总结认为,这些系统对 ALF患者生存率的影响有待进一步证实。

(三) 混合型人工肝

混合型人工肝指将非生物型人工肝和生物型人工肝装置结合的系统。理想的人工肝脏应该与原来的生物器官接近或类似,基本上能够担任及完成正常肝脏的解毒、合成、生物转化三项基本功能。因此,将血液透析滤过、血浆交换、血液灌流等偏重于解毒作用的装置与生物型人工肝相结合,组成混合型人工肝脏,有望能更好地代替肝脏功能。目前,主要的混合型人工肝系统有 Li-HAL 系统、HepatAssist 系统、模块化体外肝支持系统(modular etracorporeal liver support,MELS)和学术医学中心生物人工肝系统(academic medical center bioartificial liver,AMC-BAL)等。

三、非生物型人工肝原理和疗法

人工肝目前在临床上成熟应用的是非生物型人工肝,生物型人工肝和混合型人工肝尚处在研究阶段。下面扼要介绍系统地应用和发展了血浆置换、血浆灌流、白蛋白透析、血液滤过、血液透析等血液净化技术的 Li-ALS(Li-NBAL 3.0)及 MARS、普罗米修斯(Prometheus)系统等其他非生物型人工肝。

(一) Li-NBAL 的发展和应用

李兰娟团队从 20 世纪 80 年代开始运用血浆置换、活性炭灌流等治疗肝衰竭,创建了 Li-NBAL 1.0,取得了较好的疗效。迈入 21 世纪后,李兰娟团队对人工肝技术进行不断创新,创建了根据不同病情进行不同组合的个体化治疗新方案,ALSS(Li-NBAL 2.0)。

由于肝脏功能复杂多样,依靠单一的血液净化方法很难完全代替其功能,这促使非生物人工肝从早期的单一治疗模式向现在的多种模式有机组合的方向发展。为此,李兰娟团队基于现代血液净化的原理,根据肝衰竭不同病因、发病机制和临床特征,将血浆置换、持续透析滤过吸附等一系列血液净化技术有机结合和系统集成,发展和创建了技术日臻完善的新型李氏人工肝 Li-ALS(Li-NBAL 3.0),实现了临床治疗方案系统化、技术操作标准化、治疗模块集成化。Li-NBAL 3.0 结合了血浆置换、吸附和滤过三大功能,能有效地替代主要肝脏功能,发挥血液净化的作用,使人工肝治疗更加规范化、标准化,简便了临床治疗流程,减少了血浆用量,提高了临床治疗效果,拓宽人工肝适应证和技术推广的适宜性。不仅如此,近年来随着研究的深入,Li-NBAL 3.0 在清除炎症介质、阻遏细胞因子风暴方面取得了良好的效果,在人感染 H7N9 禽流感、新冠病毒感染以及脓毒症等重症患者的救治上得到了较为广泛的应用。

(二) Li-NBAL 3.0 系统的工作原理

患者血液通过血浆分离器分离血浆,分离出的血浆先丢弃一部分,同时补充相应的新鲜血浆;等置换量剩余 500ml 左右开始将分离的血浆收集在双腔储液袋,继续补充新鲜血浆直至血浆置换治疗模块结束。双腔储液袋由一大一小两个袋体嵌套组成,形成了两个分离的腔体(内腔和外腔)用来储存血浆。外腔用来收集分离出来的肝衰竭血浆,内腔用来收集经血浆滤过和吸附净化后的血浆,解决了复杂治疗方式联合后体外循环容量过大这一问题,使得治疗更便捷、安全。两个腔体之间通过从内到外的单向活瓣连接,以避免外腔待净化血浆进入内腔。在双腔储液袋外腔收集的血浆用于血浆吸附滤过的循环介质,血浆通过高通量血滤器进行血浆滤过,滤过采用后稀释模式,然后依次经过血浆吸附器(大孔树脂、阴离子树脂、活性炭等),最终回到双腔储液袋的内腔,即为净化后的血浆。这部分血浆与同速率从内腔返回到主循环的血细胞汇合后再回到患者体内。

因双腔储液袋在使用时保持悬挂状态,内腔储存的净化后血浆在重力作用下部分会自然地通过沟通内外腔的单向活瓣流到外腔,以保证内、外腔液面高度的基本一致。从内腔中流出的净化后血浆将与新分离的血浆混合,再次经过滤过及吸附过程,实现血浆的反复多次净化。因血浆净化循环的流速可达10倍于血浆分离的速度,所以通过液体流速差的机制构建,实现了患者的血浆在体外多次吸附滤过净化循环,形成高效循环通路,避免无效循环,使得血浆的净化效率大大提高,从而发挥更好的治疗效果。

(三) Li-NBAL 3.0 系统的功能

Li-NBAL 3.0 系统以小剂量血浆置换为基础,通过对置换过程中分离的血浆进行血浆吸附(阴离子树脂、活性炭等)、血浆滤过多次循环,补充少量新鲜血浆及白蛋白,同时全面清除血浆中各种毒素物质,能实现合成、解毒代谢和平衡功能。各功能介绍如下。

1. **合成功能** 通过离心式血浆分离法或膜式血浆分离法选择性地从循环血液中除去病理血浆或血浆中的某些大分子致病物质,同时补充白蛋白和凝血因子等有益物质,提高机体胶体渗透压、物质转运载体水平,改善凝血因子水平。

2. **解毒代谢功能** 通过血浆吸附、血液/血浆滤过分别清除炎性介质、胆红素、血氨、芳香族氨基酸、内毒素等多种有害物质。血浆吸附使用血液灌流器,利用其吸附原理,通过分子间的正负电荷或范德华力相互吸引,或特异性配基与目标物质结合来清除血浆中的有害物质。灌流器填充物主要为阴离子树脂、中性大孔树脂、活性炭或树脂炭等,用来清除胆红素或芳香族氨基酸、酚类、短链脂肪酸等。血液/血浆滤过是以对流方式清除血浆中的过量水分和有毒物质。术中血浆通过一个高通量血滤器,并利用负压泵造成一定的跨膜压使之以对流的方式滤过血液/血浆中的水分和溶质,尤其是以水溶性中分子物质的清除率高。

3. **平衡功能** 通过血液/血浆滤过保持水、电解质、酸碱平衡。血液/血浆滤过没有再吸收功能,必须补充置换液维持水、电解质平衡。补充的方式可在滤器前输入(前稀释法)或滤器后输入(后稀释法),两者各有利弊。用各种血滤器进行对比研究发现:在相同的血流量和跨膜压力下,后稀释法的总溶质清除率总是大于前稀释法。前稀释法经过滤膜的血液已经过稀释,相对后稀释法不容易堵膜,但前稀释法所需的置换液的量要远大于后稀释法。因此,现在有多种血液/血浆滤过模式以交替或成比例的方法将前稀释法和后稀释法结合在一起。

临床上可根据各医疗单位的实际情况,结合患者病因、病情及并发症,选择上述功能单独使用,也可以对各功能进行组合使用。

(四) 其他非生物型人工肝

其他非生物型人工肝应用比较广泛的是以 MARS 和普罗米修斯系统为代表的白蛋白透析吸附系统。MARS 系统在欧洲于 1999 年正式进入临床,是白蛋白透析、吸附以及普通透析的组合应用。MARS 系统包括 3 个循环,即血液循环、白蛋白再生循环和透析循环,当血液流经 MARS FLUX 透析器时,白蛋白结合毒素及水溶性毒素被转运至白蛋白循环透析液;在白蛋白循环中,活性炭和树脂吸附柱联合吸附蛋白结合毒素和中、小分子毒素;最后通过透析循环纠正水、电解质和酸碱紊乱。普罗米修斯系统是一个基于成分血浆分离吸附系统以及高通量血液透析的体外肝脏解毒系统。普罗米修斯系统采用 Albuflow 白蛋白可通透性膜,所有白蛋白及白蛋白结合毒物均经过该膜分离并进入一个包含有中性树脂吸附器及阴离子交换器的特殊吸附器进行解毒,解毒后的白蛋白再次入血并进入高通量血液透析器进行净化后返回体内。

四、非生物型人工肝治疗适应证

非生物人工肝治疗适用于各类存在致病物质或代谢障碍导致中间产物堆积的疾病患者。

（1）各种病因引起的肝衰竭前、早、中期患者;晚期肝衰竭患者病情重、并发症多,应权衡利弊,慎重进行治疗,同时积极寻求肝移植机会。

（2）终末期肝病肝移植前等待肝源、肝移植术后排斥反应及移植肝无功能、ABO血型不合者肝移植围术期脱敏治疗的患者。

（3）严重胆汁淤积性肝病经内科药物治疗效果欠佳者、各种原因引起的高胆红素血症。

（4）存在免疫系统失衡相关的组织损伤和"细胞因子风暴"的重症患者。

（5）其他自身免疫性疾病,且疾病危重或者没有其他有效治疗手段时可采用人工肝治疗,如血栓性微血管病变、血栓性血小板减少性紫癜、视神经脊髓炎、自身免疫性神经系统疾病、结缔组织病等导致器官功能衰竭的患者。

（6）代谢异常疾病,如家族性遗传性高胆固醇血症、高脂血症引起的急性重症胰腺炎、妊娠期高脂血症、妊娠急性脂肪肝等脂质代谢异常所致疾病的患者。

（7）化学物、毒物引起的急性中毒患者。

五、非生物型人工肝禁忌证

随着血液净化技术的提高和体外循环材料的更新,人工肝治疗没有绝对的禁忌证,但为了减少并发症和治疗意外,以下为人工肝治疗的相对禁忌证。

（1）严重活动性出血或弥散性血管内凝血者。

（2）对治疗过程中所用耗材、血制品或药物等严重过敏者。

（3）血流动力学不稳定者。

（4）心脑血管意外所致梗死非稳定者。

病情治疗需要,有相对禁忌证时,经患者或其家属充分知情同意,仍可通过选择相对安全的治疗模式进行治疗。

六、非生物型人工肝并发症

人工肝治疗的并发症有过敏反应,低血压,继发感染,出血,失衡综合征,溶血,空气栓塞,水、电解质及酸碱平衡紊乱等。随着人工肝技术的发展,并发症发生率逐渐下降,一旦出现,可根据具体情况给予相应处理。

七、非生物型人工肝治疗的疗效和评估

临床上一般用生存率作为主要疗效判断标准,同时将症状和生化指标的改善作为次要疗效指标。

（一）主要疗效指标

一般以4周（30天）和12周（90天）非肝移植生存率为主要疗效判断标准。

（二）次要疗效指标

1. 临床症状和体征的改善　包括乏力、食欲缺乏、腹胀、尿少、出血倾向和肝性脑病等临床症状和体征的改善。

2. 血液生化学检查的改善　白/球蛋白比值改善,血胆红素下降,胆碱酯酶活力增高,凝血酶原活动度改善;血内毒素下降及血芳香氨基酸和支链氨基酸比值改善等。

八、小结

人工肝发展至今已有50多年的历史,取得了很大的进展和成绩。这些成果将是一个新的起点。我们相信,随着材料学、细胞学、工程学、基础医学与临床医学的不断进展,现有人工肝技术和装置将不断改进和完善,人们终将开发出更加符合临床需要的人工肝脏。

（李兰娟）

本章目标测试

NOTES

363

附 录

附录一 | 传染病的消毒与隔离

一、传染病的消毒

消毒（disinfection）是指通过物理、化学或生物学方法，消除或杀灭体外环境中的病原微生物。其目的在于通过清除病原体来阻止其向外界传播，达到控制传染病发生与蔓延的目的。

（一）消毒的种类

1. 疫源地消毒 是指对目前或曾经存在传染源的地区进行消毒。目的是杀灭由传染源排到外界环境中的病原体。疫源地消毒又分为两种。

（1）终末消毒：患者痊愈或死亡后对其居住地进行的一次彻底消毒。

（2）随时消毒：指对传染源的排泄物、分泌物及其污染物品进行随时消毒。

2. 预防性消毒 是指在未发现传染源的情况下，对可能受病原体污染的场所、物品和人体所进行的消毒，如饮用水消毒、餐具消毒、空气消毒、手术室及医护人员手的消毒等。

（二）消毒方法

1. 物理消毒法

（1）热力灭菌法：通过高温使微生物的蛋白质及酶发生变性或凝固，新陈代谢发生障碍而死亡。具体的方法如下。

1）煮沸消毒：主要适用于食物、器皿、衣物及金属器械等。在水中100℃煮沸10分钟左右即可杀死细菌繁殖体，但不能杀灭细菌芽胞。煮沸法杀死芽胞需要数十分钟甚至数小时。对于被乙肝病毒等病毒污染的物品，煮沸的时间应该延至15～20分钟。

2）高压蒸汽灭菌：效果可靠，既可杀灭细菌的繁殖体，也可杀灭细菌的芽胞。本方法适用于一切耐热、耐潮物品的消毒。通常压力为98kPa，温度为121～126℃，时间为15～20分钟。

3）真空型压力蒸汽灭菌：先机械抽为真空使灭菌器内形成负压，再导入蒸汽，蒸汽压力达205.8kPa（2.1kg/cm²），温度达132℃，2分钟内能杀灭芽胞。

4）火烧消毒：对被细菌芽胞污染器具，先用95%乙醇火烧后再行高压蒸汽灭菌消毒，以防止细菌芽胞污染的扩散。

5）巴氏消毒法：利用热力灭菌与蒸汽消毒，温度65～75℃，10～15分钟，能杀灭细菌繁殖体，但不能杀死芽胞。

（2）辐射消毒法

1）非电离辐射：包括紫外线、红外线和微波。紫外线常用于室内空气、水和一般物品表面消毒。紫外线为低能量电磁波辐射，光波波长200～275nm。杀菌作用强，杀菌谱广，可杀灭细菌繁殖体、真菌、分枝杆菌、病毒、立克次体和支原体等。但此法穿透力差，对真菌孢子、细菌芽胞效果差，照射不到的部位无杀菌作用。因此只能对小件物品消毒，有机物品应避免高温（＞170℃），以免有机物炭化。直接照射人体可发生皮肤红斑、紫外线眼炎和臭氧中毒。红外线和微波主要靠产热杀菌。

2）电离辐射：有γ射线和高能电子束（β射线）两种，可在常温下对不耐热物品灭菌，又称"冷灭菌"。该方法杀菌谱广，剂量易控制，对人及物品有一定损害，多用于精密医疗器械、生物医学制品（人工器官、移植器官等）和一次性医用品等灭菌。

2. 化学消毒法 是指用化学消毒药物使病原体蛋白质变性而致其死亡的方法。根据消毒效能可将其分为三类。

（1）高效消毒剂:能杀灭包括细菌芽胞、真菌孢子在内的各种微生物,如2%碘酊、戊二醛、过氧乙酸、甲醛、环氧乙烷、过氧化氢等消毒剂。

（2）中效消毒剂:能杀灭除芽孢以外的各种微生物,如乙醇、部分含氯制剂、氧化剂、溴剂等消毒剂。含氯制剂和碘伏则居于高效与中效消毒效能之间。

（3）低效消毒剂:只能杀灭细菌繁殖体和亲脂类病毒,对真菌有一定作用,如汞、氯己定及某些季铵盐类消毒剂,对皮肤和黏膜无刺激性,对金属和织物无腐蚀性,稳定性好。

常用的化学消毒剂有以下几类。

（1）含氯消毒剂:常用的有漂白粉、次氯酸钠、氯胺及二氯异氰尿酸钠等。这类消毒剂在水中产生次氯酸,有杀菌作用强、杀菌谱广、作用快、余氯毒性低及价廉等特点,但对金属制品有腐蚀作用,适用于餐(茶)具、环境、水、疫源地等消毒。

（2）氧化消毒剂:如过氧乙酸、过氧化氢、臭氧、高锰酸钾等。主要靠其强大的氧化能力灭菌,其杀菌谱广、速效,但对金属、织物等有较强腐蚀性与刺激性。

（3）醛类消毒剂:常用的有甲醛和戊二醛等,有广谱、高效、快速杀菌作用。戊二醛对橡胶、塑料、金属器械等物品无腐蚀性,适用于精密仪器、内镜消毒,但对皮肤黏膜有刺激性。

（4）杂环类气体消毒剂:主要有环氧乙烷、环氧丙烷等,为广谱高效消毒剂,杀灭芽孢能力强,对一般物品无损害,常用于电子设备、医疗器械、精密仪器及皮毛类等消毒。有时可将惰性气体和二氧化碳加入环氧乙烷混合使用,以减少其燃爆危险。

（5）碘类消毒剂:常用2%碘酊及0.5%碘伏,有广谱、快速杀菌作用。碘伏是碘与表面活性剂、灭菌增效剂经独特工艺络合而成的一种高效、广谱、无毒、稳定性好的新型消毒剂。该产品对有害细菌及繁殖体等具有较强的杀灭作用,并对创伤具有消炎、止血、加快黏膜再生的功能,对皮肤及黏膜无刺激性,易脱碘。碘伏适用于手术前手消毒、手术及注射部位的清洗,皮肤烧伤、烫伤、划伤等伤口的清洗消毒,还包括妇产科黏膜冲洗、感染部位消毒、器皿消毒等。

（6）醇类消毒剂:主要有75%乙醇及异丙醇。乙醇可迅速杀灭细菌繁殖体,但对HBV及细菌芽胞作用较差。异丙醇杀菌作用大于乙醇,但毒性较大。

（7）其他消毒剂:酚类,如甲酚皂溶液、苯酚等。季铵盐类,为阳离子表面活性剂,如新洁尔灭、消毒净等。氯己定:可用于手、皮肤、医疗器械等消毒。这些消毒剂均不能杀灭细菌芽胞,属低效消毒剂。

各种物品常用消毒方法见附表1-1。

附表 1-1　常用物品消毒方法表

消毒对象	消毒方法	浓度	用量及用法	消毒时间	附注
患者排泄物(粪、尿)	漂白粉	10%～20%乳液	100g稀粪便加漂白粉20g,搅拌	2h	肝炎及真菌感染者粪便,消毒时间为6h
痰、脓、便器	过氧乙酸	0.5%	加等量充分搅拌,淹没痰、脓澄清液浸泡	2h	
	石灰	20%乳剂		2h	
	焚烧法	—			
	漂白粉	1%～2%		30～60min	
痰盂、痰杯	过氧乙酸	0.2%	浸泡2h	30～60min	
	甲酚皂溶液	1%～2%	浸泡2h	30～60min	
食具	过氧乙酸	0.5%	浸泡,完全淹没消毒物品	30～60min	1. 食具均要洗净后消毒,消毒后清水洗净后使用;
	漂白粉	0.3%	同上	30～60min	2. 煮沸时可放2%小苏打或肥皂液,增强消毒效果;
	新洁尔灭	0.5%	同上	30～60min	3. 煮沸从水沸腾时计算

消毒对象	消毒方法	浓度	用量及用法	消毒时间	附注
食具	煮沸	—	同上	15～20min	
	高压蒸汽灭菌	—	103～137kPa（121℃）	15～30min	
残余食物	煮沸	—	—	20min	肝炎患者剩食煮沸 30min
浴水,污水	漂白粉	20%	污水 10ml 加 20% 漂白粉澄清液 15～20ml 搅匀	2h	容器加盖
病室地面、墙壁、用具	甲醛	1%～3%	熏蒸	12～24h	1. 甲醛消毒肠道病室用量为 80ml/m³;
	过氧乙酸	0.2%～0.3%	熏蒸（1g/m³）	90min	2. 病室家具洗擦法消毒（金属或油漆家具不能用漂白粉）
	甲酚皂溶液	2%	擦洗或喷雾	30～60min	
	漂白粉	上清液 10%	擦洗或喷雾	30～60min	
	新洁尔灭	0.5%	擦洗或喷雾	60min	
	乳酸	12ml/100m³	加等量水熏蒸	30～60min	
运输家具	过氧乙酸	0.2%～0.3%	擦拭	30～60min	对炭疽、结核者,用 1% 过氧乙酸喷雾或擦拭;对病毒性肝炎者,用 0.5% 过氧乙酸;时间均为 30～60min
	甲酚皂溶液	1%～3%			
	新洁尔灭	0.5%			
	漂白粉	1%～2%			
用具	甲醛	1%～3%	熏蒸（125ml/m³）	3h30min	
	煮沸法	煮沸	—	15～30min	
	高压蒸汽灭菌	—	103～137kPa（121℃）		
衣服、被单	过氧乙酸	1%～3%	熏蒸（1g/m³）	1h	
	甲酚皂溶液	1%～3%	浸泡	30～60min	
书籍、文件	环氧乙烷	1.5g/L	熏蒸（20℃）	3h	消毒物应分散堆放,不能扎紧,无保存价值的焚烧
	甲醛	125mg/m³	熏蒸（80℃）,湿度 90%	2h	
医疗器械	过氧乙酸	0.1～0.5%	浸泡	10～30min	金属类不用过氧乙酸;器械应擦去黏液及血迹,清洁后消毒。氯己定对炭疽杆菌、结核菌、真菌的消毒时间应为 2～10h
	戊二醛	2%	浸泡	同上	
	氯己定	0.1%～0.2%	浸泡	10～20min	
	煮沸法	—	—	30min	
	乙醇	75%	浸泡	同上	
皮肤(手或其他污染部位)	甲酚皂溶液	2%	浸泡	1～20min	消毒后最好用流水冲洗干净,洗手后每人用小毛巾擦手
	新洁尔灭	0.1%	浸泡	1～20min	
	肥皂水		流水刷洗		
体温表	过氧乙酸	0.5%	浸泡	15min	炭疽患者用过的体温表先用 2% 碘酊消毒 1～5min,然后用 75% 乙醇浸泡
	乙醇	75%	浸泡	5～15min	

续表

消毒对象	消毒方法	浓度	用量及用法	消毒时间	附注
化粪池	漂白粉	3% 澄清液	浸泡	2h	化粪池沉底粪便出粪时用 20% 漂白粉充分搅拌 2h 后排放
垃圾	漂白粉	1%～3%	喷雾	30min	
	甲酚皂溶液	3%～5%	喷雾	30～60min	
	焚烧		焚烧		
生吃瓜菜	高锰酸钾	1∶5 000	浸泡	15min	

二、传染病的隔离

隔离（isolation）是指把处在传染期的患者或病原携带者,置于特定医疗机构、病房或其他不能传染给别人的环境中,防止病原体向外扩散和传播,以便于管理、消毒和治疗。隔离是预防和控制传染病的重要措施,一般应将传染源隔离至不再排出病原体为止。

（一）隔离原则与方法

（1）单独隔离传染源,避免与周围人群尤其易感者不必要的接触,必须与传染源接触时应采取防护措施,如戴口罩、帽子,穿隔离衣、靴子,进行手清洁与消毒等,还要严格执行陪护和探视制度。

（2）根据传染病传播途径的不同,采取相应的隔离与消毒措施。如呼吸道传染病患者的隔离应注意室内空气及痰液等呼吸道分泌物的消毒,消化道传染病患者隔离时应注意水源、食物等的消毒。

（3）根据隔离期或连续多次病原检测结果,确定隔离者不再排出病原体时才能解除隔离。

（二）隔离的种类

根据传染病传播的强度及传播途径的不同,采取不同的隔离方法。

1. **严密隔离**　适用于霍乱、肺鼠疫、肺炭疽、严重急性呼吸综合征等甲类或传染性极强的乙类传染病。具体隔离方法如下。

（1）患者住单间病室,同类患者可同住一室,关闭门窗,禁止陪伴和探视患者。

（2）进入病室的医务人员戴口罩、帽子,穿隔离衣,换鞋,注意手清洗与消毒,必要时戴手套。

（3）对患者分泌物、排泄物、污染物品、敷料等严格消毒。

（4）室内采用单向正压通气,室内的空气及地面定期喷洒消毒液或紫外线照射。

2. **呼吸道隔离**　适用于流行性感冒、麻疹、白喉、水痘等通过空气飞沫传播的传染病。具体隔离方法如下。

（1）同类患者可同住一室,关闭门窗。

（2）室内喷洒消毒液或紫外线照射进行定期消毒。

（3）对患者口鼻、呼吸道分泌物应消毒。

（4）进入病室的医务人员戴口罩、帽子,穿隔离衣。

3. **消化道隔离**　适用于伤寒、细菌性痢疾、甲型肝炎等通过粪-口途径传播的传染病。具体隔离方法如下。

（1）同类患者可同住一室。

（2）接触患者时穿隔离衣、换鞋,注意手清洗与消毒。

（3）对患者粪便严格消毒,患者用品、餐具、便器等单独使用并定期消毒,地面喷洒消毒液。

（4）室内防杀苍蝇和蟑螂。

4. **接触隔离**　适合于狂犬病、破伤风等经皮肤伤口传播的疾病。具体隔离方法如下。

（1）同类患者可同居一室。

（2）医务人员接触患者时穿隔离衣,戴口罩。

（3）对患者用过的物品和敷料等严格消毒。

5. **昆虫隔离** 适用于通过蚊子、蚤、虱、蜱、恙螨等昆虫叮咬传播的疾病,如疟疾、斑疹伤寒等。具体的隔离方法主要是病室内有完善的防蚊设施,以预防叮咬及杀灭上述医学昆虫。

常见法定传染病的隔离期见附表 1-2。

附表 1-2 **常见法定传染病的潜伏期、隔离期、检疫期**

病名		潜伏期		隔离期	接触者检疫期及处理
		一般	最短～最长		
病毒性肝炎	甲型	30d	15～45d	发病日起 21d	检疫 45d,观察期间可注射免疫球蛋白
	乙型	60～90d	28～180d	急性期隔离至 HBsAg 阴转,恢复期不阴转者按病原携带者处理	检疫 180d,观察期间可注射乙肝疫苗及 HBIG。疑诊乙肝的托幼和饮食行业人员暂停原工作
	丙型	60d	15～180d	至 ALT 恢复正常或血清 HCV RNA 阴转	检疫期同乙型肝炎
	丁型	40d	28～140d	至血清 HDVRNA 及 HDAg 阴转	检疫期同乙型肝炎
	戊型	40d	10～75d	发病日起 3 周	检疫期 60d
脊髓灰质炎		5～14d	3～35d	自发病日起消化道隔离 40d,第 1 周同时呼吸道隔离	医学观察 20d,观察期间可用减毒活疫苗快速预防免疫
霍乱		1～3d	数小时～5d	症状消失后,隔日粪便培养 1 次,3 次阴性或症状消失后 14d	留观 5d,粪便培养连续 3 次阴性后解除检疫,阳性者按患者隔离
细菌性痢疾		1～3d	数小时～7d	至症状消失后 7d 或粪便培养 2 或 3 次阴性	医学观察 7d,饮食行业人员粪便培养 1 次阴性解除隔离
伤寒		8～14d	3～60d	症状消失后 5d 起粪便培养 2 次阴性或症状消失后 15d	医学观察 23d
副伤寒甲、乙		6～10d	2～15d	患者需要每隔 5～7d 做一次粪便的培养,连续两次阴性方可解除隔离	医学观察 15d
副伤寒丙		1～3d	2～15d	患者需要每隔 5～7d 做一次粪便的培养,连续两次阴性方可解除隔离	医学观察 15d
沙门菌食物中毒		4～24h	数小时～3d	症状消失后连续 2 或 3 次粪便培养阴性可解除隔离	同食者医学观察 1～2d
阿米巴痢疾		7～14d	2d～1 年	症状消失后连续 3 次粪检溶组织阿米巴滋养体及包囊阴性	发现溶组织阿米巴滋养体或包囊的饮食工作者应调离工作岗位
流行性感冒		1～3d	数小时～4d	热退后 48h 解除隔离	医学观察 3d,出现发热等症状应早期隔离
麻疹		8～12d	6～21d	至出疹后 5d,合并肺炎者至出疹后 10d	易感者医学观察 21d。接触者可肌内注射免疫球蛋白
风疹		18d	14～21d	至出疹后 5d 解除隔离	一般不检疫
流行性腮腺		14～21d	8～30d	至腮腺完全消肿,约 21d	一般不检疫,幼儿园及部队密切接触者医学观察 30d
流行性脑脊髓膜炎		2～3d	1～10d	至症状消失后 3d,但不少于发病后 7d	医学观察 7d,可做咽培养,密切接触的儿童服磺胺或利福平预防

续表

病名	潜伏期		隔离期	接触者检疫期及处理
	一般	最短～最长		
白喉	2～4d	1～7d	症状消失后连续2次咽培养(间隔2d,第1次于第14病日)阴性或症状消失后14d	医学观察7d
猩红热	2～5d	1～12d	至症状消失后,咽培养连续3次阴转或发病后7d	医学观察7～12d,可做咽培养
百日咳	7～10d	2～23d	至痉咳后30d或发病后40d	医学观察21d,儿童可用红霉素预防
严重急性呼吸综合征	4～7d	2～21d	隔离期3～4周	接触者隔离3周,流行期间来自疫区人员医学观察2周
人感染高致病性禽流感	2～4d	1～7d	体温正常,临床症状消失,胸部X线影像检查显示病灶明显吸收7d以上	密切接触者医学观察的期限为最后一次暴露后7d
新型冠状病毒感染	4～6d	2～14d	可自我隔离至体温复常超过24h	不需检疫
流行性乙型脑炎	7～14d	4～21d	防蚊设备室内隔离至体温正常	不需检疫
森林脑炎	10～15d	7～30d	不隔离	不需检疫
流行性斑疹伤寒	10～14d	5～23d	彻底灭虱隔离至热退后12d	彻底灭虱后医学观察14d
地方性斑疹伤寒	7～14d	4～18d	隔离至症状消失	不需要检疫,进入疫区被蜱咬伤者可服多西环素预防
恙虫病	10～14d	4～20d	不需隔离	不需检疫
虱传回归热	7～8d	2～14d	彻底灭虱隔离至热退后15d	彻底灭虱后医学观察14d
流行性出血热	14～21d	4～60d	隔离至热退	不需检疫
艾滋病	15～60d	9d～10年以上	HIV感染/艾滋病患者隔离至HIV或p24核心蛋白从血液中消失	医学观察2周,HIV感染/艾滋病患者不能献血
钩端螺旋体	10d	2～28d	可以不隔离	疫水接触者检疫2周
腺鼠疫	2～4d	1～12d	隔离至肿大的淋巴结消退,鼠疫败血症症状消失后培养3次(每隔3d)阴性	接触者检疫,可服四环素或磺胺嘧啶(SD)预防,发病地区进行疫区检疫
肺鼠疫	1～3d	3h～3d	就地隔离至症状消失后痰培养连续6次阴性	同腺鼠疫
狂犬病	4～12周	4d～10年	病程中应隔离治疗	被可疑犬或狼咬伤者医学观察,并注射疫苗及免疫血清
布鲁菌病	14d	7～360d	可不隔离	不需检疫
炭疽	1～5d	12h～12d	皮肤炭疽者隔离至创口愈合、痂皮脱落,其他型患者症状消失后2次(间隔3～5d)培养阴性	医学观察12d,肺炭疽密切接触者可用青霉素、四环素、氧氟沙星等预防
淋病	1～5d	1～10d	患病期间性接触隔离	对性伴侣检查,阳性者应治疗
梅毒	14～28d	10～90d	不隔离	对性伴侣检查

病名	潜伏期		隔离期	接触者检疫期及处理
	一般	最短～最长		
间日疟	10～15d	7～378d	不需隔离	不需检疫
恶性疟	7～12d		不需隔离	不需检疫
三日疟	20～30d	8～45d	不需隔离	不需检疫
班氏丝虫病	约1年		不需隔离	不需检疫
马来丝虫病	约12周			
黑热病	3～5个月	10d～2年	不需隔离	不需检疫

（李　强）

附录二 ｜ 预防接种

常用免疫制剂的介绍见附表1-3。国家免疫疫苗儿童规划免疫程序具体参见《国家免疫疫苗儿童规划免疫程序及说明（2021版）》。

附表1-3　常用免疫制剂介绍

品名	性质	保存和有效期	接种对象	剂量与用法	免疫期及复种
麻疹疫苗	活/自/病毒	2～10℃暗处保存，液体疫苗2个月，冻干疫苗1年，开封后1小时内用完	8月龄以上的易感儿童	三角肌处皮下注射0.2ml	免疫期4～6年，7岁时复种1次
甲型流感疫苗	活/自/病毒	2～10℃暗处保存，液体疫苗有效期3个月，冻干疫苗1年	6个月以上的儿童和健康成人	三角肌处肌内注射0.5ml（6～35月龄则接种0.25ml两剂次，间隔≥4周），或鼻喷减毒活疫苗，适用于3～17岁儿童	免疫期6～10个月
森林脑炎疫苗	死/自/病毒	2～10℃暗处保存，有效期8个月，25℃以下1个月	流行区居民及进入该区的非流行区者	皮下注射2次，间隔7～10天：2～6岁每次0.5ml；7～9岁1.0ml；10～15岁1.5ml；16岁以上2.0ml	免疫期1年；每年加强注射1年，剂量同初种
黄热病冻干疫苗	活/自/病毒	−20℃保存，有效期1.5年；2～10℃有效期6个月	出国进入流行区或从事黄热病研究者	用灭菌生理盐水5ml，溶解后皮下注射0.5ml，水溶液保持低温，1小时内用完	免疫期10年
腮腺炎疫苗	活/自/病毒	2～8℃或0℃以下保存，有效期1.5年	8月龄以上易感者	三角肌皮下注射0.5ml	免疫期10年
流行性斑疹伤寒疫苗	死/自/立克次体	2～10℃暗处保存，有效期1年，不得冻结	流行区人群	皮下注射3次，相隔5～10天：15岁以下分别注射0.3～0.4ml、0.6～0.8ml、0.6～0.8ml；15岁或以上分别注射0.5ml、1.0ml及1.0ml	免疫期1年，每年加强1次，剂量同第3针

品名	性质	保存和有效期	接种对象	剂量与用法	免疫期及复种
钩端螺旋体菌苗	死/自/螺旋体	2～8℃暗处保存，有效期1年半	流行区7岁以上人群及进入该区者	皮下注射2次，相隔7～10天，分别注射1.0ml及2.0ml，7～13岁减半	接种后1个月产生免疫功能，维持期1年
伤寒，副伤寒甲、乙三联菌苗	死/自/细菌	2～10℃暗处保存，有效期1年	重点为军队、水陆口岸及沿线人员，环卫及饮食行业人员	皮下注射3次，间隔7～10天：1～6岁分别注射0.2ml、0.3ml、0.3ml；7～14岁0.3ml、0.5ml、0.5ml；15岁或以上0.5ml、1.0ml、1.0ml	免疫期1年，每年加强注射1次，剂量与第3针同
霍乱，伤寒，副伤寒甲、乙四联菌苗	死/自/细菌	2～10℃暗处保存，有效期1年	重点为军队、水陆口岸及沿线人员，环卫及饮食行业人员	皮下注射3次，间隔7～10天：1～6岁分别注射0.2ml、0.3ml、0.3ml；7～14岁0.3ml、0.5ml、0.5ml；15岁或以上0.5ml、1.0ml、1.0ml	免疫期1年，每年加强注射1次，剂量与第3针同
霍乱菌苗	死/自/细菌	2～10℃暗处保存，有效期1年	重点为水陆、口岸、环境卫生饮食服务行业及医务人员	口服重组B亚单位/菌体霍乱疫苗，2岁或2岁以上三剂次（0、7、28天），每次1粒	流行季节前加强1次
布鲁菌苗	活/自/细菌	2～10℃暗处保存，有效期1年	疫区牧民，屠宰、皮毛加工人员，兽医，防疫及实验室人员	皮上划痕法：每人0.05ml，儿童划1个#字，成人划2个#字，长1.0～1.5cm，相距2～3cm，划破表皮即可；严禁注射	免疫期1年，每年复种
鼠疫菌苗	活/自/细菌	2～10℃暗处保存，有效期1年	用于流行区人群，非流行区人员接种10天才可进入疫区	皮肤划痕法：每人0.05ml，2～6岁划1个#字，7～12岁划2个#，14岁以上划3个#，长1.0～1.5cm，相距2～3cm	免疫期1年，每年复种
炭疽菌苗	活/自/细菌	2～10℃暗处保存，有效期1年；25℃以下有效期1年	流行区人群，牧民，屠宰、皮毛、制革人员及兽医	皮上划痕法：滴2滴菌苗于上臂外侧，相距3～4cm，每滴划#字，长1.0～1.5cm，严禁注射	免疫期1年，每年复种
吸附精制白喉类毒素	自/类毒素	25℃以下暗处保存，有效期3年，不可冻结	6月龄至12岁儿童	皮下注射2次，每次0.5ml；相隔4～8周	免疫期3～5年，第2年加强1次0.5ml，以后每3～5年复种1次0.5ml
吸附精制破伤风类毒素	自/类毒素	25℃以下暗处保存，有效期3年，不可冻结	发生创伤机会较多的人群	全程免疫：第1年相距4～8周肌内注射2次，第2年1次，剂量均为0.5ml	免疫期5～10年，每10年加强注射1次0.5ml
精制白喉抗毒素	被/抗毒素	2～10℃保存，液状品保存2年，冻干品3～5年	白喉患者，未预防接种的密切接触者	治疗：根据病情，肌内或静脉注射3万～10万U；预防：接触者皮下或肌内注射1 000～2 000U	免疫期3周

品名	性质	保存和有效期	接种对象	剂量与用法	免疫期及复种
Q热疫苗	死/自/立克次体	2～10℃暗处保存	畜牧、屠宰、制革、肉乳加工及有关实验室、医务人员	皮下注射3次,每次间隔7天,剂量分别为0.25ml、0.5ml、1.0ml	
精制破伤风抗毒素	被/抗毒素	2～10℃保存,液状品有效期3～4年,冻干品5年	破伤风患者及创伤后有发生本病可能者	治疗:肌内或静脉注射5万～20万U;儿童剂量相同;新生儿24小时内用半量。 预防:皮下或肌内注射1 500～3 000U,伤势严重者加倍	免疫期3周
多价精制气性坏疽抗毒素	被/抗毒素	2～10℃保存,液状品有效期3～4年,冻干品5年	受伤后有发生本病可能者及气性坏疽患者	治疗:首次静脉注射3万～5万U,可同时适量注射于伤口周围组织。 预防:皮下或肌内注射1万U	免疫期3周
精制肉毒抗毒素	被/抗毒素	2～10℃保存,液状品有效期3～4年,冻干品5年	肉毒素中毒患者及可疑中毒者	治疗:首次肌内注射或静脉滴注1万～2万U;以后视情况而定。 预防:皮下或肌内注射1 000～2 000U	免疫期3周
精制抗狂犬病血清	被/免疫血清	2～10℃保存,液状品有效期3～4年,冻干品5年	被可疑动物严重咬伤者	成人0.5～1.0ml/kg,总量1/2伤口周围注射,1/2肌内注射,咬伤当天或3天内与狂犬病疫苗合用;儿童量为1.5ml/kg	免疫期3周

注:活—活疫(菌)苗;死—死疫(菌)苗;自—主动免疫;被—被动免疫。

(宁 琴)

参考文献

[1] 李兰娟,任红.传染病学[M].9版.北京:人民卫生出版社,2018.

[2] 李兰娟,唐红,程彦斌.病原与感染性疾病[M].2版.北京:人民卫生出版社,2022.

[3] 李兰娟.中华感染病学[M].北京:人民卫生出版社,2022.

[4] 中华医学会检验医学分会临床微生物学组,中华医学会微生物学与免疫学分会临床微生物学组,中国医疗保健国际交流促进会临床微生物与感染分会.宏基因组高通量测序技术应用于感染性疾病病原检测中国专家共识[J].中华检验医学杂志,2021,44(2):107-120.

[5] 中华医学会肝病学分会,中华医学会感染病学分会.慢性乙型肝炎防治指南(2022年版)[J].中华临床感染病杂志,2022,15(6):401-427.

[6] 中华医学会肝病学分会,中华医学会感染病学分会.丙型肝炎防治指南(2022年版)[J].中华肝脏病杂志,2022,30(12):1332-1348.

[7] 中华医学会感染病学分会肝衰竭与人工肝学组,中华医学会肝病学分会重型肝病与人工肝学组.肝衰竭诊治指南(2018年版)[J].中华临床感染病杂志,2018,11(6):401-410.

[8] 中华医学会感染病学分会肝衰竭与人工肝学组,中华医学会感染病学分会肝衰竭与人工肝专家委员会,国家感染性疾病临床医学研究中心,等.人工肝血液净化系统治疗指南(2023年版)[J].中华临床感染病杂志,2023,16(6):401-411.

[9] 中华医学会肝病学分会.(2022)戊型肝炎防治共识[J].中华肝脏病杂志,2022,30(8):820-831.

[10] 中华人民共和国国家卫生健康委员会,国家中医药管理局.流行性感冒诊疗方案(2020年版)[J].中华临床感染病杂志,2020,13(6):401-405,411.

[11] 中国医师协会皮肤科医师分会带状疱疹专家共识工作组,国家皮肤与免疫疾病临床医学研究中心.中国带状疱疹诊疗专家共识(2022版)[J].中华皮肤科杂志,2022,5(12):1033-1040.

[12] 中华预防医学会感染性疾病防控分会,中华医学会感染病学分会.肾综合征出血热防治专家共识[J].中华传染病杂志,2021,39(5):257-265.

[13] 中华医学会感染病学分会,中华医学会热带病与寄生虫学分会,中华中医药学会急诊分会.中国登革热临床诊断和治疗指南[J].中华传染病杂志,2018,36(9):513-520.

[14] 国家疾病预防控制局,国家卫生健康委员会.狂犬病暴露预防处置工作规范(2023年版)[J].国际流行病学传染病学杂志,2023,50(5):301-303.

[15] 孙宝迪,季青峰,俞燕露,等.2021年美国CDC肉毒杆菌中毒临床诊疗指南解读[J].中国急救复苏与灾害医学杂志,2022,17(2):145-149.

[16] 《中华传染病学》编辑委员会.布鲁菌病诊疗专家共识[J].中华传染病杂志,2017,35(12):705-710.

[17] 中国成人念珠菌病诊断与治疗专家共识组.中国成人念珠菌病诊断与治疗专家共识[J].中华传染病杂志,2020,38(1):29-43.

[18] 泊沙康唑临床应用专家组.泊沙康唑临床应用专家共识(2022版)[J].中华临床感染病杂志,2022,15(5):321-332.

[19] 中华医学会血液学分会抗感染学组.艾沙康唑临床应用专家共识(2023版)[J].临床血液学杂志,2023,36(5):295-302.

[20] 中华医学会神经病学分会感染性疾病与脑脊液细胞学学组,中国医师协会神经内科医师分会神经感染性疾病专业委员会.颅内曲霉菌病诊治中国专家共识[J].中华神经科杂志,2023,56(7):729-737.

[21] 中国微生物学会人兽共患病原专业委员会,中国医药生物技术协会生物诊断技术分会.莱姆病防治专家共识[J].中国人兽共患病学报,2022,38(9):749-756.

[22] 国家传染病医学中心.疟疾诊疗指南[J].中华临床感染病杂志,2022,15(4):243-252.

[23] 《中华传染病杂志》编辑委员会.中国利什曼原虫感染诊断和治疗专家共识[J].中华传染病杂志,2017,35(9):513-518.

[24] 中国疾病预防控制中心性病控制中心,中华医学会皮肤性病学分会性病学组,中国医师协会皮肤科医师分会性病亚专业委员会.梅毒、淋病和生殖道沙眼衣原体感染诊疗指南(2020年)[J].中华皮肤科杂志,2020,53(3):168-179.

［25］中国医药教育协会感染疾病专业委员会.抗菌药物药代动力学/药效学理论临床应用专家共识［J］.中华结核和呼吸杂志,2018,41（6）:409-446.

［26］中国医疗保健国际交流促进会急诊医学分会,中华医学会急诊医学分会,中国医师协会急诊医师分会,等.中国"脓毒症早期预防与阻断"急诊专家共识［J］.中华危重病急救医学,2020,32（5）:518-530.

［27］中国碳青霉烯耐药肠杆菌科细菌感染诊治与防控专家共识编写组,中国医药教育协会感染疾病专业委员会,中华医学会细菌感染与耐药防控专业委员会.中国碳青霉烯耐药肠杆菌科细菌感染诊治与防控专家共识［J］.中华医学杂志,2021,101（36）:2850-2860.

［28］中国医药教育协会感染疾病专业委员会.降钙素原指导抗菌药物临床合理应用专家共识［J］.中华医学杂志,2020,100（36）:2813-2821.

［29］马超,郝利新,温宁,等.中国2019年麻疹流行病学特征［J］.中国疫苗和免疫.2020,26（5）:493-497.

［30］冯星梅,贾向敏,阮妍妍,等.恙虫病实验室诊断方法研究进展［J］.中华检验医学杂志,2020,43（12）:1248-1251.

［31］张宏泽,尹家祥.中国人粒细胞无形体病流行现状及其影响因素［J］.中国人兽共患病学报,2018,34（5）:478-481.

［32］蔡梦瑶,刘宏博.白喉流行及免疫现状［J］.中国生物制品学杂志,2023,36（1）:112-118.

［33］张恩民,张慧娟,贺金荣,等.2017—2019年我国炭疽流行特征及炭疽芽孢杆菌分子分型分析［J］.中华预防医学杂志,2022,56（4）:422-426.

［34］张利娟,何君逸,杨帆,等.2022年全国血吸虫病防治进展［J］.中国血吸虫病防治杂志,2023,35（3）:217-224,250.

［35］KABANI N,ROSS SA. Congenital cytomegalovirus infection［J］. J Infect Dis,2020,221（Suppl 1）:S9-S14.

［36］MITTLER E,DIETERLE ME,KLEINFELTER LM,et al. Hantavirus entry:Perspectives and recent advances［J］. Adv Virus Res,2019,104:185-224.

［37］NORSHIDAH H,VIGNESH R,LAI NS. Updates on dengue vaccine and antiviral:Where are we heading?［J］. Molecules,2021,26（22）:6768.

［38］GAUTAM R,PARAJULI K,TSHOKEY T,et al. Diagnostic evaluation of IgM ELISA and IgM Immunofluorescence assay for the diagnosis of acute scrub typhus in central Nepal［J］. BMC Infect Dis,2020,20（1）:138.

［39］RAO AK,SOBEL J,CHATHAM-STEPHENS K,et al. Clinical guidelines for diagnosis and treatment of botulism,2021［J］. MMWR Recomm Rep,2021,70（2）:1-30.

［40］LI Q,LIU JF,JIANG WH,et al. A case of brucellosis-induced Guillain-Barre syndrome［J］. BMC Infect Dis,2022,22（1）:72.

［41］WANG H,LIU H,ZHANG Q,et al. Natural history of and dynamic changes in clinical manifestation,serology,and treatment of brucellosis,China［J］. Emerg Infect Dis,2022,28（7）:1460-1465.

［42］HE Z,WEI B,ZHANG Y,et al. Distribution and characteristics of human plague cases and Yersinia pestis isolates from 4 marmota plague foci,China,1950—2019［J］. Emerg Infect Dis,2021,27（10）:2544-2553.

［43］EVANS L,RHODES A,ALHAZZANI W,et al. Surviving sepsis campaign:International guidelines for management of sepsis and septic shock 2021［J］. Crit Care Med,2021,49（11）:e1063-e1143.

［44］KYRIAZOPOULOU E,LIASKOU-ANTONIOU L,ADAMIS G,et al. Procalcitonin to reduce long-term infection-associated adverse events in sepsis. A randomized trial［J］. Am J Respir Crit Care Med,2021,203（2）:202-210.

中英文名词对照索引

英中文名词对照索引